U0031461

BRET CONTRERAS ＋ GLEN CORDOZA

臀肌研究所

作者　布瑞特·康崔拉斯 ＋ 格倫·科多扎
譯者　柯品瑄 ＋ 周傳易

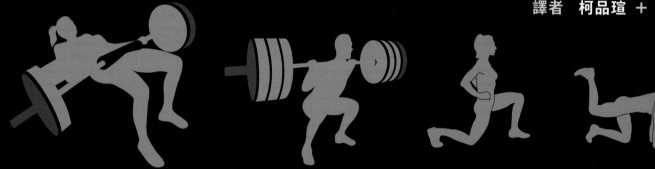

鍛鍊人體最大發力引擎，
舉更重、跳更高、衝更快，預防傷害、打造翹臀的訓練全書

GLUTE
LAB

THE ART AND SCIENCE OF STRENGTH AND PHYSIQUE TRAINING

序 布瑞德・匈費德	4
前言	5
第一部：臀肌訓練的重要性	20
第1章：為了翹臀訓練臀部	24
第2章：為了健康訓練臀部	28
第3章：為了肌力訓練臀部	34
第4章：為了運動表現訓練臀部	40
第二部：肌力與體態訓練的科學	44
第5章：臀部肌群的解剖學	46
第6章：臀部肌群的功能	64
第7章：基因的角色	74
第8章：肌肉如何生長	79
第9章：如何增加肌力	102
第10章：健身運動分類	110
第三部：肌力與體態訓練的藝術	130
第11章：最佳肌力和體態訓練的基礎	133
第12章：課表設計的變項（參數）	179
第13章：進階訓練法	202
第14章：障礙排除解答	218
第四部：週期化與課表	250
第15章：週期化	252
第16章：分部訓練	260
第17章：針對競技運動、CrossFit、健美、健力的臀肌訓練	268
第18章：臀肌訓練課表	277
第五部：健身運動	298
第19章：臀肌主導的運動	304
第20章：股四頭肌主導的運動	407
第21章：腿後肌群主導的運動	496
結論	589
參考資料	590
譯名對照	595

序

你尊崇與敬佩的人物出書時，能受邀寫序令人備感榮幸。尤其是當這個人是布瑞特‧康崔拉斯時。無論在專業或是私人領域，他都是我最尊敬推崇的人。

若你還是健身新手，可能沒辦法真正了解布瑞特‧康崔拉斯對健身界的貢獻有多大。但事實上，說布瑞特徹底改變了健身愛好者及專家鍛鍊臀肌的方式，並不為過。

只需要細讀布瑞特踏入健身領域前的訓練文獻，就不難理解他的貢獻。你會發現，在 2000 年代後期，幾乎每一篇談論臀肌訓練的文章都在鼓吹認真做大重量的蹲舉和硬舉。偶爾有些文章談到跨步蹲和直腿硬舉，但跨步蹲仍被許多所謂的「權威人士」斥之為「娘炮」訓練。也因此，那時滑輪後踢腿、坐姿髖外展機都被認為是給弱雞做的。徒手訓練、彈力帶運動、單腿運動以及高反覆次數的運動，被認為對臀部的發展沒效。背伸展是為了針對下背的肌群，而臀橋與臀推類的動作當時根本都不存在。

布瑞特耗費了大量的時間研究如何改良基於實證的臀肌訓練。從未有人像他這樣花費如此多的時間精力探索相關文獻，並實際驗證自己的理論。確實，布瑞特發明了槓鈴臀橋、槓鈴臀推、蛙式泵浦，以及所有你想到的負重臀橋和臀推的變化式。此外，他也發明了臀肌主導的背伸展（圓背以及腳尖朝外）、側臥抬髖、大活動度的側臥髖外展，以及許多熱門的翹臀運動。他讓「足內旋」這個技巧在冠狀面的髖外展運動變得普及，並且大大提升迷你彈力帶與彈力繩在臀肌訓練裡的角色，讓使用機械、繩索及高反覆次數的臀部訓練受到認可。布瑞特更首用「力向量」（force vector）這個專有名詞來區分臀肌運動的類型，而這在設計菜單上也相當有用。布瑞特的事蹟真是不勝枚舉……

布瑞特在研究室和健身房裡孜孜不倦的研究徹底改變了我們現今的臀肌訓練。他在這個主題的影響力擴及全球。過去十幾年來，胸大肌、三角肌、闊背肌、手臂、股四頭肌、腿後肌群的訓練改變有限，但是臀肌訓練的科學及實務卻因為布瑞特而呈指數成長。說到臀推這項每天都會出現在健身中心的健身運動，就得歸功於布瑞特的發明與推廣。我到健身房，幾乎每次都會看到有人在練布瑞特設計的動作，這件事我至今都覺得很棒。我想無需多說，你不會遇到比布瑞特更熱中於臀肌的人了。能和他合作無數的研究論文、大眾文章、播客（podcast），我感到很驕傲。

就我所知，布瑞特和格倫投注了兩年時間全力撰寫《臀肌研究所》這本書，確保以大眾容易理解的方式呈現布瑞特完整的臀肌訓練系統。無論你是私人教練、肌力教練、運動員、物理治療師或只是尋求改善臀肌力量和外觀的一般人，幫自己一個忙，讀讀《臀肌研究所》，我保證你不會失望。

你健身界的夥伴，布瑞德‧匈費德（Brad Schoenfeld）博士

前言

如果你能改善身體的一個部位，你會選哪裡呢？我的話，一直都是臀大肌，或是說臀肌 *。我之所以會沉迷於臀肌，不是因為這是人體最大或最重要的肌肉，而是因為我根本沒有臀部。

我被稱為「臀肌狂人」（Glute Guy）之前，是個瘦瘦長長的青少年，扁平的臀部尤其讓我窘迫不安。儘管人們都羞於討論，但我們都同意，挺翹的臀部不僅僅吸引人且令人嚮往，也是健康、肌力、體能以及美麗的象徵。但我那時並沒有那樣的臀部。

　　高中時，我常無意間聽到女孩討論我朋友的屁股。她們會說「某某的屁股不錯」或是「他的屁股穿起牛仔褲真好看」等等。我常納悶她們是怎麼討論我的。接著，一次令我永生難忘的事件為我解答。

　　我當時和我姊姊的男朋友在打高爾夫球，正當我準備揮桿時，他說：「你知道嗎？布瑞特，你根本沒有屁股。」他用手憑空畫了一條垂直的直線。「你的背直接連到你的腿。」我大為震驚。他喚起了我內心深處最大的不安。更糟的是，我終於知道學校的女孩是怎麼評論我的了。我想，如果連我姊姊的男朋友都這麼說，那學校的女孩又會怎麼想呢？

　　對我來說那是轉捩點。我必須改變。我必須練出臀肌。

　　此後我就迷上了臀部訓練。我不夠發達的臀部讓我開始追求強化臀部肌力與線條的最佳訓練方法與技巧。現在，經過二十八年的訓練、指導與實驗，且得到我的博士學位及發表無數的研究論文之後，我發展出全世界第一套完整的臀肌訓練系統。這本書的內容講的就是這個系統。你將會知道臀肌訓練為什麼很重要、臀肌的功能、臀肌在你身體所扮演的重要角色，以及最重要的，如何設計課表及訓練技巧，以獲得最發達、運動表現最佳化的臀肌。

　　但在我深入探究這套系統之前，我想要先分享我是如何走到這裡，因為這可以回答訓練的系統與技巧是為何且如何開始發展的。

*見第6頁

在本書中，當我提到臀肌時（提到的頻率很高），其實是指臀部的三塊肌肉：臀大肌、臀中肌、臀小肌（gluteus maximus、gluteus medius、gluteus minimus）。臀肌的英文是由希臘文 glutos 演變而來，意思是臀部，而拉丁文 maximus、medius、minimus 意思分別是大、中、小。臀大肌是最主要的臀部肌肉，為三者之中最大的，構成屁股的主要外形。因此，臀肌主要就是指臀大肌。我將在第 5 章詳細介紹這三塊肌肉。

追求臀肌

當我下定決心要練出臀肌時，第一件事就是讀遍手邊所有的健美雜誌和書籍。我想要學習所有臀部訓練方法。但問題是：沒有任何人在討論臀部訓練。健美選手有練腿日，而當時認為只要練腿的菜單包括蹲舉和硬舉，臀部就會夠發達。於是我就照辦了。

數年過去，我沉迷於臀部訓練，先是蹲舉、硬舉，之後做一些能練到臀肌的腿部動作，例如登階、分腿蹲。一開始很有效，我越來愈強壯，體態也改善了，感覺很棒。但是到了某個階段之後，我的臀肌就不再成長。

現在回顧，原因有二。

首先，我的基因在扯後腿。基因在臀肌的發育中扮演重要的角色——你將會在第二部學到更多。有些人就算一輩子不健身，也能擁有翹臀，有些人卻必須經年累月的勤奮訓練才有。我就是後者。（如果你也跟我一樣，別被你的基因擊敗。你仍舊可以用本書的臀部訓練技巧與課表改善你的體態、健康以及表現。）

其次，蹲舉和硬舉儘管適合打造下肢的肌肉量和肌力，但是臀肌的訓練效果其實不如股四頭肌和腿後肌群。蹲舉主要訓練股四頭肌，而硬舉主要訓練腿後肌群（尤其是我較常做的高髖位硬舉）。當然，會有多塊肌肉同時做功，但過程中會有一塊主導的肌肉，這肌肉收縮的程度較其他肌肉高。

所以說，我不發達的臀肌一部分歸咎於基因，一部分歸因於我沒有做針對臀部的訓練（或者，如我在本書後面的章節所稱的「臀肌主導的運動」）。當時我對基因的重要性仍一無所知，但我已經了解臀肌不是蹲舉與硬舉中主要運用的肌肉。

我體認到自己必須做更多臀肌主導的運動，於是上網搜尋其他教練的訓練方式，然後知道了馬克·維爾斯特根（Mark Verstegen）、喬·迪法蘭柯（Joe DeFranco）、艾瑞克·克雷希（Eric Cressey）、麥克·羅伯森（Mike Robertson）、麥克·波伊爾（Mike Boyle）以及馬丁·魯尼（Martin Rooney）的訓練法。他們都傳授很多臀肌運動，例如臀橋、鳥狗式以及側臥蛤蜊式。

雖然這些都是很棒的運動，但都屬於徒手及彈力帶訓練。為了達到充分的訓練

量，你必須做高反覆次數。事實上，這些教練甚至並非用這些動作來練臀肌，而是當作低負重的啟動運動，也就是用來刺激肌肉，而非強化肌力或長肌肉。舉例來說，這些動作可以用來暖身、處理肌肉失衡（一側的臀肌比另一側大）、姿勢問題（下背痛）或是矯正不良的動作模式（動作形式不良的深蹲），但用意絕不是鍛鍊肌肉。

過去大家都認為必須舉起大重量才能練出肌肉（我們現在了解，高反覆次數同樣可以練出肌肉，在第二部會有更多說明）。所以，當我接觸這些運動時，儘管我也相當喜愛，但不覺得可以帶來我想要的成效。我想要的是更大、更強壯的臀肌。符合需求的訓練動作除了要針對臀肌，也要能在舉起大重量時做。但在我能找到的有限資訊裡，這樣的動作並不存在。

接著發生了那件事。

2006 年十月，我和我當時的女朋友琴在看終極格鬥冠軍賽。肯・尚姆洛克（Ken Shamrock）正對上帝托・歐提茲（Tito Ortiz），我相當期待能有一場熱血澎湃的對決。歐提茲牽制住尚姆洛克，眼看大勢已定，不希望比賽太快結束的我大喊：「把他甩開！把他甩開！」

我大概是想起童年時和我的雙胞胎兄弟喬玩摔跤。我會猛力伸展髖部以獲取更多活動空間，好從他底下脫身（原來這個動作就是拱橋，是擒拿格鬥技例如角力和巴西柔術中的基礎技巧）。

當然，在專業的綜合格鬥裡沒有這麼容易，但我知道在地板做橋式挺簡單的。接著我靈光一現。我想，如果可以在做橋式時負重，並且增加活動度，將會是增強臀部肌力與肌肉量很棒的方式。

等到比賽結束，我跑去車庫並且請琴來幫忙移動一些器材。

「已經晚上九點半了，我現在不想搬東西。」她說。

「好吧！那我自己來。」我回答，一邊把臀腿訓練器擺在俯臥髖超伸機上。把設備排好後，我用負重腰帶將一堆 20 公斤的槓片掛在腰際，並小心把背靠在臀腿訓練器，然後腳踩在俯臥髖超伸機上。這顯然不是使用器材的恰當方式，可說是相當粗糙。

我緩慢的將髖部拱起、放下，反覆 15 次，臀部感受到這輩子未曾有過的劇烈燒灼感。在第 15 下時，屁股只能哀嚎求饒。此生第一次，我感到臀肌成為臀部訓練中的限制因素。在一組訓練結束後，我累到無法再多做一下。

現在回想起來，這個實驗儘管有效卻相當危險。如果過程中這兩個機器滑脫開來，我很有可能摔斷尾椎骨，但是當時我根本沒有考量到安全問題。我知道我找到了臀肌訓練所欠缺的關鍵：一個可以針對臀肌、具有完整活動度的動作，一如蹲舉針對股四頭肌、硬舉針對腿後肌群一樣。而且，這動作還可以在負重時做。

雖然聽起來很浮誇，但做完這組訓練後，我走到前院望向天空，說道：「我的人生將永遠改變，推廣這個訓練動作將是我這輩子的志業。」

於是臀推就誕生了。

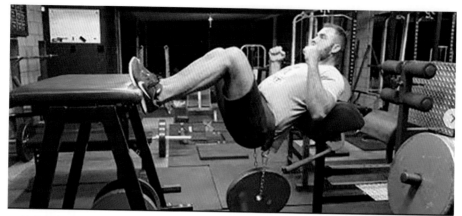

原始的臀推概念

如何為這項運動命名？

　　發明了臀推之後，我明白我需要為這個運動命名。我想到幾個選項。我原先想走科學路線，稱之為「仰臥屈腿髖伸」，但這似乎太冗長了。我也可以命名為「美式髖伸」，以與保加利亞分腿蹲、北歐腿彎舉和羅馬尼亞硬舉等運動互別苗頭，但如果我想追求最大普及度，這似乎不是好策略。我也可以用自己的名字命名：「康崔拉斯提臀訓練」，只是我不希望這項運動讓人聯想到任何一個人。在經過各種考量之後，我決定以「臀推」（hip thrust）來命名，僅僅是因為這是對我的動作最貼切的形容：向上推起你的臀部！

臀推之必要

　　此時我已經有 15 年的重訓經驗。我大學畢業，拿到碩士學位，並取得美國體能協會註冊體能訓練專家證書，曾短暫擔任高中數學老師。我喜歡教學，但真正熱愛的是個人訓練。六年之後，我辭去高中教職，改當全職的私人教練。

　　我大多數的客戶都很愛臀部訓練，而且我也很渴望與客戶分享臀推這個動作。在車庫裡的命運之夜後，我告訴我的阿姨（那時她是我訓練的學生）這個新設計的訓練動作。我也同時解釋道，缺點是要把重量掛好、將背推到軟墊上很大費周章。而且，不是每個人都能同時使用臀腿訓練器和俯臥髖超伸機。即使可以，健身房也不大可能允許他們為了不同目的獨占兩種器材。這雖然是個很棒的訓練，但是器材門檻太高，恐怕沒有人能真正去做。

　　「那就發明個什麼裝置吧。」她跟我說。

　　為了確定在我之前沒有人有過這個想法，我花了五天時間在網路搜尋這個運動的資訊。我試過「髖部」、「臀部」、「骨盆」、「仰臥」、「地板」、「橋式」、「舉」、「抬」、「推」等辭彙的各種組合，並且查遍肌力訓練的所有經典文獻。

　　我找到唯一相關的資訊是梅爾．西夫（Men Siff）和尤里．沃科尚斯基（Yuri Verkhoshansky）在 1997 年出版的知名著作《超級訓練》（Supertraining）裡的一張照片，內容描述腳墊高的橋式變化式，但僅限於徒手阻力或是把壺鈴懸掛在非做功的腿上這類方式，我認為並不實用（或者說不適用在健身房）。看樣子我該著手進行了。

　　由高中數學老師搖身一變成為私人教練，現在又身兼發明家的我，其實並不是高明的設計師。我的機器最早的原型稱作 Skorcher，非常笨重，又幾乎無法調整，上頭的墊子也不大適宜。下一個模型雖然已往對的方向調整，但仍舊有缺點。舉例來說，必須有兩個人將槓片就定位，才能進行負重訓練。不過麻煩歸麻煩，還是能用。

　　藉由 Skorcher，我開始把臀推加進我在亞利桑那州斯科茨代爾的健身房 Lifts 的訓練菜單。我的客戶會告訴我：「布瑞特，我跑步變快了，屁股也變大了。這都是臀推的功勞，我愛臀推！」

　　我們的臀肌訓練包括保加利亞分腿蹲、登階、跨步蹲、蹲舉、硬舉、羅馬尼亞硬舉、背伸展、俯臥髖超伸、臀腿升體（GHR）以及臀推等等（這些動作稍後都會在本書詳述），他們怎麼知道是臀推的功勞呢？

　　「當我在跑步的時候，我能感覺我的臀部像是在做臀推那樣出力，我分得出來，就是臀推。」他們會這麼說。

　　顯然臀推是真正的功臣。但除了這些經驗談之外，我還需要更多證據。為了贏得同儕教練和同業的認可，我需要更多科學實證背書。

　　當時我所知道關於臀部訓練最全面性的實驗，來自美國運動委員會在 2006 年一篇未發表的研究「最大化臀肌」（Glutes to the Max）。在這個實驗設計中，研究者使用肌電圖，一種測量肌肉活化程度的儀器，來比較數種熱門下肢訓練中臀肌的活化程度。

臀大肌活化之平均峰值

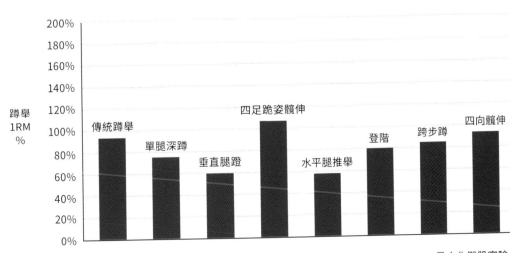

最大化臀肌實驗

我記得我在某處讀到肌電圖儀器的最大製造商就恰好位在斯科茨代爾，於是毫不猶豫的連絡廠商訂購機器。而且很幸運，他們也很親切的教導我該如何使用。

有了肌電圖儀器，我開始在 Lifts 測試自己和客戶做的臀部運動。一開始的測試結果充滿希望，臀推的臀肌活性比蹲舉、硬舉以及其他常見的臀部訓練高。要將臀推列為練翹臀的正規訓練動作，我需要的正是這樣的科學實證。但是接著一場災難重擊了一切。

經濟崩盤，Lifts 所在的購物中心歇業，我不得不把工作室收起來。同時，我與投資者想要大量生產 Skorcher 的努力也付諸流水。

我推廣臀推、讓臀推成為正規的肌力訓練項目，並宣揚臀部訓練好處的夢想，必須再等等了。

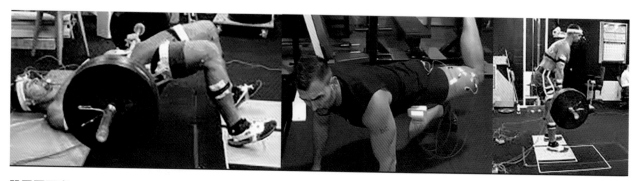

肌電圖研究

進入臀肌研究所

Lifts 歇業後，我需要新舞台來傳授我的方法。我創立了 BretContreras.com，將我所知道關於臀部訓練的一切發表在部落格貼文和文章中。此外，我未曾停止訓練和指導學員。雖然訓練地點改到車庫，但我的客戶越來越多，訓練系統也越來越進化。我試驗了數個訓練計畫，並且找到新的、更好的方式做臀推。

在 Lifts，我們使用 Skorcher 練臀推。當我在嘗試用不同方式做臀推時，突然想到其實可以把背靠在訓練凳，這樣更有效，也是現今大多數人採用的方式。

然而，臀肌訓練仍在起步階段。肌力與體能訓練的社群仍舊將蹲舉、硬舉視為強化臀部肌力與肌肉量最有效的動作。但我不這麼認為，我想著手證明。

為了傳播我的想法，我開始為熱門的肌力訓練及健美網站、

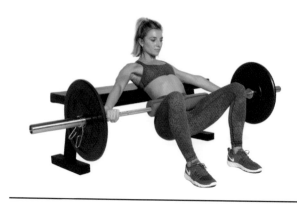

使用訓練凳做臀推

雜誌撰寫文章。有一篇〈破解臀肌迷思〉（Dispelling the Glute Myth）格外受到注目。那是為 T-Nation（備受肌力訓練教練、健美選手以及舉重選手推崇的網站）所寫的文章，其中提出一個論點：儘管深蹲和硬舉也是重要的運動，但並非訓練出更大、更強壯臀肌的最佳動作。

那些長期以蹲舉、硬舉作為主要臀部訓練的人對此頗不以為然。「你是什麼意思，蹲舉和硬舉不是臀肌最棒的運動？大家長年以來都是這樣練的！」

不必多說，那篇文章的內容以及我訓練臀部的方法引起大家的注意。儘管有人挑戰我的看法，卻也激起不少人的興趣。相關證據實在不容忽視。許多人將自己的臀推影片上傳到網路，並且表示他們的臀肌在動作過程中感受很強烈。值得留意的是，在蹲舉和硬舉時，你並不會一直感到屁股在收縮。但是當你臀推時，每一次動作都會使臀肌高度收縮。關於這點，我稍後會再解釋。

我相信這是臀推的轉捩點。這項動作已經推出，人們可以自己決定是否要將臀推列入訓練菜單、是否要把這個動作推薦給別人

雖然有些負面聲浪，但我能理解他們為何生氣、不願接受。當你致力於某個目標或是理念，卻有人卻跑來告訴你，其實有更好的方法，抗拒的心態是可以預期的。

我總是盡可能以不帶成見的態度面對訓練。幸運的是，我很早就明白心態要開放。而且就算人們不認可臀推，我也不沮喪，因為我清楚知道臀推不僅安全且有效。況且相較於蹲舉和硬舉，由肌電圖實驗可知臀推能更大程度的激發臀肌。這些證據對當時的我來講已經足夠，但如果想要更進一步推廣臀推和我的臀部訓練方法，我需要更多的科學實證背書。

問題是，我沒有肌力與體能訓練相關的正式學位。當然，我花了上千小時在訓練、指導以及閱讀上，但這遠遠不夠。我畢竟只是個高中數學老師轉職的私人教練，誰會聽我的建議呢？

為了讓人們接受我的想法，我需要更有公信力。此外，我還需要一個地方讓我可以研發、測試、實驗以及實作。

於是在 2011 年，我進入奧克蘭理工大學約翰‧克洛寧（John Cronin）博士的博士班，專攻生物力學。身為博士生，我發現關於臀部的研究已相當多，而我如饑似渴的全數閱讀。就如同小孩進了糖果店一般，我完全沉浸其中。我幾近瘋狂的學習，日以繼夜的閱讀任何有關臀部與肌力訓練的資料。隨著時間過去，我讀了超過一千兩百篇關於臀部的研究。值得一提的是，在我開始找尋關於臀部訓練的文章時，我還不了解要如何進行研究，也沒有辦法取得研究資料庫的權限。但我成為博士生後，這些困擾就不再存在。我閱讀、學習，並且組織我手上的一切資源。

在奧克蘭理工大學進修最棒的就是我可以遠距學習。我第一年待在奧克蘭，但接著回到亞利桑那繼續學業。這讓我不只可以跟上最新的研究，也可以同時經營部落格、重訓、更新我運動科學的儀器，還有最重要的，可以指導客戶。

在 Lifts 當私人教練時，我在客戶和自己身上測試臀肌訓練法，現在則改在由可

容納四輛車的車庫改建成的健身房——名為臀肌研究所（Glute Lab）。我之所以稱之為「臀肌研究所」，是因為除了作為健身房外，我也在這裡測試我的構想、理論還有技巧。我已經有測量肌肉活化程度的肌電圖儀器，但我還想要探討更多面向。於是我又添購了測力板，以檢測不同運動的地板反作用力，還有超音波設備，用以追蹤肌肉厚度隨著時間的變化。當時和我一起訓練的「翹臀戰隊」提供無數的回饋意見，並且協助我彙整訓練方法，建構成完整的系統。

不僅如此，肌電圖實驗、超音波、測力板，以及我為了博士學位所進行的實驗，更進一步驗證我們在臀肌研究所的訓練是有效的。臀推的效益不再僅僅只是理論，我有科學實證可以證明。

除了實驗與測試新的構想，我也持續研發設備。Skorcher 並不實用，用訓練凳練臀推也不太理想。我需要更棒的東西——一種專門為臀推設計的器材。

所以我再次進行新的設計。

什麼是臀肌研究所？

我將我那位在亞利桑那州鳳凰城、可容納四輛車的車庫改建成健身房，並命名為「臀肌研究所」。那是我訓練自己和客戶的地方，博士論文也大多在那裡完成。我使用了一系列練臀器材，並採用運動科學的技術，包括肌電儀、測力板以及超音波機器。我發表了數篇關於臀肌的原創期刊文章，都經過同儕審查，此外也在實驗室使用器材從事規模比較小的實驗和個案研究。

現在，臀肌研究所不僅僅只是健身房，也是我肌力與體態訓練的系統，而本書正是將這個系統化作為書的結果。如果你想要看我是如何呈現本書的概念，可以報名臀肌研究所的研討會，或是到我在加州聖地牙哥的健身房。除了和翹臀戰隊一起訓練外，我也持續進行研究，以增進我對臀肌訓練的理解與運用。

臀推機

在使用訓練凳做臀推時，關鍵在於訓練凳需要穩固的支撐，像是靠在牆壁或是深蹲架上，以避免滑動或向後倒。儘管我收到很多正面回饋，但是對於多人團體而言，訓練凳不夠實用，擺放不正確可能導致危險。而且也很難做彈力帶臀推，因為你必須要找到固定彈力帶的器材（大重量啞鈴或深蹲架的底座），彈力帶與訓練凳的距離也要很適中。

我意識到臀推訓練需要將訓練凳裝在平台上。於是以 Skorcher 的模型為基礎，我發展出新器材——臀推機（The Hip Thruster）。有了這個新設計，我就可以安全的

用槓鈴做臀推，也可以用彈力帶製造阻力，而且更具成本效益。

我的團隊和我愛極了臀推機，但是臀推機受到一些強硬的批評。

我想起德國哲學家叔本華的名言：「所有真理都必須經過三個階段。首先，受到嘲笑；接著，遭到激烈反對；最後，被理所當然地接受」

對臀推和臀推機而言，這個進程格外真切。起初，人們覺得憤怒。有些健身產業的大人物認為這既愚蠢又危險。接著有人認定臀推毫無功能性可言。臀推時，你的背部靠在椅墊上，也就是仰臥的姿勢，此時你的接觸點一共有三個：靠在訓練凳上的背，加上著地的雙腳。人們認為這不具功能性，因為做這樣的動作不太需要維持平衡（這其實讓訓練更安全），而且仰臥的姿勢和任何運動或是日常生活的動作都不相似。我將會在第 4 章討論臀部訓練是如何增進功能與表現。

最後，令我感到訝異的是，開始有傳言說臀推根本不是我發明的。他們說，過去二十多年他們早就在練臀推了。但想當然耳，沒有人有任何照片或是影片可以證實他們的說法。

反對者永遠都存在，但是前後對照的照片讓真理不辯自明（請看接下來的「蛻變圖」）。我發表的研究和文章（見本書第二部）驗證了臀推對於肌力、健康和運動表現的功能性效益。

你仍舊可以如上述用訓練凳做臀推。但如果你用訓練凳會感到不適，我在第 310 頁列出了其他選擇。我在意的是，我不希望讓你覺得非得花錢買臀推機才能練這個動作。本書稍後，我將會示範如何安全且有效的使用訓練凳以及操作其他臀推變化式。簡而言之，你有許多選擇。此外，更昂貴的練臀器材在商業健身房也越來越普及了。

大家開始接受臀推

接下來數年，我預期世界各地將會有更多數據證實我和我的客戶一直以來的感受：臀推是最具有功能性的訓練之一。除了是不可思議的臀肌打造工具外，對增進衝刺、跳躍、水平推力、大腿中段拉力、蹲舉以及硬舉的力量也效果卓著。

同時我了解到，不可能僅僅出版了一篇文章、書籍、研究或是理論，就能一夕之間改變所有事。人們需要時間調整觀點才不至於感到壓力，但時代的齒輪無疑會繼續運轉。許許多多的教練與運動員正接納臀推、使用我的訓練法。且多虧有社群媒體，臀推得以被全世界看見。巨石強森（Dwayne Johnson）、凱特·阿普頓（Kate Upton）以及詹姆斯·哈里森（James Harrison）都曾上傳做臀推的影片。

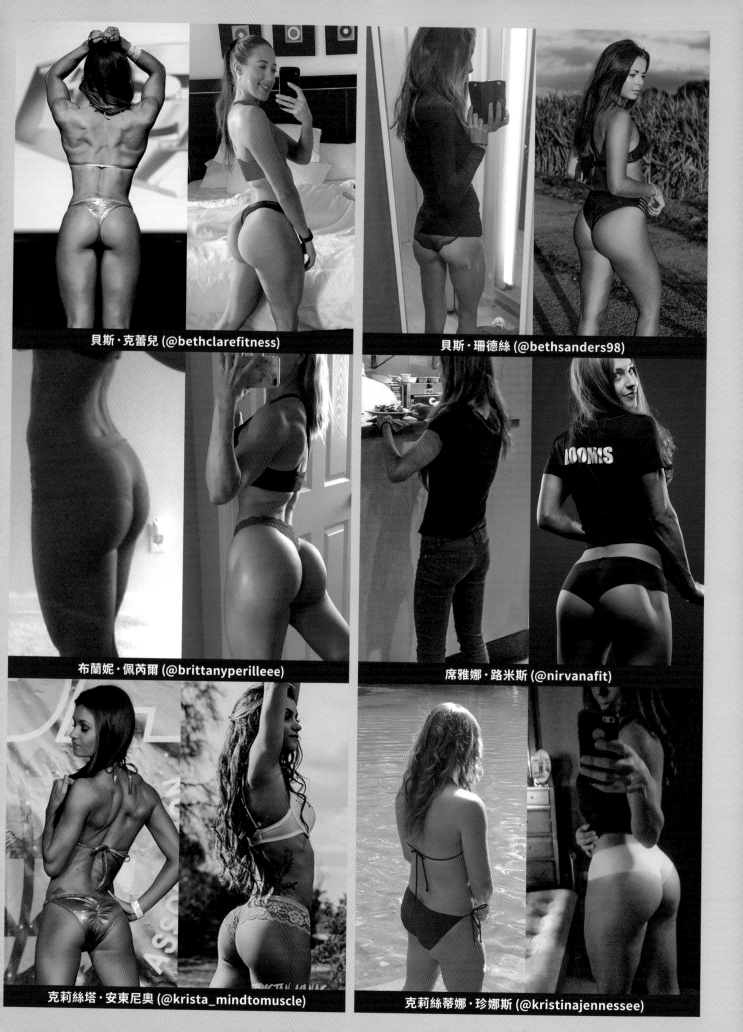

貝斯·克蕾兒 (@bethclarefitness)

貝斯·珊德絲 (@bethsanders98)

布蘭妮·佩芮爾 (@brittanyperilleee)

席雅娜·路米斯 (@nirvanafit)

克莉絲塔·安東尼奧 (@krista_mindtomuscle)

克莉絲蒂娜·珍娜斯 (@kristinajennessee)

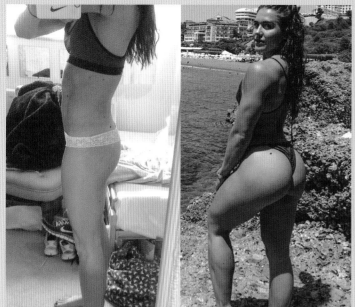
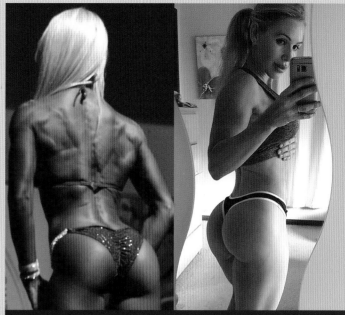

露西·戴維斯 (@lucydavis_fit)

梅莉莎·克羅瑟 (@enduringfitness)

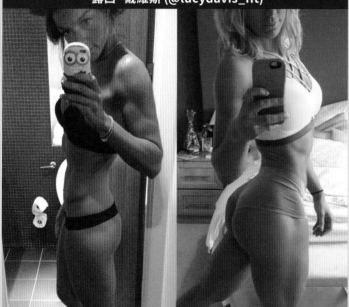
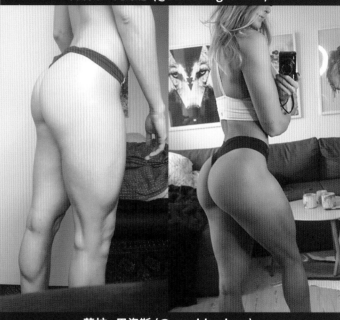

蘿西·溫斯坦利 (@roxy_winstanley)

莎拉·巴洛斯 (@sarahbarlose)

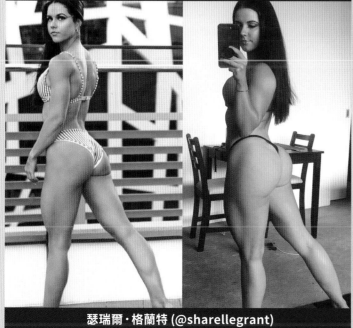
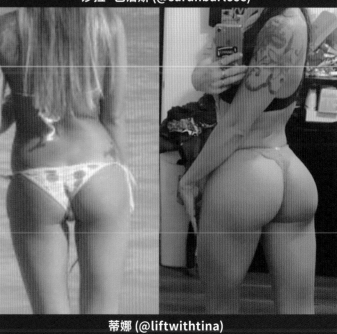

瑟瑞爾·格蘭特 (@sharellegrant)

蒂娜 (@liftwithtina)

因此，當反對臀推的人忙著做事倍功半的事情時，我依舊堅持可經由科學方法簡單展示的理論。當然，科學研究並非完美無缺，但至少讓我們得以持續學習、實驗、修正想法，並且讓這個領域更往前邁進——無論是為了打造更好的體態或是增進健康、肌力以及運動表現。其中最棒的部分在於，只要有成效，人們不必完全理解科學，甚至不用相信科學。就如同那句老話，試了就知道。

知之為知之，我不會假裝我知道所有答案。我會保持好奇，並盡可能跳脫框架思考。我永遠不會停止追尋更有效率的訓練方法與技巧。如果有人提出更棒的想法，我也會接受。我的目的不在於證明別人錯了，而是幫助他們達成自己的目標。而且我希望這本書可以幫助你完成目標。

組織與架構

身為私人教練、舉重者以及學生，我學到很多，關於肌力與體態訓練的知識也遠超過臀部訓練的領域，因此，我將適用於全身的肌力與體態訓練法則、方法以及技巧都納入書中。也就是說，這本書不只談臀部訓練，而是在討論肌力與體態訓練，其中又特別著重臀肌訓練。舉例來說，你將會學到全身性動作，例如深蹲和硬舉，但我會在臀部訓練的脈絡中討論這些運動。除此之外還有飲食策略、在受傷與不適時該如何訓練與恢復、肌肉生長的科學以及漸進式超負荷、課表設計以及週期化訓練的原則等，這些都可以運用在所有肌力與體態訓練系統。

為了讓你更能掌握方向，我將本書分為五部。

PART 1
第一部・臀肌訓練的重要性

第一部會解釋臀肌訓練是如何增進體態、健康、肌力以及運動表現。簡而言之，你將會學到臀肌訓練的眾多好處，以及，為什麼無論你的目標及體型為何、訓練經驗是多是少，訓練臀肌都是重要的。

PART 2

第二部 · 肌力與體態訓練的科學

第二部論述臀肌的解剖學和功能、基因扮演的角色、肌肉的生長（肌肥大）、如何增加肌力、如何將臀肌運動分類。即便你對科學感到陌生，也無需煩惱，我已經去蕪存菁。也就是說，別因為「科學」這個字眼就卻步。學會臀肌的運作後，接著是基因的角色、肌肉的生長機制、漸進式超負荷的運用，以及將訓練分類的最佳方式。你將會有能力執行或是指導接下來的運動與課表原則。

我實話實說，這當中有些內容是真的有點「硬」。不過如果可以花時間閱讀並瞭解這些內容，你臀肌訓練的知識（以及整體肌力與體態訓練法則）將會超越90%的私人訓練師和教練。

⚛ 看看科學怎麼說

如果你熟悉我的工作，或有追蹤我的 IG（@bretcontreras1），或者逛過我的部落格，你應該知道實際上我是科學家。我有運動科學的博士學位，並特別重視生物力學，也就是將數學及物理運用在人類動作上。而且，如同我在前面所述，我也為了更加理解肌力訓練而不斷閱讀文獻。

我寫這本書的目的在於讓任何人（不分老手新手，也不論出身經歷）都能利用這些資訊。因此，我決定正文盡可能只寫基本內容，且（絕大部分）避開有時可能會讓主題繞來繞去的學術研究。然而，我也不想遺漏和主題相關的重要研究或生物力學討論，因為對同行學者或者想要更進一步探討臀肌訓練背後科學的人來說，沒了這些會相當不方便。

所以，若是想要更深入了解生物力學的研究與應用，我在第一部和第二部加入了「看看科學怎麼說」的邊欄，而這些邊欄的參考資料都放在本書最後。

雖然這些訊息相當重要（科學證實了本書涵蓋的技巧與觀念），我也深信閱讀這些補充資料對你有益，但不用勉強自己鑽研。

簡單來說，你不必明白所有複雜的名詞或研究，也可以有效的運用我的系統。如果只閱讀正文，你也可以學到臀部訓練。如果你對科學和生物力學沒興趣，大可跳過邊欄沒關係。

對練臀新手而言，還有另一個很棒的選項：可以先閱讀每章的正文，這會讓你先對我的系統有基礎而全面的概念，且初步認識「看看科學怎麼說」所提及的術語和定義。有了基礎知識後，當你再度回顧這些學術資訊密度很高的邊欄時，將可以更好的理解與吸收。

PART 3
第三部·肌力與體態訓練的藝術

第三部提供最佳化肌力與體態訓練的基礎資訊，從訓練的頻率（你該多常訓練）、設定組數以及反覆次數（這項訓練你要做幾次），到設立理想的目標與自我期許，以及飲食指南。你將會學習到基礎與進階的訓練法則，以幫助你將健身房的時間用到極致，並針對體態、訓練及課表設計相關的常見問題提出解決之道，包括運動選擇、訓練頻率、節奏、組間休息、訓練量、負重、盡力程度以及運動順序。如果把運動比喻為食材，這一部就是教你製作食譜。

PART 4
第四部·週期化與課表

第四部包括全身性課表的範本，但強調臀肌訓練，適合所有體能程度，以及你可以給自己及客戶使用的課程模板。我提供新手、中階以及進階的 12 週課表，課表都融入本書中大多數的技巧和策略。除了課表範本外，我也分享自己是如何將訓練週期化、如何制定長期的訓練計畫，並提供分部訓練的課程模板，涵蓋健美選手、健力選手以及 Crossfiter 的臀肌課表範本。

我想要強調課表範本就僅僅是範本。你可以完全依照課表訓練，但是你其實可以，也應該針對自己或是客戶的需求調整。關於這點，你將會在第三部第 18 章的問答中學到更多。請將這個部分的課表視為模板，並依據你的目標、訓練頻率、經驗程度以及經歷去修改。

PART 5
第五部·健身運動

本書最後一部包括所有最重要的臀肌訓練運動，提供非常多選擇。我在書中重複強調，對於增強與打造最棒的臀、腿、軀幹來說，做各種運動很重要。為了讓動作更便於搜尋，我將這一部依據動作模式分為三章：臀肌主導、股四頭肌主導和腿後肌群主導的運動。

如果想要看影片示範本書中的動作，請上我臀肌研究所的 YouTube 頻道，youtube.com/glutelab。

儘管這些章節分別著重特定肌群的訓練，但都以些微不同的方式同時鍛鍊臀肌與全身。這很重要，因為每個人的情形都很獨特。將臀肌主導的運動擺在優先順位的訓練可讓多數人得到最棒的成果，但每個人都能從多種下肢訓練中獲益。透過這本書，我將以目標、解剖學、人體測量學（anthropometry，如軀幹、手臂以及腳的長度）、訓練經驗等變項為基礎，探討訓練動作的特定策略。值得注意的是，在打造臀肌上，動作的多樣性也至關重要。

那上半身的訓練呢？

　　精確來說，臀肌訓練屬於發展下肢的系統。但是臀肌訓練的動作也可以練到全身，這一點很重要。深蹲、硬舉、壺鈴擺盪、雪橇訓練以及其他特定臀肌運動都可以練到全身。所以，即便你只有遵循專練臀肌的訓練菜單，仍舊可以讓上肢受到一些刺激。

　　不過話說回來，我仍舊建議做上身的專門訓練。在第四部，我提供分部訓練的菜單，包括上身訓練以及強調臀肌的全身性訓練。

如何使用本書

　　雖然我假定讀者會讀完全書，但本書也設計成可以跳著讀。例如，你可以先從第四部的課表開始讀，並且參考第五部的動作技巧。然而，我還是強烈建議你花些時間讀懂第二部的科學內容，因為那能證實第三部的方法和第五部的技巧是有效的。

　　換句話說，如果你主要是想打造更挺翹的臀部，或是正在找尋好的臀肌訓練，可以直接從第四部眾多課表或模板中選一個，但要記得參考第五部的技巧描述，確保你做的動作正確。如果你想要了解你的臀肌是如何運作、你為何該訓練臀肌，且要如何有效訓練，則必須從頭開始一路讀到第五部。

　　我相信本書所分析的原理、方法以及技巧，因為我在健身房及日常生活中再三見證其成效。無論你是男性或女性，無論你是健美選手、舉重選手、Crossfiter、私人教練、肌力訓練教練、物理治療師，或只是單純想要更棒的臀部與身體，打造更大、更強壯、更翹的臀部所需要知道的一切，都包含於本書中。

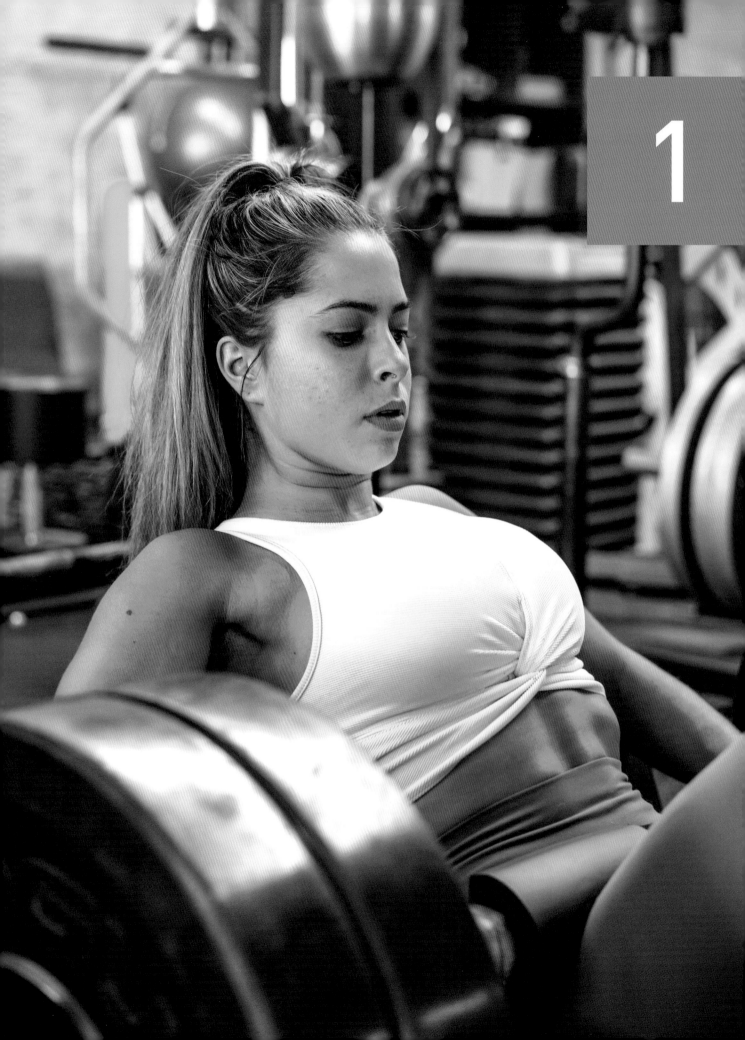

1

臀肌訓練的重要性

你可能會納悶臀肌訓練為什麼重要。當然，又大又堅挺的屁股穿起緊身牛仔褲相當好看，這對大多數人來說絕對是開始訓練臀肌的充分理由。但其他好處呢？在訓練時，為何該優先鍛鍊臀肌呢？

為了回答這個問題，首先你必須先瞭解臀肌的獨到之處。

首先，臀肌是人體最大且最強壯的肌肉，除了好看、吸引人外，也負責掌控廣泛的功能性動作。爬坡、起身離開椅子、將物品從地板上拾起——這些動作如果沒有臀肌的幫忙將會相當困難，而且有強而大的臀肌為基礎，你可以舉得更重、跳得更高、衝得更快、揮得更猛。另外，臀肌也能有助於預防膝蓋、髖部以及下背受傷。簡而言之，臀肌影響你生活的每個層面，從你的外貌、自我感受，到你跑步、跳躍、砍鑿、舉抬和扭轉的能力。我們可以肯定的說，臀部肌群是人體最重要且功能最多的骨骼肌。

但這就代表你應該忽略身體的其他部位，集中主力在你的臀肌嗎？這取決於你的目標。

如同你將在第三部學到的，課表設計是相當個人化的，也就是說每個人都不一樣。為了達成你的目標，你喜歡或需要放在課表的運動，可能會和我自己或我替客戶安排的相當不同。這就是為什麼了解如何設計自己的課表很重要。我在第四部提供範例課表的模板，或許其中一個恰好符合你的需求。但只有你或你的教練可以決定你需要練哪塊肌肉、你應該做哪些動作，以及你應該多久練一次。

我不想讓你以為臀肌訓練是最至高無上的訓練系統。且容我澄清，我不希望你避開其他肌群的訓練。所有肌肉都很重要，你應該訓練全身。

但以功能性與美感論，臀部絕對制霸，大多數人也確實該擺在第一順位。這可能意味著在你現有的肌力訓練課表之外，一週還需額外練臀兩次，或者可能是一週五練。無論你是何者，這並不表示你就該忽略身體的其他部位。你仍需要依據你的目標來訓練上半身，並且做廣泛的運動。

我也希望你明白，臀肌訓練不是一次只鍛鍊一個特定肌群。實際上在練臀時不可能如此。雖然有些訓練專門針對臀部，但很顯然絕大多數動作都同時鍛鍊到許多肌群。例如臀推、跨步蹲、蹲舉、硬舉、背伸展——這些動作不僅練臀，同時也練到腿、核心以及（較小程度的）上身。所以，當我說「臀肌訓練」時，我是指以臀部為優先，選擇針對臀部肌肉的訓練，並延伸到你的腿與軀幹。

當我踏上臀肌訓練的旅程時，我只想獲得大又有力的臀肌。但我現在了解，除了打造更棒的臀部與身體外，臀肌訓練還有更多重要效果。有些人最在意的是美感與外形，想要增肌減脂、改善身體組成。其他人訓練則是為了增強運動表現，想要變得更強壯、動作更敏捷、在專項運動上表現得更傑出。另外還有一些人則是單純喜歡鍛鍊，想過更健康的生活。

如果你也和我一樣，那麼上述這些理由都是你訓練的目標。擁有堅挺的臀部是我的首要目標，在接下來的篇章，我將會告訴你確切該如何才能達成。但同時，我也想整體變強壯，看起來更年輕，感覺更有自信，還能享受訓練過程的樂趣。訓練課表的價值取決於全面性與彈性，應該要滿足廣泛目標，並且符合個人需求。這是我臀肌訓練系統的基礎。它能為你奠下基礎，讓你有更好的內外在，且有潛力改善你的健康、肌力以及運動表現。

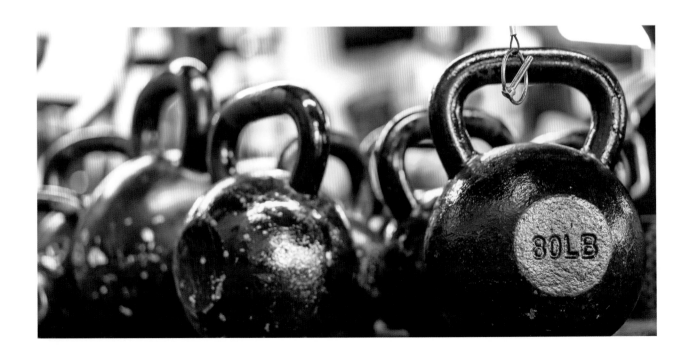

你做臀推的首要原因是什麼？

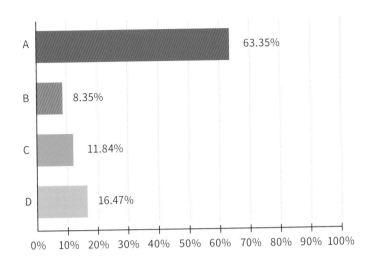

- A 體態／美感（屁股更挺翹）
- B 功能／運動（跑得更快、跳得更高等）
- C 肌力轉移（改善蹲舉、硬舉等）
- D 預防傷害（姿勢因應，預防大腿後側疼痛，消除下背、髖部、膝蓋傷痛等）

一份 2017 年七月的調查顯示，在 7,628 名受訪者中，多數的運動者（63%）練臀推是為了體態與美感（為了更挺翹的臀部）。其餘受訪者分別是為了避免受傷／疼痛（16%），增加蹲舉和硬舉的肌力（12%）以及功能性表現（8%）。雖然我們還需要更多調查才能確定人們為何要訓練臀肌，然而，可以肯定的說大部分人練臀推主要是為了外形。

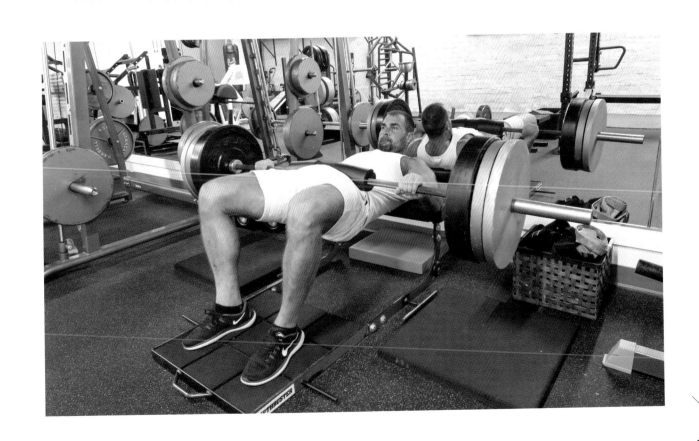

●○○○○○ GLUTE TRAINING FOR AESTHETICS

為了翹臀訓練臀部

大部分的人找我指導主要是為了一件事：改善體態。他們希望可以達到心目中的理想，這通常是指雕塑出更大、更精實、更強壯的體格。在這樣的情況下，臀部訓練就是健美的一種形式。

「健美」的意涵就如同字面所示：藉由健身打造理想美好的身體。有些人把「健美」視為體態「雕塑」，因為健美就是以舉重來改變外形。如同藝術家以塑形的技巧創作雕像，健美選手則是以舉重的方式雕塑身體的特定部位。

雖然我也喜愛體態雕塑的概念，但健身不僅僅只包括體態訓練，更是一種肌力訓練和體能鍛鍊。追根究柢，健美代表我們人類評價彼此的某個面向。無論是好是壞，我們都會以外形取人。如果某人看起來精實有肌肉，你可能會認為他是健康且強壯的運動健將。相反地，你可能會覺得肥胖者總是坐著不動、不健康。

無論這些評斷是否正確，事實依舊是：研究顯示，你的外表不只會影響他人對你的看法，也會影響你對自己的評價。這是個複雜又晦澀的課題，因為受到基因、文化以及環境影響，每個人都有不同的品味與意見。我認為性感的東西，你可能會覺得醜陋。就像俗語說的：「情人眼裡出西施。」

你需要自問：你認為什麼是好看？你希望你的身體看起來是什麼樣？當你照鏡子時，什麼事會讓你感到快樂？你是否希望改變身體的某些地方？如果你認為大又有力的屁股是好看的，而且你想要更強壯挺翹的臀部，那麼你可以依循本書的方法與技巧來雕塑理想體態。但重要的是，不要只專注於你夢寐以求的體態，因為有些事是你無法改變的，例如你的基因。如果你跟我一樣遺傳到糟糕的臀部基因，那練成大屁股可能就很不切實際（至少短期內無法達成）。因此，在制定你的目標體態時，著重過程（訓練本身）而非結果（體態）是很重要的。

換句話說，你需要根據你的基因和體型訂定合理的目標，而且專注在你可以控制的事情（詳見第 11 章）。你的飲食、你選擇的健身運動類型、你的活動量、你如何調解壓力、你的睡眠品質等等——這些對你的外在、你的感受以及你的自我評價都有重大影響。身為私人教練，我的任務就是幫助客戶達成他們的目標，無論是減重、增肌或是增進肌力。臀部訓練在塑造出人們渴望的體態時，也可以達成這些目標。

我猜想本書大多數的讀者之所以對臀部訓練有興趣，是因為想擁有（為了自己或其他人）更棒的臀部及身體。只要你的目標切合實際、訓練是安全健康的，那麼，以訓練來達成理想體態就是完全可以接受的。但是，在意外表、想要看起來更棒，

與因為過度執著所以必須提升外貌，這之間是有細微差別的。這是道光譜，一頭是過著靜態生活、從不運動的過重人士，而另一頭則是將所有時間都花在健身房的舉重狂人，經過鏡子一定要顧影自憐。這兩種極端都不健康，你必須為自己找到平衡點。

然而，你可以把更好的屁股及身材當作目標，而不必有罪惡感或覺得自戀。想要改善體態不表示你就是虛榮的人，這僅僅表示你想要改善身體，就如同大多數人想要的一樣，無論他們願不願意承認。這引發一個問題：挺翹的臀部為什麼如此吸引人呢？有幾種解釋。

臀部的吸引力

研究指出，又大又有力的屁股很容易讓人聯想到迷人、健壯。想要打量翹臀的本能似乎根深柢固的存在於我們的基因中。由演化的角度來看，這似乎很合理。

想像一下，若身處在狩獵採集的社會，投擲、衝刺和揮拳等動作就和檢查電子郵件或開車一樣重要。我們知道臀肌為功能性的動作提供動力，因此認定臀肌強壯的人更加精通生存所需的重要動作，這並不為過。這是天擇的機制：具有更大、更強臀肌的雄性和雌性，由於有更佳的功能與力量，更容易在環境中生存與勝出。

這想法可能有點延伸過頭，而且尚未證實，但仍舊相當有趣。在戰士和獵人的社會裡，人們跟捕食者、其他人徒手肉搏，並衝刺以追逐食物。毫無疑問，臀肌在其中扮演的角色雖然小卻至關重要。

或許臀肌在性選擇上扮演了更重要的角色。性選擇指的是選擇可以增加配對成功率的性狀。無論男性或女性明顯都會被出色的臀部所吸引，看到又大又壯的臀部時，會本能地聯想到生存、繁衍、狩獵和保護。女性可能會依據狩獵、戰鬥和保護的能力來選擇男性，而這樣的能力很可能與他強大的臀肌習習相關。男性也可能會基於相同的原因選擇女性，並額外加上另一層認知：大屁股意味著更適合分娩的髖部。羽毛最鮮豔的孔雀可以得到交配的機會，但我們有的是肌肉而非羽毛，其中臀肌又是最重要和最引人注目的。

如今，這些性狀的功能已經不同，但我們的DNA還不知道這件事。如果你在勻稱、精實、肌肉發達的人身上看到強壯的屁股，你會下意識地認為這個人敏捷、有力量、善於運動且具有吸引力。人們之所以使用我的系統，通常是為了吸引力。他們想要有出色的屁股，不是因為這使他們更強壯、更敏捷或更善於運動，而是因為他們希望自己從背後看起來有出色的線條。

獲得臀肌

　　若你是基於美感的理由訓練臀部，就必須了解獲得以及維持臀肌都不容易。隨著年紀增長，你的臀肌開始衰退，就如同所有的肌肉一樣。如果忽視，臀肌就會開始萎縮，意思就是鬆軟下垂。有些人在高中的時候屁股還很挺，因為他們當時還年輕、有活力，整天走動、運動等等。但隨著時間推移，他們越來越常坐著、越來越不動，以致又挺又圓的屁股變得鬆垮。回顧年輕時候，你可能會覺得「哇老兄，原來我的臀和腿那麼好看。我也曾經看起來很棒。我想要變回去。」

　　會來找我的人往往如此——他們的經歷和我一樣。他們由於沒有得到想要的結果，或是不滿意自己的體態，所以開始遵循我的訓練方法。他們仍舊會訓練身體的其他部位，不過會做更多各式的臀肌運動，並且更頻繁地訓練臀肌。不意外的，他們開始得到想要的成果。

　　如同我在前言提到的，蹲舉和硬舉也可以練出臀肌，但是主要是針對股四頭肌和腿後肌群。許多和我一起訓練的女性並不滿意只練蹲舉和硬舉所得到的體態，她們告訴我，過度發達的股四頭肌和腿後肌群讓臀部變小了。這是不做臀肌主導的運動常會發生的情況：股四頭肌和腿後肌群長得遠比臀肌快，讓臀部相形見絀。但這些人是追求出色外形的客戶。

　　畢竟你才是自己身體的藝術家，而臀肌訓練只是透過運動改變身形的一種方式。如果你對外形不滿意或希望臀部更突出，那麼依據你的目標與體型遵循特定的臀肌訓練課表，應該就能讓你更接近理想身形。舉例來說，如果你有巨大的股四頭肌和腿後肌群，但你希望臀部再翹一點，那你就需要專注在臀肌主導的訓練而非蹲舉和硬舉。反過來說，如果你想同時打造臀腿，運用本書中所有的訓練可以讓你更接近目標。

　　女性普遍比男性更重視臀部在身形和美感上的表現，但其實所有人在訓練時都需要優先考量臀部。儘管審美觀因人而異，但我發展出的系統能夠區分哪項運動最能激發不同的臀部區域，藉此幫助男性以及女性以生物力學量身打造屬於自己的課表。

　　就我個人而言，我總是優先訓練臀部，就讓我談談我的經驗吧。和我約會的女性總是說：「哇，你的屁股真不賴，我的前男友都只有練上半身。」女性往往和男性一樣，會欣賞對方的翹臀，但許多男性對此一無所知。他們的自尊心使他們退卻。當男性看著鏡子裡發達的上半身時，女性正嘲笑他們發育不良的筷子腿呢。他們沒發現其實女性也喜歡翹臀。翹臀會讓你看起來更加完美，你會有強壯的運動員體魄，迷人且搶眼。

　　如果獲得大且強壯的臀肌是你的目標，那麼你將會愛上這些課表，且將這些技巧運用在你的日常訓練。但臀肌訓練不僅僅只是為了讓背後的線條好看而已。許多人誤以為追求外形就必須犧牲健康、功能與運動表現，雖然某些健美系統確實這樣，

但我的臀部訓練系統並非如此。關鍵在於選擇正確的運動並且依循精心設計的課表。

即使你僅僅只是為了外形而訓練，只要你的課表規劃和肌肉張力都不錯，你也會越來越強壯、健康，運動表現越來越好。簡單來說，為了雕塑形體，你無需犧牲運動表現、力量，以及最重要的健康。

⚛ 看看科學怎麼說：改善外形

形狀與大小

儘管改變外貌的能力部分取決於基因，你仍能透過臀肌訓練（選擇健身運動、設計課表）大幅改善臀部形狀。外形的改善主要是經由改變肌肉的橫切面（垂直於肌肉纖維）。這種改變主要發生在由肌肉兩端量起的中間區域[1,2]，常常也就是直徑最大的位置[3,4]。簡而言之，針對臀肌的訓練可以讓你的臀部看起來更圓，體態更精實、健壯。

身體組成

臀部訓練也可以改善你整體的身體組成（增加肌肉的同時也減少脂肪的比例）。為了訓練臀部，你的運動必須著重髖關節的強力伸展，例如臀推、蹲舉以及硬舉。這些運動涉及許多肌群，包括主動肌（臀大肌、四條腿後肌群中的其中三條、內收大肌）和軀幹穩定肌（豎脊肌和其他核心肌肉）。不僅如此，重要的髖關節伸展動作還涉及上半身和下半身許多肌群。

換句話說，臀肌訓練其實可以練到很多肌肉，而這能提高代謝消耗（在訓練的過程與訓練結束後燃燒卡路里）。這個「後燃效應」，稱作「運動後過量耗氧」（excess post-exercise oxygen consumption），簡稱 EPOC[5]。儘管和運動中消耗的熱量相較，EPOC 燃燒的卡路里相對少，但是一整天累積下來也可以達到 100 大卡，時間可持續長達 72 小時[6]。任何心肺運動的後燃效應都比不上重量訓練，包括高強度間歇訓練（high-intensity interval training, HIIT）。你可以用高訓練量提高後燃效應燃燒的卡路里。另外，縮短組間休息、增加負重[7]，還有特定的進階訓練法可能也有幫助，例如休息－暫停法（第 203 頁）[8]。

第2章

為了健康訓練臀部

雖然大多數的人是為了翹臀而訓練臀肌，但臀肌訓練也有許多健康上的益處，能深遠的影響你的生活品質。

　　首先，訓練臀肌是減去多餘體重的絕佳方式。因為臀肌是人體最大的肌肉，並且控制廣泛的功能性動作（見第 40 頁），所以你訓練臀肌所消耗的熱量比其他部位還多，尤其是採漸進式訓練模式的時候。所以假設飲食維持不變，訓練臀肌可以讓你的身體「重組」，意味著增加肌肉並同時減少脂肪。這可減少你總體的脂肪量，包含容易囤積脂肪的部位，例如髖部、腿部和軀幹。除了改善體態之外，透過運動維持健康的體重，也可以降低特定疾病的風險，例如第二型糖尿病以及高血壓，這些疾病可能導致許多問題，包括血栓、腎臟疾病、心臟病和中風。

　　其次，訓練臀肌可以鍛鍊你的肌肉、骨骼以及心血管系統。第二部會說明，依據我們目前對肌肉生長的了解，為了得到最佳訓練成果，你必須採取「霰彈槍策略」，意思是你需要練各種動作、各式組數和反覆次數。舉例來說，某一天你或許練高反覆次數的臀推，以及大重量的臥推，接著第二天練大重量的硬舉和高反覆次數的引體向上。

　　做各式動作，並以不同角度、負重與速度訓練身體，不僅可以刺激、強化動作中使用的骨骼和肌肉，更可以提高你的心率與血液循環。心血管系統負責運輸血液、氧氣還有養分到身體各部位，這個系統一強化，就能增強體力與耐力。

　　除了可以幫助你減重及訓練心血管系統，訓練臀肌也可以強化你的骨骼和肌肉，這對你的健康很重要。我們的骨密度會隨著老化而下降，肌肉也會流失，變得更容易受傷與疼痛。那我們該如何發展與維持強壯的骨骼和肌肉呢？這很簡單：透過阻力訓練或是負重運動。這讓你更有能力應對日常生活中的磨損。換句話說，你是在為自己預備強健的膝蓋、髖部以及下背。

　　但是僅僅舉重還不夠。為了維持肌力，並且避免疼痛或受傷，你也要練有「全關節活動度」的動作，也就是訓練關節全範圍的活動度。例如，對大多數人來說，在蹲舉時蹲到低於膝蓋就可以練到髖關節的完整活動度（如圖所示）。

　　無論是在日常生活中或是運動中，能做各種全關節活動度動作的人，只要不在健身房過度訓練，通常比較能免於傷害與疼痛。臀肌訓練涵蓋這些全關節活動度的動作，而我將在第五部提供充分的選擇。

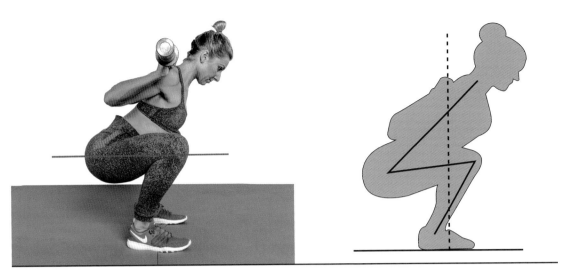

平行蹲

在平行蹲時，你必須彎曲雙膝，並且降低身體，直到你髖關節處的大腿上緣低於膝蓋上緣（意思是，髖關節低於膝關節）。

強壯的臀肌是疼痛與傷害的解藥

另一個管理及預防疼痛和傷害的重點，是強壯且均衡的體格。如果有一處肌肉太無力或不發達，其他肌肉就必須出更多力來代償。如果你的臀肌失能，背肌和腿部肌肉就要額外使力以保持正常活動。這意味著在功能性動作中與臀肌協同出力的肌肉，例如在短跑時的腿後肌群、跳躍時的股四頭肌和小腿肌、深蹲時的內收肌以及舉重時的豎脊肌，在臀肌疲弱或不發達時都擔負額外風險。

例如，如果抬舉重物或跳躍時過度依賴股四頭肌，就會增加罹患髕骨股骨疼痛症候群（通稱膝蓋痛）的風險，因為你是用膝蓋而非強大的髖部引擎來承擔重量。強壯的髖部和臀肌可以改善你發力的力學，且有效減輕膝蓋的負擔，從而預防膝蓋疼痛。

另一個常見的例子是腿後肌群和臀肌的肌力不均衡，此時你必須更依賴腿後肌群來伸展髖部。腿後肌群在股骨（大腿骨）上產生的槓桿作用可能導致股骨頭（在髖關節內）從球窩突出，引發前髖痛。而強壯的臀肌可以把股骨往後拉回固定在球窩中，避免前髖痛。

軟弱的臀肌除了會讓協同肌過勞外，還會改變你動作的力學，讓代償的肌肉承受更多損耗。相反的，擁有大而強壯的臀肌可以保持身體的平衡與穩定，避免糟糕的動作力學。這裡舉幾個例子：

1. 膝蓋：如果你的臀肌強壯，在跑步及跳躍落地時，膝蓋就更容易維持在穩定的姿勢上。這裡的穩定，指膝蓋不向內塌陷。膝蓋向內塌陷（又稱膝關節外翻*）會引起疼痛，甚至導致其他膝蓋傷害，例如前十字韌帶斷裂，而臀肌失能也是導致膝關節外翻的可能因素之一。

2. 髖部與下背：臀肌會幫助你進行髖部伸展。如果臀肌無力，舉重時就必須使用下背，以動態收縮而非等長收縮的方式讓豎脊肌額外做功去執行動作。這樣的舉重方式會增加你椎間盤、韌帶和肌肉的壓力，導致下背痛、扭傷以及其他傷害（例如椎間盤突出）。

發達強壯的臀肌可以避免下背痛以及諸如此類的傷害。針對臀肌的訓練，尤其是臀肌主導的臀推，會訓練你的身體在髖伸展時（想像自己由深蹲的姿勢站起來）依靠臀肌出力，而非下背或是腿後肌群。以髖關節為鉸鏈並使用臀肌發力，你的背部會更容易保持平直，從而減少脊椎的壓力。事實上，臀肌訓練也可以減少骨盆前傾（下背過度伸展）以及胸椎後凸（駝背），並藉此改善姿勢。許多舉重者發現在開始硬舉、蹲舉以及臀推之後，他們變得更高，而且看起來更健壯了。

在「看看科學怎麼說」的邊欄中，我將更詳細說明臀肌訓練為何能減少疼痛與傷害。但現在的重點是了解疼痛有多重層面，並與多種心理及社會因素有關，未必全然對應生理組織的損傷。話雖如此，你在重訓室和運動時要承受比日常生活更大的力量與壓力，因此，臀部的力量越大、耐力越強，在站立、行走以及移動時就更容易維持良好姿勢。而當背負大重量或者快速移動時，良好的姿勢有助於減少關節肌肉周圍組織的壓力，因此能避免傷害與疼痛。

當你看起來相當不賴時（依據你自己的標準），你往往會站得更挺、更張揚一點。簡而言之，你散發出自信。而你如何詮釋疼痛、詮釋人們對你的評價、詮釋你對自我的感受等，都受這股自信的影響。我不是說臀肌訓練會讓你平白獲得完美的運動力學技巧或者自信，但確實可以影響你的站姿以及舉止，這對你的健康與外形有更廣泛的影響。

動作和健身運動這兩種型態的活動是健康生活的基石，但疼痛原本就屬於生活的一部分，我們不該想著要無痛過一生。你聽過哪個頂尖運動員從來沒有這裡痛或那裡痛嗎？我也沒有。如果你的站姿不良、下背疼痛，或是為膝蓋或腿傷所苦，訓練臀肌可能對你會有幫助。當你感到自己很健壯時，你訓練的各個方面也會進步。你不僅會有更好的外表和心情，運動表現與肌力也會提升。

---

* 「膝關節外翻」（knee valgus），指膝關節的遠端骨骼（小腿脛骨）朝向外側，因此在外觀看來，膝蓋以下呈「Λ」形，所以也稱為「膝蓋內塌」。即膝關節外翻及膝蓋內塌實為同一現象，請參見 71 頁照片。—編注

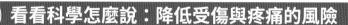

看看科學怎麼說：降低受傷與疼痛的風險

關節穩定度

　　無論是為了體育競賽或是休閒而進行的訓練，受傷的風險本來就存在。儘管意外的成分也占相當比例，且可能會讓受傷的根本原因難以分辨，但你可以採取一些措施降低受傷風險，例如練習良好的動作姿勢、強化身體並補足弱點。訓練臀肌也可以減少受傷的風險。

　　儘管尚未有高品質的研究證實臀肌訓練可以減少受傷風險，由某些生物力學的研究（更別提軼事類型的證據及常識），我們知道臀大肌可以穩定數個關節，例如膝關節、髖關節、脊椎、薦髂關節等。舉個例子，或許是因為臀肌的肌肉止點在髂脛束的緣故，所以臀肌可以在跨步蹲時減少脛骨向前位移[1]，而脛骨向前位移是前十字韌帶撕裂與斷裂的原因之一[2]。

　　關於肌肉止點與附著點的位置，在第 5 章你將學到更多，目前的重點是：臀肌幫助你穩定下肢與軀幹，而關節越穩定，就越不容易受傷。以跨步蹲為例，臀肌額外提供的膝關節穩定度應該可以避免前十字韌帶受傷。儘管跨步蹲無法很完美地轉化為所有的運動動作，但它是單側負重（單腿）的分腿動作，在大多數運動和活動中很常見。

　　另外，最近一篇模式法研究的結論指出，在深蹲或其他類似的髖關節伸展動作中，若腿後肌群協同收縮過多（膝關節附近的腿後肌群同時收縮），可能會同時增加股四頭肌發力的程度，因而讓髕骨股骨關節的壓力升高至可能受傷的程度[3]。

　　舉個例子，假設你在練背蹲舉，如果你的臀肌太弱、不夠發達，你就必須依靠更多腿後肌群的力量做髖伸。且因為腿後肌群與股四頭肌在膝關節拮抗，使股四頭肌必須做更多功，從而增加膝蓋承受的壓力。這些壓力可能會引發膝關節裡各種結構的問題。

　　這些研究結果突顯了如果要做大負重的下身運動（背蹲舉）、高衝擊的下身運動（如排球、籃球）以及其他包含垂直落地（跳躍著地）的活動，強化與發展臀肌有多麼重要。

肌肉拉傷

　　如同我在主文所提，在下身運動中，臀肌與其他肌肉協同作用[4]。舉例來說，在蹲舉時，你的臀肌與股四頭肌和腿後肌群等肌肉一起分擔下肢肌肉的負重。也就是說，如果你的臀肌太虛弱，其他肌肉就必須代償，即加倍用力以執行任務。這會增加其他肌肉（股四頭肌和腿後肌群）在運動與活動時的壓力，肌肉

拉傷的風險因而變高。

延續蹲舉的例子，模式法研究指出，臀肌與股四頭肌、腿後肌群和內收大肌（大腿內側的肌肉）會協同作用，以執行髖關節和膝關節的共同伸展（由深蹲姿勢站起）[5, 6]。這些研究也指出，臀大肌若發力不足，會使腿後肌群在深蹲或是其他類似動作時過度收縮。所以，除了增加膝蓋受傷的風險外，虛弱的臀肌也會使腿後肌群更容易拉傷，這是很常見的傷害[7]。股四頭肌（在足球運動中常拉傷）[8]及容易拉傷的內收肌[9]可能也有這類風險。另外，我們有充分理由假定，臀肌在短跑時會與內收肌協同作用[10]。

膝蓋外翻

你將在第 6 章學到，臀大肌是重要的髖外旋肌（將腿向外旋轉），以及髖外展肌（將腿向外伸展）。髖外旋與髖外展的肌力是用來預測前十字韌帶傷害的關鍵指標[11]，除此之外，在下臺階[12]以及跳躍著地時[13]，臀大肌肌電圖的振幅（測量肌肉活化程度）與膝外翻（膝蓋向內塌陷，為前十字韌帶受傷的機轉）呈中等程度的負相關。

並非所有的研究都指出臀肌肌力和膝外翻程度關係密切。這可能是由於膝外翻受許多因素影響，例如踝關節背屈的活動度（將腳趾往小腿前側的方向移動）[14]及動作控制（動作的協調與姿勢）[15]。

以下是我們所知的：臀大肌是控制膝蓋外翻的關鍵肌肉。你的臀肌越強壯、越具功能性，你就越能控制或是避免膝蓋向內扭轉。而越能避開膝外翻，你就越不會傷到你的前十字韌帶。

髕骨股骨疼痛

疼痛是個複雜的主題，絕非僅由姿勢或是生物力學的因素所決定。即使如此，有充分研究結果指出，髖部運動，尤其是那些針對臀大肌的多重功能（髖伸展肌、髖外旋肌以及髖外展肌）的訓練，在減輕髕骨股骨疼痛的物理治療復健計畫中，效果相當顯著[16]。

髖關節穩定度

除了協助穩定膝蓋外，臀肌對於髖關節的穩定也至關重要。每個人的髖部在解剖學上都有些差異，包括橫狀面與矢狀面（第 112 頁會進一步詳述運動平面）、股骨頸的角度、髖臼的排列以及髖臼的形狀[17, 18]，這意味著有些人前髖痛的風險更大。這些人蹲舉時髖部疼痛往往加劇。

而臀肌在髖關節伸展動作中對髖關節施予向後的拉力，讓前股骨頭在髖臼

內部有更多移動空間，減輕了股骨向前對髖臼施加的力量[19]，進而避免兩者接觸碰撞[20]。

脊椎穩定度

關於脊椎穩定度，我們知道骨盆是由一對力偶（肌肉或肌群協同移動關節）來保持穩定。其中一組為臀大肌（在後方）以及腹肌（在前方）[21]，另一組在髖部周圍運動幫助穩定脊椎的肌肉為豎脊肌（在後方）和髖屈肌（在前方）。

簡而言之，臀部肌群能夠維持脊椎穩定。因此，臀肌訓練可以幫助脊椎穩定度不佳的人[22]。尤其臀肌讓骨盆後傾的功能可以避免與下背痛有關的腰椎過度伸展（超伸展）。

骨盆傾斜

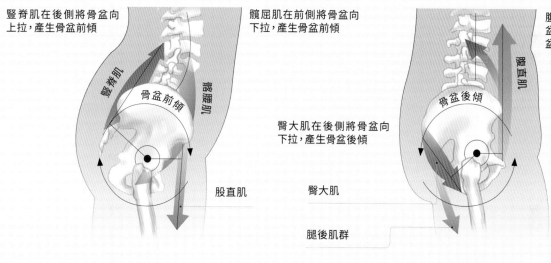

豎脊肌在後側將骨盆向上拉，產生骨盆前傾

髖屈肌在前側將骨盆向下拉，產生骨盆前傾

腹肌在前側將骨盆向上拉，產生骨盆後傾

豎脊肌

髂腰肌

骨盆前傾

股直肌

腹直肌

骨盆後傾

臀大肌在後側將骨盆向下拉，產生骨盆後傾

臀大肌

腿後肌群

前傾

後傾

改製自 D. A. Neumann，〈髖關節的人體運動學〉

薦髂關節穩定度

除了穩定骨盆的作用外，臀肌也可防止薦髂關節產生不必要的動作。解剖學研究發現，在臀肌深處有較短的肌肉纖維跨越薦髂關節[23, 24]。此外，生物力學的模型也顯示，臀大肌負重時可以產生讓關節閉合的力（肌肉縮緊、拉近關節，從而減少動作）[25, 26]。另一個實驗研究也證實，收縮髖伸展肌會降低薦髂關節的活動度。[27]

根據研究，我們可以確定臀肌能幫助穩定薦髂關節。由於許多下背痛的案例都與薦髂關節相關[28]，因此臀肌或許可以避免某些因為薦髂關節不穩定而導致的下背痛。

●○○○○○ GLUTE TRAINING FOR STRENGTH

為了肌力訓練臀部

對於絕大多數的運動員與舉重人來說，變得更強壯是共同目標，不只是因為舉起大重量很酷，也是因為這讓訓練有了方向，大部分舉重人都能夠認可這一點。簡而言之，肌力的變化是估量進步的好方法。在健身房中突破個人紀錄或是舉起以前舉不起來的重量總是特別有意義。

　　雖然舉起更大的重量涉及許多因素，例如技巧、飲食、休息以及課表規劃，但肌力才是衡量進步最具體的方式。肌力是相當明確的東西。如果跟上個月比起來你可以用相同的姿勢、相同的活動度舉起更大的重量，那麼你就變得更強壯了，你可以正確地斷定訓練是有成效的。

　　就我個人擔任教練的經驗來說，以增進肌力作為目標的人比起追求體態的人通常更持之以恆。體態訓練的成效很難測量，相較之下以肌力作為訓練目標可以有效建立自信及毅力。基於這點，我建議所有人，包括志在體態的人，都應該先以肌力作為目標。我指導過的形體模特兒與比基尼競賽選手大多喜歡以肌力為目標，他們原先看起來就很不賴，但仍認為更強壯等於更好看，事實上也的確是這樣。肌力的成長與肌肉的成長（肌肥大）直接相關（但不全然），反之亦然。當你的肌肉長大，你的肌力也會跟著變大，因此很多健美選手在健身房也用負重來衡量成效。

　　並不是每個人都在乎身材出不出色，而且身體的改變有時候很難察覺。體重計或是鏡子有時候可能會要詐，但是你舉起的重量不會騙你。另外，也並不是每個人都可以像健美比賽的男女選手一樣長這麼多肌肉，因此對於這些人來說，追求肌力就成了重要目標。

加強臀部肌力的四大好處

1 改善姿勢

2 預防疼痛與受傷

3 增進運動能力、肌力與爆發力

4 改善體態

小而強大

有小部分人的基因就是不利於建構肌肉，儘管這些人可能相當努力的訓練，先天條件就是讓他們無法長出大肌肉。假設你不幸屬於這群人，那麼請以肌力作為你訓練的首要目標，而不是增加肌肉。讓肌力成為你訓練的理由，讓肌力成為你辛苦的回報。或許你無法成為肌肉棒子，但依然可以變得強健，得到健康與更好的體能。而對於大部分的人而言，甚至那些先天就難以長肌肉的人，只要以肌力作為目標，依然能夠獲得更精實、更有線條的身材。我把這概念稱為「小而強大」。即使身材一開始並不是你的目標，你也會對自己的身體充滿自信，因為你知道自己有多麼努力，並為自己的強壯感到驕傲。你是否曾看過運動員在 ESPN 雜誌的年度身材寫真中自豪地展現自己？這些運動員不一定擁有普羅大眾認定的理想體態，不過他們一點也不在乎，因為他們是世界級運動員。他們愛自己的身體，是因為他們在場上展現的能力，跟他們的身形有多精實或者某處肌肉有多發達無關。

那麼要如何增進肌力？很簡單，只要以舉起更重的重量為目標持續訓練，方法是在一段時間內逐漸增加施加於肌肉的阻力。肌力訓練的課表會運用「漸進式超負荷」的原則來達成這個目標。如果你是訓練新手，把「漸進式超負荷」想成越練越多就行了，例如增加要舉的重量、反覆次數，以及提高課程的成效，都屬於漸進式超負荷。

我會在第 9 章更深入探討漸進式超負荷。在此我想讓你了解的是：要增進肌力，就必須舉得更重。雖然你會想要增加所有動作中用到的肌力，但只有少數幾項訓練動作被認為是肌力的終極測驗。這時健力運動就該登場了。

臀肌更強壯 = 舉得更重

就像健美選手使用重量器材來雕塑體態、用鏡子來判斷成長，健力選手會用三項槓鈴動作：蹲舉、硬舉、臥推，以及三項訓練的重量總和來測量肌力以及成效。好消息是不用成為健力選手也能從這些動作獲得益處，事實上這些動作幾乎是所有肌力訓練課表的基石。不論你是從事健美、練 CrossFit 或是只專注在臀肌訓練，三大健力項目都有助益。

舉例來說，蹲舉跟硬舉都是測量全身肌力的極好方式，也包括臀肌的肌力。其實蹲舉跟硬舉對於臀肌的發展與功能是難以取代的。的確，臀推的變化式以及其他臀肌主導的訓練可以更有效地針對臀肌，但是蹲舉與硬舉仍然很重要。由於這些運動都牽涉到臀部肌群，臀肌越強壯，在這些訓練中就能施展更大的肌力。因此，臀肌訓練不僅只適用於健美者，對於健力選手、奧林匹克舉重選手、大力士比賽選手或任何需要舉起重物的人，都有不錯的助益。

想想看，臀推是一種髖伸展的動作，你將重量放在髖部上，然後髖關節頂起重

量，並伸展至極限。當你在這種動作模式中變得越來越有力，那代表什麼？沒錯，你的髖伸肌力變得更強了。如果你是健力選手或是想要加強蹲舉與硬舉，將臀推或是其他針對臀部的動作融入你的課表中，你的進步將會很快。

以下這幅極為常見的情景有助於闡述我的觀點：想像有個人正在用硬舉舉起一大疊槓片，他已經將槓子舉離地面並超過膝蓋，但是動作就卡住了，並且在試圖鎖住*髖關節時開始顫抖、歪斜。換句話說，他雖然可以將重量舉離地面，但卻無法伸展髖關節、站直，並完成動作。這樣的情景或許也發生在你認識的人或你自己身上。我知道我也有過。

該怎麼避免這樣的情況？這牽涉許多因素，例如握力不夠或是技巧不好，但虛弱的臀部肌群也是其中一個原因。假設你的臀肌不夠強，特別是髖伸展動作末端（鎖住時）不夠力，完成硬舉動作就會困難重重，而這個動作模式正是臀肌主導的訓練（例如臀推）會練到的。我的主張是：藉由訓練臀部肌群以及髖伸展動作（例如臀推、臀橋等等），你可以增進那些最常用來測量肌力的動作（例如蹲舉跟硬舉）的肌力與動作力學。

雖然健力動作是測量肌力的好方式，但你也不用局限於蹲舉與硬舉。臀推的最大好處之一就是可以讓臀部肌群直接承受重量。關於測量肌力，每個人都有屬意的動作。但要知道，每個熱門的下半身動作都牽涉到臀部肌群，比方說蹲舉、硬舉、跨步蹲、早安式體前屈、臀推、腿推、分腿蹲，以及這些動作的變化式。這意味著如果臀肌不夠強，就不可能做好蹲舉及硬舉。虛弱的臀肌當然也不可能進行大重量的臀推。

強化臀部肌力可以增進與改善：

- 短跑的加速與極速
- 雙腿和單腿的垂直跳與水平跳的爆發力
- 側向改變方向的敏捷度與速度
- 側向短跑的加速與極速
- 揮動、出拳、投擲的旋轉爆發力
- 田徑項目中跑步、跳躍、投擲的表現
- 蹲舉與硬舉的肌力
- 抓舉、上膊、挺舉的爆發力
- 大力士賽事中的肌力與體能
- MMA 綜合格鬥中脫身、降伏、防禦所需要的拱橋跟外展的肌力
- 上坡短跑、攀爬的肌力與耐力
- 倒退跑、側跑與轉向動作的減速
- 地面水平推力

測驗臀部肌力

蹲舉、硬舉、臀推都是測量下半身肌力的絕佳方式，但有沒有什麼方法可以專門測量臀部肌力呢？一直有人問我這個問題，不幸的是這沒有簡單答案。對某些人來說，測試蹲舉、硬舉、臀推可以是不錯的起頭，但即便這些動作大量使用臀肌，仍然不能精確測量臀部肌力。所有的髖伸展動作都會用到臀部肌群、內收肌群以及腿後肌群。當膝關節彎曲時，腿後肌群會減少參與，臀部肌群則稍稍增加，但這三個肌群仍都會出力。如果動作同時伴隨膝關節伸展（想像從蹲舉的姿勢起身），會動用股四頭肌。如果脊椎與骨盆必須維持穩定，各個核心肌群會一起協同作用。我們可以確定前面提到的三種動作是測量下半身整體肌力的絕佳方法，但卻無法測量特定肌肉的肌力。即便是髖外展或是髖外旋的動作都會運用到其他肌肉，例如臀小肌跟臀中肌，還有闊筋膜張肌跟深部髖外旋肌群。

另外一個測試臀部肌力的方式是直接感受肌肉在動作中是否有收縮，這會需要一些身體與大腦的連結。在理想情況下，每個人都有肌電圖儀器可以測量不同運動時臀部肌群發出的肌電訊號，但這並不實際，而且只要用心感受身體其實就足夠。你曾感受到你的臀肌在蹲舉或是硬舉中啟動到極限嗎？臀推時你有沒有更常感受到那樣的極限？在其他動作，例如單腿羅馬尼亞硬舉或是保加利亞分腿蹲，你的感覺又是如何？如果你感覺到臀肌在動作中堅若磐石、用力收縮，就可以肯定你有用到臀部肌群，但這也不能用來測試臀肌的肌力。

簡單來說，沒有任何單一測試或是動作可以精確測量臀部肌群的肌力，因為髖關節的伸展、外展和外旋都需要許多肌肉協同作用。關於臀肌的肌力，臀推「一次反覆最大重量」（one-rep max, 1RM）或許是你所能得到最接近的指標，但即便如此，你還是會想要測量臀肌收縮的程度，並確保動作技巧以及活動度都夠扎實。

還記得我說過，在各種臀肌運動以及反覆次數範圍（rep ranges）中，肌肉成長與肌力變強有關嗎？假設你有在鍛鍊臀肌且肌肉量確實增加，那麼你可以確信所有跟臀部肌群相關的動作你都變得更強了（假設你有按時練），這包含跳躍、奔跑、蹲下、拖拉重物、健力、舉重以及大力士項目等等。換而言之，不管是運動項目或是日常活動，臀部肌力的需求無所不在。所以，要是你的目標是變得更強壯，那絕對要訓練臀部肌群。

＊ 鎖住（lockout）：指關節達到完全伸展。—編注

過去幾年來我常在想臀推（以及其他的臀肌訓練）是否能夠增進其他動作的肌力，比如說蹲舉跟硬舉。我一直認為臀肌訓練，特別是臀推，能夠增進髖伸展的肌力，進而改善每種需要髖伸展的舉重運動，但苦無科學證據。直到最近有四項證據確切地斷定：單是練臀推就足以增進蹲舉及硬舉的肌力，以及髖伸展的整體肌力。

雙胞胎實驗

在這研究中，我訓練了一對同卵雙胞胎姊妹，為期六週，每週三次，運用日波動週期化（daily undulated periodization, DUP）的方法。這代表每週三次的訓練中，訓練組數跟每組次數都不同[1]。其中一人下身只練蹲舉，另一人只練臀推。以下是她們的課表：

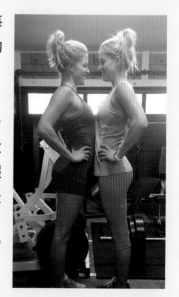

每週三次，每次 3 到 5 組（臀推或背蹲舉），每組 6 到 15 下。第一天，4 組 10 下，大約 75% 的 1RM；第二天，5 組 6 下，大約 85% 的 1RM；第三天，3 組 15 下，大約 65% 的 1RM。但假設她們在最後一組還能做更多下，就會要她們盡可能做，所以最後一組是盡可能多下組（as many reps as possible, AMRAP）。

做完下半身運動後，兩人都會練兩組上斜臥推、臥推或是窄握距臥推，接著兩組反向划船、滑輪下拉或是離心反握引體向上；然後是兩組捲腹、直腿仰臥起坐或是懸吊抬腿。每週都會增加負重。

我要特別說明：在實驗中兩位雙胞胎遵循相同的卡路里以及巨量營養素飲食，兩人的體重在六週期間也沒有特別的變化。

在六週的每日波動週期化訓練計畫中，總共 18 次的蹲舉或臀推產生了以下結果：

	蹲舉 1RM	臀推 1RM	最大水平推力	臀肌上部最大厚度	臀肌下部最大厚度
蹲舉組	↑ 63%	↑ 16%	↑ 20%	↑ 20%	↑ 21%
臀推組	↑ 42%	↑ 54%	↑ 32%	↑ 28%	↑ 28%

如你所見，只練臀推沒練蹲舉的雙胞胎也增加了 42% 的蹲舉肌力，這明確指出臀推的成果能顯著轉移給蹲舉，即便不練蹲舉也能增進蹲舉的肌力。相反的，只練蹲舉的雙胞胎只增加了 16% 的臀推肌力，這代表臀推轉移給蹲舉的效果大於蹲舉轉移給臀推。

橄欖球員研究

下一項證據是我博士論文的一部分，實驗對象是青少年橄欖球選手。跟雙胞胎研究類似，臀推最後讓前蹲舉的肌力增加 7%[2]。儘管進步幅度不大，但的確顯示了即便沒有練蹲舉，光靠臀推也能增加蹲舉肌力。

棒球員研究

這項研究為期八週，主要在實驗臀推訓練對於 20 名男性大學棒球校隊球員的肌力有何影響[3]。分成兩組，一組照常進行球隊訓練，另一組除了球隊訓練再加上臀推。結果顯示，臀推的球員那組蹲舉肌力增加了 28%（蹲舉重量從 83.9 公斤增加到 106.6 公斤），再次強調，他們沒有多練蹲舉。

腰伸展肌力研究

在這則研究中，研究者想要確定蹲舉跟臀推對於腰伸展肌力的影響[4]。有訓練經驗的男性分成兩組，進行每週兩次，總共四週的訓練，一組只練蹲舉，一組只練臀推。最後的發現很有趣：不論是蹲舉或臀推都沒有增加腰伸展的肌力，但臀推那一組增加了 7% 的蹲舉肌力。這研究也有助於證明某項運動的髖伸展肌力會轉移到另一項運動上。

臀推成果轉移到蹲舉

	受試者	實驗設計	實驗前	實驗後	%改變
雙胞胎實驗	2 名同卵雙女性胞胎	每週 3 次的 6 週 DUP 背蹲舉	43.1 公斤	61.2 公斤	42%
橄欖球員實驗	28 名青少年橄欖球員	每週 2 次的 6 週 DUP 前蹲舉	77.6 公斤	83 公斤	7%
棒球員實驗	20 名男性大學生棒球員	每週 3 次的 8 週 DUP 背蹲舉	83.9 公斤	107.5 公斤	28%
腰伸展肌力實驗	14 名有訓練經驗之男性	每週 2 次，共 4 週	109.8 公斤	117.5 公斤	7%

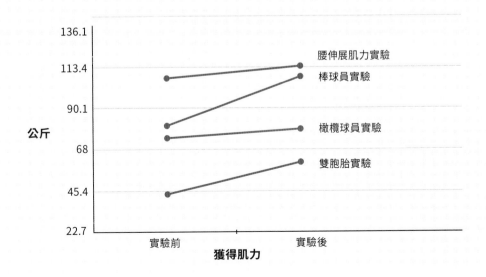

為了運動表現訓練臀部

二十年前我開始舉重時，健美是最流行、最為大眾接受的肌力訓練。如果你想要變得更強壯、改善運動表現並增加肌肉，那麼你得像專業健美者一樣做重量訓練。這表示你要練各式各樣的動作，包括功能性動作及孤立性動作。

要說明一下，功能性動作會同時用到多個關節以及肌群，之所以被認為是功能性，是因為這些動作和日常生活以及競技運動的動作模式相似。深蹲、硬舉、伏地挺身以及引體向上等都屬於功能性動作。孤立性動作則是一次只活動一個關節，通常針對某特定肌肉，例如說二頭肌彎舉只活動到肘關節，並且主要訓練二頭肌。

你或許會問：「這有什麼重要的？跟臀肌訓練又有什麼關係？」這是因為很多人認為臀肌訓練是一種健美訓練，這是對的。但問題在於許多人基於兩個理由認為健美訓練是非功能性的：一、健美訓練融入了許多孤立性動作。二、主流健美看重的是美感以及體態訓練。但這不代表健美就一定得是非功能性的。

這樣的迷思是如何產生的？理由想必很多，但以下是我的觀察：隨著功能性健身產業變得越來越流行，人們的態度有了轉變，任何被視為非功能性的動作都被批評並棄之如敝屣。孤立性動作被認為中看不重用。雖然複合性動作的確重要（在我的系統及世界上大部分健美課表中，複合性動作都是訓練的基石），但要說孤立性動作全然沒有功能性其實是錯的。舉例而言，研究顯示俯臥腿彎舉可以增加短跑的速度，腰伸展機能夠增進羅馬尼亞硬舉的力量。

假設你受傷了呢？例如你的肩膀受傷，不能做引體向上，但你可以做二頭肌彎舉，可是二頭肌彎舉不是功能性動作，那就不應該做嗎？你仍然可以透過二頭肌彎舉強化你的肘關節、腕關節、二頭肌以及前臂。就如同木匠對於不同工作有各種專門工具，私人教練以及運動員也需要一系列運動，不只是訓練全身，也鍛鍊某個特定部位。舉例而言，假設你是私人教練，正在指導某個臀肌不發達的運動員，而蹲舉跟硬舉都無法解決他的問題，那麼你該怎麼做？不管目標是體態或是運動表現，你都需要結合多關節以及單關節動作來鍛鍊不夠發達、虛軟的部位。

在本書中，你將習得如何使用功能性以及孤立性動作來鍛鍊臀部肌群。你可大略將臀肌訓練歸類為健美或是體態訓練，但要說它不具功能性，那可真是錯誤的指控，我確信臀肌訓練是肌力訓練中最有功能性的動作形式之一。你問我怎麼知道？因為臀肌是身體中數一數二重要的肌群，這點我已經證實了，也會在下一部細細解說。而發展臀肌的最佳方式就是運用本書列舉的許多技巧。

別忘了你的臀部肌群負責伸展髖關節、側向移動，以及旋轉身體，基本上涵蓋了所有的功能性動作。因此只要鍛鍊臀部肌群，所有牽涉到臀部肌群的功能性動作都能做得更好，包括短跑、跳躍、深蹲、揮砍、提重、投擲、推物、拉物、出拳⋯⋯，不勝枚舉。大家都同意髖關節對身體功能很重要，而臀肌正主宰著髖關節。髖關節是否強而有力，經常是頂尖運動員與一般運動員的區別。

更強壯的臀肌 = 更優秀的運動員

運動員在進步的過程中，也學會在動作中發揮髖（臀）部與腿部的肌力，這種狀況經常見於拳擊與武術。初階拳擊手出拳時可能只會用肩膀的力量，但隨著技術提升，他們會開始懂得運用髖部以及下半身來增加速度與爆發力。

鉛球選手也是如此，初階選手只會使用上半身的力量，而進階選手則能夠運用全身的力量。簡而言之，如果運動員想要更上層樓，就必須學會將髖部與腿部的力量發揮到最大。而要實現這點，充足的臀部力量是不可或缺的先決條件。

臀部力量及尺寸對於競技運動之所以重要，還有一個理由：發達的臀部肌群擁有更大的發力潛能，也就是更能增加動作的力量或是活動能力。所有肌肉大致都是如此。只要你充分練習你想要改善的動作，越大越強壯的肌肉，就能在動作中產生越多的力。

臀肌主導的運動也可強化髖伸展末端範圍，這段的活動度跟短跑時的地面接觸有關，而這也是產生力並且推動身體向前最重要的階段。大家都同意加速與速度在大部分競技運動中至關重要，所以訓練你的臀肌，就等於強化競技運動中的關鍵動作部分。

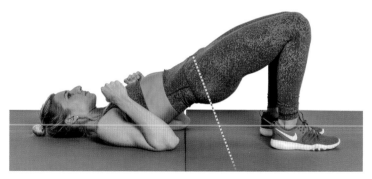

髖伸展末端範圍

髖伸展全範圍

除了可以增進跑步、跳躍、舉物及轉身的動作能力之外，訓練臀部肌群還可以改善平衡感。不論你是用單腿或是雙腿站立，臀肌都能維持髖部跟腿部穩定。

因此，根據以上事實，如果還有人說臀肌訓練是非功能性的，那真是愚蠢。相反的，我要說：要是不鍛鍊臀肌，那才是降低自己的功能性。

總而言之，重點是擁有強健的臀部可以提升外表與自我感受、預防受傷與疼痛、增進肌力，以及改善運動表現。

根據本章前述的理由，不管你是誰、你的目標是什麼，我相信每個人都能受益於臀肌訓練。本書的資訊絕對能大大幫助你。

到目前為止我已談到許多領域、提到大量主題，包括臀肌基因、外形、臀部肌力及功能。在本書下一部，你將學到臀部肌群的解剖學、臀部肌群的角色、肌肉增長（肌肥大）的機制，以及訓練的分類系統。

看看科學怎麼說：功能與運動表現

隨著年齡增長，我們的身體能力會衰退，並經常影響到日常生活的基本活動，例如：走路、爬樓梯、彎腰蹲下舉物、從坐姿起身、提重物，以及單腿站立。你可以想像，當這些能力出現問題會對我們的生活品質造成何等負面影響。好消息是強化和發展臀肌可以避免這些老化的不良後果，如同以下列舉的研究所呈現：

走路：走路需要動用臀部肌群，走得越快，臀肌的活化程度越高[1, 2]。
爬樓梯：爬樓梯需要動用臀部肌群，爬得越快，臀肌的活化程度越高[3]。
從坐姿起身：從坐姿起身會讓臀部肌群高度活化，當負重增加，臀肌活化的程度會比其他肌肉來得大[4]。
提重物：臀部肌群在手提重物時也高度活化，兩隻手都提重物時，活化程度會比單手提輕物來得大[5, 6]。

臀肌的活化程度會隨著走路的速度、爬樓梯的速度、從坐姿起身的負重、手提的重物而增加，這表示臀部肌群在這些動作中扮演重要角色。也就是說，強化你的臀部肌群能夠加強這些基礎的動作模式。

改善髖關節伸展

你伸展髖關節時，會用到臀部肌群、腿後肌群以及內收肌群（這些都是髖伸展肌群）。髖伸展是非常多運動的核心動作，包括奔跑、跳躍、落地、攀爬、減速及變換方向、側向移動、投擲、揮竿、出拳，甚至是拖卡車這類大力士比賽的項目[7, 8]。

隨著動作的負重與速度增加，臀部肌群（還有腿後肌群及內收肌群）的作用也跟著變大，更突顯其重要性，這運動表現理論稱為「愈趨重要的髖關節」（increasing role of the hips）。隨著負重增加（深蹲、跨步蹲、傳統硬舉、六角槓硬舉）、奔跑速度加快、跳躍高度增高，對髖關節轉動力（髖伸力矩）的需求也會按比例提高，而對膝關節轉動力（膝伸力矩）的需求則按比例減少[9]。

雖然這個理論受到一些批評，因為單一關節的力矩是很難測量的[10]，但其他研究方式也呈現類似結果（例如肌電圖跟肌肉骨骼模擬）[11]。

短跑

髖伸展肌群，特別是臀部肌群，負責在高速奔跑時加快步伐，以進一步提升速度[12]。而在步態週期的擺盪期跟站立期的後期，臀部肌群也是最為活化的肌肉[13, 14, 15]，負責吸收足部與地面接觸時的制動力，如下表所示。

雖然臀肌會伸展髖關節並幫助腿部向下擺動，但要記得臀肌同時也是髖外旋肌跟外展肌，能夠在額狀面及橫狀面穩定骨盆，避免髖關節在單腳站立期產生過多內旋及內收[16]。

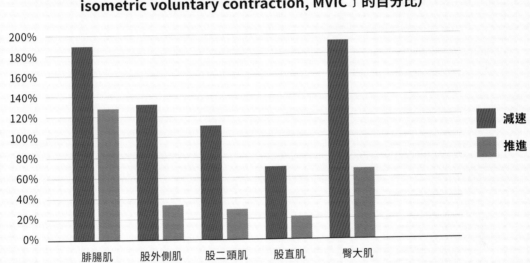

短跑站立期的肌電圖振福（相較於最大自主等長收縮〔maximum isometric voluntary contraction, MVIC〕的百分比）

變換方向

臀部肌群對側向移動以及奔跑時變換方向極其重要。臀部肌群能夠在多個平面同時產生力，而這可能是側向奔跑及其他側向動作的要素之一。在這些情況下，臀部不同部位的肌肉必須配合收縮以同時做出髖外展、外旋以及伸展。我們都會認為側向移動時髖外展的力量比髖伸展重要，但實際上並不是這樣，研究顯示髖伸展的力量較能預測側向移動的能力[17, 18]。

投擲與揮擊

投擲[19]或是揮棒、揮拍時，大腿後側的臀部肌群會進行髖外展及髖外旋，這也解釋了為什麼投棒球時臀部肌群會高度活化[20, 21]。總而言之，臀部肌群對於需要揮擊或投擲的競技運動相當重要。

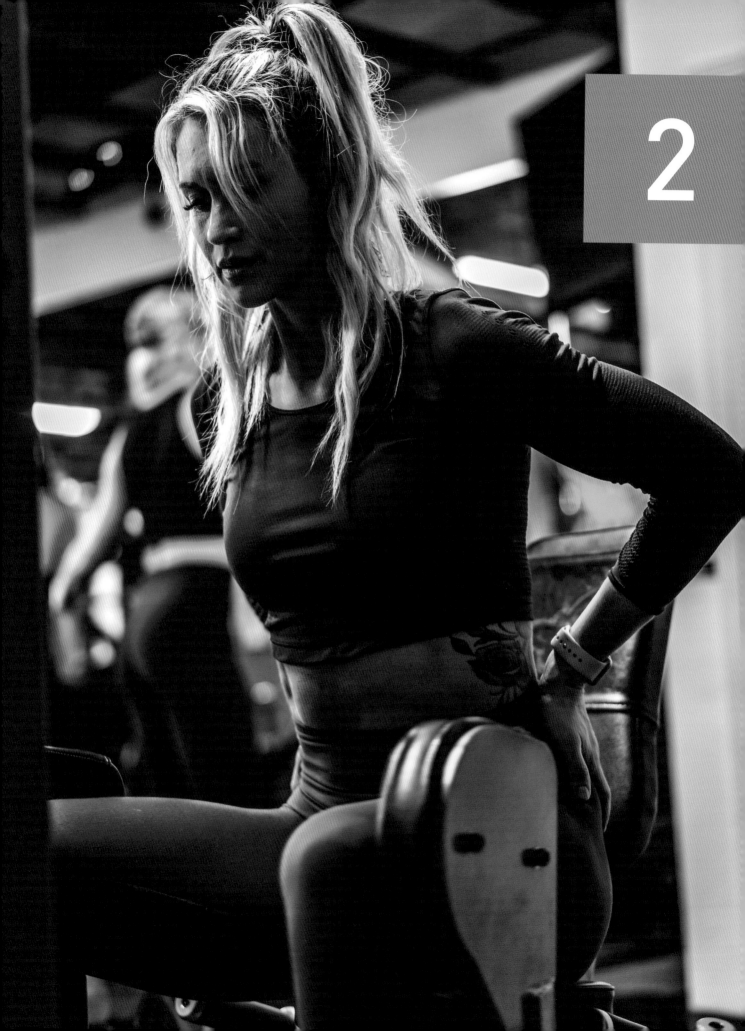

2

肌力與體態訓練的科學

如果你回到過去跟年輕的我說：「有一天你將獲封『臀肌狂人』，是世界上頂尖的臀肌訓練專家。」我絕對不會相信你。我會用困惑的表情跟你說：「我？臀肌狂人？你瘋了。」

但事情成真了，並不是因為我訓練出最令人讚賞的翹臀（雖然那也很厲害），而是因為我是第一個探討臀肌訓練科學的人。我想知道臀肌如何成長、為何成長，還有臀肌的解剖學及功能如何影響動作與美感，以及訓練臀部最佳的動作。

　　而我也找到了答案。雖然關於臀肌及其最佳訓練方式還有很多等待我們去學習，但多虧許多研究、實驗以及觀察，我們已經知道了不少。在本書這個部分，我將摘錄臀肌訓練科學的精華，並編寫成四章。你將會學習到臀部肌群的解剖學、功能，以及臀肌如何影響你的外形與動作。你將會學習到肌肉生長的科學，以及增加臀肌力量與尺寸的最棒方法。最後你將學到動作的分類系統，這可以解釋為何特定運動適合特定目標，以及為什麼某些動作會比其他動作更適合發展臀部。

　　雖然許多人可能都跳過這些繁瑣的資訊，直接照本書後半的課表操練並依然得到不錯的成果，但如果你不懂訓練背後的基礎科學，就無法成為最棒的形體選手、運動員或是教練，也沒辦法發揮真正的潛力。為什麼？因為當你了解臀部肌群如何運作以及為何那樣運作（臀肌訓練的科學），你的訓練動作和設計的課表就有了意義（臀肌訓練的藝術）。你知道你做的事是有效的，不是因為你親自測試過，也不是因為對其他人有用，而是因為你知道背後的科學原理。

臀部肌群的解剖學

比起學習解剖學，我猜正在閱讀本書的你們對於養成更大、更壯的臀部大多更有興趣，這沒什麼不好。事實上，塞滿我的牛仔褲、希望臀部看起更挺更翹正是引領我成為臀肌狂人的原因，所以我能理解學習臀部解剖學可能不是你的主要目標。然而，無論你是否有興趣，基於幾個重要的理由，對解剖學至少有基本的了解是很重要的。

首先，了解身體如何運作對每個人都有益處。畢竟我再怎麼滔滔不絕提出能幫助你強化臀部肌群的建議與計畫，但除非我討論的正是你在努力鍛鍊的肌肉，不然這些建議都沒用。當你知道這些臀部肌肉的外形、所在位置（我指的是三塊臀部肌肉，稍後就會提到）、它們附著於什麼結構上，以及它們為什麼要長成那個形狀，你將會對它們的角色、功能，以及我之後將提到的訓練技巧和訓練計畫有全新的體悟。同樣重要的是，了解臀部解剖構造將幫助你認識臀肌的強大與多功能性，以及為什麼在訓練中優先考慮臀肌是如此重要。

第二點，臀部肌群的解剖學能夠解釋每個人的臀部外形為何不同，如此一來，哪些是你可以改變而哪些不行，就能一目瞭然。舉例來說，如果你想知道為何無論多麼努力訓練，臀部都練不寬，或是為什麼你的髖部凹陷（你髖部側面的凹陷）這麼明顯，解剖學能夠提供清楚具體的答案。總而言之，解剖學能夠在一定程度上解釋你的臀部曲線以及外形。

第三點，為了體會臀部肌群在日常生活中的重大作用，從姿勢跟傷害預防，到運動表現與整體健康，你需要知道皮膚底下的解剖結構。不論是為了外形、運動表現或是健康而訓練臀肌，隨著你繼續研讀本章，你將會學到髖關節的解剖結構是如何決定身體的移動，以及你需要根據你的人體測量學（肢體與軀幹的比例）做些什麼調整以達到想要的結果。

了解臀部解剖學除了能指引你正確的動作力學，還能夠幫助你在運動中感受到臀部。正如同我在第 8 章中所討論的，研究顯示運動時在腦海中想像肌肉是如何運作（參見第 93 頁「大腦肌肉連結」）可以幫助肌肉成長。了解臀部肌群解剖學可以幫助你感受到你正在鍛鍊的身體部位，不論是上臀部、下臀部或是身體的其他部位，讓你能做出必要的調整。總之，基礎解剖學可以幫助你精進技巧，並且幫助你選擇適合你目標的訓練項目。

假設你是教練，那麼擁有實用的解剖學知識又更重要了，尤其如果你要教導客戶我的系統。你有教育客戶的義務。客戶會有許多疑問，而要不要以科學證據來回答這些問題則取決於你。

舉例來說：客戶會想要知道為何某項運動做起來感覺更好？為什麼自己的臀部形狀是那樣？為什麼依照解剖學和設定的目標，他們需要作某些運動？如果你不懂這些肌肉的位置以及功能，你不會有好的答案。你不僅無法滿足客戶的好奇心，也會失去他們對你的信心，而客戶的信心是獲得成效的首要驅力。但是，如果你可以解釋這些肌肉和骨骼的解剖學細節，解釋這些解剖結構是如何影響臀部的功能與外形，你就能夠解決客戶的疑慮，賦予訓練課表意義，讓客戶能夠專注在訓練中最重要的部分：享受訓練、持之以恆。

髖部與骨盆的骨骼解剖學

解剖學（肌肉的型態以及肌肉的附著處）可以部分說明肌肉的功能及外觀。雖然臀形由臀部肌群構成，但決定此一形狀的，是骨盆以及髖關節的骨架。你的髖部與骨盆結構也是訓練的重要參數，決定了你應該優先做哪些運動，以及該怎麼根據解剖構造執行這些運動。接下來我將更詳細探討這些內容，且由於動作力學以及課表設計都涉及解剖學，我在書中也會引用相關內容。

所以，在你呆呆望著那些圖片前，務必了解髖關節與骨盆的構造不僅決定臀部的外觀，還決定了最適合你的運動是哪些（基於你個人特殊的解剖結構）。但在深入探討這些細節之前，你必須先知道髖關節與骨盆的主要骨骼。

不要覺得你非得記住每一塊骨頭的名字跟位置，這些只是用來入門，目的是希望你能開始熟悉髖關節與骨盆的骨骼解剖學。在之後的內容中，我會持續提到這些骨頭，幫助你了解這些解剖結構的差異（尺寸與形狀），以及這些解剖差異會如何創造獨特的外觀特色跟動作模式。

讓我們由骨盆區域的解剖構造開始吧。如你所見，你的骨盆以及髖關節主要由五塊骨頭構成：髂骨、恥骨、坐骨、薦骨、尾骨。

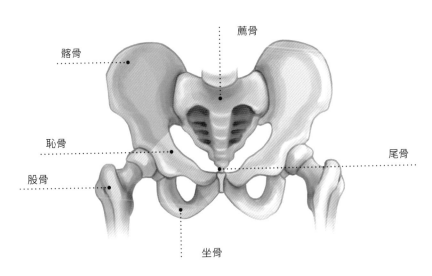

骨盆的側面是髖臼跟股骨，股骨包含了以下部分：股骨頭（球）、股骨頸、大轉子、大腿骨。

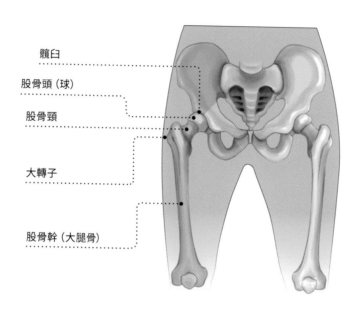

髖臼

股骨頭（球）

股骨頸

大轉子

股骨幹（大腿骨）

這些骨骼結構就是這樣組成你的髖關節跟骨盆：

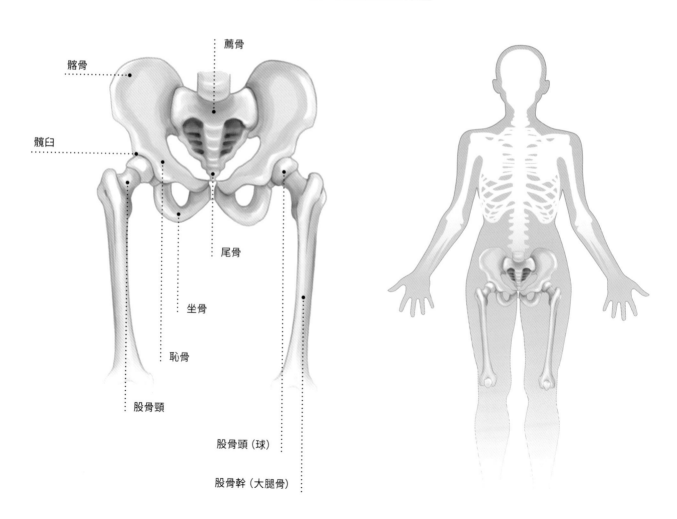

薦骨

髂骨

髖臼

尾骨

坐骨

恥骨

股骨頸

股骨頭（球）

股骨幹（大腿骨）

看看科學怎麼說：男女的髖部解剖學差異

　　不論是男性或女性，我都會依據客戶的目標制定訓練策略，並根據其解剖構造選擇運動項目。每個人的解剖結構、活動度、受傷史都不盡相同，所以我把每個人都當作獨特個體。

　　然而，兩性還是有普遍的髖關節結構差異，這值得我們注意，而且在某些情況下有助於解釋某些臀形及動作特性。舉例來說，跟女性的骨盆比起來，男性的骨盆通常較高較窄，髖臼開口也更朝向側邊，而女性髖臼則比較朝前[1, 2]。這代表男性的臀部肌群通常比女性更窄、更長。但有趣的是，相同體形下，男女性的整體臀肌尺寸幾乎是差不多大的，不過由於男性平均身高較高，臀肌尺寸會隨之大一些[3]。

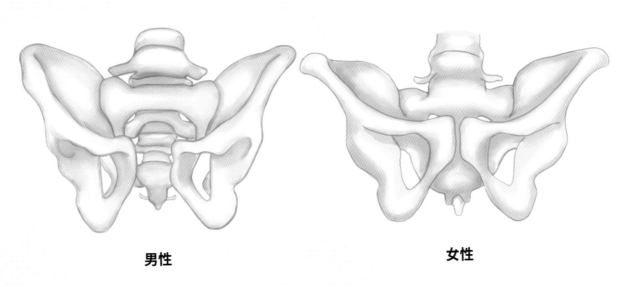

男性　　　　　　　　　　　　　　**女性**

　　另外，女性平均而言有著較深的髖臼以及較小的股骨頭[1, 4]，這或多或少能為髖關節在特定姿勢或是動作增添穩定度。但我們無法明確指出是哪些動作或姿勢，因為這牽扯到太多因素。我們能做的就只是根據這些普遍特性做一些假設。

　　例如說：女性的骨盆通常較寬，因此一般會認為女性的 Q 角度（下圖斜線代表股四頭肌的合力線，該線由髂前上棘附近處連到髕骨中央）會比男性大一些，但實際上並非如此[5]。不過，女性的髖關節活動度通常更大，在臀肌運動時能做出更大幅度的動作[6, 7]。由於解剖結構以及神經肌肉的因素，女性通常也會在許多落地或是深蹲的動作更容易膝外翻（膝蓋向內移動）[8]。由於女性髖部較寬，膝蓋在許多單腿深蹲的動作更容易呈現向內塌陷，但有時候只是視覺上的錯覺，膝蓋不一定真的向內塌陷。

女性的薦椎傾角與腰椎前凸的角度通常也會較男性大（根據不同研究，男女性角度的差異大約從 7 度到 13 度）[9, 10]。這解釋了為什麼女性的臀部肌群看起來比男性更突出，也暗示女性腰椎的活動度或許比較大。這與我的教學經驗相符，事實上我訓練過的女性在蹲舉或硬舉時大多比男性更容易出現腰椎超伸展，這可能就跟腰椎的活動度較好有關。舉例來說，當我使用「挺胸」的指令提醒學員在蹲舉或硬舉時不要圓背，有些女生就會骨盆前傾並過度弓背（arch back，參見 139、504 頁），這會造成腰椎不必要的壓力。所以「挺胸」對男性來說是不錯的指令，但對某些女性來說就不是了。

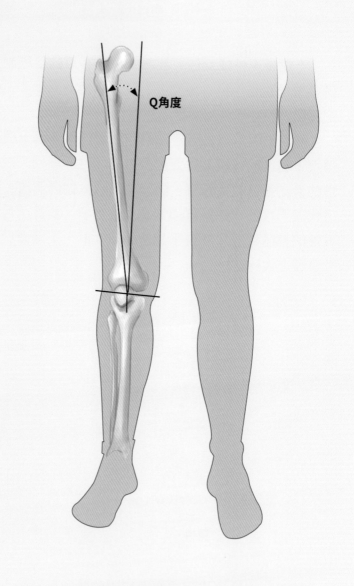

以上例子雖然很常見，但不是絕對。我有些男性學員可以深蹲到底，但有些女生甚至只蹲到大腿平行地面就出現屁股眨眼（在動作最低點出現骨盆後傾）。有些女性學員骨盆很窄，有些男生骨盆卻很寬。有些女生從來沒有膝外翻或是腰椎超伸展的問題，有些男生卻有。總之重點就是：平均值並不能呈現每個人的獨特性，而獨特性又決定了每個人的外觀及動作。所以平均數據有助於解釋特定的外形或動作差異，但也必須考量個人的受傷史、活動度、訓練經驗、目標及骨骼解剖結構。

現在你已經熟悉了髖關節與骨盆的基本解剖學，那我們就來看看不同的骨骼結構尺寸與形狀會產生怎樣的臀部外觀，接著我們還會探討這些差異會如何產生獨特的動作模式。

骨骼的解剖學如何影響臀部外觀

你可能已經知道你的骨骼解剖完全取決於你的基因，你無法改變。你可以用增肌和減脂調整來改變臀部外形，但就是無法改變骨架。基於此理由，我必須再三強調，請不要執著於無法改變的事情，而應該專注於你可以掌握的部分，例如你的身體組成（脂肪與肌肉的比例）、肌肉的成長、健身運動的選擇，還有同等重要的飲食、心態及生活習慣（睡眠與壓力管理）。基因確實重要，但其他因素也會影響你的外在、感受、運動表現，而這些就是你應該專注的部分。

之後你將學到如何最大化肌肉的生長，以及針對局部臀肌（上部與下部）做特定訓練，以此改變臀部外形。不過現在我希望你能專心學習幾個不同的解剖外形，以及這些解剖上的差異會如何影響臀部外形。

舉例來說，髂骨的尺寸與寬度（A）、股骨頸的長度與角度（B）、髂骨與大轉子的垂直距離（C）、大轉子的尺寸（D）都部分決定了髖部、腰部和臀部肌群從正面與背面看起來的樣子。

影響臀肌外觀的因子

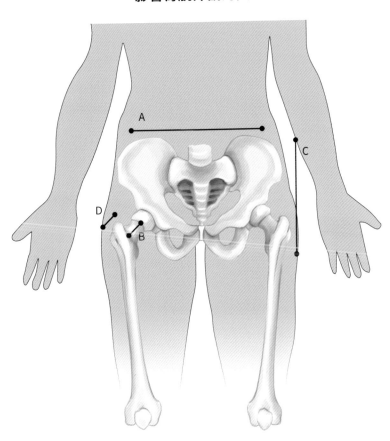

如果你的髂骨比較寬、股骨頸比較長、大轉子較為突出，那麼你屁股的形狀可能是正方形或是圓形。如果你的髂骨尺寸中等或是較窄、股骨頸較長、大轉子較為突出，那麼你可能會有心形或是蜜桃形的屁股。如果你的髂骨比較寬、股骨頸比較短、大轉子較不突出，那麼你可能會有 V 形屁股。

不同的臀肌形狀

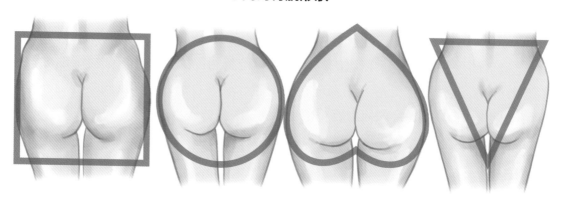

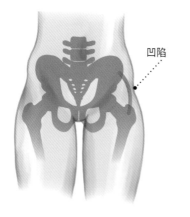

凹陷

此外，有些人的臀部曲線是向外的，屁股看來如泡泡般飽滿。有些人臀部的側邊則跟著髖骨向內塌陷，這種狀況稱為髖凹或髖陷。髂骨與股骨的尺寸可以部分決定臀肌的形狀，同時也會影響髖部側邊凹陷的程度。如果你很精實、髖部（髂骨）較寬、股骨頸較長、大轉子較為突出，那麼比起那些髖部較窄、大轉子較不突出、體脂肪較高的人，你的髖凹可能更明顯。另外，髂骨與髖臼的垂直距離也有影響：如果距離短，那麼你可能不會有任何髖凹；如果距離較長，那麼髖凹可能很明顯。

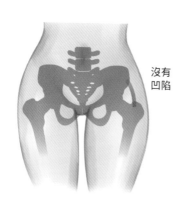

沒有凹陷

骨架還有其他層面的因素會影響你臀部的形狀及外觀，那就是薦椎的傾角以及薦椎到股骨的距離。想像有人側身站在你面前，如果他的薦椎較為水平、薦椎到股骨的距離比較大，臀部就會看起來比較圓比較大；如果他的薦椎較為垂直、薦椎到股骨的距離比較小，臀部看起來就會比較平比較小。不論肌肉量是大是小，以上影響都會存在。某些種族公認擁有更符合主流審美的臀部，而薦骨的角度正是重要因素。

當然，以上例子都是粗略的歸納，其實還有很多變因會影響臀部外觀，例如身體組成和肌肉大小。我的用意只是點出髖骨的大小與結構是如何影響臀部的形狀與外觀，但這些歸納並不是絕對的。你的臀形不一定反映

薦骨傾斜的角度會影響臀部外觀

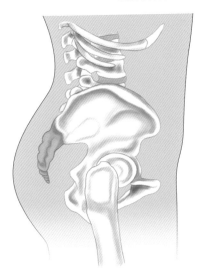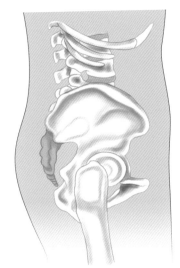

除了左邊薦椎傾角較大之外，左右兩個骨盆幾乎一樣，較大的傾角讓臀部看起來更突出。

你骨架的形狀。我曾訓練過一名女性，她的髖部較寬、股骨頸較長、大轉子也比較突出，但一點都沒有髖陷。我想說的是：解剖結構的確會影響外觀，但不是全部。所以我要再次強調，你可以改變你臀部的樣貌，方法是增加臀肌尺寸（增肌）或調整體脂肪（增重或減重）。接下來的章節會教你該怎麼做。

說完了骨骼的解剖結構是如何影響外觀，接著我們要來看它是如何左右動作。

骨骼解剖學如何影響動作模式

就像我們的營養與訓練計畫沒有包山包海的方案，如何做出一個動作也沒有通用方法。舉例來說，每個人髖臼的形狀、方向、深度，股骨的長度，以及股骨頸、股骨頭的角度都不一樣，因此也影響了每個人的預備姿勢、動作的執行以及適合的動作。

假設有人的髖臼較淺、股骨頸較長，他的髖關節活動度可能會比較大，也就是深蹲能全蹲（髖關節低於膝窩），因為髖臼比較不會擋住股骨。有人的髖臼則比較深、股骨頸較短，他可能就無法蹲得太低或是將膝蓋抬得很高，因為他的股骨會碰撞到髖臼邊緣的嵴。以上只是簡單的兩個例子，也僅僅包含些許變因。

而正如第五部所描述：你應該根據訓練經驗、體型及解剖學來選擇不同的雙腳站距、技巧及變化式，這正是訓練與指導的藝術所在。有時候會需要一些精細調整與反覆試驗才能找出最適合你的動作變化式、執行動作的方式、預備姿勢，而學習解剖學能夠為你點亮明燈，指引方向。

不同的股骨頸長度與角度　　　　　　　　　　**不同的髖臼方向與深度**

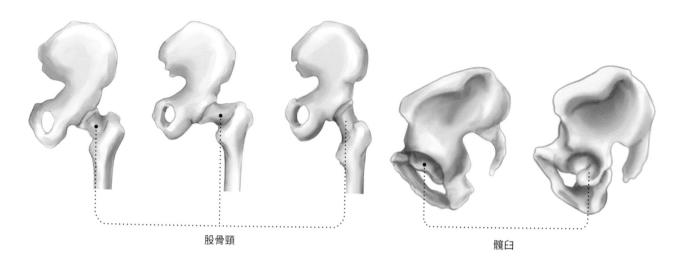

股骨頸　　　　　　　　　　　　　　　髖臼

　　舉個例子：或許用窄站距蹲得深一點會讓你的髖關節不舒服，但用寬站距做平行蹲就還好。有些教練會說要蹲深一點才能得到最好的成效，但你卻受限於活動度而做不到，事實上這可能是源於骨骼的解剖結構。與其花時間進行那些限於解剖結構而無法改善活動度的伸展，不如專注操作那些符合你獨特身體的動作變化式吧。

　　解剖學會影響動作的另一個例子是股骨的長度與軀幹的比例（人體測量學）。以蹲舉和硬舉來說，如果要保持平衡並把動作做對，槓子的重心一定要落在雙腳正中央。有些人的軀幹較長、腿較短，自然可以在蹲舉或硬舉中保持較直立的姿勢。然而有些人的軀幹較短、腿較長，在蹲舉或硬舉中軀幹就需要更往前傾。

短軀幹加上長腿：較往前傾　　　　　　　　**長軀幹加上短腿：較直立**

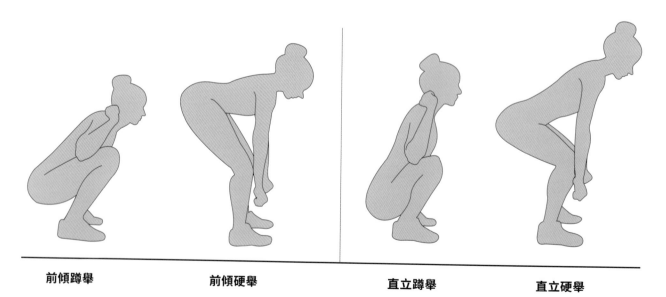

前傾蹲舉　　　　　前傾硬舉　　　　　　　直立蹲舉　　　　　直立硬舉

但這不是絕對的，總是會有異常或例外。有些人軀幹短、腿長，但仍然可以用較直立的方式深蹲。這可能跟髖臼的方向、形狀、深度，以及股骨頸的長度、大小、角度有關，另外腳踝背屈的活動度和動作技巧也有影響。

我想表達的是，沒有兩個人的動作是一模一樣的，也不該一模一樣，骨骼形狀及尺寸會廣泛影響我們的活動方式。若你曾聽到教練要每個人都用一樣的方式深蹲或做其他動作，你應該質疑教練的用意與經驗。

要記得以上這些例子都是簡單的概化，正如同我說過的，每項規則都有例外，而且我還有很多變因沒提到！比方說活動度和動作控制（協調性）也都深切影響你的活動方式以及動作變化。我將在第三和第四部更深入探討這些變因。

總結目前的重點：每個人的骨骼解剖學都不盡相同，這不僅決定了你的外觀，也決定了你的活動度及動作力學。

臀部肌肉解剖學

現在你已經對骨骼解剖學有些基本的認識了，那就讓我們來認識一下臀部肌群。如你所知，屁股有三塊肌肉：臀大肌、臀中肌以及臀小肌，三者合稱為臀肌。

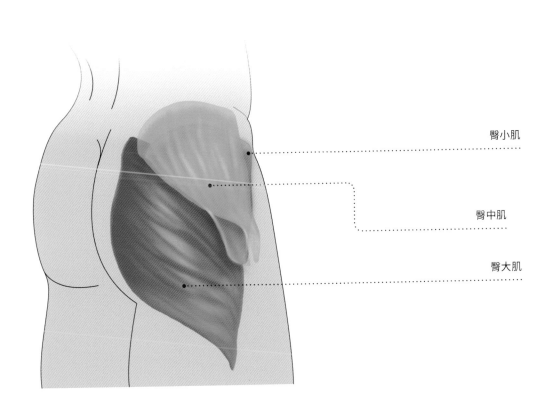

臀小肌

臀中肌

臀大肌

臀大肌

臀大肌是三塊臀部肌群中最大的，構成髖部以及屁股的外形。臀大肌可以分成兩部分：上臀大肌與下臀大肌。你可看見圖片中臀大肌是最表淺的那一層肌肉（離皮膚最近的那層），並且覆蓋部分臀中肌（而臀中肌又覆蓋臀小肌）。

值得再強調一下，當我提到「臀肌」，我通常指的是臀大肌。臀大肌占了臀肌的三分之二，是臀中肌與臀小肌加起來的兩倍。不管是討論外形、功能或是運動表現，把這三塊肌肉想成一塊會比較簡單（在你閱讀完第 6 章後會更了解這個說法）。

要針對臀部的特定區域挑選健身運動時，我只會簡單將臀大肌分成上下兩部分。舉例來說，如果想要加強臀肌上部（又稱為 shelf 臀罩），那麼最棒的選擇會是髖外展的動作。如果你想針對臀肌下部，那麼你可以優先考慮蹲舉與硬舉。假設你想要好好鍛鍊上部及下部，那麼臀推與臀橋可以給你最佳成效。

臀大肌的上部與下部

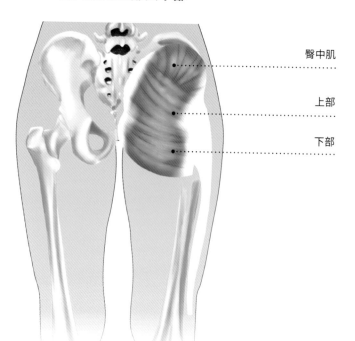

臀中肌

上部

下部

蝴蝶形狀

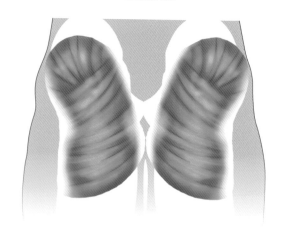

發達、精實的臀部肌群會呈現蝴蝶外形

由於解剖結構的關係，我們通常不會將臀大肌分成內、外側，因為不可能分別針對內外側來鍛鍊。你可以看見肌肉纖維呈現斜向，並且常從起點一路連向止點，如此的結構不僅解釋了肌肉形狀，也告訴我們將臀大肌分成內外側來鍛鍊為什麼那麼難。

我推薦以各種運動確保臀肌能獲得最大化發展，這部分會在接下來的章節更深入討論。在這裡你只要記住你可以針對臀肌上部、臀肌下部或臀肌上下部來做特定訓練。

看看科學怎麼說：肌肉的大小

　　未受過訓練的人，臀大肌體積大約介於 200 到 1,000 立方公分之間，這之間的差距高達五倍，而這還是在沒有訓練的狀態下。研究顯示，每個人對於訓練的生理反應有不小的差異，這跟每個人衛星細胞的表現很有關係。衛星細胞是圍繞肌肉細胞的肌肉幹細胞，當感知到肌肉細胞需要細胞核時，會送出細胞核，而這正是肌肥大的三大機制。可以把衛星細胞當作肌肉的支持系統，在肌肉需要長大時發出信號。另外，骨骼解剖學與體脂肪對於臀肌的外形也影響極深，這些都與基因高度相關。

　　測量肌肉大小有幾種方式，包括解剖學橫切面積、肌肉厚度、體積，甚至測量重量。不論用什麼測量法，臀大肌都是身體最大的肌肉。

　　如下方圖表所示，臀大肌是下半身最重[11]最大[12]的肌肉。以解剖學橫切面積而言，臀大肌絕對是體內最大的肌肉。大體的解剖學肌肉橫切面積達 48.4 平方公分[13]，活體核磁共振或是電腦斷層攝影最高值則是 58.3 平方公分[14, 15, 16, 17, 18, 19, 20]。

　　男女性臀大肌體積的絕對值差異挺大，男性大了 27%，有趣的是兩者的相對測量值（占髖部肌肉總體積的比率）是差不多的[21]。

　　從事不同競技運動的女運動員臀肌發展程度不同[22]，高衝擊運動（排球、跳高）、不規律衝擊運動（足球、壁球）以及高力量輸出運動（健力）的運動員，臀肌通常大於那些反覆衝擊運動（耐力跑）及反覆非衝擊運動（游泳）的運動員。大致說來，不規律衝擊運動的運動員臀肌尺寸最大，這暗示著運用不同負重形式來鍛鍊可能是發展臀大肌的關鍵。

一具男性大體下半身肌肉的橫切面面積（58歲）

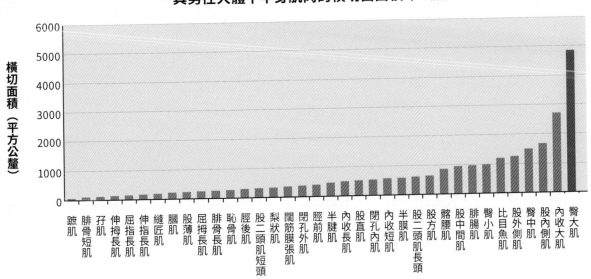

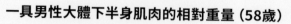

一具男性大體下半身肌肉的相對重量（58歲）

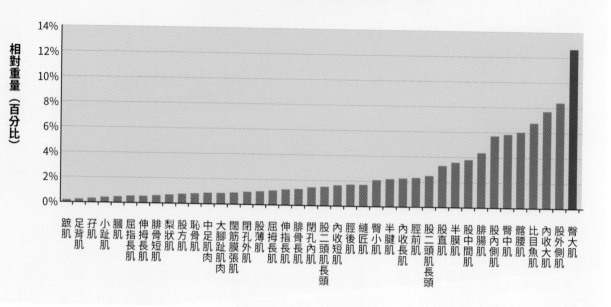

臀大肌的起點與止點

　　觀察一塊肌肉的附著點或多或少可得知這塊肌肉的功能，而這些附著點稱作起點與止點。起點與止點是肌肉及其肌腱附著於骨頭上的位置，起點通常比較接近身體中心，而止點則較遠離身體中心。肌肉收縮時，會拉近起點與止點的距離。

　　正如第56頁的圖片所示，臀肌肌纖維從骨盆後方呈對角線延伸至股骨與髂脛束，這樣子的肌肉走向與臀肌的功能有重大關聯，關於這點，你會在下一章學到更多。

　　特別的是，其實只有約 20% 的臀肌肌纖維附著在骨頭上，剩下的八成則是附著於筋膜（結締組織）。臀大肌連接了尾骨、薦骨、骨盆、股骨、髂脛束、骨盆底肌群、胸腰筋膜、豎脊肌、臀中肌以及薦骨粗隆韌帶。

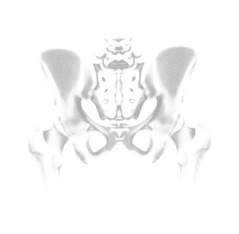

薦骨

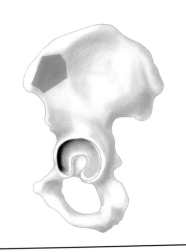

髂骨

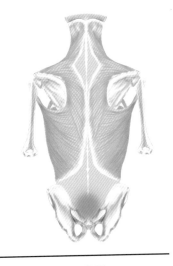

胸腰筋膜

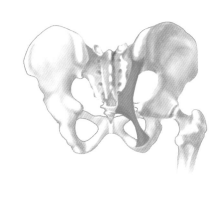

薦骨粗隆韌帶

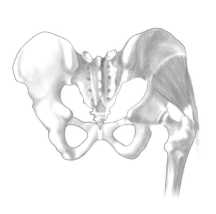

臀肌粗隆

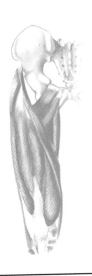

髂脛束

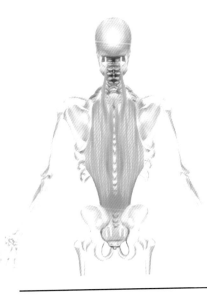

豎脊肌

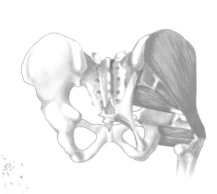

臀中肌

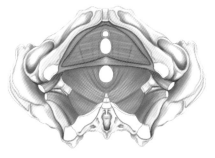

骨盆底

從這一長串名單可以很明顯看出臀大肌是人體最重要的肌肉之一，因為它廣泛附著於多處。舉例來說，臀大肌其實可以透過闊背肌及胸腰筋膜連結到肱骨，也可以經由髂脛束連接到脛骨，因此能夠將力量傳到全身，影響全身的動作。另外，臀大肌還能夠透過附著點執行髖伸展、髖外展以及髖外旋，這些都是日常活動會用到的動作。

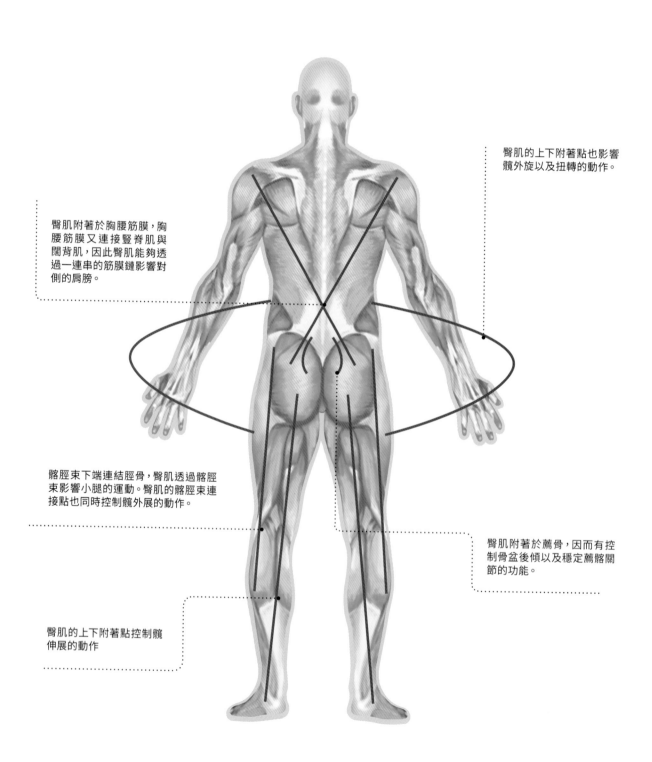

臀肌的上下附著點也影響髖外旋以及扭轉的動作。

臀肌附著於胸腰筋膜，胸腰筋膜又連接豎脊肌與闊背肌，因此臀肌能夠透過一連串的筋膜鏈影響對側的肩膀。

髂脛束下端連結脛骨，臀肌透過髂脛束影響小腿的運動。臀肌的髂脛束連接點也同時控制髖外展的動作。

臀肌附著於薦骨，因而有控制骨盆後傾以及穩定薦髂關節的功能。

臀肌的上下附著點控制髖伸展的動作

再次提醒，你會在下一章學到更多臀肌的功能：髖伸展、髖外展、髖外旋等等。現在你只要知道臀肌附著於身體多處，因此能執行許多動作。從日常生活的動作像是蹲下、彎腰、站直、走路，到瞬發性的動作，例如快跑、跳躍、轉身等等。

臀中肌

臀中肌以及臀小肌是較小的臀部肌肉，在討論解剖構造及功能時，兩者經常粗略地合起來討論。臀中肌的位置靠近或稍高於髖關節，構成整個臀肌的中間層，並且完整覆蓋臀小肌。臀中肌為屁股上緣增添了一些線條，不過很難用特定動作來單獨訓練臀中肌，因為臀中肌跟臀大肌上部及臀小肌一同承擔工作。

然而，你會聽到很多教練說：「你應該多做一些彈力帶側向運動來鍛鍊臀中肌。」這個說法的問題在於，你不太可能知道你正在運用臀肌的哪個部分，特別是當髖關節離開中立區域，如髖關節的屈曲（彎曲你的髖部，或向前抬起腿）、外展（將腿朝側打開）以及旋轉，你都會在某種程度上用到所有臀肌。

臀中肌還可以分成三個部分：前、中、後部，在功能性動作中每個部分的作用略有不同。當你在做彈力帶側向走時，會練到臀中肌，但臀大肌上部以及臀小肌也同樣有練到。這就是為什麼我把臀部肌群統稱為臀肌，而且常常只特別區分臀大肌的上下部。

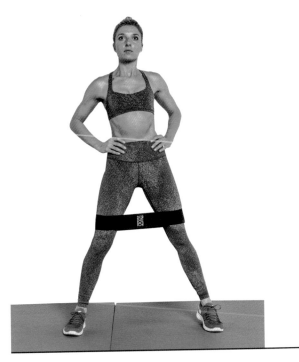

彈力帶側向走

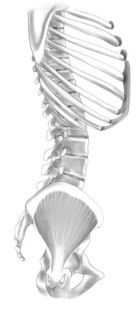

臀中肌

臀中肌的起點與止點

臀中肌起於髂骨，（與臀小肌一起）止於股骨的大轉子，這樣的連結表示在跑步、走路及以單腿站立維持平衡時，臀中肌是穩定髖部的主要肌肉。假使臀中肌退化或無力，骨盆就會變得不如往常穩定，會更常膝外翻——更精確來說，是骨盆的一邊會下傾，膝關節往內塌陷。物理治療師非常注重這塊肌肉，因為骨盆不穩定會造成膝關節、髖關節以及下背部的問題。

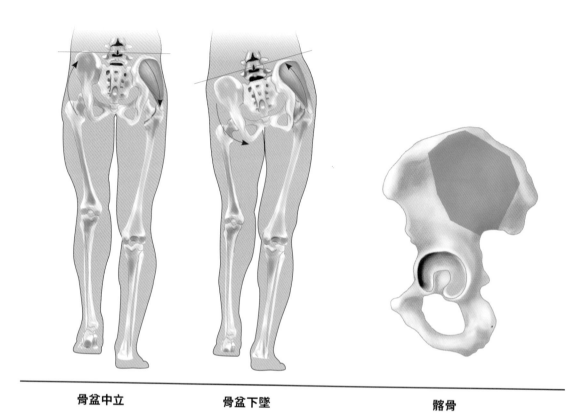

骨盆中立　　　　　骨盆下墜　　　　　髂骨

臀小肌

臀小肌是臀部肌群之中最小的，位於臀中肌底下（內側）。如同我先前所提，臀小肌通常會跟臀中肌歸類在一起，因為兩者有相同的起點與止點，而且負責類似的動作。然而這是兩塊不同的肌肉，功能稍有差異。跟臀中肌很像，臀小肌也可以分成三個部分：前、中、後部，每個部分在功能性動作中有獨特的功能。如圖所示，臀小肌附著於髂骨稍低於臀中肌起點的地方，並止於股骨大轉子，和臀中肌一樣能穩定髖部。

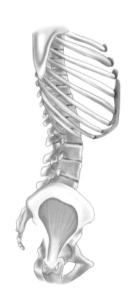

肌肉結構

　　正如同骨骼解剖結構會左右你的外觀、體型跟健身運動選擇，你獨特的肌肉結構或是肌肉物理排列也會造成深遠的影響。

　　每個人的肌肉結構都不同，這一點都不意外。但肌肉跟骨骼的不同之處在於我們可以透過鍛鍊來改變肌肉結構，不過這些改變有時候肉眼不一定能察覺。例如肌束長度或是羽狀角增加不會讓臀肌看起來明顯不同，但能增進肌肉功能。擁有較長的肌束代表擁有較長的肌肉，如此能更快的產生力量（可以參見下方專欄），羽狀角較大也代表更能發力。

　　我想不用我多說（但我還是說了），還有相當多臀部肌群的解剖學知識是本章無法涵蓋的，我的用意是只納入臀肌解剖學與外觀最重要的資訊。

　　在下一章中，我將提到更多解剖學知識，比如肌肉纖維的組成、臀肌的功能、肌肉成長的機制，以及如果要最大化臀肌生長，為何有必要結合多種健身運動。

⚛ 看看科學怎麼說：肌肉結構

　　肌肉結構指的是肌纖維在一整塊肌肉中的排列方式[23]，主要由三個因子決定：肌束（成群的肌肉纖維）的長度、肌束角度（也稱作羽狀角）、生理學橫切面積（垂直於肌束方向的截面積）。

　　體內的肌肉不是又長又細、肌束相當長、肌束角度很小、生理學橫切面積也小，就是又短又粗、肌束相當短、肌束角度很大、生理學橫切面積很大。細長的肌肉適合在活動度較大的動作中以高速產生較小的力；而粗短的肌肉適合在活動度較小的動作中以低速產生較大的力。

　　臀大肌的結構相當特殊，兼具以上兩種肌肉的特質。臀大肌的肌束角度大、生理學橫切面積大、肌束長，顯然可以在活動度較小時以低速產生較大的力，也可以在活動度較大時以高速產生較小的力[24, 25, 26, 27]。

　　科學家分析了肌肉的各個層面，找出影響肌肉尺寸、形狀、性質的原因。這些獨特的結構特性有助於解釋為什麼有些人適合特定的競技運動或活動。舉例來說，肌肉纖維較長，收縮速度就較快，比較適合瞬發性活動，像是快跑和跳躍。肌肉的生理學橫切面積較大則能產生較大的力，比較適合進行高力量輸出的活動，例如大力士或是健力。最後，這再次說明臀肌成長的關鍵是多樣化的負重型態。

第6章 臀部肌群的功能

臀部肌群就像瑞士刀，擁有全面功能，從日常生活的動作，像是走路、從椅子上起身、從地板拾起物品、搬運雜物，到競技運動的動作像是短跑、側向移動、跳躍、投擲、揮棒，以及單腿站立維持平衡、舉重物、瞬發式的移動，或是一些耐力活動，你的臀肌都能稱職處理。

如果檢視臀部肌群的解剖學，即臀部肌群的附著點，以及臀部肌群連結了上下半身的事實，你就可以理解臀肌的肌肉結構如何掌控大量動作。正如了解臀肌的解剖學有助於說明臀肌的外觀、告訴你如何選擇健身運動以及安排課表，知道臀肌的功能（臀肌能做出什麼動作），可以幫助你擬定符合自己目標的訓練策略。

但是臀部肌群到底在做些什麼？我們已經知道臀肌控制了許多動作，但我們是如何知道的？以及究竟包括哪些動作？

本章的內容涵蓋了這些問題的答案。但在我開始講述特定的關節動作（也就是關節活動）前，我想要先澄清一項常見的誤解。

你可能會認為身體活動時每塊臀肌都有特定的功能，這樣的觀念大致無誤，但我們不完全清楚那些功能是什麼。舉例來說，你可能聽過有人說臀大肌負責髖伸展（從蹲姿起身），臀中肌及臀小肌負責髖外展（將腿往側打開）和部分髖外旋（將腿向外旋轉）。雖然以上說法有部分為真，但我們仍然不確定每塊肌肉在每個關節角度做了些什麼事，即便臀肌狂人如我，也不知道。

事情會這麼複雜有兩個原因：首先，每塊肌肉都可以再分割成數個部分。如你在前一章所學到的，臀大肌可以分成上部與下部。你還可以再將上下臀大肌分成淺部與深部，因為兩者功能不同。而臀中肌與臀小肌則可以分成三個部分——前、中、後，同樣的，各有各的功能，前肌束與後肌束能做出不一樣的動作。

第二點，臀肌會根據你的髖關節與足部的位置做出不一樣的動作。舉例來說，在直立站姿時，臀中肌負責將腿部轉向外，但深蹲時（髖關節屈曲），臀中肌的作用就變了，會產生向內的動作（將膝蓋往內拉），而不是產生向外的動作（將膝蓋往外推）。換句話說，髖關節伸展時，臀中肌負責外旋；當髖關節屈曲時，臀中肌負責內旋。所以說，我們很難確定每塊肌肉的角色，因為那會隨著關節的角度、活動度及動作本身而變化。

我很確定，在直立的解剖姿勢下，臀大肌負責髖外展、髖外旋及髖伸展，而臀中肌、臀小肌也負責髖外展。但運動時我們很少站得直挺挺，因此我不會針對不同臀部肌群去安排健身運動，而是根據要鍛鍊上臀大肌或下臀大肌去選擇。

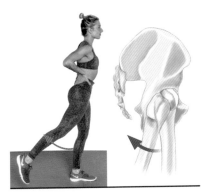

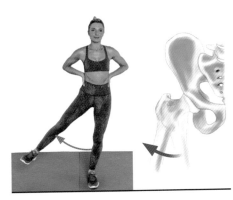

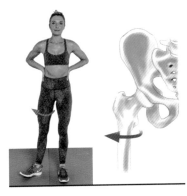

髖關節伸展

髖關節外展

髖關節外旋

關節動作

　　雖然我們還不是很了解每塊臀肌的精確功能，但我們可以確定臀肌主要施展三項關節動作：髖伸展、髖外旋以及髖外展。即使我們大部分的活動都會結合這三種關節動作，了解臀肌在這些動作所扮演的角色仍可以讓你更了解臀肌的功能，以及知道為什麼要用本書中眾多的方法及技巧來鍛鍊臀肌。首先讓我們來談談人體極重要的關節動作：髖伸展。

　　在許多基本的髖關節動作中（包含髖伸展與髖外旋）[1, 2]，臀肌為主動肌，意思就是這些肌肉負責產生動作。這代表臀大肌不只是恰好位在那裡的協同肌，而是必要的作用肌。

髖關節伸展

髖關節伸展就是你將髖關節打開、伸展開，像是臀推、從深蹲中起身，以及硬舉時將身體往上挺起。

臀推

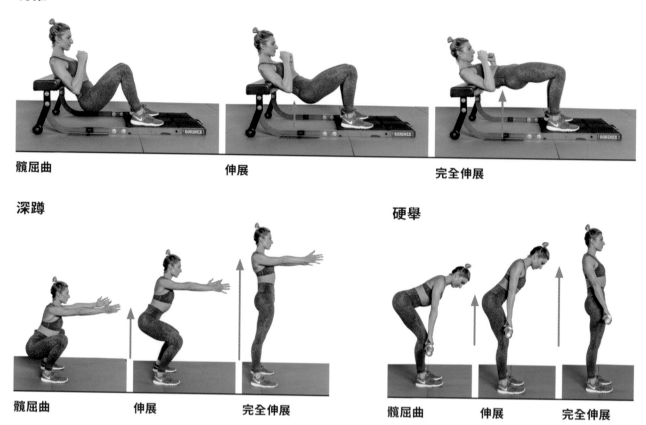

髖屈曲　　　　　　　伸展　　　　　　　完全伸展

深蹲

髖屈曲　　　伸展　　　完全伸展

硬舉

髖屈曲　　　伸展　　　完全伸展

腿部往身體後面移動時，也是在做髖伸展，像是腿後踢或是四足跪姿髖伸。

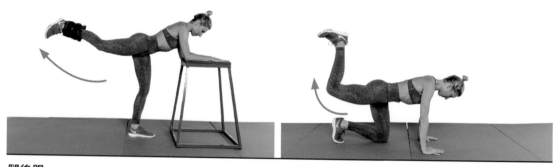

腿後踢　　　　　　　**四足跪姿髖伸**

正如同你在上面例子所看到的，站著、身體水平臉朝下（俯臥或是四足跪姿）、身體水平臉朝上（仰臥姿勢），都能做髖關節伸展。

臀大肌在髖關節伸展末端會有最大活性，這表示我們應該把加強髖伸展末端的動作納入課表，特別是各種臀推及臀橋。臀肌活化與發展的程度取決於動作或姿勢，舉例來說，當你在做滑輪後踢或是四足跪姿髖伸，你的臀肌會短暫而強烈的活化。當你蹲舉時，臀肌活化的峰值會出現在臀肌伸長之際，也就是說，蹲舉運用臀肌的方式不同於臀推等由臀肌主導的運動。關於臀肌活化以及每種動作模式對於臀肌力量與成長的影響，我會在接下來的章節中講述更多，但現在你只需要知道即使都是髖關節伸展，不同的姿勢、向量（阻力的方向）以及動作模式都會影響臀肌活性。

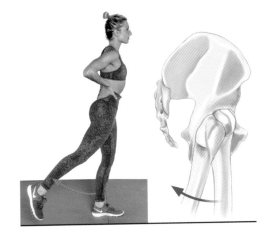

髖伸展

還有一件事值得留意，那就是髖伸展跟骨盆後傾是相同的髖關節動作。這可能會令人疑惑，因為髖伸展跟骨盆後傾的動作看起來不像。可是如果觀察髖關節內部，你會發現動作是一樣的，股骨都向後移動，或者說股骨都離開髖臼的前側。

總之，你的臀肌也負責控制骨盆後傾，而且你可以利用這點來增加臀肌的活化程度。大部分人在骨盆後傾的狀態做臀推，臀肌會更有感覺。

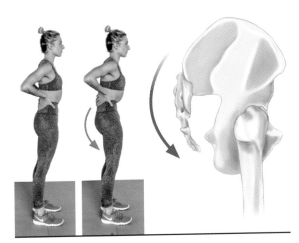

骨盆後傾

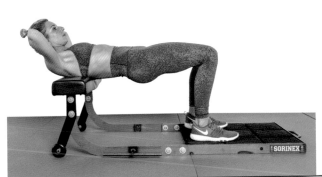

脊柱中立

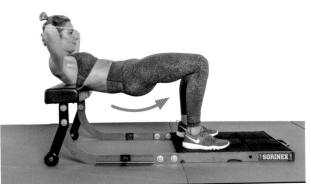

骨盆後傾

不論是從大體解剖學（gross anatomy）、肌肉力臂或是肌電圖來說，我們都知道臀肌是最主要的髖伸肌。大體解剖學只能大致評估肌肉的功能，因為我們很難從屍體辨認肌肉在不同關節位置下的確切位置。肌肉力臂（力臂指的是力線與轉軸的垂直距離）是測定肌肉功能比較好的方式，但只有肌電圖可以告訴我們，關節動作若涉及多塊肌肉和被動結構的輔助張力，單一肌肉的參與有多深。

不論如何，臀大肌肌纖維的起點位於脊椎與骨盆後方，止點在股骨[3]，這絕佳的位置表示臀大肌非常適合做髖伸。力臂的長度也顯示臀大肌跟腿後肌群以及內收大肌一樣，都是有效的髖伸肌[4, 5, 6]。

最後，由於臀大肌在等長髖伸展時能達到最大肌電活性，因此肌電圖可以確認我們從基礎解剖學以及肌肉力臂測量所導出的結論。但髖關節角度可能是臀肌活性最大的影響因素，在髖關節完全伸展的姿勢下，不論是俯臥等長髖伸展或是在站立時收縮臀肌，都會造成臀肌上部與下部高度的活化[7]。

這或許就是為什麼研究者會發現即便只是徒手的四足跪姿髖伸（頂峰收縮出現在髖關節完全伸展），臀大肌的活性都比負重的槓鈴蹲舉（頂峰收縮出現在髖屈曲）還來得高[8]。不過也可能是因為結合髖伸展與膝伸展的動作似乎比較強調膝蓋肌肉而非髖部肌肉[9]。

當發力進行髖伸展時，臀大肌在髖關節完全伸展的狀態下（解剖學上的位置），活性遠遠超過較大角度的髖關節屈曲[10]，臀肌活性的這項重要特性早在五十年前就被發現，且三十年後還有詳盡實驗進一步測定各種關節角度加以證實[11]。

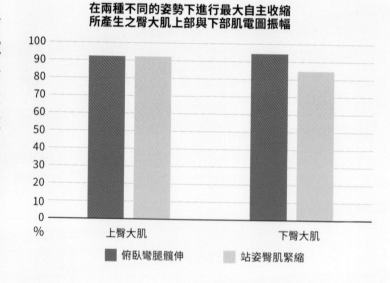

在兩種不同的姿勢下進行最大自主收縮所產生之臀大肌上部與下部肌電圖振幅

這些研究結果顯示臀肌在收縮（較短）的狀態下執行髖伸動作，活性會比延伸時（較長）高，在髖外展[12, 13]、骨盆後傾[14]、髖外旋中執行髖伸，也可以觀察到這個現象[15]。

從訓練的觀點來看，我們可以在許多運動中巧妙運用以上資訊。做臀橋跟臀推時採用較寬的站距，或是用彈力帶環繞雙膝，可以增加臀肌活性。

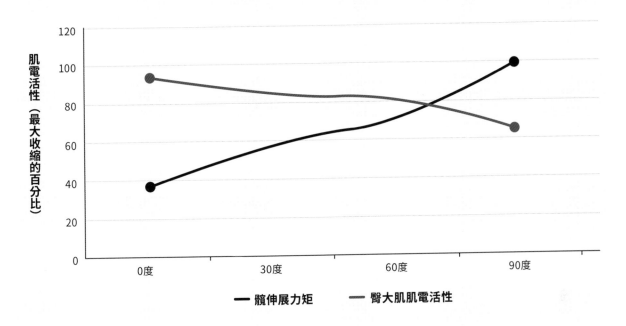

髖伸肌的平均肌電圖振幅與平均髖關節力矩

縱軸：肌電活性（最大收縮的百分比）

橫軸：0度　30度　60度　90度

—— 髖伸展力矩　　—— 臀大肌肌電活性

這項研究顯示當髖屈曲 90 度時，臀大肌活性為最大自主等長收縮的 64%，而當髖關節完全伸展時，臀大肌活性達到最大等長收縮的 94%。這研究同時也顯示，在髖屈曲的關節位置進行髖伸展動作，會比中立位置做髖伸展還有力。

最後，我們知道彎曲膝蓋、將腿後肌群收縮到比理想長度還短時，腿後肌群比較難發力，如此也能轉而增加臀肌的活性[16]。也就是讓腿後肌群出現「主動不足」。

我們也能使用上述資訊來預測哪些運動最適合鍛鍊臀肌。幾乎可以確定，健身運動若包含直腿動作，會比屈腿動作運用到較多的腿後肌群與較少的臀肌。換句話說，包含屈腿的運動，像是臀推、臀橋或其變化式，會運用到較多臀肌，因為腿後肌群的活性是比較低的（關於這點你會在第 10 章學到更多）。

所以，背伸展雖然是不錯的臀肌訓練[17]，但臀肌活化程度仍舊比不上屈膝髖伸展。屈膝髖伸展誘發活性的效果卓著，所以是以肌電圖測量最大自主等長收縮時使用的姿勢[18]。

骨盆後傾

透過大體解剖學與肌電圖，我們知道臀肌能夠做出骨盆後傾。但大體解剖學只能大致評估肌肉的功能，因為我們很難從屍體辨認肌肉在不同關節位置下的確切位置。即便如此，臀大肌肌纖維的起點很明顯就位於脊椎與骨盆後方，止點則在股骨上，顯示臀大肌可以輕易地將骨盆往後旋。這其實也很顯而易見，原因是，在跨越骨盆、連接軀幹與腿部的力偶中，臀肌正是重要關鍵。

肌電圖研究證實了基礎解剖學的推論。做四足跪姿髖伸時，骨盆後傾所產生的臀大肌活性會高於骨盆前傾。另一則研究也顯示類似結果：站在震動平台上時，比起脊椎中立或是骨盆前傾的姿勢，骨盆後傾會有較大的臀大肌活性。

髖關節外旋

膝蓋向外開或是把大腿由中線往外轉都是髖關節外旋。髖關節外旋也可以產生髖關節與整個身體的旋轉，舉例來說，假設你的腳固定在地旋轉髖部，像是做髖外旋的訓練、出勾拳或是揮球棒時，你的臀肌會與其他肌肉合作轉動身體。

彈力帶髖外旋

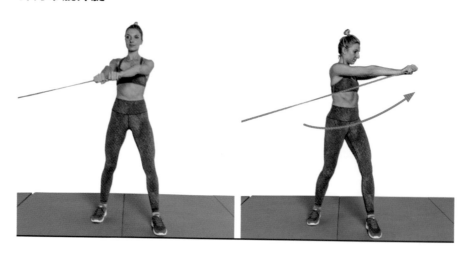

髖外旋在五花八門的動作中幫助穩定骨盆、膝關節以及腳踝，特別是單腿或雙腿深蹲、臀推、臀橋等模式的動作。如果要感受臀肌如何控制髖外旋，你可以站直、腳尖直直朝前，然後縮緊臀肌，你會發現骨盆微微轉動並帶動雙腿向外轉，導致腳掌感受到一股向外的壓力。

站立時縮緊臀肌

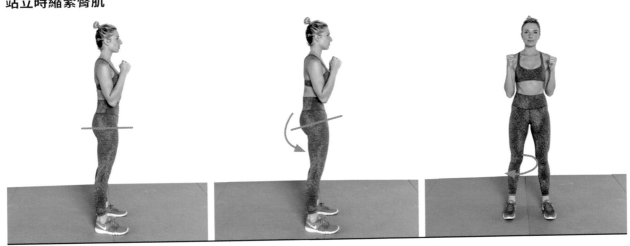

　　但髖外旋經常跟髖外展一起發生，我會用深蹲來加以說明。深蹲有三大常見錯誤（詳見 410 頁起關於深蹲的部分）：剛開始往下蹲時下背部過度伸展、膝蓋向內塌陷（膝外翻）、蹲到底時骨盆過度後傾（屁股眨眼）。

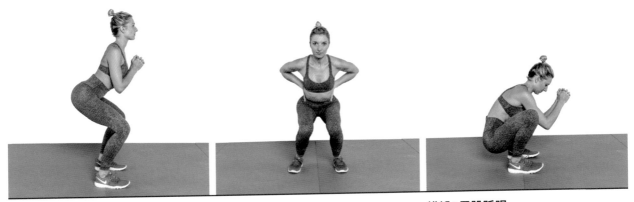

錯誤：過度伸展　　　　　　　錯誤：膝外翻　　　　　　　錯誤：屁股眨眼

　　將大腿往外轉（髖外旋）、膝蓋往外推（髖外展），就可以穩定下半身的關節，避免膝蓋塌陷，甚至能減少骨盆後傾。

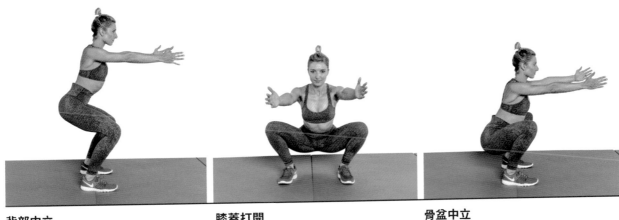

背部中立　　　　　　　　　　膝蓋打開　　　　　　　　　　骨盆中立

有些教練會指示運動員想像把腳掌旋進地面以製造外旋穩定度，不過我不認為這是必要的。這或許能夠幫助你啟動臀肌，所以如果真的對你有效，那就繼續。但以我的經驗，只要開始蹲下時打開雙腿，膝關節彎曲時把膝蓋往外推就足夠了。

看看科學怎麼說：髖關節外旋

透過大體解剖學、肌肉力臂與肌電圖，我們得知臀肌是最重要的髖外旋肌群[19]。由於臀大肌附著於股骨大轉子的外側[20, 21]，當肌肉纖維收縮時，自然而然就會讓股骨頭在髖臼中往外側旋轉，臀大肌在髖外旋中的地位可能就跟在髖伸展中一樣重要。依照臀大肌解剖學上的拉力線進行合理推導，研究者計算出臀大肌可以用最大肌肉力量的 71% 做髖外旋。

另外，仔細計算肌肉力臂，會發現臀大肌的髖外旋力臂長度相當可觀，可能只略遜於臀中肌的後部肌纖維（但是這個區域很小，發力的能力不佳）以及深部髖外旋肌（一樣是體積小力量弱的肌肉）[22, 23]。最後，肌電圖證實了這些發現。幾個常見的髖外旋運動都會產生中高水平的臀肌活化，雖然沒有超過最大自主等長收縮的程度[24]。我測試過彈力帶髖外旋，發現這動作可以在臀大肌後方產生相當高的肌電活性，表示臀大肌確實是出色的髖外旋肌。

髖關旋外展

將腿往外側推開，離開身體中線，就是髖外展，例如消防栓式抬腿、彈力帶側向走。

消防栓式

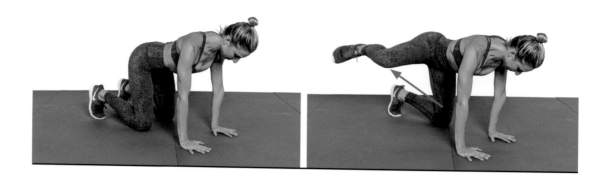

絕大多數髖外展的運動主要是針對上臀肌，但你的姿勢會決定上下臀肌的活化程度。例如彈力帶側走跟站姿滑輪髖外展被認為是「額狀面」的髖外展，以髖關節中立的姿勢進行，能夠高度激發上臀肌。坐姿的髖外展以及消防栓式會伴隨髖外旋，這二者會以髖屈曲的狀態進行，被認為是「橫狀面」的髖外展，能夠同時激發上下臀肌。

彈力帶側走

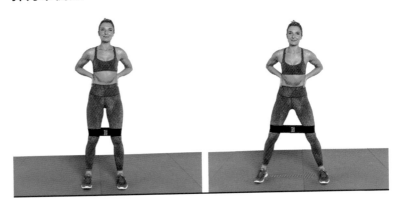

正如同我前面所說，你做各式各樣的動作時，外展也可以幫助穩定背部、髖部、膝關節和腳踝。最常見的例子就是走路時外展能避免骨盆側邊下傾，在深蹲與相撲硬舉時能張開膝蓋。外展除了能增加臀大肌活性，也為全身系統添加張力，如此能減少潛在有害的姿勢。相關的錯誤與矯正方式我會在深蹲的章節詳述。

多樣性是必要的

臀肌相當獨特，你可以同時用三種關節動作來鍛鍊。舉例來說，當你在做彈力帶繞膝的臀推時，就結合了髖伸展、髖外旋與髖外展，這不僅能最大程度活化臀肌，也同時鍛鍊到上下臀肌。

三重彈力帶槓鈴臀推

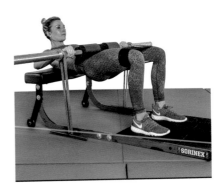

雖然涉及髖伸展、髖外旋及髖外展的動作大多可以高度活化上臀肌及下臀肌，但在某些動作或姿勢中，只有上臀肌會高度活化，而在某些動作或姿勢中，下臀肌活化的程度遠超過上臀肌。這是因為臀肌有為數驚人的骨骼附著點、特殊的肌肉結構，而且可以劃分為數個區域。當你思索這些事實，就會明白最佳臀肌訓練需要相當多不同的運動以及變化。

在第 10 章及第五部，你將會學到如何根據你想要鍛鍊的肌肉或部位來選擇訓練項目。而這裡的重點（也是我在本書一再強調的）是，如果要完整發展臀肌，就必須用各式各樣的動作來訓練。下一章會談到基因與臀肌發展的關係，接著我會聚焦於打造更大、更結實、更強壯臀肌的具體策略。

基因的角色

我人生的一大樂趣就是幫助人們達成目標，成功改造體態與肌力。沒有什麼比收到感謝信更令人開心的了！本書所附的照片展現了難以置信的體態，而那要歸功於臀部訓練。幫助客戶減重，或看著他們在健身房打破自己的紀錄時昂揚的自信，也同樣讓人喜不自禁。這些成就不僅是健全訓練策略的見證，也展現了努力、持續的鍛鍊會有回報。

在接下來的章節中，你將學習到肌肥大及增進肌力的原則（均獲實證支持），如此你將能夠獲得跟我的客戶或那些運用我的系統努力鍛鍊的人相似的成果。如同健身的任何一件事，你進步的速度當然取決於非常多因素（本書大部分都有提及），其中一個鮮少有人討論的因素就是基因。

關於增肌和提升肌力，基因無疑是最重要的變項之一。我們已經探討過骨骼解剖學是如何影響臀部外觀及活動方式，其實身體對於阻力訓練的反應同樣部分取決於父母遺傳給你的基因。我很希望我可以跟你說基因一點都不重要，但事實不是這樣，基因會強烈影響你的臀部在訓練前後的外觀變化。

基因差異

每個人都不一樣，而基因有助於說明這些差異，這說法你不但聽過，也字字屬實。我也說過，臀肌有各種形狀與尺寸。有些人天生就比較強壯，肌肉比較多。看看以下天賦異稟的人：曾創下健力世界紀錄的安迪·博爾頓（Andy Bolton），第一次蹲舉就能舉 227 公斤，硬舉 272 公斤；榮獲六次奧林匹亞先生的職業健美選手多里安·耶茨（Dorian Yates），青少年時第一次臥推就推起 143 公斤；阿諾史瓦辛格只練了一年，看起來就比大多數人練了十年還壯。

臀肌也是如此。有項研究顯示，在一般大眾的樣本中，男性的臀肌肌肉量介於 198 到 958 立方公分，女性則是 238 到 638 立方公分。所以某個男人的臀肌比另一人大出 384％！

除了基礎力量與肌肉尺寸差異很大，每個人對訓練的反應也非常不同。有項研究測試了 585 名未受過訓練的受試者對於 12 週肌力訓練的反應，結果顯示每個人的反應大相逕庭，差距大到嚇人。反應最差的受試者流失了 2％ 的肌肉，而且肌力沒有任何進步。相反地，反應最佳的受試者肌肉尺寸增加了 59％，肌力增加了 250％。另一則類似的研究也發現有 26％ 的人在訓練 16 週後肌肉尺寸沒有任何增加。

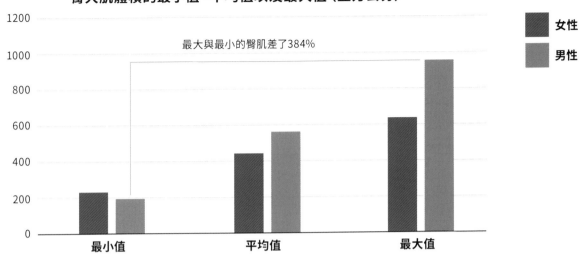

在年齡介於19到83歲的男女中，臀大肌體積的最小值、平均值以及最大值（立方公分）

最大與最小的臀肌差了384%

女性 / 男性

最小值　平均值　最大值

　　儘管這些研究凸顯了基因無庸置疑的影響力及個體差異，但你必須了解，研究中的訓練計畫並未考量個體差異，每個人都用一樣的課表，一樣的次數、組數、頻率及健身運動，不包含任何試驗、微調或是自身調節訓練（根據個人感受來調整訓練，又稱生物回饋）。所以在你認定自己沒有練出翹臀的基因前，先想想你現在使用的課表是不是其實沒那麼適合你？

　　例如很多人會使用教練自己的訓練課表，因為他們想要教練的外形。社群媒體讓許多美臀女生在一夕之間變成了臀肌教練，她們知道觀眾會購買她們的健身計畫，希望能用同樣的訓練來獲得類似的體態。雖然對於某些人可能是有效的，但這並非所有人都適用的通盤策略。我最不希望發生的事就是你照著課表做，結果沒有得到課表保證的成效，就永遠放棄訓練了。

　　再者，如果我們沒有花大量時間做許多測試，幾乎不可能知道一個人的基因對於鍛鍊肌肉與肌力會有何反應。的確，如同前面所舉的案例，有些人天賦異稟，第一次訓練就讓其他人看起來像病夫，有些人幾乎瞄一眼槓鈴就能夠長肌肉。但大多數人對於訓練的反應還是不錯的，只是需要找到切合目標、適合身體特性的課表與運動。

延伸學習：個體差異

　　科學研究通常呈現的是平均值，未必很精確，因為許多人不屬於「平均」這個類別。簡單來說，每個人對於各種訓練刺激都有不同反應，而且個體差異可以非常大。你可以在這篇文章學到更多：

https://bretcontreras.com/individualdifferences-important-consideration-fitness-results-science-doesnt-tell/

雖然我們還沒找出肌肉生長的所有基因，但我們知道有些人全身都很會長肌肉，有些人是身體特定部位比較會長，而有些人則不容易長肌肉。像我就有長胸肌的基因，但股四頭肌怎麼都長不起來。你的基因可能非常有利於鍛鍊某塊肌肉，但不利於另一處肌肉。

還有件事也很重要：正視決定你訓練前外形的基因，以及決定你訓練後外形的基因。臀肌一開始很小的人，不代表就沒有把屁股練壯、練挺的基因。訓練前你或許是瘦竹竿，可一旦舉起重量，或許就能變成強壯的筋肉人。總之，你的起點並不能反映你的終點，你不能只練了三個月就說「我沒有長肌肉的基因」。確實，你進步的速度部分取決於基因，但透過聰明、耐心、持之以恆的訓練，終究會有收穫。

再者，有些人對肌力訓練反應很好，某些人普通，也有某些人完全沒反應。我經過多年的努力訓練及實驗才明白如何養成臀肌。假設你像我一樣擁有臀肌發育不良的基因，別氣餒，這不是世界末日。或許你無法擁有最大的臀肌，但如果你對阻力訓練反應良好，臀肌將會長得很快；相反的，你的臀肌可能不大，也不太會成長，但你依然可以變得精實又強壯。

你無法控制你的基因，但你可以控制你的心態

雖然你無法控制你的基因，但有非常多長肌肉、增進力量的變因是你可以控制的。不論你的肌肉成長基因落在光譜何處，專注於你可以掌握的變因是非常重要的，例如睡眠、飲食習慣、運動選擇及頻率。有些人對於動作的多樣性有最佳反應，有些人是特定運動，有些人是訓練量，有些人是盡力程度，有些人是訓練頻率。你得找出刺激身體的最佳方式，這不僅需要持續試驗，還要理性地考量你的基因，以及基因可能如何影響訓練策略。

我希望有一天我能夠根據你獨特的基因組成來為你設計特定的訓練計畫，但這一天還沒到。將來會有那麼一天，你接受基因檢測後會知道該吃些什麼、該睡多久、該怎麼訓練。舉個例子：假設你對於肌肥大三大機制（見下一章）其中之一反應比較好，就可以更精確選擇適合你的運動。但這一天還很遙遠，我們所知道的還不夠多。到目前為止，訓練還是比較像一門藝術，而非精準的科學。

事實上，每個人都有一些無法根本解決、只能繞開的基因弱點。有些人全身脂肪過多；有些人雖然瘦，但有棘手的局部脂肪（像是小腹跟屁股）。有些人不太容易增肌，但力量卻很大；有些人能夠增肌，但身體某部分特別弱。而某些人或許集多種問題於一身。

我的基因詛咒多到罄竹難書，但我仍舊找出方法練出還算不錯的臀肌。我的臀肌是最大最強壯的嗎？當然不是，其實很多人頭次看到我會說：「那就是臀肌狂人嗎？他臀肌也只是還好嘛！」但如果你看看我一開始的樣子，你會發現兩者有天壤之別，因而感到欽佩。誠然，這需要多年的努力，但我做到了，而你也可以！

延伸學習：增肌的基因

　　有些人的訓練成效遠超過其他人。雖然訓練與飲食對於增肌影響深遠，但進步的速度很大部分取決於基因。關於這一點，我在以下這篇文章中有更深入的探討：www.tnation.com/training/truth-about-bodybuilding-genetics

　　實際上，我還沒看過哪個聰明（指規律的訓練，並且試驗出最適合的方式）的訓練者無法得到成效。當然，整體成長的幅度與速度受到基因強烈影響，但健全的訓練方式一定能得到不錯的成果。也就是說，你有很高的機會減去脂肪，練出一些緊實的肌肉線條，增加一些肌力。儘管你可能不會立刻看到成果，但只心態正確，持之以恆，就一定會看到。

　　請記得，你可以選擇要努力做聰明的訓練，你可以吸收知識以最大化訓練成效，你可以不斷試驗以找出最適合你的方式，你可以讓自己睡得更好、吃得更好、活得更好。接納你的基因，愛上訓練的過程，肯定自己的努力並犒勞自己努力不懈。我們都有優點與弱點，保持進步、身心快樂的關鍵在於為自己的優點感到驕傲，並不斷地補強自己的弱點。

　　有了這樣的認知後，你會比較清楚所需的訓練策略、健身運動以及本書後面所提及的課表設計變項。另外，同樣重要的是，你將能設定訓練目標，以增進自我形像、自信及訓練的決心。沒有人會否認知識就是力量，運用本書的知識，不僅能加強你的訓練，也可以改善你的自我認知。

你在健身房鍛鍊的成果很大程度上取決於肌纖維四周的衛星細胞能夠將多少細胞核融入肌纖維。衛星細胞是種幹細胞，在肌肥大過程中舉足輕重。簡單來說，衛星細胞會製造更多遺傳物質，對肌肉細胞發出生長訊息。

我們會知道這一點，是因為有項研究發現了對肌力訓練反應絕佳跟反應普通或無反應的人有何差別，這大多可歸結於衛星細胞活化程度不同[1]。反應絕佳的人，肌纖維附近衛星細胞更多，訓練過程中也更能擴張衛星細胞的細胞池，這代表他們的肌肉比較容易成長。

研究中，反應絕佳者起初平均每 100 條肌纖維有 21 個衛星細胞，研究計畫結束時上升到 30 個，肌纖維的平均面積也增加了 54%。無反應者起初每 100 條肌纖維只有 10 個衛星細胞，訓練過後衛星細胞沒增多，肌肉也沒成長。除了衛星細胞的變化之外，一些肌肥大的關鍵訊號分子如機械力生長因子、肌細胞生成素以及類胰島生長因子 -IEa，反應絕佳者上調的程度都遠遠勝過無反應者[2]。

某些人就是中了基因的樂透，而且獎金還不少。有些學者根據雙胞胎研究的一則分析，認為在個體肌肉尺寸[3]的差異上，基因的因素占了五到八成[4, 5, 6]。這不代表我們已經手握完美圖譜，知道哪些基因決定了個體會對肌力訓練有絕佳反應。由於辨識肌肥大反應基因的方法才問世沒多久，相關研究還是相當匱乏[7]。雖然一些研究者已經發現幾個遺傳性狀以及單核苷酸多態性或許跟相當高的肌肉量增加率有關，仍不足以解釋不同個體對訓練的反應為何如此天差地別[8]。

有些人中基因大獎，但也有些人受基因虧待。就基因層面來說，所有不利於肌纖維增加肌細胞核以因應任何機械負荷（舉起重量）的因素，都會減低肌肉尺寸與力量成長的潛力。這中間包含很多因素，包括可以產生多少傳訊分子、肌纖維對於訊號的敏感度、衛星細胞的可用性、衛星細胞池的擴張，以及微小核醣核酸（miRNA）的調節。

關於基因的結語

如同我先前所說，聰明且堅持訓練、經由試驗找出適合方法的訓練者，在訓練幾個月後身形很少原地踏步。跟原先相比，每個人都能減脂並且增加一些肌肉線條，所以別把基因當作不訓練的藉口。有耐心、持之以恆，某些我指導的學員花了數年才完成最驚人的改頭換面。如果你想要一些激勵，請看看第 14、15 頁的照片，或是上我的 Instagram（@bretcontreras1）。

CHAPTER 第 8 章

○●○○○ HOW MUSCLE GROWS

肌肉如何生長

剛開始健美訓練時，我的目標很簡單：練出更大、更強壯的臀部。我花了好幾年才意識到，我需要以獨特的方式訓練臀部。只是，就像大多數新手一樣，我不知道我在做什麼。儘管我聽從更有經驗的健美人士的建議，遵循健美雜誌的訓練課表，並且模仿健身房裡的筋肉人，我的動作形式仍舊慘不忍睹。我的課表也很無趣，因為做起來不舒服或是太難學的動作，我會直接放棄。

你可能會以為我不可能增加任何肌力或肌肉量。畢竟，我的訓練並無系統可言。但事實上，我仍然獲得成效。

這是身為初學者的最大優勢：絕大多數的人只要不斷努力訓練，很快就可以獲得肌力和肌肉量。不過好景不常，一段時間後，你的身體會適應訓練，此後你就難以達到體態與肌力的訓練目標。而且，當你以不正確的動作形式訓練，或是訓練過度、操之過急時，會有一定的受傷風險。

這正是我的遭遇。我雖然變得越來越強壯，但也養成了壞習慣。我沒有規劃好達成目標的途徑，只是一股勁勤奮訓練，直到出了問題或是停滯不前才想糾正問題，真是愚蠢，就像迷了路才打開衛星定位系統。如果想要快點到達目的地，就要知道自己要去哪裡，並選擇沒有障礙的道路。如果你的目標是打造大而強壯的臀肌，某些知識可以幫助你避免初學者（以及進階者）常犯的錯誤。

我們大多憑直覺就知道，知識和經驗越多，就可以越快達到目標。但我仍見到許多人犯下我剛開始的錯，直到出了問題或是停滯不前，他們才開始找地圖，尋求更高階的知識。

我希望這本書可以當作那份地圖。聽我的吧：聰明的訓練（指的是依據科學來決定課表和運動）比刻苦訓練更重要，儘管兩者都很重要。透過學習本章概述的原理與概念，你可以避免許多我自己和多數重訓者在剛開始訓練時犯下的錯誤。換句話說，如果你想達到自己的體態目標，就有必要了解肌肉的生長方式以及有助於肌肉生長的各種變因，在追求發達的肌肉時，這些知識也可以指引你朝正確方向前進。

如何增加臀肌的尺寸：肌肥大的三個機制

肌肉生長的科學相當複雜，且研究都尚在萌芽階段。當談到肌肉是如何增加尺寸時，我們會使用一個詞彙：「肌肥大」，指的就是肌纖維（肌肉細胞）的生長或增大。也可以將肌肥大想成萎縮的相反，而萎縮指的是失去肌肉，或肌肉細胞退化。

根據我們現在所知，有三個機制會讓肌肉生長：機械張力、代謝壓力以及肌肉損傷。儘管許多專家仍質疑代謝壓力和肌肉損傷，但所有人都同意機械張力是肌肥大的首要條件，且長遠來說也是最重要的因素。好消息是，科學家正在努力釐清肌肉生長所涉及的確切信號與感測器，這將能讓我們得以專注在特定的作用機制上。但目前就生理學的觀點來說，我們還不很了解肌肉生長的原因，因此我們將採取霰彈槍策略——也就是說，我們的訓練策略將涵蓋上述三個機制。

機械張力

當你舉起大重量時，肌肉劇烈的收縮與張力可能會讓你覺得肌肉快要從骨頭上脫落，這就是機械張力。

為了能更好理解這是如何運作的，我需要先簡短解釋張力指的是什麼。有兩種方式可以在肌肉上施加張力：

1. 第一種是被動張力，讓肌肉被動伸展，藉此在肌肉上施加張力。想像腿後肌群因彎腰而伸展。即使腿後肌群沒有啟動，仍被拉的很緊繃，並感受到張力變高。
2. 第二種是主動張力，讓肌肉屈曲或是收縮，藉此對肌肉施加張力。想像你將肱二頭肌繃到最緊向人炫耀的樣子，這就是主動張力的例子。

然而，以全活動度舉起重量時，肌肉其實同時處於被動張力與主動張力。換句話說，肌肉在整個活動範圍伸長（離心收縮階段）與收縮（向心收縮階段），而期間肌肉都有啟動。這裡「全活動度」指的是關節移動的全部潛能。

舉例來說，假設你在進行大重量的背蹲舉，把髖部降至比膝蓋低就是公認的全活動度動作，因為這發揮了髖關節、膝關節以及踝關節相當完整的活動度潛能——意思是你把關節完全打開（伸展）、閉合（屈曲）。而且，由於你在進行大重量的背蹲舉，你必須充分收縮肌肉，以將重量抬起與放低，如此肌肉會產生很大的張力。

想藉由機械張力使肌肉的成長最大化，你必須：

- 選擇包含離心收縮和向心收縮的運動（詳見第 83、84 頁肌肉動作的專欄，以了解更多肌肉離心和向心的動作）。
- 以足夠的活動度訓練。

● 舉大重量，讓臀肌的啟動與收縮都最大化；舉中等重量並盡可能反覆舉到力竭，或是盡量有意識地全力收縮肌肉。

　　肌肉處在高張力下的時間是你必須考量的另一個重要因素。肌肉需要充分且規律的訊號才會成長，也需要足夠的反覆有效動作（stimulating reps）*以誘發成長，也就是以足夠慢的速度進行有效動作，使肌節形成橫橋，以達到最大張力。簡單來說，肌肉要有充足的時間才能產生最大張力。如果收縮的時間太短，就分子的觀點看來，肌肉張力的強度就不足以刺激生長。即使徵召了完整的運動單位（運動單位是協調某單一肌肉收縮的肌肉細胞群），你的肌肉張力程度仍可能很低，因為在跳躍或是短跑這類活動中，橫橋在鍵結後很快就會脫離。只有負重夠重的訓練——大約是你 85-90% 的一次反覆最大重量（1RM），或是重量較輕，但是每組做到力竭的最後那一下，才符合這兩個條件。事實上，1RM 的一下和力竭組的最後一下（舉例，10RM 的第 10 下），是以相同的速度執行的。

　　實際上，所有反覆次數的訓練都可以增肌，但大重量訓練和訓練到力竭都有最高的增肌潛能。如果只練輕量的全蹲，無法給肌肉足夠的壓力去適應並變大。但你若注意上述三個準則，並規律地達到足夠的訓練量，使肌肉獲得充分的有效刺激，你將能在肌肉上施加足夠的張力去刺激生長。

　　另外值得一提的是，舉大重量並不一定表示肌肉受到高度機械張力。舉例來說，運用槓桿，不必耗費大量肌肉張力也可以移動重物。因此，你必須審慎選擇針對目標肌肉的健身運動，例如臀推之於臀肌，並且將意識專注在你想要鍛鍊的區域，讓肌肉收縮最大化。這便是所謂的大腦肌肉連結，稍後我會闡述更多細節。

＊　指動作時具備足夠訓練刺激的反覆次數。—譯注

製造肌肉張力的訓練策略

製造機械張力的方法有很多，最直接的方式就是使用漸進式超負荷和大腦肌肉連結的原則，以低到中反覆次數（1-12 下）舉大重量，並採用長的組間休息時間讓肌肉得到最佳恢復。你也可以利用下列進階訓練法，相關內容在本書第三部：

- 大腦肌肉連結（93 頁）
- 漸進式超負荷（102 頁）
- 集組／休息—暫停訓練法（203 頁）
- 大重量半程動作訓練法
- 離心加強法（206 頁）
- 暫停訓練法（210 頁）
- 強迫次數訓練法

以下是三個能達到高度機械張力的運動範例：

1 先徹底暖身，接著執行 85% 1RM 的大重量蹲舉 4 組，每組 3 下。

2 以暫停法訓練半蹲舉，在最低時停 3 秒，重量為 60% 1RM，做 3 組，每組 5 下。

3 假設你臀推的 6RM 為 125 公斤。以休息—暫停訓練法做臀推，第一組 6 下直到力竭。接著休息 10 秒鐘，再做 2 下。然後再休息 10 秒鐘，做 1 下。最後休息 10 秒鐘，做最後一下。當這組訓練結束之際，你便以 6RM 的重量練了 10 下。

肌肉動作（收縮的種類）

　　肌肉動作指的是肌肉相對於關節的移動。我根據這本書的用途，說明三種主要的肌肉動作（如果你想繼續鑽研，其實還有更多肌肉動作）：等長收縮、離心收縮以及向心收縮。

　　當關節維持相同角度，就發生了肌肉等長收縮。很多人以為肌肉的長度也維持不變，但事實並非如此。當你收縮肌肉（產生力量）且沒有改變關節角度時，肌肉會縮短而肌腱會伸長。舉個例子，當你在練臀推時，我若要求你維持在動作最高點並盡可能收縮臀肌，此時臀肌收縮了，但髖關節的角度維持不變，這就是等長收縮。

等長收縮：深蹲維持蹲到底或臀推撐在動作最高位置

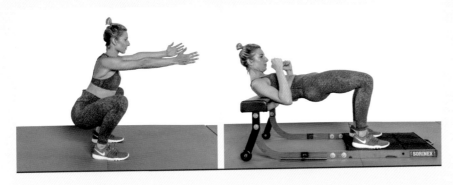

　　肌肉在受張力的狀態下伸長，就發生了離心收縮。大多數的肌肉損傷都由這種動作造成，因為肌肉在收縮（將自己收攏起來）的同時又被拉長。

離心收縮：在臀推或深蹲中下降

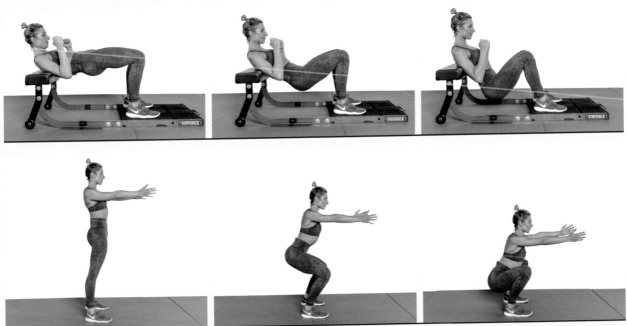

向心收縮涉及肌肉縮短。在這種情況下，肌肉收縮的力量大過來自另一個方向的抗衡力。例如在深蹲中起身，或是做槓鈴臀推時推高臀部，你便製造出足夠的肌肉張力去伸展髖關節和膝關節，並且克服向下的重力。

向心收縮：在臀推中伸展髖關節或由深蹲中站起

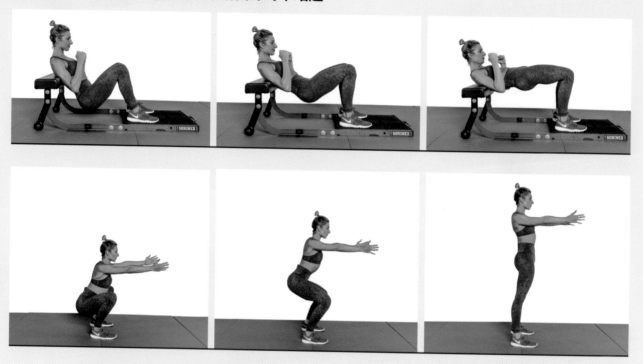

代謝壓力

想像你專注地訓練某一塊肌肉時，那種肌肉燃燒以及鼓起（肌肉腫脹）的感覺。這兩個機制都屬於代謝壓力。

代謝壓力是由多種因素引發，包括：

- 肌肉持續收縮，使靜脈回流受阻，而阻止了血流離開肌肉。
- 由於血液遲滯，使肌肉缺氧。
- 代謝的副產物堆積，例如乳酸及荷爾蒙激增。
- 由於血液池化，造成細胞腫脹，也就是肌肉的「泵感」（pump）。

一般認為這些因素可以幫助肌肉成長，並且和肌肉張力與漸進式超負荷（越練越多）相輔相成。這也可以解釋血流阻斷訓練（限制血液流動後以輕重量、高反覆

次數訓練）中，雖然肌肉張力較低，卻能和傳統阻力訓練一樣有效誘發肌肥大。此外，疲勞可以提高肌肉活性，使個別肌纖維受到更大的張力。

釐清一事：泵感，也稱為細胞腫脹，涉及血液被困在肌肉中，使細胞腫脹。例如舉重時，動脈會將血液灌入肌肉，但由於肌肉收縮造成靜脈阻塞，血液會滯留在肌肉裡並池化。

我訓練的女性大多喜愛泵感，因為她們喜歡肌肉脹大的感覺，以及此時的臀形。我有些客戶的臀肌甚至可以脹大 5 公分，這意味著臀肌周長在訓練過後足足增加了 5 公分。為了泵感而訓練，也有助於透過機械張力的途徑促使肌肉成長，只是方式很獨特。這麼做可以增加細胞結構承受的張力，如此身體會增加蛋白質合成，進而使肌肉變大。

燃燒感與代謝壓力也有關。之所以會有燒灼感，是因為代謝的副產物，例如乳酸、無機磷酸鹽以及氫離子在血液中堆積，造成肌肉局部的燒灼感。理論上，這是透過一系列因素促使肌肉成長，而最值得注意的是，這可以提高肌肉活化的程度，並且增加肌肉收縮。當你練了更多次，並覺得肌肉開始燃燒時，你其實正在徵召更多的運動單位，肌肉張力因而增加了。不過，在低氧艙訓練，肌肉會有更大的成長（想像一個氧氣濃度低於一般水平的健身房，在裡面訓練時身體會產生更多代謝產物），這證實了代謝產物本身就能促進肌肉生長的想法。

在形容臀肌的泵感與燒灼感時，我通常會以「燒灼／泵感」來表示，因為兩者相互關聯，但仍有所不同。你有可能對其中之一感受較深。舉例來說，如果我想要感到臀肌強烈燃燒，我可能會做一組高反覆的蛙式泵浦，例如 100 下，直到力竭。但如果我想要獲得最大的泵感，我會以較低反覆次數多做幾組，例如練 4 組 50 下。簡單來說，單組的訓練無法獲得絕佳泵感。大多數人都需要好幾組訓練才能讓肌肉脹好脹滿。

肌肉的泵感與燒灼感是否有助於肌肥大？對此科學家仍有爭議，但我相信事實如此。當你得到泵感，液體在細胞內累積，細胞膜（肌漿膜）會產生外推壓力或是張力。對此，細胞會感知為超微結構（細胞內的構造）受到威脅，因此會以增厚來應對，使得肌肉成長。但這僅是理論，我們並沒有足夠的技術去測量，因此無法證實或證偽。有研究指出細胞腫脹會讓人體其他組織產生肥大，例如肝臟組織以及乳房組織，但是這對肌肉同樣有效嗎？是否足夠呢？腫脹是發生在細胞內而非細胞外嗎？壓力足夠嗎？這些我們都還不知道。

基於上述理由，我相信追求泵感與燒灼感的訓練有助於肌肉生長。但是肌肉之後的生長也可能來自泵感與燒灼感之外的因素。也許是高反覆次數和較短的組間休息帶來的疲勞徵召了更多運動單位，並減緩肌肉收縮的速度，而後者恰好能讓臀肌受到最大張力。在了解這些未知之前，我無法肯定以泵感與燒灼感為目標的訓練是否真的有助於肌肥大，但是我目前相信如此，所以我的訓練計畫建議會這樣做。

創造代謝壓力的運動策略

創造代謝壓力的方法有很多。最簡單直接的方法就是以高反覆次數（20 下以上）、快速的訓練，並且設定短的組間休息。另外，你也可以利用本書第三部提到的進階訓練法創造代謝壓力。以下列出產生代謝壓力最好的方法：

- 高反覆次數、高速
- 短的組間休息時間
- 大腦肌肉連結（第 93 頁）
- 使用彈力帶及鐵鏈
- Kaatsu 訓練法，或稱作血流阻斷訓練法
- 張力恆定訓練法（等長運動）（第 202 頁）
- 半程動作訓練法
- 金字塔訓練法（第 205 頁）
- 雙重力矩法（第 207 頁）
- 遞減組（第 209 頁）
- 超級組（第 213 頁）
- 燃燒組（第 213 頁）

以下是三個能達到高度代謝壓力的運動範例：

1 將彈力帶繞住膝蓋練蛙式泵浦，每組 50 下，共練 4 組。

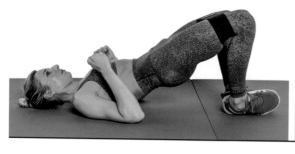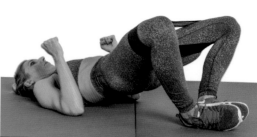

2 將彈力帶繞住膝蓋。身體後傾練 30 下的坐姿髖外展，接著身體挺正練 30 下，最後身體前傾再練 30 下。

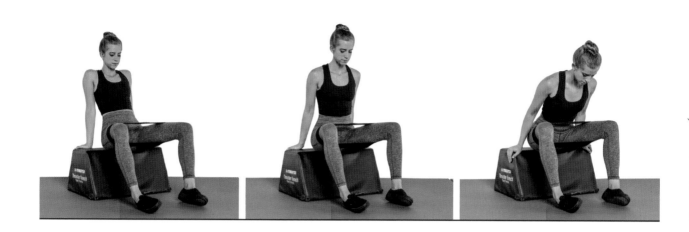

3 以遞減訓練法做槓鈴臀推，兩側各放一個 20 公斤的槓片以及三個 10 公斤的槓片，總重 120 公斤。以這個重量練 8 下，接著立刻請補手從兩邊各卸下一個 10 公斤槓片。不休息，以 100 公斤再練 6 下。接著再請補手從兩邊各卸下一個 10 公斤槓片。同樣不休息，以 80 公斤再練 6 下。然後來到最後一組，卸下最後的 10 公斤槓片，以 60 公斤練 10 下。總共以介於 60 公斤到 120 公斤的負重訓練了 30 下，產生龐大的代謝壓力。

肌肉損傷

　　劇烈訓練後約兩天，肌肉的痠痛可能會到達高峰。痠痛某種程度上是肌肉損傷的指標。會產生肌肉損傷，是因為從事不熟悉的動作、訓練的動作將肌肉拉得很長，或是訓練動作著重離心收縮（緩慢地拉伸一處正在收縮的肌肉），使大量肌肉拉緊。舉例來說，做跨步蹲時，臀肌在受到張力的情況下伸展，因此練跨步蹲和深蹲後臀肌大多會痠痛。相反的，在臀肌長度較短時（收縮狀態）訓練臀肌，不只可以練出更大的臀肌，也可以降低痠痛。

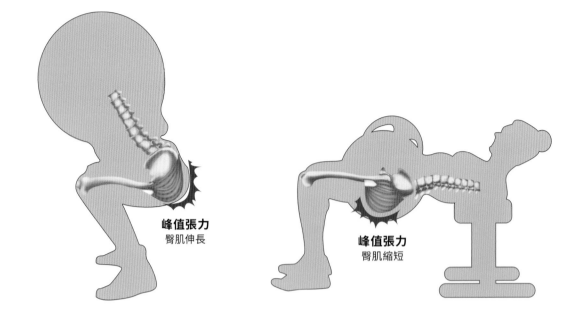

峰值張力
臀肌伸長

峰值張力
臀肌縮短

　　傳統的想法認為，舉重訓練會撕裂肌肉，而休息會重建肌肉。但是就如同皮膚上的繭，身體會進行超補償，讓肌肉更強壯。肌肉的損傷包括微小的撕裂傷、傷害以及相關發炎，且在肌節、細胞膜、橫管以及筋膜的層級都存在。肌肉損傷本身可能無法增肌，但全活動度動作所產生的張力，以及後續肌肉細胞內部因細胞腫脹而生出的張力，就都能促使肌肉生長。

　　無論如何，大部分專家都同意肌肉損傷是三種肌肥大機制中最不重要的，且被高估了。但仍舊有許多人相當推崇肌肉痠痛，並誤以為痠疼才能刺激肌肉生長。這個想法不僅錯誤，且很可能弊大於利。想像一下星期一非常努力的訓練，在星期三卻因太痠痛而無法訓練，這不僅無法達到足夠的訓練量，而且疼痛會限制肌肉啟動，而這兩者對於肌肉生長都很重要。

　　不過，也必須將訓練頻率列入考量。如果一週只練一次，那你應該盡可能用力訓練而不必在乎痠痛。但若想要得到最佳成效，就需要一週練兩或三次。雖然幾乎沒有文獻可以佐證，但我相信大多數人一週練三次最為理想。地球上臀肌最發達的女性中，我有幸指導了一半，她們訓練時特別著重臀肌，並且通常一週練三到五次（詳見第 12 章）。如果你一週練三天，要注意別過度訓練。你可以練到有一點點痠痛，但不要太多，以免影響你的訓練頻率。

　　我也想點出，我也有許多客戶從來不痠痛，但仍練出相當棒的臀肌。

創造肌肉損傷的運動策略

創造肌肉損傷的方法有很多。對臀肌而言，最簡單直接的方法就是跨步蹲和深蹲，這兩者都會拉伸臀肌。通常，任何著重離心階段的運動，也就是在受張力的情況下拉伸肌肉，都會創造明顯的肌肉痠痛。你也可以利用之後第三部提到的進階訓練法創造肌肉損傷。以下是創造肌肉損傷的最佳方式：

- 拉伸肌肉的運動，例如深蹲和跨步蹲
- 多樣化訓練，包含新的、不熟悉的動作
- 自由重量訓練（槓鈴、啞鈴以及壺鈴）
- 離心加強法（第 206 頁）
- 離心強調法（第 207 頁）
- 強迫次數的退讓性訓練（negatives）
- 借力次數的退讓性訓練
- 負重伸展

以下是三個能達到高度肌肉損傷的運動範例：

1 站在 15 公分高的踏板上，做一組 10 下的啞鈴赤字（deficit）反向跨步蹲。

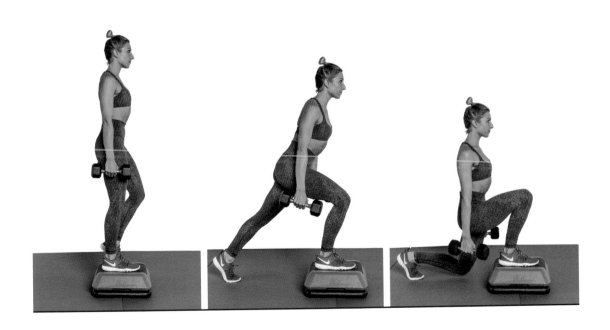

2 練一個你很久沒有練的運動。舉個例子，假設你已經三個月沒有練雙椅間啞鈴深蹲。就練 4 組 12 下。

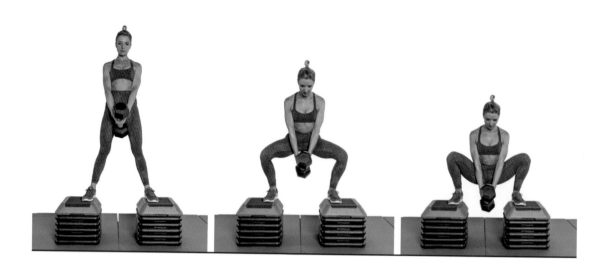

3 練離心加強的槓鈴臀推。請一名訓練夥伴俯向你，在你放下臀部、以離心收縮抵抗重力時，請他盡量向下推槓鈴。接著，當你向心收縮抬起重量時，請他放手。重複這個動作 10 下。明確而言：你的夥伴在動作下降階段額外提供 45 公斤的阻力（不一定非得要 45 公斤，這依個人的承受力而定），這樣一來，動作的向心階段和離心階段的負重就不同。

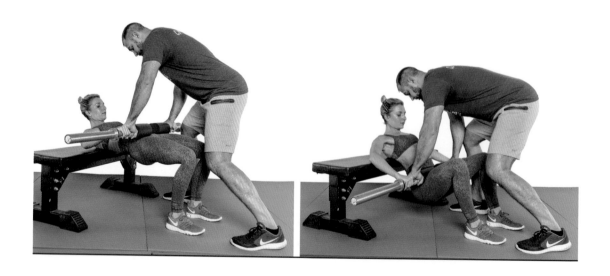

機制間的交互關係

　　機械張力、代謝壓力以及肌肉損傷是相關的，且都透過多重、冗餘的路徑傳遞肌肥大訊號。舉個例，假設你在練彈力帶繞膝高腳杯深蹲。此時你在張力的狀態下拉伸臀肌，製造肌肉損傷。你承受額外的負重，並且以向外的力拉開彈力帶，製造機械張力。而且當你反覆動作時，長時間的肌肉收縮會產生代謝壓力。

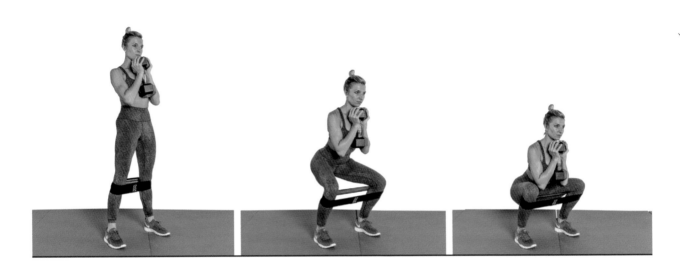

　　如你所見，這三種機制是重疊的。儘管你可以選擇特定的動作、節奏、負重及盡力程度以強調特定機制，但是不可能完全只用一種機制。至少這是現行的思維。等我們知道的更多，將可以鎖定單一的訊號傳遞路徑。但現在，我們必須透過不同的負重、反覆次數、運動並搭配不同的盡力程度，以求一網打盡並同時涵蓋三種機制，我將此稱作霰彈槍策略。

為每個肌肥大機制揀選適當的運動

　　你已經知道，有些運動更能引起肌肉泵感或是燒灼感，有些運動更能製造肌肉內或特定部位的張力，而有些運動則更能產生肌肉損傷。讓我們快速回顧一遍。

　　高負重的複合式訓練，例如蹲舉、硬舉、臀橋以及臀推，可以最大化參與肌群的機械張力。使用較高的負重、較低的反覆次數、較長的組間休息時間（協助肌肉恢復），有助於增加運動中的機械張力。機械張力似乎最能驅動肌肉生長，且舉大重量需要最高的專注力與能量，因此我建議先做複合式訓練。

　　會在肌肉上施加恆定張力或是在肌肉縮短時（位於收縮的姿勢）施加最大張力的訓練，最適合激發代謝壓力。對臀肌而言，若沒有運用臀橋或臀推的變化動作就很難達成。使用中至高的反覆次數，配合短的組間休息時間以及多組數的訓練，臀

橋與臀推便能產生劇烈的燒灼感與皮膚撕裂般的泵感，用來加強代謝壓力反應十分理想。更進一步，你可以使用彈力帶或鐵鏈來讓每個反覆動作的負重更恆定。我建議將這些變化動作放在你健身課表的最後，當作燃燒組來訓練（見第213頁）。

　　用較長的肌肉（被拉長的位置）承擔最大負重的動作，最適合製造肌肉損傷。跨步蹲、保加利亞分腿蹲、羅馬尼亞硬舉、赤字硬舉以及早安式體前屈都是能產生臀肌損傷的良好運動範例。

　　單純的離心收縮、離心加強或是離心強調訓練法，都可以用來增加肌肉損傷。但是適度與過度僅有一線之隔。我要再次強調，肌肉損傷對肌肥大的幫助經常被高估，且一旦干擾到肌力的增長與訓練頻率，很容易就弊大於利。訓練隔天覺得有點痠痛無妨，若到難以坐下的程度就矯枉過正了。因此我建議一週只需做一到兩項強調肌肉損傷的運動即可，時間可以安排在訓練的中段。

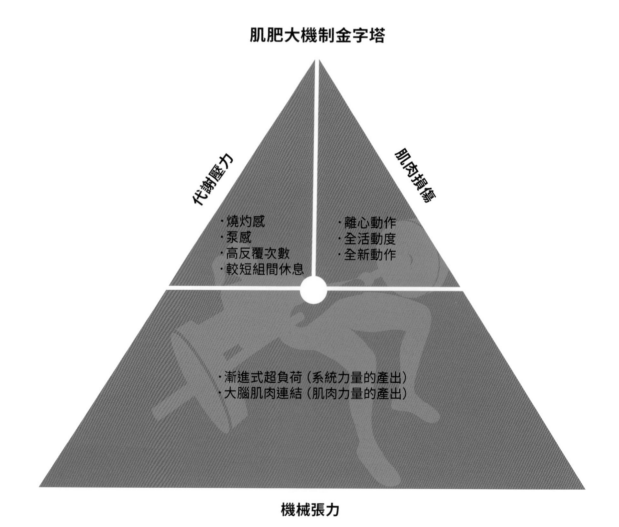

肌肥大機制金字塔

代謝壓力

肌肉損傷

·燒灼感
·泵感
·高反覆次數
·較短組間休息

·離心動作
·全活動度
·全新動作

·漸進式超負荷（系統力量的產出）
·大腦肌肉連結（肌肉力量的產出）

機械張力

　　總而言之，肌肉成長大部分來自對肌肉施加漸增的張力，可藉由漸進式的增加訓練負荷來達成這一點（詳見第 9 章）。簡單來說，你需要隨著時間越練越多——更多重量、更多反覆次數、更多組數等等，並且著重在增肌最重要的面向——製造肌肉張力。

　　但是，舉得更重更多下並不永遠意味著目標肌肉受到更大的張力刺激。改變動作技巧、借用下降衝力、沒達到全活動範圍以及／或是過度依賴其他肌肉代償等，都可能無法創造機械張力。因此你必須在漸進式超負荷的訓練中結合大腦肌肉連結的技巧，兩者若不相輔相成，效果會大打折扣。要獲得肌肥大的成效，你必須將全副心神都放在鍛鍊的肌肉上。

延伸學習：大腦肌肉連結

　　許多研究顯示，在訓練過程中專心想著你要收縮的肌肉，肌肉會有更高活性。這在我與好朋友兼同事布瑞德・匈費德一同撰寫的文章〈注意力焦點，獲得最大化肌肉生長：肌肉大腦連結〉中有簡單概述。你可以在以下網址參閱此文章：https://bretcontreras.com/wp-content/uploads/Attentional-Focus-for-Maximizing-Muscle-Development-The- Mind-Muscle-Connection.pdf

大腦肌肉連結

　　健美選手多年來都使用大腦肌肉連結的技巧，以特別關注目標肌肉。注意力焦點指的是執行動作或運動時腦袋所想的事。

　　舉一個例子來幫助你了解這是如何運作的。假設你在練槓鈴臀推。當你訓練時，你將所有心神都專注在縮緊以及啟動你的臀肌。當你負重做下降動作時，你會意識到肌肉張力正在增加。當你將髖部抬高至髖關節完全伸展，你便專注於縮緊臀肌以得到最高活性。這就是在做大腦肌肉連結，也被稱作內在注意力焦點。

　　研究結果很明確：當你想著正在運動的肌肉時，肌肉會獲得較多活性。刻意想著鎖定的肌肉，會帶給肌肉更多神經驅動力，進而增加張力與活化。我曾在自己身上做過無數肌電圖實驗，我可以告訴你這確實有用。

　　除了增加肌肉活性外，大腦肌肉連結也會提升代謝壓力。如果你忽略了大腦肌肉連結，也就是說你訓練臀部時沒有好好想著啟動臀肌，只能練到較少臀肌，而其他協同肌，例如股四頭肌和腿後肌群就會代償以幫助你完成任務（舉起重量）。

　　追求肌肥大時，你要把注意力導向肌肉內部，這同樣也是大腦肌肉連結的表現。如果你的目標是增進力量與運動表現，則必須關注身體以外能夠激發你的事物（又

稱做外在注意力焦點），而非鍛鍊的肌肉。換句話說，專心想著臀肌，就更能長出更大的臀肌。但若你是為了跳更高、更遠或舉更重而鍛鍊臀肌，就不用刻意想著臀肌。反之，要將注意力放在外部，關注周遭環境，讓你的身體去決定在恰當時刻要使用什麼肌肉。

舉個例子，假設你的目標是追求背蹲舉的最大肌力。在這種情況下，你不該特別在意做這個動作的肌肉，而應該在意舉起重量這件事。所以你可以想想能激發你把重量舉起的事，像是你要蹲下然後衝破屋頂。藉由專注在任務與環境本身，你就可以靠身體去挑出需要徵召的肌肉，從而以最有效的方式完成任務。在相關研究中，這稱為內在注意力焦點對上外在注意力焦點。

我的意思不是說你用的不是臀肌或動作相關的肌肉。無論蹲舉、臀推或硬舉，你依舊得運用良好的動作形式且保持安全，但不用像為了促進肌肥大而做大腦肌肉連結那樣，一心想著要讓臀肌火力全開。

終於有了縱貫性研究的證據！

布瑞德・匈費德和我近年有項實驗研究發表在期刊上，研究結果顯示大腦肌肉連結有利於肌肉生長。這是第一篇探討此現象的研究。我們先前就已知道想著運動的肌肉可以增加肌肉活化，但現在知道這也可以增加肌肉生長。

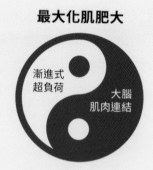

最大化肌肥大

漸進式超負荷　大腦肌肉連結

下一章會談到漸進式超負荷，意思是越練越多。漸進式超負荷不只對肌肉生長很重要（如果只是反覆舉相同重量，很難增肌），對於肌力增長其實也是。另一方面，運用大腦肌肉連結，你會想著、在腦中勾畫出運動的肌肉，並確保臀肌是動作的主動肌。

越舉越重以及專注想著鍛鍊的肌肉，兩者對肌肥大都很重要，所以你必須在兩者之間求得平衡。中國哲學以陰陽呈現自然界中兩種看似相反或對立，實際上可能互補、相關甚至是相互依存的力，且連結起來可能可以相互提升。為了達到最大化增肌，某些動作你必須越練越強。然而，有時候你不該過度在意動作的量（漸進式超負荷），而是要關注動作的質（大腦肌肉連結）。想要最大化肌肥大，兩者都是必要，缺少其中一項，成效都會下滑。我一天中的前一兩項運動通常都追求大重量，接著其他運動則會專注在感受上，而非重量。

在我更深入探討漸進式超負荷之前，還必須談肌肉生長一個很重要的因素，那就是肌肉組成。

肌肉組成

　　人體中所有肌肉都由肌纖維構成。如同下圖所示，肌纖維是細長的細胞。這些肌肉細胞的設計是以產生和吸收力量來控制動作。

肌肉收縮

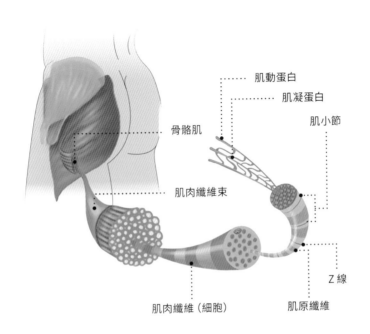

肌動蛋白

肌凝蛋白

肌小節

骨骼肌

肌肉纖維束

Z 線

肌肉纖維（細胞）

肌原纖維

　　我們通常把肌肉纖維分為兩種：慢縮肌（第一型）以及快縮肌（第二型）。你或許聽過一個人的肌肉要麼慢縮肌纖維較多，要麼快縮肌纖維較多。慢縮肌較適合耐力型運動，例如跑馬拉松；快縮肌較適合速度型及力量型運動，例如短跑與舉重。因此在理論上，馬拉松選手的肌纖維應以慢縮肌為主，而短跑選手則有更多快縮肌。

　　看著肌電圖研究時，很容易以為臀肌屬於快縮肌群，因為當你由椅子上站起、爬階梯、以正常速度走路或是做日常生活中臀肌會參與的動作時，臀肌並沒有被大量徵召。但短跑、跳躍或是舉重物時，臀肌則會急劇活化。

　　以此而言，臀肌就像沉睡的巨人，只有在做瞬發性及大重量的動作時才會被喚醒。因此，所有人都認為臀肌主要由快縮肌構成。然而，有兩份研究探討臀肌的肌纖維組成，第一份顯示臀肌是由 68% 的慢縮肌及 32% 的快縮肌組成。第二份研究則發現，臀肌是由 52% 的慢縮肌及 48% 的快縮肌組成。更複雜的是，另外還有研究指出，上部臀肌的慢縮肌纖維略多於下部臀肌。這其實很合理，因為臀肌的上部對於骨盆、姿勢控制及其他穩定動作的影響較大。

無論臀肌主要是由慢縮肌或快縮肌構成，問題在於，我們需要以特殊方式訓練臀肌嗎？

在肌力與體能訓練的世界裡，這個問題一直爭論不休。主要概念是，你應該依照你獨特的肌肉纖維類型來制定適合的訓練計畫。

有些公司會為你做粗略的肌纖維檢定。檢定結果可能會告訴你，你是快縮肌多或是慢縮肌多。儘管這可以提供你一些想法，但不該影響你訓練臀肌的方式，因為要準確知道你的臀肌是快縮肌還是慢縮肌，只有一個方法：組織切片，也就是將針刺進肌肉，取出檢體，接著實際檢驗肌肉纖維。換句話說，要斷定你的臀肌是快縮肌或慢縮肌並不容易。縱使你真的做了檢驗，結果也可能無關緊要。

理論上，如果你的肌肉主要是快縮肌，你應該要以瞬發動作從事低反覆次數的大重量訓練；若主要是慢縮肌，應該以較低重量做較高反覆次數。我的同事布瑞德・匈費德與我正在做一項訓練研究測試這個理論（始於 2019 年），屆時我們將會了解更多。

儘管這個方法對競技運動選手的訓練或許有幫助，但對打造臀肌並沒有影響，因為我們知道高反覆次數與低反覆次數的訓練都會讓肌肉生長。此外，如果你夠努力訓練，就無法選擇性地啟動特定肌纖維。你終究會徵召所有肌肉纖維。肌纖維種類的比例因人而異、每塊肌肉都不同，且運動單位（神經系統徵召來協調肌肉收縮的肌纖維群）是由混合的肌纖維所構成。再者，新證據顯示，勤奮的訓練可以漸漸改變肌纖維的組成。所以，只要將肌肉訓練到力竭，無論是高反覆次數的臀推、1RM 的臀推，或介於兩者之間的訓練，都會啟動所有肌肉的運動單位，徵召所有類型的肌纖維。

要記住，你的臀肌相當特別且功能廣泛，不論動作範圍是長是短、速度是快是慢，都能有效執行動作，且在長時間及短時間耐力訓練中都能抵抗疲勞——再次證明多樣化運動與訓練的重要性。

總而言之，基因檢測可以揭示體內的肌肉組成（快縮肌或慢縮肌），這很不錯，但不該影響你增長臀肌的訓練方針。想追求最佳成果，只需依循本章最後列出的指引即可。

有多種方法可以將肌肉纖維分為不同類型，但背後的基本法則都是根據肌纖維縮短的速度。快縮肌（又稱作第二型或 MHCII）肌纖維收縮的速度比慢縮肌（又稱作第一型或 MHCI）肌纖維快[1]。某些學者相信，低負重、高反覆次數的訓練可以練到慢縮肌，而高負重、低反覆次數的訓練則可以練到快縮肌[2]。以上是少數幾篇研究指出的趨勢[3, 4]。

僅有兩項研究檢測臀肌的肌纖維類型，很不幸，結論相左。一項研究顯示，年輕男性受測者的臀肌中有 52% 的慢縮肌[5]。另一份研究指出，罹患髖關節炎的年長者中，慢縮肌的比率占 68%[6]。較高的慢縮肌組成可能是因為受測者的年紀較長，但我們無法肯定。無論如何，臀肌絕非僅是快縮肌，快縮肌與慢縮肌可能各占一半。多樣性才是臀肌訓練的關鍵！

最大化肌肉生長的策略

本章節涵蓋的範圍很廣，包括肌肥大的三種機制、大腦肌肉連結和肌肉纖維的類型。以下為本章的重點回顧，以及最大化肌肉生長的重要變項。

訓練到接近力竭以增加肌肉尺寸

我們大都想要更大的肌肉。為了達成目標，我們需要變得更強壯。以大重量訓練增強肌力時，會增加肌肉的張力，強迫肌肉長大適應。越大的重量等於越大的張力，也等於越大的肌肉。瞭解了嗎？很好！

然而，單憑舉起大重量並不足以打造最大的肌肉。比起健美選手，舉重選手舉得更重，因此肌肉組織也承受更大的張力，但健美選手的肌肉普遍比較發達。如果張力是一切的決勝關鍵，舉重選手的肌肉就應該要比健美選手大。我們不能說那是藥物使然，因為不用藥的健美選手，肌肉仍舊比不用藥的舉重選手還要大。而且舉重選手打造肌肉時，採用的是健美選手的訓練模式——較高的反覆次數與較短的組間休息時間，而非大重量低反覆次數。此外，由於健美選手的訓練量可以更多而不至於精疲力竭，因此訓練效率更高。舉例來說，舉重選手可能舉最重的硬舉（舉大重量配合較長的組間休息時間），接下來就只再練三到四組。相反的，健美選手舉較輕的重量配合較短的組間休息時間後，仍有餘力再做輔助訓練，例如臀推或背伸展，那是因為以較輕的重量練到力竭加上較短的組間休息時間，身體的負荷較小。

這透露了什麼？有兩種解釋。首先，舉重的技巧幫助你舉起力所能及的最大重量，所以最終你可以使用更多的肌肉，並產生更大的地面反作用力。健美的技巧幫助你最大化施加在肌肉上的張力，最終讓你鎖定的肌肉產生更多的力。此外，根據亨尼曼（Henneman）的「尺寸原則」，一般認為：較輕的負重最後也會使每個肌肉纖維承受足夠的張力，因為當肌肉疲乏時，低閾值的運動單位無法繼續執行任務，所以高閾值的運動單位會接手完成任務。

儘管肌電訊號的峰值在低負重時不如高負重，但執行的時間較久，期間每個肌肉纖維被徵召的時間可以達成肌肥大的刺激。有些研究比較了低重量與大重量訓練對肌肉生長的影響，從中可明顯看出這點。關於這個主題，還有二十篇以上已發表的論文，而一致共識是兩種肌肉的生長幅度相當。事實上，一篇引人入勝的研究顯示，不需要額外阻力，只靠肌肉本身自主收縮就可以讓肌肉生長。一組受試者在未負重的狀態下縮緊肱二頭肌，而另一組受試者練肱二頭肌彎舉，最後這兩組人的肌肥大程度相近。很可能是因為輕負重下慢縮肌生長較多，反之，大負重時快縮肌生長較多，使最終兩組人的肌肉總生長量不相上下。

所以說，儘管舉起大重量可以讓肌肉與肌力增長，但不必非得舉起大重量才能讓臀肌生長。只要以全關節活動度、大於 40% 1RM 的重量訓練到接近力竭，肌肥大的成效就差不多。換句話說，你可以用各種重量訓練（即使是以自身體重為負重的徒手訓練），前提是，你要練到差一、兩下就力竭──意思是，果你再做一至兩下就會開始犧牲動作範圍，或動作會變形。

做刺激（有效的、能刺激肌肥大）的動作

肌肉生長的刺激主要來自力竭訓練的最後 5 下。如果你作 1RM，即使練得很痛苦，也只提供一次刺激。若做一組 3 下到力竭，則這 3 下都會刺激肌肉生長。一組 5 下也相同。但一超過 5 下，刺激的次數就不會再增加。假設你練一組 20 下到力竭，只有最後的 5 下對於肌肉生長有實質貢獻。但若保留 1 到 2 下、不練到力竭呢？你必須從 5 次刺激中將其減去。假設你練一組 10 下並保留 2 下（再做 2 下就力竭了），這僅相當於 3 下有效刺激。以上是過度簡化的例子，因為其實訓練的每一下對肌肉生長的拼圖多少都有幫助，但是最接近力竭的次數貢獻最大。而且，這個例子是假設你每一下動作的形式、活動範圍都同樣出色，因為草率訓練的增肌效果遠不如扎實標準的訓練。

總之，只要依循上述的訓練原則且執行足夠的訓練組數，就可以選擇自己偏好的反覆次數。我們還需要更多研究才能知道每週所需的最適當的刺激次數，且答案可能因人而異。但你可以算出來，做 5 組 5 下力竭，就有 25 次刺激，但 8 組一下總共只有 8 次刺激，3 組 15 下也只有 15 次。

假設你討厭把某項運動練到力竭，例如跨步蹲或是硬舉，如果你練 8 組 8 下、

每組保留 3 下到力竭，等同於 16 次有效的刺激。以 10 ／ 8 ／ 6 ／ 15 下的金字塔訓練法*為例，總共會累積 20 次有效的刺激。了解這個系統有助於安排理想的訓練課表。

我們還需要更多研究才能知道如何在特定運動中運用這個系統，例如高反覆次數的徒手蛙式泵浦。假設你練 4 組 50 下，且沒有一組練到力竭，那麼根據系統，這不會刺激任何肌肉生長，但以我身為重訓者與教練的經驗來看，卻不是這麼一回事。像這樣的理論模型幫助我們了解自己的訓練法，並且不偏離方向，但很少禁得起科學檢驗。

利用霰彈槍策略

單一運動並不代表一切。如同前文所述，你必須以不同的負重、節奏、活動範圍做各種運動，才能涵蓋三種肌肥大機制，並練到所有肌肉纖維。因此，在選擇運動與設計課表時我會使用霰彈槍策略，而這我將在第 198 頁詳細說明。

肌肉高度活化與肌肥大相關，但你也需要在大的活動範圍中緩慢收縮

肌電圖的測量顯示肌肉活化度與肌肥大相關，但並非全然的線性關係，意思是活化並不完全等同於肌肉成長。你還必須考量其他因素，例如肌肉收縮的速度。舉個例子，假設你由跳躍狀態著地，股四頭肌活化程度會達到高峰，但也只是短暫的峰值。

你需要持續收縮，才能在肌纖維上產生足夠的張力。更精確來說，肌肉的收縮或是活化必須夠慢，整個肌肉才能產生最理想的張力。讓所有可生成的橫橋形成需要一點時間，橫橋是負責肌肉張力的結構，可在骨骼上產生拉力，形成動作，這可以藉由舉大重量或是舉輕重量至力竭來達成。

此外，證據顯示，你必須以大的活動範圍來產生張力，才能讓肌肉得到最好的拉伸與活化，進而使肌肥大的效果達到最大。然而，並非所有研究都如此顯示，因此，結果可能會因肌肉／肌群及動作而異。等長運動似乎不如可以移動全活動度的動態運動那般適合增長肌肉。

所以說，雖然肌肉越活化對肌肥大越好，你也需要以合適的重量、節奏、盡力程度，以及大的活動範圍製造張力，才能得到最多肌肉成長。

---

* 10 ／ 8 ／ 6 ／ 15 是美國健美運動員文斯‧吉倫達（Vince Gironda）提出的訓練法，在訓練時負重漸增、次數漸減（10 ／ 8 ／ 6），最後一組以較輕負重做 15 下以提供泵感，見頁 205。—編注

收縮臀肌有助於肌肥大

當你做臀肌主導以及某些腿後肌群主導的訓練，例如臀推、臀橋、後踢、四足跪姿髖伸展，在動作的最高點收縮臀肌對肌肥大有很大的幫助。在這些動作中，臀肌活化的程度相當高，因此我推薦在髖伸展動作的末端縮緊屁股一秒鐘。

然而，在蹲舉或是硬舉的最高點縮緊屁股則要當心。大部分的人為了要鎖住髖關節，會很自然的在動作最高點縮緊屁股，但你也要避免過度緊縮臀肌，以防姿勢變形。舉例來說，假設你站直了結束蹲舉，卻過度縮緊屁股而使骨盆後傾，在這種情況下，你的腰椎屈曲、把骨盆往前推，如果又背著大重量，這根本是自找麻煩。受傷是無法增長臀肌的，所以運動時要小心，並且以姿勢正確為優先。

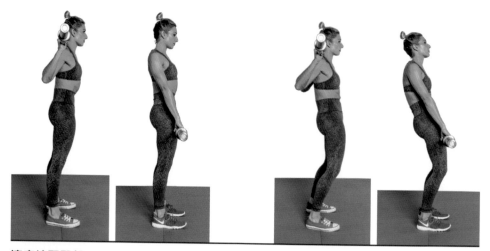

適度縮緊臀部 　　　　　　　　　　　　過度縮緊臀部

以泵感為目標的訓練會讓你的屁股看起來更大且可能可以長肌肉

如同先前所述，雖然沒有堅實的科學背書，但我相信以泵感為目標的訓練有助於肌肉生長。有件事是肯定的，在良好的泵感訓練之後，你將會愛上你的臀形，且很可能有助於打造更大的臀肌。

髖伸展是長臀肌最棒的關節動作

如果你只練髖伸展的動作，像是臀橋或臀推的變化式，大概就可以達成最佳成果的 90%。

要記得，臀肌的最大活化發生在髖伸展動作的末端，也就是在臀肌最短的姿勢。

基於這個理由（和其他理由），臀橋和臀推公認是打造臀肌最棒的運動。你可以在坐姿或身體前彎的姿勢中儘可能收縮臀肌，以此測試這個說法，這和蹲舉與硬舉的姿勢很像。儘管在屈曲的姿勢中也能收縮臀肌，但無法到達峰值張力。但如果身體直立、髖關節完全伸展，你就可以將臀肌縮到最緊，這和臀橋、臀推的狀態相似。

想著運動中的肌肉可增加肌肥大

大量研究顯示，想著正在運動的肌肉，也就是運用大腦肌肉連結的概念，可以增加肌肉的活性。還有一則研究指出，大腦肌肉連結可以誘發更高度的肌肥大。事實勝於雄辯。無論是以啟動訓練來暖身或想要在身體的特定部位增肌，想著收縮的肌肉可以幫助你得到最佳成效。

優先做阻力訓練，並避開衝刺和增強式訓練

雖然臀肌在衝刺與跳躍中有高度參與，但我仍不建議用增強式訓練與衝刺來打造臀肌，理由有二。首先，增強式訓練與衝刺容易拉傷及撕裂肌肉。其次，增強式訓練與衝刺增肌的能力比不上阻力訓練。世界上最棒的臀肌幾乎都是阻力訓練打造的，因為阻力訓練才可以讓肌肉的張力達到最大，而非增強式訓練或衝刺。阻力訓練也更加安全、更好掌握。請容我仔細說明：

確實，競技運動的訓練也會讓臀肌有所增長（但不是最大），且增進神經訊號輸出。當我訓練未曾舉重過的賽場運動（像是美式足球與足球）運動員時，他們比非運動員更容易有成果。這主要是因為運動員已經相當熟悉以各個角度運用臀肌的瞬發力。相反的，沒有做大量競技運動的初學者還未在訓練中好好運用臀肌，因此尚未發展出相關的動作模式與大腦肌肉連結。

但假設現在我訓練的是不曾運動及健身的初學者，或是改將目標放在體態、想盡可能發展臀肌的前運動員，此時考量受傷的風險，我就不建議衝刺、跳躍或是爆發性訓練。肌力訓練收縮肌肉的速度比較慢，反倒是練肌肉更好的方式。

另一方面，如果你是為了運動表現及功能性而訓練的運動員，瞬發性與增強式訓練就是必要的，原因是，你的目標不是長肌肉，而是想在專項運動中表現得更好（像是速度、瞬發力、敏捷度以及協調度）。你可能會納悶，「那為什麼某某運動員的臀部這麼翹？」許多運動員的臀肌確實不可思議，然而這可能大多得歸功於肌力訓練而非競技運動的訓練。在重量訓練風行以前，運動員的臀肌其實不怎麼發達。

如何增加肌力

身為私人教練，我最喜歡的經歷就是看到客戶突破臀推、蹲舉、硬舉的個人紀錄時臉上的表情。對每個人來說，這都是充滿喜悅的一刻，所有的訓練及努力都得到了肯定。客戶比原先要來得強壯，這是很明顯的進步指標。

我鼓勵大多數客戶針對肌力訂下具體目標，這樣一來，他們月復一月都有動機進健身房。他們對於突破最大肌力上了癮，於是在健身房更努力也更堅定地訓練。他們變得更壯、更有恆心，也開始注意到體態的改變，而這又會激勵他們回去訓練。

我在第 11 章列出了我期許所有客戶在訓練六個月後可以達到的肌力目標，但現在我想先專注於增進肌力的最佳策略。雖然肌力訓練與肌肥大訓練有若干重疊，但與你所預期的可能不同，兩者的關係並非全然線性。也就是，你有可能長了肌肉但肌力卻沒增加，反之亦然。

這並不是說增加肌肉尺寸並不會增進肌力，或是增進肌力無法促進肌肉生長。無論你是為了肌力或肌肥大而訓練，只要訓練得當，兩者應該都有收穫。

但是關鍵在於，肌力訓練還是與肌肥大訓練不同。有些要素必須特別納入考量。舉例來說，如同上一章所提，當你為了肌肥大而訓練時，只要練到將近力竭，不需要練大重量也可以。但當你為了肌力而訓練時，你就要盡可能舉大重量，並且運用漸進式超負荷的方法。

漸進式超負荷

簡單來說，漸進式超負荷就是指隨著時間越練越多，可以是重量愈來愈重，或是訓練組數、反覆次數越來越多。若目標是增加肌力，增加重量就是最佳選擇。還有許多方法可以達到漸進式超負荷，例如更大的動作範圍、更順暢的訓練節奏，加入暫停訓練法或瞬發性的元素。

簡而言之，發展肌力最棒的方式就是隨著時間越練越多，以增進訓練能耐、改善動作形式，而這同時也能增加肌肉尺寸，只是效果較弱一些。

雖然漸進式超負荷的概念相當直截簡單，但是僅僅告訴某人每週加 5 公斤或是同樣重量多練兩下，效果並不持久。每個人的體適能差距很大，若你才剛開始踏上肌力訓練之旅，頭幾個月會進步神速，但遇到瓶頸或達到巔峰之後，訓練方針會變得更複雜。基於這個理由，幾乎不可能開出盡善盡美的處方。所以，我提供的不是確切的方針，而是列出十項規則或是指引，幫助你以漸進式超負荷得到最大的成效。

1. 漸進式超負荷始於你能以完美技巧及姿勢做出的任何訓練項目

假設你是某項運動的新手，看過 YouTube 上強壯的舉重選手舉起數百磅的各種影片。你覺得你很強壯、很矯健，但裝上槓片後卻覺得做起來感覺不大對勁，彆扭又不自然。你覺得你沒有動用正確肌肉，甚至覺得關節刺痛、可能會受傷。這項運動絕對不適合你，是吧？錯！這可能正適合你，你只是需要以不同的方式進行。

不要在意其他人用多大的重量，剛開始先使用輕重量，再逐漸增加。以下舉兩個例子：我訓練過最弱的非高齡、未受傷過的初學者，以及最強壯的初學者。你的起點應該會落在這兩者之間。

我訓練過最弱的初學者（15 年來完全沒有運動的中年女性）一開始做徒手箱上深蹲時，必須站在可以調整高度的平台上，在坐到箱子之前只蹲低了約 20 公分。此外，這名客戶也練臀橋、用 10 公分高的踏板做登階踏步、髖關節鉸鏈的動作，都沒有負重。

不過她也練蹲舉、臀推、負重登階及硬舉。儘管練的是這些運動最輕鬆的變化式，卻最適合當時的她。六個月後，她就可以負重 43 公斤做全活動度的高腳杯深蹲、槓鈴臀推、保加利亞分腿蹲以及硬舉。

相反的，我訓練過最強壯的初學者是高中摔跤選手，可以全蹲舉 84 公斤、硬舉和臀推 102 公斤、臥推 70 公斤，並且可用相當良好的姿勢做保加利亞分腿蹲、單腿臀推以及引體向上。儘管他是運動員，但出乎意料從來沒有舉重過。從事體育競賽強化了他的上半身與腿，所以一開始就比絕大多數初學者厲害。我姪女雖然僅僅 13 歲，但她是優秀的排球選手，第一次重訓時就能蹲舉 43 公斤，六角槓硬舉 61 公斤，做單腿臀推（動作形式都很標準）。

不過這些人畢竟和你不一樣。由於你獨特的體型，你會發現某些運動你有優勢，有些運動則很棘手。股骨很長嗎？那你可能無法創下任何蹲舉紀錄，但是負重背伸展的肌力卻很強。手臂很長嗎？那就丟開臥推紀錄吧，但是你會成為硬舉的搖滾明星。

先確認自己在「回歸—漸進」的連續光譜（基本上就是列出一項運動由最簡單到最具挑戰性的各種變化式）上屬於哪個位置，然後開始練得更強壯。這意指保持審慎，不要操之過急，讓技巧引領你前進。如果增加重量後動作形式開始變形，就表示你還沒有強壯到足以舉起這麼大的重量，這時候你需要往後退一步，練好身體，再用更大的重量。

另一個人們常犯的錯誤是依循百分比制定訓練菜單，意思是舉 1RM 的特定百分比，但用的是幾年前的 1RM 數據。他們從一開始就在騙自己，因為用的是在更強壯（而且更年輕）的時候測出的數據。如果你使用以百分比制定的菜單，在剛開始訓練時重新測定你的 1RM 是很重要的。

2. 新手的漸進式超負荷包括幾項原則

漸進式超負荷法對於初學者和進階舉重者有所不同。此外，不僅男女有別，肌肉量多和少的人也存在差異。舉例來說，我不能叫肌力訓練的新手女性每週蹲舉和硬舉時都在槓鈴上加 5 公斤。首先，在增加負重之前，通常還需要做其他事去增進她蹲舉和硬舉的能力。有些客戶應該從局部活動範圍著手，例如徒手箱上深蹲和架上硬舉（從架子上拉起重量），然後逐漸加大動作範圍，讓每週的活動度稍稍增加。如果你持續做徒手深蹲（或是架上硬舉 30 公斤）3 組，每組 10 下，但是每週你都再蹲低 2.5 公分，這也是漸進式超負荷。最終你會達到全活動度，此時你才需要考慮增加負重。

必須移動一大部分身體的運動，像是深蹲、臀推、背伸展及分腿蹲，必須先精熟徒手訓練，再來負重。一般而言，我會先讓我的客戶有能力做出 3 組、每組 20 下的全活動度訓練，再來談加上重量。

此外，許多運動僅需要隨著時間增加少量負重，這些運動通常會嘗試增加反覆次數而非重量。這個方法適用於較小重量的運動，例如滑輪後踢、滑輪站姿髖外展，以及具有挑戰性的徒手訓練，像是滑冰者深蹲、單腿羅馬尼亞硬舉、單腿臀推和囚徒式單腿背伸展。

當無法取得小槓片（例如 1 公斤重），或是找不到重量差距小的啞鈴、壺鈴時，增加動作反覆次數對於女性和瘦小男性尤其重要。試想由 20 公斤的啞鈴到 22 公斤的啞鈴，重量成長 10%。但是由 5 公斤的啞鈴到 7.5 公斤的啞鈴，重量差距可是高達50%。你不能期待自己負重既增加 50%，又要和上週練一樣的反覆次數，但是你可以用一樣的負重多練一到兩下。

假設這一週你練腳踝負重 5 公斤的四足跪姿後踢 15 下。而下一週，與其增加負重到 7.5 公斤，不如試著以 5 公斤的重量練 20 下。當你可以練到 3 組 20 下時，再把重量增加到 7.5 公斤。

3. 有很多方法能達成漸進式超負荷 —— 我想到的 12 種

很多方式可以讓你越練越多。我已經提過逐步增加活動範圍、反覆次數及負重。一開始，你應該要在活動範圍和動作形式上取得進步。是的，如果你的訓練和上週一模一樣，但動作形式更好，同樣也是在進步。你的神經肌肉系統在動作模式（發展協調性）和肌肉發力上有更多發揮，因為更好的動作形式會更依賴目標肌群。

在你建立了正確的動作形式和完整的動作範圍，也練到熟透之後，你才需要開始煩惱增加反覆次數與負重。但這並不是唯一進步的方法，以下是所有我能想到的操作方式：

- 相同重量，相同反覆次數，但是增加距離（活動範圍）。
- 相同重量，相同反覆次數，但是動作形式更好、控制更適當、更不費力（效率）。
- 相同重量，增加反覆次數（訓練量）。
- 更大的重量，相同反覆次數（負重）。
- 相同重量，相同反覆次數與組數，縮短組間休息的時間（訓練密度）。
- 相同重量，提高速度與加速度（盡力程度）。
- 相同時間內做更多訓練（訓練密度）。
- 以更短時間做相同訓練（訓練密度）。
- 相同重量，相同反覆次數，練更多組（訓練量）。
- 相同訓練，每週練更多遍（訓練頻率）。
- 減少體重，做相同的訓練維持肌力（相對訓練量）。
- 相同重量，相同反覆次數，運用強迫次數、退讓性訓練、遞減訓練組、靜態維持、休息─暫停訓練法、半程動作訓練法或超級組訓練法來彌補技巧上的不足，以增加反覆次數（盡力程度）。

　　只是要記住，永遠以改善動作形式與活動範圍為優先，接著才是增加反覆次數和負重。

4. 漸進式超負荷永遠不是線性的

　　許多肌力訓練的教練喜歡以克羅托那的米羅（Milo）來闡述漸進式超負荷的優點。傳說中，米羅每天會抓一隻小牛扛在肩上。隨著小牛長大，米羅也越來越強壯。最後，米羅能舉起一隻成年尺寸的公牛輕輕鬆鬆做農夫走，很酷的故事，對吧？

　　可惜這個故事根本是胡扯。首先，基於公牛的頭尾不對稱和龐大尺寸，要扛起半噸重的公牛是件太棘手的事。但這還只是其次。

　　重量訓練帶來的好處，無論是活動度、肌肥大、肌力、瞬發力、耐力或是減脂，從來不是線性的。人體並不是這樣運作的。身體適應會以曲線的型態發生。有時一週內就大躍進，但有時候可能會停滯長達三個月。長遠看來，整體仍是進步的，但這一路不會一帆風順。造成這個現象的一些生理原因，本書各章節都會再三強調說明。

　　不過，讓我們假設你某項訓練一整年內的進步都呈線性。每週進步 5 公斤，相當於一年進步 260 公斤，即使每週進步 2 公斤，一整年的進步幅度也高達 130 公斤。此外，若每週訓練的反覆次數進步一下，一年相當於進步 52 下。若每個月進步一下，一年相當於進步 12 下。但無論任何訓練都無法一年進步 130 或 260 公斤，大多數動作也無法增加 12 或 52 下。這就是不可能發生。某些時期你會強壯到不可思議，進步也很顯著，某些時候你可能停滯不前，另一些時候你甚至會變弱且退步。但每隔

克羅托那的米羅

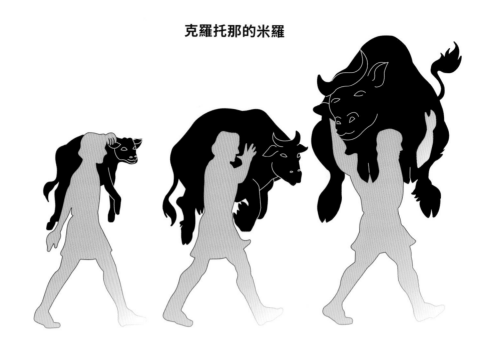

一段時間，你會變得更強壯、更精實。

下面的圖表呈現了一名女性一年內體脂百分比和淨體重（除去脂肪後的體重）的變化。她的轉變是我目前看過最驚人的，但請注意改變並非線性。同時也留意，儘管什麼都對了，她的肌肉量還是減少了。這名女性在蹲舉、硬舉、臀推、臥推、軍式肩推、划船、引體向上的肌力都大幅增加。她沒翹過任何一堂訓練，整整一年的飲食都無懈可擊，但仍舊在追求體脂小於 10% 的健美體型的一年內少了快 5 公斤的肌肉。不過她還是贏得了她第一場形體比賽，並且很快成為當紅形體選手。

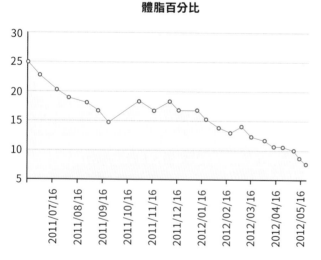

體脂百分比

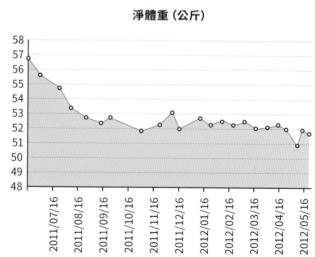

淨體重（公斤）

5. 漸進式超負荷不會永遠像剛開始的那三個月那麼愉快

如果你是初學者，放輕鬆並且好好享受吧！重量訓練若做對了，頭三個月肌力增加的速度將會是你這輩子最快的。每週你都會刷新個人紀錄。上週練10下的動作，這週可以練到15下，這一點也不罕見。這主要歸功於肌間協調能力的急速增進。但千萬別被寵壞了，接下來進步速度會急劇下降，很快你就會和我們大部分人一樣，拚了老命練才能進步。

6. 對進階者而言，漸進式超負荷需要嚴格的策略與針對性

身為初學者，只要持之以恆，幾乎怎麼練都會增加肌力。然而經過數年的堅實訓練後，你必須規劃出高明的課表，才能持續達成新的肌力水平。你需要變換訓練的動作、用心規劃課表、調節訓練壓力、專注在你最想要改進的部分，用整套方法修正。

舉例來說，某個月你專心硬舉，下個月是蹲舉，然後是單腿動作。不過，你每個月都還是會練蹲舉、硬舉還有臀推的各種變化式。藉由優先訓練某種動作模式，你主要進步的就會是該動作。這不是說你忽略了其他動作，因為維持肌力其實很簡單。舉個例子，如果你的課表專門練蹲舉，你可能會把蹲舉排在訓練的一開始，接著才做其他臀肌訓練。下個月，你可能主要練臀推，然後再下個月可能是硬舉。無論如何，你都會練到每種運動的變化式，這樣的訓練方式很棒，可以用特定動作來增加、提升肌力。要記住，新增很難，但維持卻很容易。

總有一天，要增加負重或甚至只是多練一下都會變得很困難，這時你可能需要讓身體休息。當我設計課表時，無論是為了我自己、我線上課程的成員，或是我的客戶，我通常會安排三週堅實的訓練，搭配一週的減量訓練。例如：

- 第一週 = 60-70% 的盡力程度
- 第二週 = 70-80% 的盡力程度
- 第三週 = 80-90% 的盡力程度
- 第四週 = 90-100% 的盡力程度

接著重複此循環。你可以安排三週或甚至六到八週的循環，但我個人比較偏好四週，因為剛好一個月。

7. 減重時，漸進式超負荷會變得更加困難

除非你是初學者，否則要在減去顯著體重的同時增加肌力是相當具挑戰性的。事實上，在減重的同時維持肌力也是一種漸進式超負荷。你的相對肌力（肌力除以體重）提升，因此也算是越練越多。

減重對於某些項目的影響比較大。蹲舉和臀推通常會退步，硬舉可能會持平，單腿的動作反倒會進步。減重後，徒手訓練的肌力與耐力將會大幅躍進，所以你就好好享受伏地挺身、引體向上、雙槓撐體、反向划船以及北歐腿彎舉的次數增長吧！

8. 漸進式超負荷有自己的意志

很多時候你什麼都做對了，但就是沒有變得更強壯。計畫就是不見成效。你勤奮訓練、遵循精心規劃的課表、吃得很好、睡眠充分，但還是沒有破任何個人紀錄。有時，你什麼事都沒做對，肌力卻莫名其妙增長了。你的訓練可能漫無章法，你的飲食和睡眠也都一團亂，但你去健身房竟然還破了紀錄。這一點都沒有道理，而且和運動科學相悖，然而身體有時就是如此。生理學很複雜棘手，並且受多重因素影響。不要洋洋自得，以為自己偶然發現了神秘的訓練系統，即使整天玩樂、吃垃圾食物、不定期訓練也能進步。這些事情做太久，終究會自食其果，因此還是要盡可能保持最佳狀態。

9. 永遠不要為了漸進式超負荷而犧牲正確的動作形式

如果真的想要突破個人紀錄，可以不那麼要求姿勢，這樣可能比較容易達成。舉個例子，硬舉時你可能過度圓背、蹲舉時膝蓋塌陷或蹲得不夠深，或是臀推時縮小動作範圍、分腿蹲時臀部往上翹。然而，這會有滑坡效應，你最好避開。用越練越多去磨練肌肉，漸進式超負荷才會生效，若你的姿勢很草率，就無法迫使肌肉發更大的力。再者，如果你受了傷或者總是感到疼痛，就不可能破個人紀錄。

10. 漸進式超負荷需要標準的技巧

唯一能確定肌力是否增加的方式，是每次都以同樣的方式舉重。換句話說，蹲得夠深、節奏正確、執行得當，才能真正增長肌力。許多舉重者自我欺騙，假裝自己變強壯，但動作範圍縮小了，或姿勢變形了。他們並沒有變得更強壯，而是變得更馬虎。健力運動、奧林匹克舉重和大力士比賽的官方組織為各種運動制定了規則。對你而言，或許學習這些規則是值得的，這樣一來你就可以用正確姿勢訓練和測試最大負重。請預設你能以正確的姿勢舉重，總是深能做平行蹲或更低、練臀橋或槓

鈴臀推時總是鎖住髖關節，且在動作的全範圍都能好好掌控負重。

我希望這十個指引可以幫助你走向成功，並且最大化你的肌力。我還有一個建議想要跟你分享。即使是最老練的重訓者也經常需要先退一步，才能往前進兩步。有時候，我們陷入不斷追求個人紀錄的泥淖，以至於姿勢錯誤、使用錯誤的肌肉、縮減動作範圍以及帶著疼痛訓練。

我建議在追求漸進式超負荷之際，每年都重新評估肌力水平。將之前所做的一切拋諸腦後，儘可能以最佳的動作形式完成全動作範圍的動作。這就是你的新基準。接著維持動作形式，然後隨時著間加重訓練。長遠來說，你的身體將感謝你採用這種簡單又有效的訓練。

減低風險

如果你的動作形式不佳，或沒有依循設計良好的訓練課表，舉起大重量會很危險。例如硬舉時過度圓背就可能受傷。但如果維持脊椎中立——背部保持平坦，可以有一點點圓上背，那你通常不會有事。課表設計也是如此。如果你嘗試每週練三次大重量硬舉，是在自找苦吃。你的身體沒有足夠的時間復原。但若你的課表有考量到修復期，一週僅硬舉一次，你大概不會有什麼問題。

舉大重量本來就比舉輕重量危險，因為你讓關節承受更多壓力，因而更沒有出錯的餘地。然而，你也不該因此放棄更大的重量或是肌力目標。

如果你和你的教練了解你正在做什麼，就能避開許多危險。簡單來說，只要你傾聽身體的聲音，依循明智的課表，把良好力學放在第一，舉大重量其實是安全的。

健身運動分類

當我開始指導客戶時，我通常會先詢問他的訓練目標。每個人的訓練目標不盡相同，但不外乎改變體態、矯正臀肌失衡、修復傷痛、增進特定肌力或是運動表現。

雖然訓練的原因各異，但我用相同的基礎原則來設計訓練計畫，也就是我會根據客戶的訓練經驗、解剖結構及目標來選擇健身運動。換句話說，要確保客戶得到想要的成果，運動的選擇就至關緊要。如果客戶某側的臀肌明顯大於另一側，我就需要選擇能夠矯正失衡的運動。

好的教練就像優秀的木匠，有專門的技巧或工具來應對各種情況。在大多情況下，教練會運用主力工具，例如槓鈴臀推或背蹲舉。但在某些特定情形，可能會採用特殊工具，像是單腳墊高彈力帶臀橋。重點來了，想要達成訓練目標，就要先了解怎麼選擇適合的運動。而你必須先有良好的分類系統，才能依據目標選擇正確的運動，不然要如何從上百種運動與變化式中選出你要的？有了分類系統可以組織與挑選特定工具，你就能知道為何某項運動有效，以及同等重要的，如何運用以及何時運用這項運動。

你將學到數種分類臀肌訓練運動的方式，包括動作平面、力向量、膝關節動作、主導肌群、動作模式、肢體數量、負重位置以及阻力類型（裝備）。在本章中我只會說明動作平面、力向量和膝關節動作，因為這幾個分類方式結合在一起就可以構成最全面、精確的分類系統。

在第五部，我會闡述如何根據動作的主要肌群、動作模式、肢體數量、裝備、負重位置（重量器材放置於身體何處）來分類運動。這些方法可以有效將運動分為幾大類，運用這個系統可以讓各項運動更易檢索。但是就動作技巧而言，這並非最精確的分類法。

要確定為何特定運動適合特定目標，以及為何特定運動鍛鍊臀肌的效果比其他運動好，你要觀察身體相對於阻力或是負重的姿勢，這也正是你會在本章學到的。舉例來說：你會學習到為何槓鈴背蹲舉（站姿下的垂直負重）會鍛鍊到下部臀肌，而槓鈴臀推（仰臥水平負重）則同時練到上下部臀肌。

對於想學習全面鍛鍊臀肌的人，我相信這些資訊非常重要，不過我也相信運動的分類（特別是動作平面與力向量）很有可能讓你看得一頭霧水。所以我幫你將所有內容濃縮成以下這句精華：如果要將臀部訓練計畫的潛能發揮到最大，你得用各種角度、各種姿勢來訓練臀肌。

在本章節中，我會詳細說明所有的角度與姿勢，這些知識能使你更善於選擇運

動以及設計課表，這些會在第四部詳述。如果你對於學習運動分類系統興趣缺缺，或者你單純只想簡單地根據這些運動動用臀肌的方式來挑選，那麼你可以翻到第124跟125頁的臀肌運動分類表，那裡有易懂的資訊圖濃縮了所有知識。

看看科學怎麼說：運動分類學

　　將健身運動分類，通常是為了找出哪項運動最能轉移到特定的競技運動中。這裡的轉移，指的是肌力訓練造成的適應有多少能轉移到競技運動中，例如背蹲舉的最大肌力能讓選手在垂直跳躍中跳得更高。只要把運動員的數據收集好，並運用成效轉移常數比（TEC ratio），就能估算出訓練成效轉移的程度。成效轉移常數比是取訓練後競技運動任務表現的增長（作為效應值：ESST）除以同時間訓練後 1RM 的增加幅度（作為效應值：ESEX）[1]，所以 TEC 比 = ESST/ESEX。

　　訓練成效轉移也可以依照健身運動與競技運動的相似度來預測，只是這較不嚴謹。這類似「動態對應」（dynamic correspondence）的概念，此概念是指「特定肌力的預備方式與神經肌肉系統在某一競技運動中的作用，兩者的對應有多緊密」[2]。

　　健身運動的動態對應很大部分取決於個人的訓練狀態。對於新手來說，任何健身運動或是活動幾乎都能增進運動表現，因為只要有新的刺激，所有肌肉的肌力都能迅速成長。然而，一個人變得更厲害之後，對專項能力的需求也會變高。菁英運動員的訓練必須非常針對某項他們想要改善的能力。

　　健身運動可以展現非常廣泛的動態對應。各種競技運動需要的專項能力可能包含肌肉收縮的類型（向心、等長或是離心收縮）、收縮的速度（瞬發或受到控制）、負重（很重、中等或輕）、力向量（垂直、前後或混合）、產生頂峰收縮時的關節角度、關節活動範圍、可以用來發力的時間、穩定度需求、姿勢、活動的肢體數量等，以及許多其他因素[3]。

　　但問題是，在為客戶做評估時，我們無法確定哪一項因素是最重要的！

　　傳統上，若想達到健身房健身運動和競技運動表現之間更好的動態對應，肌力教練會專注於姿勢跟穩定度的需求。所以，大家曾經搶著用深蹲架，而腿推舉機乏人問津，原因是，蹲舉是站姿運動，而且需要穩定槓鈴，所以大家認為這比較接近競技運動會面對的挑戰。隨後，大家慢慢將目光轉向單腿的動作，因為奔跑時一次只用一腳推進，而許多斜切和跳躍的動作也都以單腿或分腿的姿勢啟動。有項因素經過多年終於受到矚目，那就是力向量，也就是力相對於身體的方向。目前看來，力向量會是你不應忽略的專項模式。

健身運動類別

重申一次，將運動分類的方法有很多，但在這我只會講解動作平面、力向量與膝關節動作。雖然這三項分類法個別而言不算完整，但結合成一個系統後，你就可以有效根據動作與想鍛鍊的肌肉（不論是上臀肌、下臀肌、股四頭肌或腿後肌群）來選擇健身運動。

舉例來說，只看特定健身運動的動作平面其實很難說明該項運動的好處，如果要縮小選擇範圍，你還得知道身體是用什麼姿勢及位置承受重量（力向量）。如果你想知道某項健身運動主要鍛鍊到什麼肌肉，還得觀察過程中膝關節的動作。

以下我會先介紹、解析每一種分類法，接著我會整合這些方法，並詳細說明這些方法如何用為臀肌訓練分類。

動作平面

要瞭解健身運動要如何分類，第一步就是熟悉動作平面。

動作平面指的是動作發生的平面，可以是前後、左右或是上下。換句話說，當你舉起重量時，動作通常沿著某一道平面發生。這種分類方式相當受肌力教練歡迎，因為這有助於描述競技運動中的動作。教練會觀察競技運動中的動作或技巧發生在哪種平面，然後會試著在受控的環境中摸擬那個動作，以增進運動員在特定領域或活動中的表現。舉例而言，如果某個動作發生在額狀面（從一側到另一側），那麼教練可能會在健身房中安排側向移動的動作。

在競技運動中，動作牽涉多種平面，因此許多教練都把「多平面」健身運動排進菜單。在本書中，我會採用動作平面這個術語來標記每種運動，並區分特定的動作模式，例如額狀面髖外展和橫狀面髖外展。要全面發展各區域的臀肌，這兩類運動一定都要做（稍後會談更多）。

人體動作大致上可以分成三種平面：額狀面、矢狀面、橫狀面。

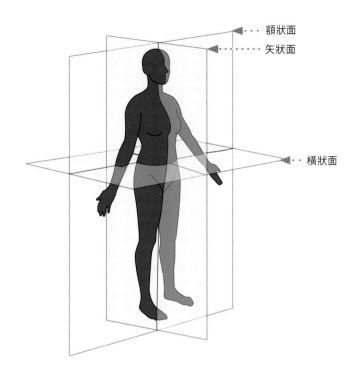

額狀面 ·· ◀

矢狀面 ····· ◀

橫狀面 ·· ◀

額狀面將身體分成前後兩半。額狀面的動作包含側向動作與外展運動，例如彈力帶側走、側臥髖外展。額狀面的運動主要針對上臀肌。

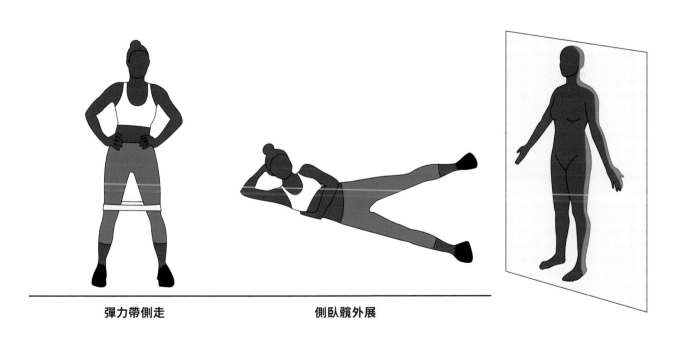

彈力帶側走　　　　　　**側臥髖外展**

矢狀面將身體分成左右兩半，矢狀面運動包含臀推、蹲舉、硬舉等等，以及任何沒有側向移動或旋轉的運動。這類運動可以進行較高強度的負重，並且通常是訓練課表的主要項目。

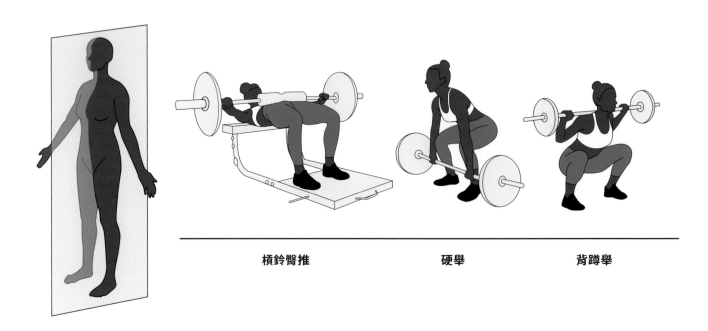

槓鈴臀推　　　　　**硬舉**　　　　　**背蹲舉**

橫狀面將身體分為上下兩部分。橫狀面運動包含旋轉運動，例如彈力帶或滑輪髖外旋。橫狀面運動能同時鍛鍊上下臀肌。

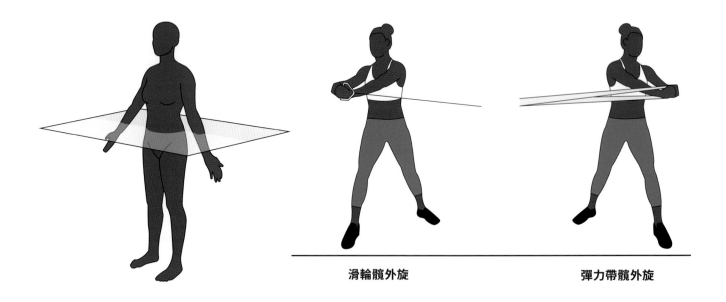

滑輪髖外旋　　　　　　　　　**彈力帶髖外旋**

雖然用動作平面來分類健身運動，我們可以得知動作發生於何處，但這並非全貌。為了要更精確地分類臀肌運動，除了動作平面之外，我們還得知道力向量，也就是阻力相對於身體的方向線。

🔬 看看科學怎麼說：力臂與動作平面

肌肉力臂

　　肌肉力臂指的是肌肉槓桿的長度，如果肌肉在某平面上具有力臂，那麼當肌肉活化或是拉伸時就會造成關節在該平面活動。在精確評估某肌肉的功能時，我們往往忽略了肌肉的力臂，然而，如果我們想要知道特定肌肉在某關節的某角度產生轉動力的效能，肌肉力臂就非常重要。雖然我們都會說肌肉產生力，但其實說轉矩或是「轉動力」會比較精確，因為我們的肢體是以關節為軸心而轉動。轉矩的計算方式為力乘上力線到軸心的垂直距離（這段距離稱為力臂長度，也就是施力那一刻肌肉作用在關節的槓桿長度），力臂越長，轉矩就越大。

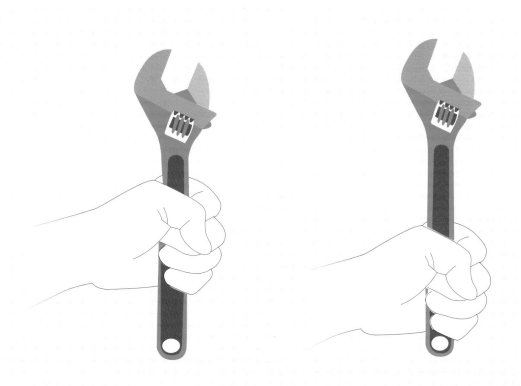

　　這也是為什麼使用扳手時，握住扳手的下方會比上方來得輕鬆。以相同的力量搭配更長的槓桿，會產生更大的轉矩。

動作平面

　　在矢狀面、額狀面、橫狀面這三種平面上，肌肉都能夠具有力臂。臀肌的獨特之處是至少在兩種平面上都具備強大力臂，而第三個平面也幾乎無疑有較小的力臂，這使得臀肌成為重要的髖伸展肌、髖外旋肌以及較次要的髖外展肌。下表列出臀肌與其他髖部肌肉在每種平面的力臂比較[4]。

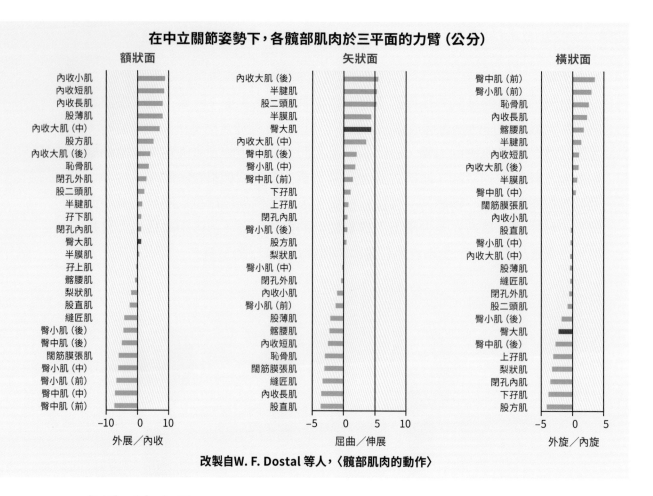

在中立關節姿勢下，各髖部肌肉於三平面的力臂（公分）

額狀面　　　　　　　　　　矢狀面　　　　　　　　　　橫狀面

外展／內收　　　　　　　　屈曲／伸展　　　　　　　　外旋／內旋

改製自W. F. Dostal 等人，〈髖部肌肉的動作〉

負重／力向量

根據阻力線來分類健身運動能增加分類的準確性。在物理學中，向量包含大小以及方向，但你也可以把向量想成阻力線，或是負重相對於身體的方向。舉例來說，做背蹲舉時，肩上的槓鈴就是一種垂直負重，可以轉化成軸心向量。不過要注意，力向量會隨身體姿勢而改變，站立時垂直負重（背蹲舉）會形成軸心向量，但仰臥時的垂直負重（臀推）則是形成前後側的向量。基於此理由，我會把前後向量的動作歸類於水平負重，因為，如前所述，我會一併考量負重相對於身體的方向。

力向量也可以協助判斷髖關節活動時臀肌的活化程度，所謂轉矩—角度曲線（torque angle curve）就是測量髖屈跟髖伸在整個活動範圍的張力所得的值。除了測量張力程度外，也可以把轉矩—角度曲線視為在測量費力的程度，即動作的某個階段是更費力或是更輕鬆。舉例來說，垂直（軸心）負重的運動，比如深蹲，轉矩—角度曲線會呈現動作最低點較費力，而最高點較輕鬆。水平負重運動，比如臀推，曲線會呈現整個活動範圍都是較平坦、較一致。總之，一個動作是輕鬆、費力，或是整個活動範圍都一致，取決於力向量。

而要決定力向量，我們必須考慮兩件事：阻力的力線（負重的位置）以及身體的姿勢。

阻力的方向

　　臀肌訓練總共有四種力向量：軸心的（垂直的）、前後的（水平）、內外的（側向）、轉動的（旋轉）。不過，就像動作可能會同時發生於多種平面，力向量也可能加在一起形成組合向量。例如軸心前後向量（垂直／水平混合向量）就是斜向的負重或阻力線。在本書接下來的內容中，我會介紹多種混合向量，但這裡提到的五種向量是最常見的。

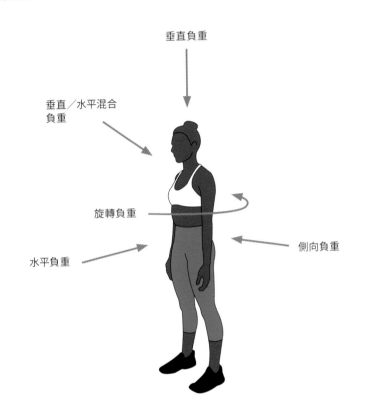

垂直負重

垂直／水平混合負重

旋轉負重

水平負重

側向負重

臀肌訓練中主要的負重／力向量

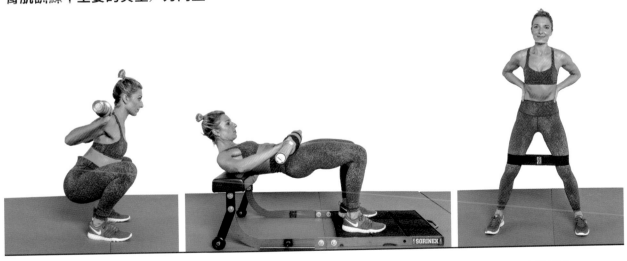

垂直負重：蹲舉　　　　水平負重：臀推　　　　側向負重：彈力帶側走

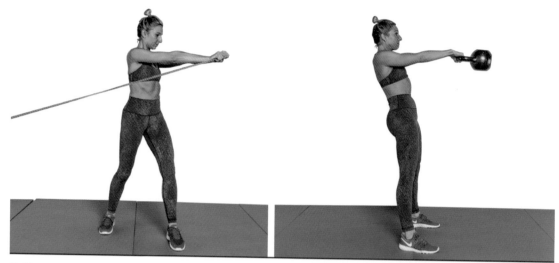

旋轉負重：髖旋轉　　　　　　　　　　　垂直／水平混合負重：壺鈴擺盪

　　我們已經看過站姿時的力向量，但是在臀肌訓練中有多種身體姿勢，除了站姿，還有坐姿、跪姿、仰臥（臉朝上躺著）、俯臥（臉朝下躺著），以及四足跪姿（手掌與膝蓋著地）。以下是各種姿勢的運動範例：

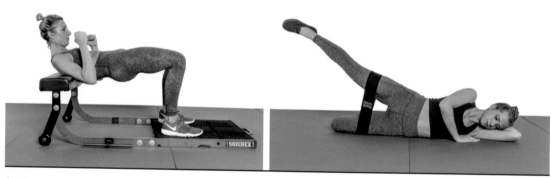

仰臥　　　　　　　　　　　　　　　　　　側臥

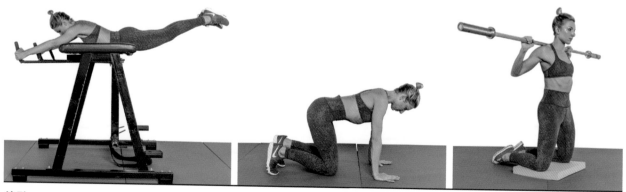

俯臥　　　　　　　　　　四足跪姿　　　　　　　　　　跪姿

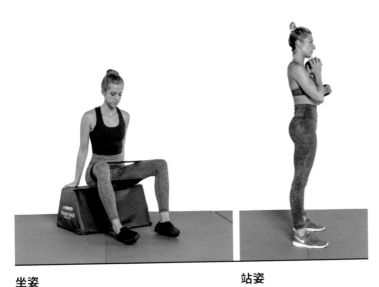

坐姿　　　　　　　　　　　　　　**站姿**

　　了解動作平面與力向量後，你就可以根據動作模式與負重姿勢開始分類臀肌訓練動作，這也是接下來內容的重點。但在深入探討各別分類之前，要先了解為何某些運動鍛鍊臀肌的方式與其他運動不同，其中的關鍵在於膝關節的活動。

膝關節活動

　　如果你讀過這一部的其他章節，就會知道蹲舉與硬舉在頂峰收縮時會伸長你的臀肌，而臀橋與臀推在頂峰收縮時則是縮短你的臀肌。前者更多鍛鍊到下臀肌，練完可能會讓你肌肉痠疼，但不會活化所有肌纖維；後者能夠同時鍛鍊到上下臀肌，令肌肉最大程度地收縮，且練完不會那麼痠疼。

　　由於髖伸展的關節活動與動作模式主要鍛鍊臀肌，我們要把膝關節活動單獨拉出來看，也就是說在髖伸動作中，膝關節的位置與動作。透過觀察髖伸動作中的膝關節活動，可以判斷某項健身運動是臀肌主導、股四頭肌主導或是腿後肌群主導，也可以了解哪個動作會鍛鍊到臀肌的哪個特定區域以及背後的原因。髖伸時膝關節活動主要可以分成三大類：膝關節保持彎曲，例如臀推；膝關節彎曲跟伸直，例如深蹲；膝關節保持伸直或是只有微微彎曲，例如硬舉或背伸展。讓我們來檢視這三類動作，並且標出髖伸時哪個位置活性最高，哪個位置活性最低。

膝關節保持彎曲

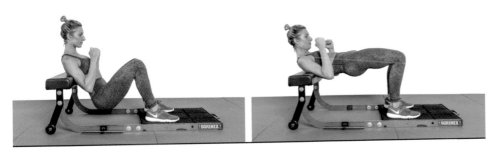

膝關節彎曲及伸直

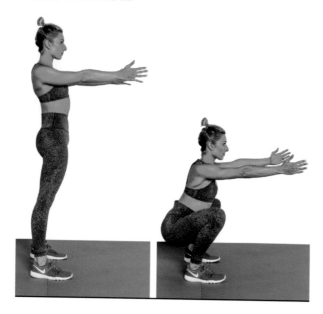

膝關節保持伸直或微彎

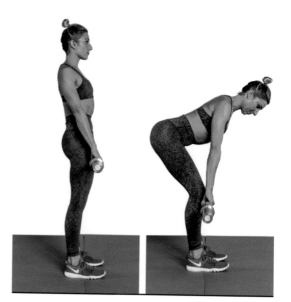

　　研究顯示當臀大肌發力伸展髖關節時，膝關節的角度會影響臀大肌的肌電活性。

　　在膝關節彎曲（膝屈曲）的情況下進行髖伸，產生的臀大肌肌電活性會高過兩腿伸直時（膝伸展）。

　　例如 Sakamoto 等人在 2009 年用四種俯臥髖超伸動作搭配不同關節角度來測量臀大肌肌電活性。他們測試了膝伸展、膝屈曲、膝伸展加上髖外旋、膝屈曲加上髖外旋時的俯臥髖超伸展。研究者發現膝屈曲時進行髖伸展所產生的臀大肌肌電活性會高過膝伸展（分別是最大自主等長收縮的 23% 和 13%）[5]。

　　Kwon 等人在 2013 年的研究也觀察到類似結果。他們以 0 度、30 度、60 度、90 度、110 度四種膝屈曲角度測試臀大肌肌電活性，發現膝屈曲角度為 0 度（伸直狀態）跟 30 度時的肌電活性（分別是 48% 與 53% 的最大自主等長收縮）明顯小於 60 度、90 度與 110 度（63% 到 65%）[6]。

膝關節保持彎曲（臀肌主導）

髖伸時膝關節保持彎曲，例如做臀推或是臀橋，臀肌活化的程度會比較高，因為同樣也負責伸展髖關節（也就是髖伸展肌）的腿後肌群此時處於縮短狀態，無法製造最大張力，活性較低。這代表髖伸展絕大多數由臀肌負責，因為腿後肌群無法提供太多幫助。再者，當膝關節保持彎曲時，臀肌會持續承受張力，也就是屈曲或伸展髖關節時，臀大肌都會高度活化。雖然這種動作在最高點時比最低點時費力，但由於期間腿後肌群的活性較低，整個活動範圍中臀肌活性都能維持高水平。因此，像臀推、臀橋這類屈膝髖伸運動會被視為臀肌主導的動作，原因是這類運動主要就是鍛鍊臀肌。

膝關節彎曲又伸直（股四頭肌主導）

當膝關節彎曲又伸直（屈曲及伸展），臀肌會在動作的最低點伸長並達到頂峰收縮，這代表髖部與臀肌的張力會在動作最低點達到最高，活化程度隨著接近動作最高點逐漸減低。想想看深蹲與跨步蹲，這些運動都是在動作最低點、當臀肌拉長時最為費力，然後在臀肌縮短、髖關節伸展時變得比較輕鬆。再者，當你伸展膝關節與髖關節，從蹲姿起身時，股四頭肌會大力幫忙，這會更進一步減低臀肌的活性。因此，深蹲跟跨步蹲被認為是股四頭肌主導的動作，儘管在動作中臀肌活化了，且對執行動作仍很重要。總而言之，在這些運動中股四頭肌才是主動肌，或者說這些運動主要鍛鍊到的是股四頭肌。

膝關節保持伸直或微彎（腿後肌群主導）

當你的膝關節保持伸直或微彎，比如說硬舉，伸展髖關節或抬起軀幹時，腿後肌群會鼎力相助，這會減少臀肌的激發程度。這也是為什麼硬舉被視為腿後肌群主導的動作，儘管在動作中臀肌也受激發，且對於施展動作很重要。總而言之，在這類運動腿後肌群才是主動肌。

力向量＋膝關節活動

將力向量與膝關節活動結合後進行分類，就可以更精準預測某項健身運動鍛鍊臀肌的成效。運用這種分類法可以分出七類髖伸運動：

以「力向量+膝關節活動」分類的髖伸運動

力向量 （負重）	膝關節活動	運動範例	主要作動肌肉
前後 （水平）	彎曲	臀推 臀橋	1. 臀肌 2. 股四頭肌 3. 腿後肌群
前後 （水平）	伸直	背伸展 俯臥髖超伸	1. 臀肌 2. 腿後肌群 3. 豎脊肌（下背部）
前後 （水平）	彎曲加上伸直 （屈曲與伸展）	驢子踢腿 滑輪髖屈伸	1. 臀肌 2. 股四頭肌 3. 腿後肌群
前後 （水平）	伸直加上彎曲 （伸展與屈曲）	北歐腿彎舉 滾筒腿彎舉	1. 腿後肌群 2. 豎脊肌 3. 臀肌
軸心 （垂直）	微彎或伸直	硬舉 羅馬尼亞硬舉 直腿硬舉	1. 腿後肌群 2. 下臀肌 3. 股四頭肌
軸心 （垂直）	彎曲加上伸直 （屈曲與伸展）	深蹲 跨步蹲	1. 股四頭肌 2. 下臀肌 3. 腿後肌群
軸心與前後混合	變化多樣	45度背伸展 行走跨步蹲	視情況

　　這個表格很複雜，但根據力向量與膝關節活動架構出各類髖伸運動的全面圖像。

臀肌健身運動分類：全面匯整

　　為了確保你的臀肌訓練既有功能性又均衡，你的健身運動必須涵蓋各種動作平面、力向量以及膝關節活動。將這些分類方式整合起來，可以將臀肌訓練動作分成五大類：垂直負重、水平負重、旋轉、橫狀面外展、額狀面外展。這裡有必要指出額狀與橫狀面都被視為側向負重，但因為身體姿勢不同，這兩者鍛鍊臀肌的方式還是有些微差異（這部分稍後會再提到）。

　　就我所見教練、舉重者以及運動員所犯的最大錯誤之一，就是只練習同一種類的運動。為了確保客戶有均衡的訓練課表，我發明了一個原則：三分法則。以負重與向量來分類，一週之內大約要有三分之一的臀肌運動是水平的，三分之一是垂直的，三分之一是旋轉跟側向的（其中包含了額狀與橫狀面的外展運動）。我會在第198頁更詳細介紹三分法則，這裡只需要先知道三分法則是建立課表的方法，結合並兼顧負重與姿勢，確保你能夠從每個角度鍛鍊到臀肌。

　　如果你詳細檢視後面的臀肌運動分類資訊圖，依據動作平面、力向量與膝關節活動，你會發現每類運動都以些微不同的方式鍛鍊臀肌。你可以使用這份資訊圖來選擇運動，套入三分法則的課表設計模板。但是要知道，其實還有更多的運動選擇、更多的種類（要記得還可以混合）沒有包含在表格中。請繼續閱讀，以學習各個種類，以及每個種類所包含的訓練動作。

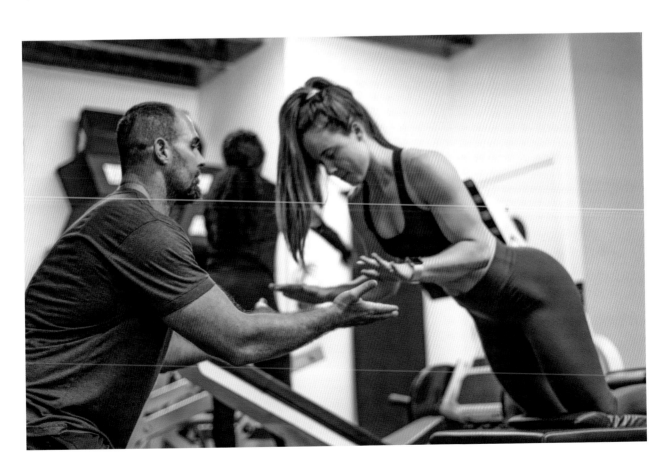

臀肌運動分類

額狀面外展	橫狀面外展	旋轉

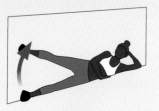

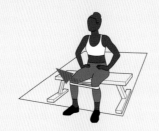

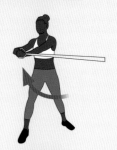

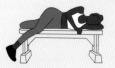

外增動作範圍側臥髖外展

彈力帶繞膝側臥蛤蜊式

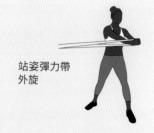

站姿滑輪外旋

站姿滑輪髖外展

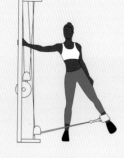

彈力帶相撲走路

彈力帶繞膝坐姿髖外展

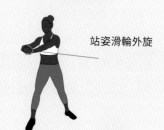

站姿彈力帶外旋

站姿髖外展

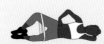

綁帶式／負重帶式滑輪髖旋轉

彈力帶側走

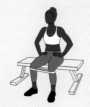

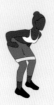

彈力帶繞膝髖外展

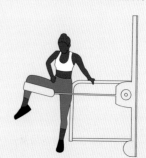

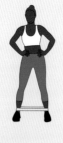

側臥彈力帶髖外展

水平負重

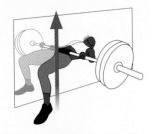

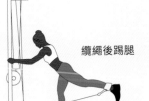
槓鈴臀推

美式臀推

背伸展

滑輪髖屈伸

纜繩後踢腿

擺錘四足跪姿髖伸

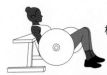
腳墊高的臀橋

彈力帶
四足跪姿髖伸

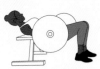

蛙式泵浦

站姿／跪姿
彈力帶髖鉸鏈

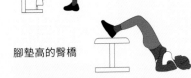

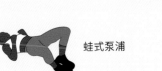

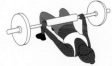
槓鈴臀橋

雙重彈力帶臀推

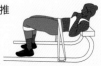

垂直負重

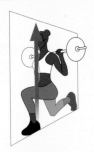

保加利亞
分腿蹲

跨步蹲

箱上深蹲

全深蹲

前蹲舉

地雷管深蹲

赤字高跪
姿跨步蹲

登階

直腿硬舉

傳統硬舉

相撲硬舉

垂直負重運動

垂直負重運動是最耗體力的一類運動，鍛鍊到的下臀肌多於上臀肌。

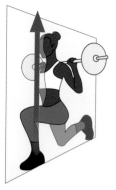
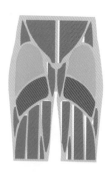

身體姿勢	健身運動
站姿	蹲舉、硬舉、早安式體前屈、跨步蹲、登階與下階、保加利亞分腿蹲、槍式深蹲與單腿箱上深蹲、滑冰者深蹲、單腿羅馬尼亞硬舉與國王硬舉、奧林匹克舉重
仰臥	臥姿水平腿推舉
跪姿	跪姿蹲舉

水平負重運動

水平負重運動整體來說比較不那麼費力，但上下臀肌能同時高度活化。

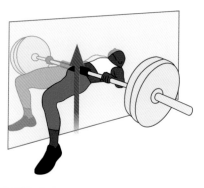
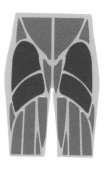

身體姿勢	健身運動
仰臥	彈力帶、啞鈴及槓鈴的單腿及雙腿臀推，啞鈴及槓鈴的單腿及雙腿臀橋，彈力帶及啞鈴的蛙式泵浦與蛙式臀推
俯臥	單腿及雙腿背伸展、單腿及雙腿的腳踝負重俯臥髖超伸
四足	擺錘四足跪姿髖伸、彈力帶及滑輪四足跪姿後踢
站姿	滑輪髖屈伸、彈力帶及滑輪站姿臀推、彈力帶及滑輪站姿後踢腿
跪姿	彈力帶及滑輪跪姿臀推

結合垂直與水平負重的運動

　　混合式運動結合多種向量，從一種以上的角度給予身體阻力，或者阻力的方向會在動作範圍中改變。舉例來說，45度背伸展可以視為早安式體前屈（垂直）與背伸展（水平）的混合。另外，混合運動也可能是結合了兩種阻力，例如彈力帶繞髖的史密斯機跪姿蹲舉就包含了彈力帶將髖部向後拉的水平阻力，以及槓鈴施加在肩膀上的垂直阻力。這種類型的運動可以同時鍛鍊到上臀肌與下臀肌。

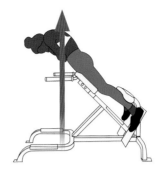
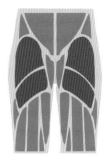

身體姿勢	健身運動
站姿	壺鈴擺盪、推雪橇、行走跨步蹲、彈力帶繞髖槓鈴羅馬尼亞硬舉、四向器械髖伸展
俯臥	單腿及雙腿擺錘俯臥髖超伸、單腿及雙腿45度背伸展、反向哈克蹲
仰臥	單腿及雙腿45度腿推舉、哈克蹲
跪姿	彈力帶繞髖加槓鈴（或是史密斯機）跪姿蹲舉／臀推、擺錘四足跪姿驢子踢腿

額狀面髖外展運動

　　額狀面髖外展運動主要鍛鍊臀大肌上部。

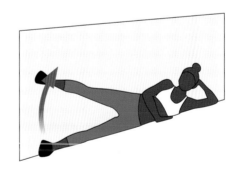
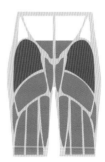

身體姿勢	健身運動
側臥	彈力帶繞膝側臥髖外展、踝關節負重側臥髖外展、外加動作範圍側臥髖外展（抬離訓練凳）、側臥抬髖加上方腿外展
仰臥	彈力帶繞膝仰臥屈腿髖外展（臀橋在最高點時的姿勢）
俯臥	彈力帶繞踝髖外展
站姿	側向彈力帶／相撲／彈力帶X型繞腳走路、長條彈力帶站姿髖外展、彈力帶繞膝站姿髖外展、滑輪站姿髖外展、腳踝沙包站姿髖外展、雙重力矩站姿髖外展、側向雪橇拖曳

橫狀面髖外展運動

橫狀面髖外展運動與髖外旋運動可鍛鍊到臀大肌上部與下部的肌纖維。

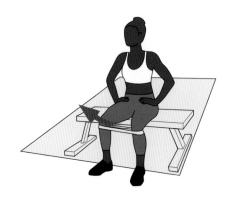
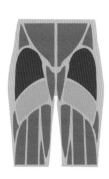

身體姿勢	健身運動
坐姿	坐姿器械髖外展（3-Level）、坐姿彈力帶繞膝髖外展 （3-Level）
髖鉸鏈	彈力帶繞膝髖外展
仰臥	彈力帶繞膝仰臥屈腿髖外展（臀橋的動作最低點）（3-Level）、彈力帶仰臥橫狀面髖外展
四足	腳踝負重／彈力帶繞膝消防栓式與雙重力矩髖外展
側臥	彈力帶繞膝側臥蛤蜊式、屈髖屈膝抬臀、外加動作範圍之屈髖直腿抬臀（抬離訓練凳）

橫狀面與額狀面混合的髖外展運動

這類型運動可鍛鍊到臀大肌上部與下部的肌纖維。

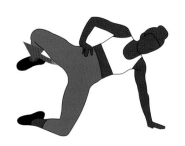
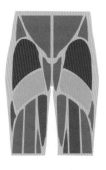

身體姿勢	健身運動
站姿	彈力帶繞膝徒手深蹲、跳躍深蹲、臀橋；彈力帶深蹲側走；向前／向後彈力帶走路（怪獸走路、Z字型）
側臥	徒手與彈力帶繞膝側臥抬臀

結合垂直、水平與側向的運動

這類型運動可鍛鍊到臀大肌上部與下部的肌纖維。

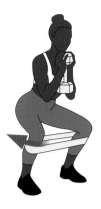
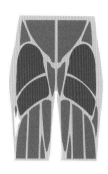

身體姿勢	健身運動
垂直與側向	彈力帶繞膝的高腳杯深蹲、前蹲舉、背蹲舉、側向跨步蹲與登階
水平與側向	彈力帶繞膝的啞鈴臀推、翹臀圈阻力臀推、槓鈴臀橋與臀推

旋轉運動

髖外旋運動能鍛鍊到臀大肌上部與下部的肌纖維。

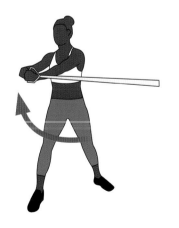
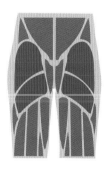

身體姿勢	健身運動
站姿	滑輪與彈力帶站姿髖外旋、滑輪與彈力帶抗旋轉前推、地雷管旋轉、綁帶式／負重帶式滑輪髖外旋
高跪姿	滑輪與彈力帶高跪姿砍柴、滑輪與彈力帶高跪姿抗旋轉推舉

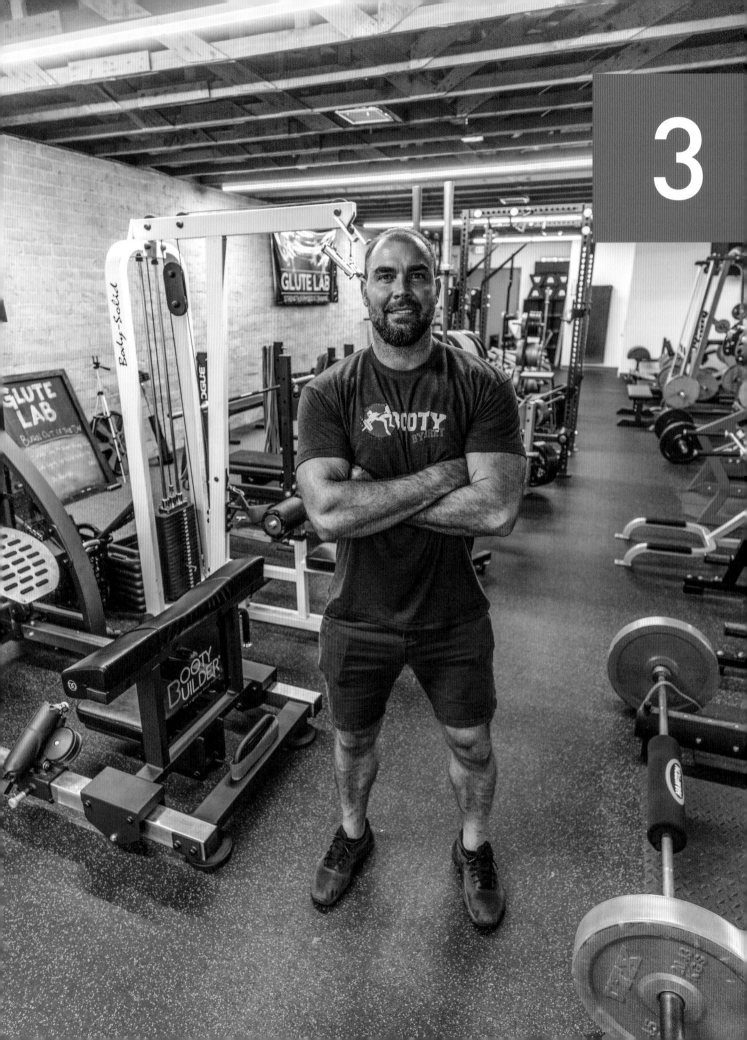

THE ART OF STRENGTH AND PHYSIQUE TRAINING
肌力與體態訓練的藝術

臀肌訓練只是附加的福利。我們這些熱衷於重訓的人會自然而然以為肌力訓練是資金充裕、研究完善的領域。在理想的世界裡，對不同族群與不同訓練方式應該各有 50 篇研究發表，甚至會有針對各項健身運動的文獻回顧和統合分析。

不幸的是，實際上並非如此。獲得資助的研究都是針對那些攸關性命的問題，例如心臟病、癌症、肥胖以及慢性疾病。至於肌力訓練及延伸出的臀肌訓練，都被認為是奢侈的研究，因此並沒有獲得大型、長期的訓練研究所需要的資金。

　　雖然已有許多科學成果可以據以操作，但都還不是定論。瞭解得越多，我們的訓練方法也會隨之演變。同時，我們也必須統合已發表的研究、科學理據、業界經驗、專家意見，還有傳統，接著以邏輯和經驗衡量這些不同形式的證據，以制定最佳的訓練計畫，其間保持心態開放並鍥而不捨。這意味著我們必須將所有變項，例如年齡、解剖學、受傷史、目標、營養、心態以及生活習慣等等都納入考量。

　　我可以頗為肯定的說，由於涉及到人，我們永遠不可能用精確的科學來訓練臀肌。不可能有某某走進門來，指出她想要的，就獲得了精準的方法，事情永遠不會這麼簡單。

　　即使你有特定目標，在訂定肌力訓練計畫時也有極大彈性。只要你依循實證原則（如本書所提及的這些），就算用相當不同的訓練策略也可以達到目的。舉個例子，你可以將同一名客戶交給世上最棒的十位教練，雖然客戶的目標相同，這十位教練仍可能採用不同的策略和課表，但獲得相似的成果。

基於這些理由，臀肌訓練（以及大致上的肌力訓練）永遠都會更像藝術而非科學。「藝術」的意思是指，設法將實證科學和課表設計及因人而異的變項結合起來。這相當重要，因為現階段的研究無法回答許多關鍵問題。

　　舉例來說，我們仍不知道何種健身運動最適合促進臀肌生長。事實上，我們甚至還不確切了解肌肥大到底是如何運作。直到 2019 年 6 月為止，也只有幾項研究測量臀大肌在阻力訓練之後的肌肥大，研究的是仰臥深蹲機、腿推舉、直腿硬舉和蹲舉，這些都屬於股四頭肌和腿後肌群主導，很可能都不是最適合臀肌肌肥大的運動。另外，根據現行研究，我們尚不清楚發展臀肌的最佳訓練量及訓練頻率。你的臀肌可以承受更多的訓練量嗎？可以比照其他肌肉的典型訓練模式嗎？你該採用更進階的訓練法或堅守基礎訓練呢？一星期練三天還是五天比較好？這些疑問只能透過扎實的教導、持續的訓練、有知識根據的試驗及聰明的分析才能知道答案。

　　我們可以從已發表的其他肌群研究中汲取有效資訊，以擬定特定訓練策略，但我們需要學習的東西還很多。在我們能根據科學回答這些問題之前，還需要更多研究。而且，即便我們已經透過科學獲得更多知識，訓練總帶有藝術的成分，因為研究無法告訴我們究竟要如何融合眾多變項。科學只能以某些方式引領我們，不過我們也還有很多自由發揮的空間。

　　了解越多，我們的訓練方法會更加完善，接著便可以採取來福槍策略，而非霰彈槍策略。但目前我們必須將訓練方法建立在已知的基礎上，並且運用臀肌訓練的藝術，如此才可以將那些科學尚未檢視或還無法解釋的變項納入考量。

　　在這一部，你將學習到最佳臀肌訓練的基礎，以及設計課表的方法。你也會學到如何加入進階訓練法以克服瓶頸，獲得最大的訓練效益，並且解決臀肌訓練常見的錯誤與問題。

　　這一部的資訊不僅涵蓋當前的科學文獻，同時也依據我的個人經驗：有 28 年經驗的重訓者、23 年的私人教練、16 年的「美國體能協會註冊體能訓練專家，D 認證」（CSCS,*D）、以臀肌訓練取得博士學位、發表數十篇研究、數千人的線上指導經驗、指導數十位成功的形體選手和運動員。

　　與任何藝術相同，要精通臀肌訓練，得有熱情、耐心、毅力及紀律。只要了解如何把基礎的訓練原則與課表設計的變項結合起來，就可以將臀肌訓練的藝術運用在肌力訓練，並獲得你所追求的成果。

CHAPTER 第11章

FUNDAMENTALS OF OPTIMAL STRENGTH AND PHYSIQUE TRAINING

最佳肌力和體態訓練的基礎

關於肌力與體態訓練，我們很難得知哪一項因素對成效的貢獻最大，或哪一項是最大阻力。基因的確有一定作用，但是訓練頻率、健身運動的選擇、訓練量以及許多因素也都很重要。

舉例來說，幾乎每天都有人寄臀肌訓練前後的對比照給我。這些證明很棒，因為這代表我的方法有效。但問題是，人們獲得成效時才會寄給我對比照。即使這些照片驗證了我的方法，也不表示我的方法就是最棒的。如果這些人調整飲食、訓練頻率、健身運動或其他重要因素，成果或許更好。

因此，臀肌訓練是門藝術。你必須通盤考量，但是同時又要保持創意，並且留意那些影響最大的變項，而這是非常難以估量的。你也許無法得知哪個變項是最重要的，因為變項太多了，而且每個人的情形都不同。

這樣想：室內植栽很難照顧。對植物而言只有三個重要變項：陽光、水和土壤。如果你希望植物長大，就要放在靠窗的位置才能獲得充分的陽光，還要確保水分充足。但萬一成果不如預期呢？你會改給植栽少一點陽光、多一點水，多一點陽光、少一點水，陽光與水都少一點，或者陽光與水都多一點呢？或者你需要施肥以改造土壤？更複雜的是，每種植栽和每種環境的考量皆不相同。即使只有三項主要變項，選擇還是很多。

現在再想像某人想要增肌或是達成特定目標，而過程中涉及的變項有數十種，這樣你就能了解為何這麼多課表會失敗，以及全方位的統合方法為何這麼重要。

在第 12 章，你會學習到課表設計的八大變項：訓練頻率、訓練量、盡力程度、健身運動選擇、健身運動順序、負重、節奏及組間休息。為了幫助你了解這些變項，並且最大化訓練的成效，我根據臀部最佳的肌力和體態訓練設計了幾項關鍵原則。請將這些原則視為通用的全方位指引，包括設定目標和期待、了解動作形式和技巧、解釋運動傷害與復原、管理飲食和生活方式，以及健身運動的多樣性與個體差異。

這些是對訓練影響重大的主要變項。本章涵蓋的基礎知識可以當作下一章節訓練實作與課表設計的基石，用以建構你的訓練計畫。

在本章，我會提供通用原則以幫助你將訓練經驗提升到極致，而這些原則多環繞在目標設定、強調動作形式及飲食控制等大變項。換句話說，這些並非臀肌訓練專用。以下，我將強調最佳臀肌訓練最重要也最特定的原則。這些原則包括了第二部介紹的方法，還有接下來會提到的相關策略。如果你追求的是臀肌訓練的最大化成效，不僅要遵循大原則，也要做到以下：

- 健身計畫中要使用漸進式超負荷執行大重量訓練（蹲舉、硬舉和臀推）（見第 102 頁）。
- 首重健身運動的多樣性，做蹲舉、硬舉和臀推的各種變化式，包括不同的步距、負重方式、反覆次數、節奏以及單腿訓練（此為霰彈槍策略，見第 91 頁）。
- 經常運用大腦肌肉連結的技巧（見第 93 頁）。
- 遵循力向量、負重及盡力程度的三分法則（見第 198 頁）。
- 針對上部臀肌（如：以圓背做背伸展、彈力帶側走）、下部臀肌（硬舉、蹲舉、分腿蹲、單腿臀推）、上下部臀肌（臀橋、臀推）的動作都要訓練。
- 專注在機械張力及足夠的代謝壓力，偶而製造肌肉損傷。
- 傾聽身體的聲音，讓身體修復，嘗試締造個人紀錄。
- 把減量訓練（輕量訓練）納入訓練週期，調節訓練壓力。
- 納入進階訓練法（見第 13 章）。
- 依據目標排定適當的訓練順序，每次訓練都先做最重要的健身運動。
- 目標是每週做 3-6 項臀肌運動，一共 30-36 組。

目標與期望

如同生活中的任何事一樣，設立訓練目標、管理期望，都是持之以恆、達到最佳成果以及享受過程的基礎。關於設定目標與期望，記住幾個要點是很重要的。

無論你看起來如何，為自己的努力鼓掌

我為自己的進步感到自豪，因為我奮力苦練。週復一週，你會在臀肌研究所看到我在做臀推、蹲舉、硬舉、跨步蹲和蛙式泵浦。當然，我或許沒有最棒的臀肌，但屁股也不會像鬆餅那麼扁平。如果你認為只有擁有世界上最棒的屁股才能快樂，那麼你大概永遠都無法滿足，因為你將不停拿自己和別人比較。與其專注在想要臀部變成怎樣，不如盡全力訓練，並以你辛苦練出的臀肌為傲。

保持樂觀的心態

我指導過無數身材已經好到難以置信卻還是對自己不滿意的女性。我是「臀肌狂人」，和其他人一樣努力訓練，仍然無法有美式足球線衛球員的屁股，而且由於基因的緣故，大概一輩子也都不會有。與其為此感到沮喪並因此打亂訓練，我保持樂觀的態度，因為我知道正面積極是持之以恆的關鍵，而持之以恆是進步的最佳方法。

依據你的基因與訓練經驗設立切實的目標及期望

我在第二部已談過這個主題，但值得再重複一遍。如果你的臀肌基因不佳，你需要專注在可以掌握的部分，像是訓練策略。肌力訓練終究會有成果，體態也會進步，只是會比天賦異稟的人還要慢。

我不是說你不該對自己期望太高。在此說明，你應該要有很高的期望，但必須務實——意思是目標必須是真正可以達成的，而且要全心全意相信自己可以實現目標。如果就連你都不相信自己可以做到，那就準備好迎接失敗。

即使你的目標切實，而且有信念支持，要記住，有些時候成果就是那麼難取得。在這些時期，你必須堅持下去，並記得訓練碰上瓶頸是完全正常的。

對進展保持耐心，並且理解進展會有起伏

我的許多追蹤者都不了解，多數貼出前後對照圖的女性已經狂練了四年，甚至更久。成果並非一蹴可幾，臀肌的發展需要時間與耐心。

別因一次糟糕的訓練、糟糕的一週甚至一個月而感到沮喪，相反的，專注於長期進展。如果你聰明（並且努力）的訓練，你將會持續進步。遵循我在這一部提出的訓練指引，以及第14章解決問題的方案，你將會看見成效，並且克服訓練瓶頸。

如果你是臀肌訓練的新手，情況就不同了。一開始的成長幾乎都呈現線性，意思是你每天、每週、每個月都會進步。你每次進健身房都會破個人紀錄。在這種情況下，穩定的進步會寵壞你。但你終究會遇到瓶頸。你的進步不會永遠都呈線性，在某個時間點會開始起起伏伏：有時候你超越個人紀錄、有時候保持，而有時候你會退步一些。

有時候你的某些動作會停滯不前，而某些會進步。就像在衝浪一樣，當你在浪尖上滑行時，一切都棒極了，你成功了，而且愛上每分每秒。但當從浪尖上掉下時，就必須划水對抗浪潮，奮力回到浪尖，那很費力，而且沒那麼有趣。好好享受在浪尖上滑行吧。接著，當你從浪尖掉下來時，保持自律，做足一切需要做的事，站穩，迎接下一波浪頭吧。

以微小進步為傲是很重要的。我的許多客戶對於只能多做一下或多舉 2.5 公斤感

到失望。他們期待更顯著的進步，因為他們在發展階段時就進步神速。然而，在長期訓練後，能再多練一下或增加 2.5 公斤都是很了不起的成就。

為自己努力練出的體態感到驕傲，不要跟別人相比

雖然我已經講過，但這值得再強調一遍。許多人在剛開始訓練臀肌時會覺得沮喪，因為他們將自己與臀部挺翹的模特兒相比。如果你查看我的 Instagram，看看我的追蹤對象，你會發現我每天都接觸到看起來像希臘眾神的神奇舉重者。如果我拿自己和他們比較，我很可能會灰心喪志，甚至放棄訓練。但是相反，他們激勵了我。

如果拿自己和前 0.1% 的頂尖人物相比，你永遠不會快樂。你要和自己比較，戰勝以前的自己。我想這就是我接受自己外表的原因。我起初既瘦弱又無力。對，我永遠無法成為世界舉重大賽冠軍，或者贏得健美比賽的獎盃，但我從未想過我可以擁有這麼棒的體態並且臀推超過 363 公斤。我對我的體態感到驕傲，我對我的訓練感到驕傲，我對我可以堅持這麼多年感到驕傲。如果我能滿意自己的成果，相信你也可以！

設定並首重肌力目標，而非體態目標

訓練臀肌時，人們常常問我設立怎樣的目標和期待才切實？他們大多期望我可以講出與外形相關的具體目標（像是三圍或減多少體重），但若我說了，那是在撒謊，因為每個人都不同。不僅如此，單憑體態來評估訓練成效未必有益。你的臀部每天看起來都不太一樣，而且你的心態也會影響自我評價。如果你對自己很嚴格，或是沒有看見預期的成果，很容易會感到灰心。而人們灰心時，就會停止訓練。

基於這個理由，我偏好設立肌力目標。如同我先前所述，測量肌力相對簡單，因為多數人會隨著訓練變得越來越強壯。如果你有特定的訓練目標——假設是練一組 10 下的 100 公斤臀推，那你就可以專注達成這個目標。或許你的臀肌不會瘋狂成長，但你會越來越強壯。隨著肌力增長，你的自信也會隨之增加。當你有自信並且樂於訓練時，你的外在和心情都會更好。

雖然你應該根據自己的訓練經驗設定肌力目標，但我會期待我的女性客戶在訓練六個月後有能力做到：

- 臀推—102-125 公斤，反覆 5-10 下
- 背蹲舉—52-70 公斤，反覆 5-10 下
- 硬舉—61-84 公斤，反覆 5-10 下
- 保加利亞分腿蹲—27-45 公斤，反覆 5-10 下
- 背伸展—27-45 公斤，反覆 10-20 下

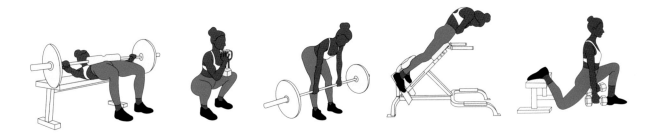

身為私人教練，如果我告訴客戶：「嗯，你沒什麼特別的，你永遠都不會變得那麼強壯。」將對他們造成極大的傷害。你必須毅然決然挑戰極限。我永遠都不會知道我的哪些客戶可以抵達上述的里程碑，或是最終可以臀推180公斤，但我絕不會讓我先入為主的想法阻撓他們。

還有一點必須說明，你可以逐漸增加訓練的次數、訓練量及活動範圍。簡而言之，你不需要總是為了舉起一次最大重量拚命。如果追求1RM的肌力目標不適合你，其實還有其他選擇，包含做更多反覆次數、更多組，或是增加特定健身運動的動作範圍（稱作漸進式距離訓練）（progressive distance training）。

關於訓練成果，請考慮所有變項：
你的肌力、你的體重、你的尺寸，以及你在鏡子中的樣子

如前所述，你的外形、體重、你能舉的重量每天都在變化，所以你在判斷訓練是否成功時，需要考慮所有的指標。

舉個例子，我許多客戶一整年的體重都一樣，但年底時舊牛仔褲卻不再合身，因為他們的臀肌長大而且腰圍縮減。肌肉的密度比脂肪大，如果你體脂變低而肌肉變大，體重可能不會變，但整體尺寸縮小了。我不是說你應要丟開體重計，但那只是指標之一。

改變並非一朝一夕，而且肉眼常常無法察覺。我們每天都在照鏡子，卻沒有注意到變化。你的感知也取決於心情。當你沮喪時，可能會覺得自己看起來像爛泥，即使你已經比一個月前還棒。就像磅秤一樣，鏡子也會誤導人。因此，拍前後對比照甚至測量體重及三圍有助於精準記錄每月體態變化。

聽取別人的話也很重要。如果你努力訓練，很有可能你的朋友會開始讚美你的外形。他們可能會注意到你的衣服穿起來不同了，他們會問你都做了些什麼。別忽略這些讚美（也別被讚美沖昏頭），要為努力獲得回報而感到驕傲。

專注在你可以控制的事

你的飲食、健身運動類型、如何做這些健身運動（動作形式與技巧）、活動量、如何管理壓力以及睡眠品質都有可能大幅影響你的外形、感受及自我認知，我將在

接下的幾頁詳細介紹這些主題。

把你的訓練當作是小型競賽

如果我告訴你，兩天後你要參加一項比賽（任何種類的賽事或是舉重比賽），你會立即開始專注準備這項任務。你會追求吃好睡好，並且避開可能會影響你運動表現的活動。比賽當天，你會確保在賽事前的正確時間吃進適量的食物，你會睡午覺（如果你有此習慣），而且你會提早抵達會場，以免壓力過大。你也絕對不會在比賽前插入四次訓練，也不會在前一晚跑趴或做心肺運動。

這麼做，你才有最大機會拿出最佳表現並且突破個人紀錄。

你或許會問，這和訓練有什麼關係？漸進式超負荷相當困難，尤其是在你接受數年訓練之後。如果你沒有好好休息、修復不足、營養不夠，或者壓力過大，你絕對無法變得更強壯，沒辦法在肌肉上施加更多張力，也無法改善你的身體組成或身形（假設飲食不變）。但若你開始將每次的訓練都當作小型競賽，專注在需要完成的事，並且排除障礙與干擾，無疑會得到更好的成果。

肌力與體態訓練是 24 小時全天候的工作。你必須努力且聰明的訓練，才能獲得最大收穫。

動作形式與技巧

所有人都同意良好的動作形式（也就是技巧、力學、動作控制以及協調性）很重要。以不良的動作形式做訓練不僅不安全，且很可能適得其反。基於兩大理由，你需要學習並使用正確的動作形式：

1. 專注在動作形式，可以讓你的體力與運動能力隨著時間進步。運用良好的力學，可以確保你在生活及運動時的動作模式是安全且有效的。良好的力學意味著啟動正確的肌肉，以及身體正確的擺位，而這些會轉移到訓練之外的類似動作模式中。舉個例，如果了解如何正確深蹲和硬舉，那麼你對於如何從椅子上起身、撿起地面上的東西就會有個概念。你也會清楚哪處肌肉該感受到張力，這讓你知道你是否使用了正確的肌肉（舉例來說，當你硬舉時會感受到腿後肌群與髖部上的張力），是否提升了你想要鍛鍊的部位的肌力。這不表示你每次筆掉了，都必須以完美的硬舉姿勢彎腰撿起，但你可以靈活地進行日常活動，並讓身體處於良好狀態，以應付各種動作模式。但這確實表示舉重物時必須留意脊椎的機械力學。在第五部你將學到基礎知識，知道如何以正確的動作形式進行所有健身運動。

2. 掌握良好的動作形式有助於避免受傷。許多和動作形式相關的指引與指示能幫

助你將肌力和肌肉發展推到極致，並且避免在健身房受傷，之後將討論這部分。這裡我要強調的重點是：不適當的動作，例如硬舉時過度圓背，或是深蹲時膝蓋向內塌陷，會對身體產生不必要的壓力。此外，你也沒有動用到該動作所需的肌肉。不必要的壓力加上缺乏肌肉的支持，會讓你更容易受傷。因此，解決之道是學習最佳技巧並正確執行每個動作。

以最佳技巧執行動作的通則

我推薦四項通用的技術指引給所有人，但請記住，所有事情都會因人而異。這意味著，你必須根據你獨特的解剖結構、目標和經驗來調整你的站姿、預備動作、執行方式，以打造你專屬的技巧。此外，你還需要仔細聆聽身體的聲音，並建立大腦肌肉連接。如果你以特定運動鎖定臀肌訓練，那你應該要感覺到臀肌獲得最大的活化，而且不會感到疼痛或不適。

記住以上提醒，你可以把這四項通用規則當作起點，學習如何進行以臀肌為主的運動。（注意：你將在第五部學習如何將這些指示應用於各種運動。）

脊椎保持在中立區域

脊椎保持在中立區域，代表你要保持背部打直。然而，背部幾乎不可能維持完美的中立，尤其是在舉大重量的時候。這就是我不喜歡說「中立位置」的原因，因為那表示你的脊椎不會且不該移動。我偏好使用「中立區域」，因為這樣還有一些緩衝空間：你的脊椎會移動，但仍可視為中立。因此，概念是背部盡可能維持中立。舉大重量時，過度伸展（即過度弓背）或過度屈曲（圓背）下背可能會導致輕微扭到、受傷。這個規則主要適用於蹲舉、硬舉及早安式體前屈，在槍式深蹲、臀推、臀肌主導的背伸展中則不那麼注重。

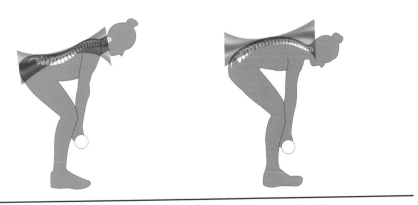

在中立區域內　　　　　　　　　脊椎過度屈曲

改製自尤金・洛基（Eugen Loki, @pheasyque），「中立指的是一個範圍，而非一個固定的姿勢。」

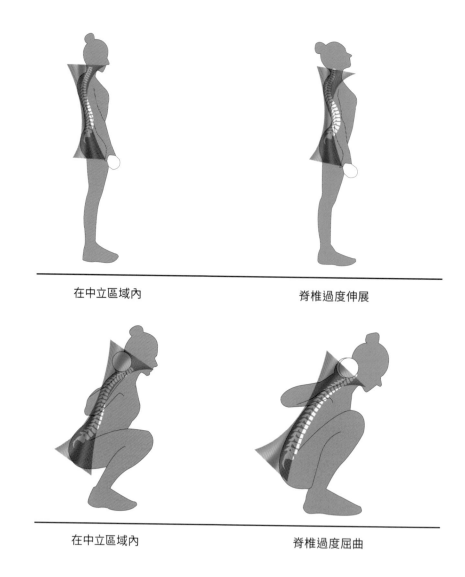

在中立區域內　　　　　　　　　　脊椎過度伸展

在中立區域內　　　　　　　　　　脊椎過度屈曲

緊繃核心與呼吸

　　為了讓脊椎保持在中立區域，並且發揮最大肌力，你需要緊繃核心來穩定姿勢。也就是說，你必須深呼吸，啟動軀幹的肌肉將脊椎穩定於中立區域。

　　緊繃核心與呼吸的策略會隨著重訓的盡力程度和持續時間而變。舉例來說，假設你在練蹲舉、硬舉及臀推等複合型運動的 1RM。為了緊繃核心，你要深吸一口氣（大約是 70% 的肺活量）並繃緊核心肌群（尤其是你的橫膈膜）以穩定姿勢。接著你屏住呼吸，直到做完動作中最困難的部分，稱作膠著區域（sticking region）。如果你在做蹲舉，膠著區域大概就落在由最低點起身的三分之一到三分之二的位置。因為在接近動作最高點時，膠著區域就結束了，你可以就這樣屏住呼吸，直到動作完成。

　　如果你做的是最大肌力訓練，要做 2 到 5 下，你仍舊可以屏住呼吸直到抵達動作最高點（或是直到過了膠著區域）。但每次動作一完成就必須吐氣，接著再度緊繃核心。緊繃核心可以讓你的力量提升 10%，也會產生腹內壓，進而幫助穩定脊椎。

如果你每一組訓練的反覆次數多於 10 下，那你就可以規律地呼吸，或是在動作過程中呼吸。同樣以蹲舉為例，你要在離心收縮期（又稱作下降期）吸氣，然後在向心收縮期（也就是上升期）吐氣。

膝蓋朝外

膝蓋朝外有助於避免膝外翻，也就是內側膝蓋移位。膝蓋過度往內塌，可能在跳躍著地時導致前十字韌帶撕裂或其他膝蓋傷害，或是在其他膝蓋主導的運動，例如深蹲的動作模式中導使膝蓋疼痛。（注意：相較於臀推與硬舉，這個指示更適用於深蹲，尤其蹲到最低點時。）

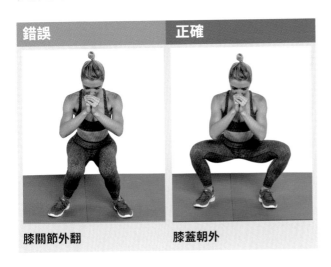

錯誤 / 正確

膝關節外翻 / 膝蓋朝外

由腳跟發力

由腳跟發力負重可以維持髖部的張力，並且幫助你保持腳部姿勢穩定。如果你腳跟離地，你會更依賴膝蓋而非髖部來進行動作。持續太久的話，後果不堪設想。

值得重複一提的是，這四項指示每一項都有些許緩衝空間。舉例來說，某些人可以（或在某些特定情況下甚至是無可避免）在硬舉時稍微圓背，或在深蹲時骨盆後傾（也就是屁股眨眼）。雖然這對多數人而言並不理想，但某些人依據他們的解剖構造、活動度、軟組織的強度及肌肉的結構，或許可以接受。只要你沒有受傷或感到疼痛，在合理範圍內稍微偏離這些指示，訓練依然可以安全又有效。

如同我在第 5 章所提及，你應該依解剖構造來決定身體的運動方式，並經由實驗尋找合適的站距、預備動作和姿勢，以建立良好的動作形式。

降低運動表現且導致傷害的錯誤

技術錯誤大多是舉得太重或太過賣力所導致。然而，這常常僅是因為人們沒有被教導該如何以最適當的方式舉重，而且也不知道正確的動作形式長什麼樣子。以下是臀肌訓練的前八大錯誤，以及幫助你避免犯這些錯誤的技巧。

腰椎過度伸展（常與骨盆過度前傾相關）

腰椎過度伸展涉及伸展髖部時脊椎過度彎曲（過度弓背），最常發生在硬舉、臀推或背伸展的動作最高點。在硬舉的動作最低點，你確實會需要將骨盆稍微前傾，所以只要情節輕微且時機恰當，腰椎過度伸展不見得都不好。無論如何，腰椎過度伸展很常見，且原因可能是：

- 沒注意到，或者單純不知道那是錯的。
- 「固著於」過度弓背的動作模式。這發生在脊椎伸展活動度良好，又遵循「挺胸」指示的人身上。隨著時間過去，這些人的身體學會了以過度弓背執行動作。
- 髖伸展的活動度不夠，不足以在深蹲、臀推或硬舉時鎖住髖關節。在這樣的情況下，你為了完成動作，會過度伸展脊椎。
- 試著透過骨盆前傾來伸長腿後肌群，以讓姿勢更有利於伸展髖關節，這可能是為了彌補臀肌的不足（但並非總是如此）。舉例來說，在深蹲時弓背、骨盆前傾會拉長腿後肌群，讓腿後肌群成為更強而有力的髖伸展肌。如果你的臀肌強壯，就不需要採取這樣的策略，除非是特意習得或是代償的動作模式。

脊椎過度伸展的錯誤

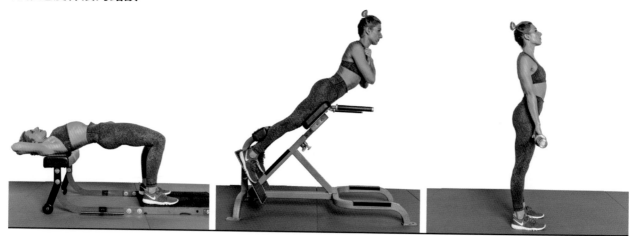

要矯正此錯誤，就得學習正確的、可接受的腰盆（下背與骨盆）髖複合體力學。你得在伸展髖關節的同時不過度伸展脊椎，而且即便重量變大或接近力竭，也必須如此。這需要大量的自我控制。髖關節鉸鏈、髖關節伸展末端、加強臀肌的動作、用較輕重量不斷練習正確的動作技巧等，是教練針對此問題最常使用的矯正技術。

膝關節外翻（內側膝蓋過度移位，常與腳踝旋前、髖內旋及髖內展，以及單側骨盆下墜有關）

膝關節外翻就是伸展髖關節時膝蓋向內塌陷。從深蹲最低點起身時最常出現這問題，但在其他雙側（雙腿）或單側（單腿）運動中也會發生。若我看到人們在臀推伸展髖關節時膝蓋稍微塌陷，我不會去糾正，因為我並不覺得這是個問題。不論如何，膝蓋外翻很常見，原因如下：

- 沒注意到，或者是單純不知道那樣是錯的。
- 臀肌及髖外旋肌群衰弱。或者，可能是因為膝蓋向內塌陷時外展肌的力臂增加，使髖部變得更有力。
- 讓股四頭肌的位置更適合施展力或力矩。
- 因為踝關節背屈的活動度差，所以腳踝旋前，以允許膝蓋有更多空間向前移動。
- 大腿外側肌肉緊繃，合併小腿、股四頭肌和腿後肌群的內側肌肉無力。
- 遺傳導致髖臼獨特的形狀與溝槽，當作用在髖部的肌肉強力收縮時，大腿被迫往內塌陷。

要矯正膝外翻，你需要學習在髖關節伸展時保持膝蓋向外張，並且鞏固這個動作模式。踝關節活動度訓練、橫狀面的髖外展運動、阻力帶繞膝的深蹲，以及重複以低重量反覆練習正確的姿勢等，都是常見的矯正方法。保持自我控制也相當重要，因為重量太大或者練到快力竭時，很容易內塌。

腰椎屈曲以及骨盆後傾（又稱屁股眨眼）

屁股眨眼這個錯誤是由於過度圓下背，這可能會導致下背輕微扭到與拉傷。這個錯誤常見於硬舉或深蹲的動作最低點。但其實在臀推或背伸展的最高點，骨盆稍微後傾是件好事，所以有能力辨別不同動作策略的適當應用很重要。屁股眨眼相當常見，原因如下：

- 沒有注意到，或者單純不知道那樣是錯的。
- 髖屈曲的活動度差，在髖關節鉸鏈及深蹲模式中各有所不同：

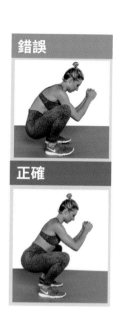

1. 在髖關節鉸鏈的動作模式，例如硬舉，緊繃的腿後肌群常常是罪魁禍首。

2. 在深蹲模式中，元凶常是髖部的骨骼結構。可以觀察舉重者深蹲到最低點，當大腿大致與地面平行、達到完全髖屈曲並持續下降時，你會發現他們的骨盆往後傾並伴隨圓下背。

- 嘗試讓動作變得更省力。當你的脊柱充分圓凸時，你的豎脊肌會關機（又稱作腰椎屈曲放鬆現象），但為了避免脊椎更進一步圓凸，你最後強迫豎脊肌拉長而非活化來穩定脊椎，以免脊柱更圓凸。

- 不夠有力，不足以完成動作。所以你把髖部翹高並且圓背，進而拉長你的腿後肌群、縮短股四頭肌，並且讓髖部更靠近槓鈴，稍微減少髖關節伸展的力矩需求，讓你得以完成動作。

- 偏長的股骨加上踝關節背屈活動度不足，會使你為了維持平衡而圓背。

- 動作超出能力範圍（在髖關節屈曲活動度不足的情況下，嘗試讓動作更省力）。

　　解決之道為伸展髖關節時不屈曲脊椎。在多數情況下，你不該蹲得這麼深，而應選擇較淺的深蹲和硬舉動作，例如平行蹲以及箱上拉。髖屈曲和踝關節背屈活動度的訓練，包括腿後肌群及小腿肌伸展、髖關節鉸鏈、豎脊肌肌力訓練、臀肌活化運動，並以較輕的重量反覆練習正確的動作模式，將有助於避免與矯正這種錯誤。

由蹠骨球（前腳掌）發力

　　這個錯誤常見於蹲舉和臀推。你會看到舉重者在單腿臀推時墊起腳尖，或者在深蹲到底時重心往前移。基本上，透過蹠骨球而非腳跟發力，會使動作更偏向股四頭肌主導，並且縮減臀肌的徵召。這個錯誤可能導因於：

- 沒注意到，或者單純不知道那樣是錯的。

- 股四頭肌比髖部強壯。

- 踝關節背屈活動度不足。

　　解決的方法是正確的腳部姿勢，每做一下都想著「由腳跟發力」。你也可以利用加強臀肌肌力及踝關節背屈活動度的練習（詳見第 420

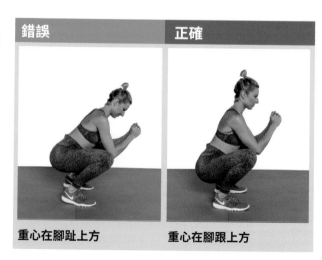

重心在腳趾上方　　　　重心在腳跟上方

頁）來改進姿勢。以三角斜板、輔助磚或是槓片把腳跟墊高可大幅改善這種錯誤。但如果是尚未透過伸展與練習技巧改善踝關節活動度的人，不該依賴這種方式。

髖部猛抬

這種錯誤常發生在垂直的髖伸展運動，包括深蹲、硬舉、跨步蹲、保加利亞分腿蹲以及登階。重訓者的軀幹以特定的角度下降，在開始動作的向心（升起）階段時，髖部向上猛抬，使軀幹角度更趨向水平。這項錯誤可能導因於：

● 沒注意到，或者單純不知道那樣是錯的。
● 髖部比股四頭肌強壯。

修正這個問題的方法，是以輕重量反覆練習正確的動作，並且逐漸加強股四頭肌的肌力，以減少髖部與股四頭肌肌力的差距。

髖部過早驅動的錯誤

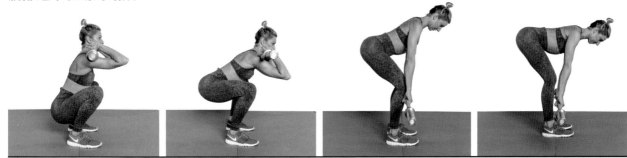

髖部與膝蓋同時伸展

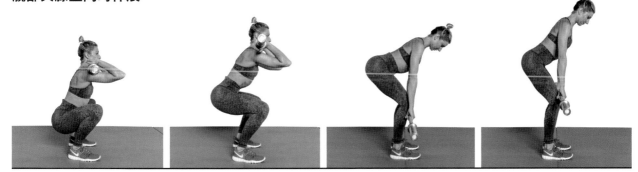

每一次反覆動作的動作範圍和動作形式不一致

觀察進階的舉重者，你會發現他們每一下都做得極度相似。更常見的是，他們在重訓前常有一套儀式，以自己獨特的方式展開動作，看來冷靜又有自信。相反的，初學者常會猶疑不定，每一次的預備都不一樣，每一下的動作形式和深度看起來都

些許不同，而且呼吸紊亂。這大多是因為經驗不足，但也涉及動感知覺與學習欲。

解決的方法是正確的預備，並密切關注每一次反覆動作的動作形式。不要僅是完成動作，要認真看待舉重，就如同運動員認真看待體育競賽。

不對稱的預備

你可能會以為就算是初學者，預備動作也理所當然會很對稱，但這正是我在健身房裡最常見的錯誤。非常多重訓者都沒有站在槓鈴正中央，或是其中一腳比另一腳更朝外，這總令我驚奇。

一些進階的舉重者確實會刻意這麼做，因為他們知道足部位置些微的偏移有助於增進特定運動（例如蹲舉或硬舉）的表現，也更為舒適。但刻意的不對稱與因為輕忽而不對稱有天壤之別。如果在一開始就偏離，那麼你的動作形式就永遠都不會正確。

不對稱是由於粗心與無知。解決之道為：

- 蹲舉時，利用槓鈴上的記號，握在對稱的位置，並確保兩腳腳掌在同一直線上，向外的角度也相同。
- 臀推時，確認槓鈴上的護墊位置是對稱的，且槓鈴有對齊你的髖部中心。
- 硬舉時，確認你的握距對稱，且雙腳對齊。

此外，在訓練臀肌時不要看旁邊。雖然照鏡子很誘人，但是把脖子轉向側邊會使你的身體稍微扭曲，這並不理想。你可以錄下自己舉重的過程，完成每一組訓練後再觀看。

呼吸不盡理想

當你以極高的反覆次數訓練時，例如作蛙式泵浦，可以隨心所欲的呼吸。當你以中度反覆次數訓練時，應該在離心（下降）期吸氣，在向心（抬升）期吐氣，形成規律。當你以低反覆次數舉大重量時，你必須學會穩定脊椎。方法是深吸氣至胸腔與腹部，吸到大約70%的肺活量，接著鎖住核心肌群。此動作主要是橫膈膜向下推，但你也會同時收縮骨盆底肌群、腹斜肌、腹肌、豎脊肌等等。你應該要屏住氣，直到完成動作的向心部分，然後在動作最高點鎖住髖關節後吐氣。每次訓練都重複這個程序。研究顯示在重訓時妥善使用腹部與核心肌群，髖伸展肌會變得更有力，臀肌的活化程度也比較高。

如果動作對你來說很棘手，就投注更多心力在動作形式上

有些人每次訓練時都需要有人提醒他們如何正確舉重，而有些人似乎很快就學會完美的動作。要記住，健身運動等於動作，而動作等於技巧。有些人很幸運，很快就學好了，但有些人則需要很努力才有辦法掌握動作。

動作學習（掌握一項動作的技巧或是發展協調性）需要大量反覆練習。所以若你第一次甚至是第二十次訓練時還無法掌握，也不要沮喪。即便我已經重訓了28年，我仍需努力維持形式。只要我仍在訓練，我就會一直努力維持良好的動作形式。

任何不良的動作形式都會妨害你進步，且開啟受傷的大門

除了練習時保持警覺，你也應該和教練一起訓練並且錄下動作，這很重要。我會定期拍攝我的運動員，以便他們準確看到自己是做對還是做錯。我認為錄影是用來預防、凸顯以及糾正錯誤動作最好的方式之一。但是我也不希望你過度執著在動作形式上而阻撓了進步。起先，你有很大的緩衝空間，因為你正在學習新動作，並且使用較輕的重量，這對你的關節不會造成大量壓力。但隨著時間過去，你會變得更強壯，此時動作形式不良就會變得危險。

在動作形式與技巧間尋找甜蜜點

如果你執著於完美的技巧，那你很可能永遠無法舉更重，肌力也不會變強。寬鬆一點可能對你有益。但有些人毫不關注動作形式，技巧也馬馬虎虎，他們會越來越強壯，但終究會出事、受傷。因此，較為嚴格的要求動作技巧對他們是有益的。

所謂甜蜜點，是關注動作形式，以確保安全並且持續進步，但也不要嚴格到為了讓動作看起來毫無瑕疵，而無法舉更大的重量。如果你想要等到一切都完美無瑕，將會停滯不前。要記住，你有一些緩衝空間：你得學習哪些是你可以、哪些是你無法掌握的，學習哪些可以接受、而哪些有危險。這會需要經驗累積、練習、指導及聰明的健身運動選擇與課表設計。

不必等到你練出完美的動作形式，因為這不可能，只要練到夠熟練就好。熟練，表示你移動時可以保持脊椎中立（背部打直），並且在整個動作範圍內保持良好的動作形式。同樣重要的是，你應該要感覺動作做對了，且不會造成任何不適。

一開始先練好基本變化式，接著漸進式增加負重、訓練量及動作範圍

如果你想要從 A 到 Z，必須先從 A 到 B，接著再從 B 到 C。很多時候，重訓者和運動員想要直接從 A 跳到 M，接著再從 M 跳到 Z。事實上，你必須逐漸增加你舉

的重量（負重）、運動的組數（訓練量），或是動作範圍。依照自己的步調來。相信我，在過程中你將會看到許多體態與肌力的改變。

如果你在執行特定的運動時覺得有問題，或經常受傷甚至覺得疼痛，你應該降低負重、減少動作範圍，或者改做其他變化式。舉例來說，如果你覺得臀推很難，可以嘗試腳部墊高的臀橋。如果背蹲舉總是做不好，就別蹲那麼低，或改練高位箱蹲舉，或是登階。如果你覺得硬舉很棘手，改練箱上硬舉以減少動作範圍，或是做羅馬尼亞硬舉，從動作最高點展開動作，又或者以單腿羅馬尼亞硬舉替代。簡而言之，你永遠有替代動作可以選擇。

如果你的動作範圍受限，提升活動度或許能改善動作形式

有兩種活動度的限制可能會影響動作形式。第一種與軟組織相關，是指僵緊的肌肉讓你無法達成身體有能力做到的正常動作範圍。此種限制可以藉由伸展及反覆訓練改善。

活動度的第二種限制是來自骨骼或解剖構造，意思是你的骨骼及解剖構造使你無法達成特定的動作範圍。舉個例子，如果你每次深蹲時髖部前側都有擠壓感，可能是因為你的股骨撞到髖臼的嵴（骨盆前緣）。在這種情況下，你就要調整動作及站位來配合你獨特的解剖構造。

嘗試不同的站姿與預備動作，直到你找到感覺最對的姿勢，且無需過度執著於動作範圍

如果骨骼和肌肉構造使你無法深蹲到底，或無法完成完整的動作範圍，也沒關係。你仍舊可以做這項動作，只是需要將動作限制在你可以維持良好動作形式的範圍內。我有客戶無法平行蹲，仍有相當棒的臀部。

如果你的肌肉十分僵緊，你可能需要花一些時間伸展以增加動作範圍。假設僵緊的髖屈肌使你無法完整地伸展髖關節，就花些時間伸展髖屈肌，包括腰肌和股直肌（見第 156 頁）。如果你無法練就良好的深蹲動作形式，請使用第 420 頁的技巧來改善。

每個反覆動作都維持良好控制

事實上，當你賣力訓練、快要力竭以及舉大重量時，動作形式就很容易垮掉。你必須保持控制。或許需要減少反覆次數或降低重量。你必須每一天、每一次訓練都仔細留意身體的反饋。如果某一天你感到不對勁，就做必要的調整來適應。

要記住，當你再也無法以良好的動作形式來完成動作時，就該停止這一組訓練。

或許你可以容許自己有些緩衝，但必須保持控制，且當動作形式變形到某種程度時就停下來。

換句話說，每一個反覆動作，無論負重是大是小、反覆次數是多是寡，看起來都應該相差不遠。無論你是舉 60 公斤 20 下，或者是 100 公斤 12 下，每一下看起來應該都要一樣。如果你開始弓背或無法完全伸展髖關節，請停止訓練。如果你以糟糕的動作形式持續訓練，不僅會養成不良的動作模式，還有受傷的風險。

如果你一直以良好的動作形式來訓練，它最終會內化成為你的動作模式。糟糕的運動技巧也是如此：如果你的動作總是很草率，很快的你將會一直做出拙劣的動作形式。保持紀律，並且專注在你的技巧，這樣當動作形式開始垮掉時你就會立刻察覺。一旦你無法舉得和以往一樣高或蹲得和以往一樣低、膝蓋往內塌陷、圓上背，或者下背過度伸展時，請停止訓練。

一個動作只要不損害你的關節，讓你的肌肉獲得最大的活性，而且你感覺做對了──意思是你運用了大腦肌肉連結，而且啟動了正確肌肉，那麼，就做吧

切記，我提供的技巧指引就僅僅只是指引。它們是一般通則，目的是做好預備動作，並以正確的姿勢來訓練。

有些和我一起訓練的人可以完美切合標準模式，不需要任何調整，而有些人則可能偏離常態。舉例來說，我大部分的客戶在練臀推時，雙腳會朝外，採取稍微寬一點的站距。但我最近指導的一名客戶反倒偏好雙腳朝內的窄站距。我從未見過這樣的動作形式，也沒想過要這樣調整。事實上，我做過研究檢視不同站距下臀肌的活化程度，發現窄站距時臀肌最不活化。但這名客戶卻不是如此！她使用窄站距時臀肌活化的程度突破天際，且她的臀肌發展是我見過數一數二的好。所以難道我該告訴改她用別的方式嗎？

疼痛、受傷與復原

任何會影響脊椎或下半身的傷害，都會使臀肌受到某種程度的抑制（降低活化與收縮程度），甚至踢到腳趾、腳踝扭傷都會抑制臀肌。雖然這是理所當然，但是我還是要講，如果你想要最大化臀肌訓練的效益，運動時最好避免疼痛與傷害。

一般而言，要避免疼痛與傷害，就要使用良好的訓練技巧、遵循思慮周全且量身打造的課表、控管飲食和生活習慣──也就是遵循本章提供的指引。但是疼痛是一個複雜的主題，且我們尚未完全了解。就如同健身界中的一切，有許多變項會導致疼痛與傷害：解剖構造、肌肉結構、軟組織的基因、課表設計（以及所有影響課表設計的變項）、訓練經驗、肌力、活動度、動作形式、年齡、生活習慣、飲食、

水分攝取、藥物使用、舊傷、疲勞、發炎、壓力、憂鬱、焦慮、恐懼、對於動作的信仰、疼痛以及身體——清單可以一直列下去。

對於疼痛，最常見的反應是：「我傷到了組織，現在正在痛。」但是你可以有顯著的損傷卻絲毫不痛，或是沒有傷害卻有明顯疼痛。你也可能有轉移痛——意思是疼痛的部位不是實際受傷的部位。換句話說，你以為的疼痛根源，其實常常不是那麼一回事。舉個例子，我的兄弟受下背痛所苦，他以為是舉重所致，但原因其實是胃食道逆流。他嚼食煙草多年，之後改嚼尼古丁錠，造成一些胃食道逆流的症狀。當胃食道逆流緩解之後，他的背痛便不藥而癒。也有因實際受傷引發的疼痛，例如從腳踏車上摔下，以及不正確的舉重姿勢導致的疼痛，像是硬舉大重量時圓背。

除此之外，每個人對於疼痛都有不同的詮釋與感受。所以我不可能提供確切的運動處方，或是繞開疼痛與傷害設計訓練組合。我頂多只能提供大多數人普遍都能承受的指引，以及加速復原的藍圖。

事情很簡單：如果你的疼痛不會抑制臀肌啟動，而且你選的動作不會使疼痛加劇，那你大可維持訓練。但反過來，若你做的事使疼痛惡化，則你需要好好休息直到疼痛緩解。

請留意，本節著重受傷時的訓練，以及避免傷害的最佳方法。你將在第 14 章學到傷後復原的最佳方式。

訓練時繞開痠痛，而非硬撐

有足夠的紀律以自我管理或快速調整，是長期訓練的重要條件。

每個星期你可能都會有點稍微扭到或肌肉痠痛，訓練時必須繞開。因此，你不能總是遵循預定的訓練計畫，而必須依據生理回饋——也就是你的感受，作出調整。

假設你在訓練時傷到膝蓋，就需要調整課表，並選擇不會使問題惡化的運動。我知道這是常識，但人們常犯的一大錯誤就是忍著痛硬撐，而沒有做出必要的調整。

我花了 20 年時間才慢慢落實這件事。身為十分投入的重訓者，我的身體總是有一些狀況需要處理。這不過是舉重、刻苦訓練及老化的自然結果。但我學會了依據當天的狀況來修改我的課表，依循這個原則，我的身體在各個方面都變得越來越好。

如果你覺得不對勁，別誤以為自己失能了，或有肌肉啟動不當。通常你只是需要休息、調整動作形式，或修正你的運動選擇及課表設計。

如果我能讓你牢牢記住這件事，你也不像我那樣花 20 年才學會，那麼，我的苦心就沒有白費了。

永遠都要把舊傷列入考量

每當我開始指導客戶，無論是線上還是實體課程，我一定會問他們先前是否受過任何傷。這項資訊相當重要，原因有二：

首先，我就能知道那些舊傷的性質。無論是遺傳疾病、意外事件例如車禍，或是我們有能力控制的因素，例如以正確的動作形式訓練，我都可以據以制定訓練計畫。其次，且更重要的是，我就能知道要選擇哪些健身運動。舉例來說，若我的客戶先前膝蓋受傷，我會問哪些動作會讓他們疼痛。如果他們每次蹲很深時膝蓋都會痛，我就會擬定訓練計畫避開這個問題。依據受傷情況，可能必須避免某些形式的深蹲（像是分腿蹲或是槍式深蹲）、縮減動作範圍，或是調整負重（重量）以及訓練量（反覆次數）。隨著時間過去，我通常可以讓他們在做大多數運動時不疼痛，但我必須讓他們放鬆，逐漸進步，並慢慢增加難度。

要在受傷的情況下訓練，你必須找出哪些可以做，哪些不行。在第14章我將針對不同症狀提供訓練範例，例如下背痛和膝蓋痛。

不要痠痛（另一種形式的疼痛）到無法夠常或夠努力地訓練臀肌

你可能會很驚訝，但我許多成效不錯的客戶鮮少感到屁股痠痛。大家都喜歡在訓練隔天以些許痠痛提醒自己有多努力訓練，但過度痠痛對臀肌的生長有反效果。

導致痠痛的因素有：
* 生疏（練新動作或很久沒練的動作）
* 選擇將肌肉伸展到很長的運動（例如跨步蹲）
* 刻意強調動作的下降期
* 鮮少訓練臀肌

降低痠痛的因素包括：
* 持續訓練（每週執行類似的動作模式）
* 選擇會大量縮短肌肉的運動（例如臀推）
* 練本質上有更多向心運動的訓練（例如推雪橇）
* 經常訓練臀肌

研究顯示，遺傳對肌肉損傷的影響很大。同樣的訓練，某些人的肌肉痠痛可能會遠大於其他人。如果你的肌力成長、訓練有成，臀肌卻鮮少感到痠痛，你應該開心，因為臀肌痠痛是一大不便！當你想要站起來或走路時卻痛到縮起來，一點也不有趣。所以請考量以上因素，盡可能不要讓肌肉太過痠痛。

為了縮短訓練之間的復原期，給自己足夠的時間休息與恢復

　　你也可以使用滾筒或按摩，但不要過度期待與仰賴這類方法。換句話說，這些方法應該作為輔助，而非拿來取代聰明的訓練與生活方式。

　　研究清楚顯示滾筒按摩是有益的，但原理可能非如同你所想。肌力訓練教練常說滾筒按摩可以藉由調整筋膜、剝開疤痕組織與沾黏、緩解激痛點來改善組織，但事實上，那很有可能是通過減緩疼痛、刺激肌肉與筋膜內的機械性受器，來傳遞訊號至大腦，緩解特定的拮抗（反向的）運動單位，以「鬆開制動器」，並刺激協同的運動單位以增進表現。

　　我認為，如果人們確實了解原理，當他們出門忘記帶滾筒時就不會如此焦慮了。這代表滾筒一點用處都沒有嗎？倒也不是。如果滾筒讓你更舒服，就請你繼續使用，尤其是在健身前後，或者是身體感到特別緊繃之際。但請明白，滾筒可能無法完成許多物理治療師宣稱的事情。（了解更多自我筋膜放鬆與滾筒按摩背後的科學原理，請參閱本書後面的參考資料。）

　　雖然你可能無需了解所有機制，就能獲得滾筒按摩的好處，但你不也用認為每天都必須用滾筒放鬆，也絕不應該以這為藉口拒絕運動。

　　按摩也是如此。我曾經看過保加利亞舉重隊訓練的行程表，每一天都訓練數次，且每次訓練後都會按摩。我心想，「天啊，如果我每天都按摩好多次，也可以恢復得很迅速。」但事實並非如此。儘管按摩很棒，但就如同滾筒一樣，並不會明顯加速肌肉組織修復。

　　這樣想好了。當你舉重時，你就是在破壞肌肉：你的肌小節破裂，Z 線磨損，T 小管和肌漿膜內產生微小創傷、撕裂傷，以及壞死，這些都需要修復。事實上，創傷後需要進行組織修復，是高強度間歇訓練與重訓之後新陳代謝提高的主要原因之一。所以，你會有一段無法避免的修復時間。就跟我一樣，人們誤以為只要按摩或使用滾筒就不會痠痛，但實際上你只需要休息，讓組織修復。當然，如果你做些動態復原的活動，像是走路、動一動，或許加上滾筒按摩，可能在之後的一兩個小時會比較舒服一點，只是這種感覺一旦消逝，你會發現痠痛又回來了。這些復原活動儘管有一點幫助，但無法完全消除痠痛，尤其是延遲性痠痛很嚴重時。

　　別誤會我的意思，按摩與滾筒絕對有作用，尤其是你很享受而且確實感覺比較舒服時，更是如此。然而，它們並不會大幅加速復原。有時候你只需要停止訓練、休息並且放鬆，就可以好好復原並且重新締造個人紀錄。

使用啟動訓練，為劇烈運動暖身

　　臀橋及四足跪姿髖伸這類臀肌運動可以在訓練一開始先做，為後續更劇烈的運動暖身。這些運動稱為啟動訓練。肌力教練常將臀肌的啟動訓練稱為「低負重的臀

肌啟動」，因為動作目標是刺激而非擊垮肌肉。更具體而言，你的用意是喚醒肌肉，而非使肌肉疲乏。舉例來說，在啟動訓練時，你可能會在暖身時做 3 組 10 下的臀橋及左右腿的四足跪姿髖伸。雖然你有辦法做 100 下臀橋，但你只做 10 下，且每一下都在動作最高點盡可能收縮臀肌。當你繼續進行肌力訓練時，將會在更複雜的複合運動中大量使用臀肌，而先做啟動訓練有助於在此時做出更好的動作形式，防止動作變形。但要注意，不能讓臀肌過度疲勞，否則在接下來的動作你只會更少而非更多用到臀肌。

以下是啟動臀肌的示範，你可以用來為下肢訓練暖身，或在任何想要「喚醒」肌肉的時候做，例如在長時間不活動後。

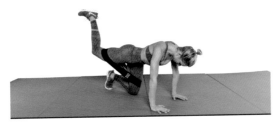

高抬腿行走：共 20 步

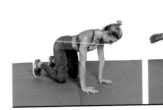

深蹲站：10 下

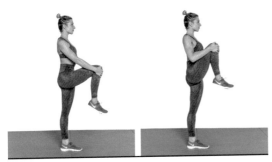

鳥狗式：每側 10 下

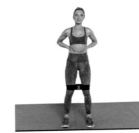

彈力帶側走：每側 10 下

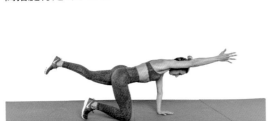

彈力帶繞膝四足跪姿髖伸：每側 10 下

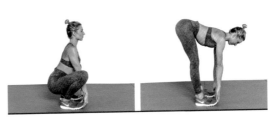

消防栓式：每側 10 下

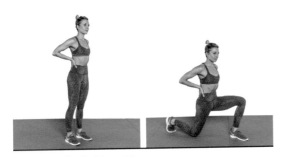

反向跨步蹲：每側 10 下

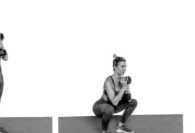

輕重量高腳杯深蹲：10 下

動作範圍與活動度

證據顯示，要使肌肥大最大化，必須以大的動作範圍製造張力。但這不表示較小動作範圍的訓練就沒有存在的價值。相較於深蹲和跨步蹲，臀橋的動作範圍通常較小，臀推也是，但差別不那麼顯著，可是臀橋與臀推卻更適合發展臀肌。所以這個規則並不完全適用於臀肌生長。

另外值得一提的是，探討動作範圍和肌肉生長的研究通常檢測的是臀肌以外的肌群。截至目前為止，僅有一篇研究討論到動作範圍與臀肌生長的關聯。該研究表示，相較於淺蹲，蹲較低的深蹲有更好的肌肥大成果。但事實上，臀大肌本身有獨特的肌電圖—角度曲線（EMG-angle curve），肌肉縮到最短時活性最高（而大多數肌肉是在伸展到較長或中等長度時達到最高活性），因此，涵蓋其他肌肉的研究是否適用於臀肌，我們並不確定。

進行全動作範圍及短動作範圍的訓練

單一健身運動不是全部。在你的肌力、協調性、活動度練到足以適當執行動作前，有時候你需要先縮減動作範圍。別因為你無法做出本書中所有的動作，就認為自己有什麼問題。如果你的目標是讓臀肌生長最大化，全動作範圍和短動作範圍的動作都要練。這意味著你應該要練臀推、臀橋、背伸展、分腿蹲、蹲舉、硬舉、彈力帶側走等等。

藉由阻力訓練和伸展運動，改善你的動作範圍

雖然伸展運動有助於改善關節的動作範圍，我也在此提供了一些基本的伸展動作，但仍有必要了解肌力訓練也可以改善活動度。蹲舉、硬舉、分腿蹲、臀推、背伸展以及彈力帶側走都可以改善下肢的活動度。許多研究比較了肌力訓練和伸展運動對於改善關節動作範圍的成效，而兩者結果相似。事實上，肌力訓練可以說更有效益，因為除了改善活動度，也能在全活度範圍發展肌力。

這並不是說伸展沒有用，伸展確實有用，但不會像肌力訓練一樣改變肌肉的力學性質。你無法將肌肉拉長，或讓肌肉變得更有彈性，而是因為你的大腦認定這個動作形式不會傷害你的身體，所以神經系統會減緩張力，以讓你進一步伸展身體。

許多伸展有助於改善髖部與腿的柔軟度。我提供了幾項針對臀肌及兩項針對髖屈肌的伸展動作。請將這裡所提供的伸展當作出發點，還有很多絕佳的伸展動作或許更符合你的需求。

我也想要指出，伸展方式有很多種。舉例來說，你可以在動態下伸展（稱作動態伸展），也可以在靜態下伸展（稱作靜態伸展）。

動態伸展：這種形式的伸展是透過動作來完成。你並非維持固定的伸展姿勢，而是規律地動，或是一來一回重覆。概念是將身體的特定部位推到動作範圍的極限（稱作末端），接著收回，過程通常重複 3 到 10 次。想獲得最佳效果，可以在訓練前用動態伸展來暖身，或是在動作的組間進行。

動態低姿跨步蹲伸展

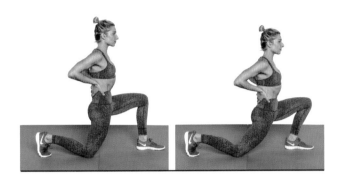

假設你在為蹲舉暖身。在這個情況下，你可以做動態低姿跨步蹲伸展——蹲到很低，軀幹及臀部向下壓，膝蓋往前推，做 3 到 6 次。

靜態伸展：這種形式的伸展不需要透過動作來完成，意思是伸展到動作範圍的極限後維持一段時間。不同於訓練前的動態伸展，靜態伸展應該在訓練結束後用來舒緩，或是在夜間用來放鬆，促進睡眠。另外，伸展的肌肉會因靜態伸展而暫時變弱，所以不要在大重量訓練（蹲舉、硬舉或臀推等）之前做。舉個例子，如果你伸展了腿後肌群，接著立刻嘗試硬舉，你會發現不像以往那麼有力。如果你在運動前非得伸展不可，可以做動態伸展，或是伸展拮抗肌。舉例來說，如果要練臀推，可以伸展髖屈肌，而非臀肌。

要改善活動度並得到靜態伸展的最佳成果，記住以下原則：

- 維持伸展姿勢 30-60 秒，並且重複 2 到 3 次。
- 呼吸有規律（不要憋氣）。
- 在伸展前暖身。
- 最重要的是，伸展至能感受到肌肉張力即可，不要伸展過頭以至感到不適甚至疼痛。

靜態跨步蹲伸展

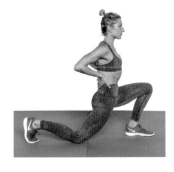

要做靜態跨步蹲伸展，僅需要在跨步蹲時蹲低，感受到肌肉的張力，確保沒有越過疼痛閾值，接著維持該姿勢 30-60 秒。

無論你是想要改善動作範圍、獲得更好的姿勢，或者你就是喜歡做伸展來復原的感覺，以下都是很好的選擇：

低姿跨步蹲伸展

有助於：
- 伸展腰肌和髖部肌肉
- 改善髖伸展、深蹲和分腿蹲的動作範圍

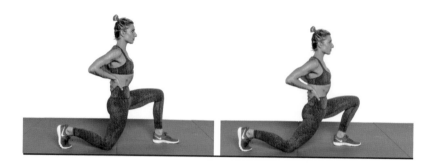

就跨步蹲姿勢，蹲到底，雙手置於髖部或膝蓋前方的地板以維持平衡與穩定，接著伸展後腿，股四頭肌往地板壓。後腳部分，你可以讓腳背貼地，或者只用蹠骨球著地。若要蹲的更深一些，降低你的髖部，並把重心前移。你也可以將前腿的膝蓋往前／往側邊推。

股直肌伸展

有助於：
- 伸展股直肌和腰肌
- 改善髖伸展和臀推的動作範圍

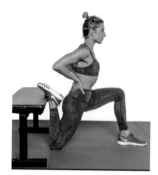
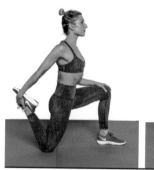
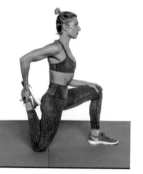
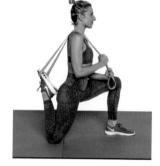

選項 1　　　　選項 2　　　　　　　選項 3

有許多方法可以伸展股直肌。你可以把小腿靠在牆壁或者是椅凳上（選項 1），接著挺直軀幹。你可以就跨步蹲的姿勢抓起你的腳，並把小腿拉往臀部（選項 2）。或者你可以把彈力帶繞在腳上，拉過肩膀，接著利用彈力帶讓跪地的膝蓋更為屈曲（選項 3）。

髖外旋伸展

有助於：
- 伸展臀肌和髖外旋肌
- 改善髖外旋的動作範圍

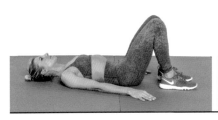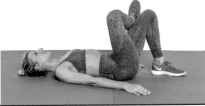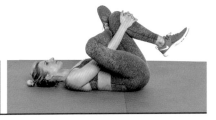

選項 1

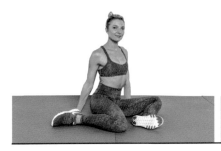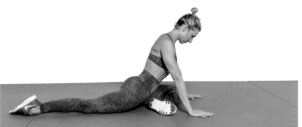

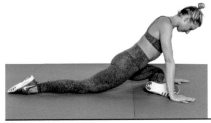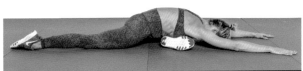

選項 2

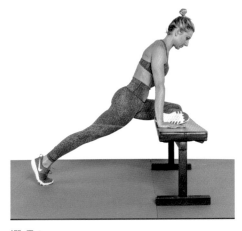

選項 3

髖外旋伸展的變化式中，最簡單的就是仰臥，膝蓋彎起且雙腳平貼地板，就像練臀橋那樣。一腿跨過另一腿的膝蓋，接著雙手將膝蓋往胸口拉（選項 1）。你也可以用鴿式來伸展。首先坐在地板上，一腿在你面前蜷曲，大腿外側和小腿貼地，另一條腿往後伸展，肌四頭肌貼近地面。如果你的柔軟度不夠或是太緊繃，就讓前腳靠近髖部，軀幹挺直或稍微傾斜（選項 2，上）。若想要伸展得更多，就讓前腿脛骨垂直於身體，軀幹前傾（選項 2，下）。假若這些變化式都太劇烈了，試著將前腿靠在椅凳上，用後腿支持體重（選項 3）。

臀部扭轉伸展

有助於：
- 伸展臀大肌
- 改善髖外旋和髖屈曲的動作範圍

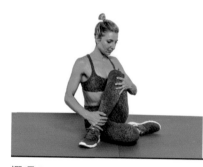
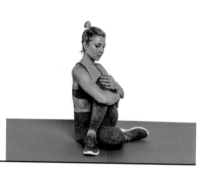
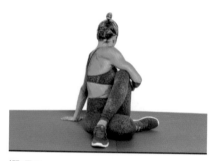

選項 1　　　　　　　　　　　　　　　　　　　　　　　　　選項 2

坐在地板上，雙腿在面前伸直。其中一腿跨過另一腿，腳掌盡可能靠近大腿根部。放在地板上的那條腿可以伸直，或者如圖片中彎曲。手臂環抱上方的膝蓋，接著拉向胸口（選項 1）。想增加伸展度，你可以稍微把身體轉往抬起的大腿那側，手臂放在大腿前方，向後看（選項 2）。

若你的身體出了一點狀況，或有人指出你的弱點，要記住，你很正常

　　僅僅因為你的身體出了一點狀況，無論是肌肉失衡、輕微的受傷，或者是活動度受限，並不表示你有什麼問題。失衡是正常的，偶爾疼痛也是正常的，且大多數人身體某個部位的活動度都會受限。

　　在運動醫師、物理治療師、整脊師、徒手治療師、運動傷害防護員、私人教練以及肌力訓練教練之間，有越來越多人傾向將輕微的問題認定為功能障礙。這個標籤影響深遠且廣泛。言語的影響力不容小覷。如果你尋求某人協助，而他們告訴你，你有功能障礙，你很有可能會就字面意義理解為自己什麼事都做不了。

　　想想看：功能障礙指的是你的身體無法正確運作。好吧，但我們無法永遠處在100% 的狀態，尤其正卯起來訓練的時候。「功能障礙」這個字眼是一種恐懼行銷，也就是使用各種標籤讓客戶不斷回鍋。如果你只有一把錘子，一切看起來都會像釘子。如果你刻意想找身體的「症狀」，你絕對會找到。有些業者利用客戶的無知來牟利。這種作法的用意是使人們變得依賴又優柔寡斷，好讓所謂的專業人士賺進大把鈔票。所幸在我所屬的業界，當客戶變得更強壯時，我們才會賺進更多錢。

　　我是肌力訓練教練，不該為客戶貼標籤。我的工作是強化人的身體、思想與精神，灌輸他們信心並提高自尊心。我從不跟任何客戶說他們的臀肌有功能障礙，或發力不理想。我不希望他們恐懼，並因恐懼而投入訓練。反之，我先透過一些基本的健身運動建立客戶的信心，接著才進入更進階的練習，並在過程中不停稱讚他們。我會向他們保證人體相當強大、功能多樣且極具韌性。這樣做，可以讓客戶覺得自己很有能力，並以此為基礎（而非恐懼或是懷疑）建立起和肌力訓練的健康關係。

若有什麼讓你感到疼痛，通常並不表示你有功能障礙或需要做矯正運動，而只是需要休息一段時間，並避開可能造成傷害的運動。接著你需要練習更好的動作形式，傾聽自己的身體，並留意課表的設計（確保訓練量與頻率都最適合你的身體）。

重量訓練有其風險，且在訓練時挑戰極限是再自然不過的事。你想要變得更強壯、肌肉更大、身材更精實，所以努力訓練。有時你過度努力而受了傷。輕微的拉傷、痠痛與疼痛是舉重過程的一部分。你當然應該努力避免受傷，而我已經提供許多指引幫助你預防受傷與疼痛。但是勤奮訓練與避免疼痛之間的平衡是相當微妙的。傾聽你的身體，知道何時該鞭策自己、何時該放鬆，這本身就是門藝術。

舉例來說，有些人特定部分的軟組織天生就很脆弱，容易受傷。如果你持續和下背痛搏鬥，或許你該試試調整動作範圍，或是選擇不會帶給背部太大壓力的動作，像是跨步蹲及彈力帶側走。換句話說，你的下背之所以會痛，並非你有功能障礙，而是因為你做了不適合自己身體的事。

最重要的是，健身界的專業人士必須停止告訴人們他們有功能障礙。除了散播恐懼外，這也會造成「反安慰劑效應」。反安慰劑與安慰劑效應相反。安慰劑效應指的是雖然某物沒有療效卻解決了問題，例如我給你一顆糖衣藥丸，告訴你這可以治療你的頭痛，結果真的有效。反安慰劑也有相同作用，但方式恰好相反。想像我說：「喔我的天！看看你的屁股！一點肌肉都沒有。你的背會痛嗎？不痛？這太令我震驚了，因為我想臀肌那麼弱，你應該會背痛。哇！你真是太幸運了。」

於是你滿腦子想著：我屁股沒肉，我的背應該要痛才對。每次舉重的時候你都會想著：我會不會背痛？然後突然間，你的背就痛了，因為人家都說你應該有背痛。接著你開始尋找解決之道。

世上有糟糕的私人教練和肌力訓練教練，同樣也有糟糕的復健師。他們之中只有少數人會看你重訓的錄影以了解你的姿勢，或是查看你正在執行的訓練計畫。簡單來說，他們之中許多人欠缺了解肌力訓練所需的知識與經驗。整脊師會說你需要調整，然後把你的骨骼弄得喀喀響。針灸師會想要給你幾針，讓你好受些。按摩師會說你有多緊繃，並按摩你僵硬的肌肉。物理治療師會說你有功能障礙，並要求你做矯正訓練。

誠然，整脊師、針灸師、物理治療師和按摩師都有各自的專長。立意良善的療法確實幫助了許多人。此外，許多從業者也正在學習肌力訓練和疼痛科學，並更清楚語言與貼標籤的威力，也更能幫助他人。其實你得運用常識，了解自己不太可能感到一切很完美，且明白你比自己想像的還要強壯。關於疼痛（肌肉痠痛）或傷害的復原，時間是最重要的變項，整脊療程和按摩固然很棒，矯正訓練也可能會有幫助，但許多人沒有意識到自己接受治療的同時，也避開了起初造成問題的東西。換句話說，時間可以治療一切。如同著名的法國哲學家伏爾泰多年前所說：「醫學的藝術在於讓疾病自然痊癒，並同時逗病人開心。」

我對此深有同感，因為我就曾被說有功能障礙（可能你也有）。我15歲時經歷

了一場嚴重車禍，當時醫生評估我的脊椎年齡為 90 歲。他說他見過的病例中沒人在我這個年紀椎間盤退化這麼嚴重，還告誡我千萬不要舉重，否則我的脊椎會斷裂。然而我現在照樣硬舉 280 公斤、臀推 370 公斤，而我的脊椎還是好好的。

我不是說你應該欺騙自己，假裝沒有問題。假如你有脊椎側彎，我不會試圖讓你以為你沒有。但我會讓你看看關於拉瑪爾‧甘特（Lamar Gant）的報導，他是史上數一數二強壯的硬舉選手，且有嚴重的脊椎側彎。脊椎側彎其實還成為他舉重的優勢，他也指出他能保持健康，要歸功於舉重與伸展。

我的重點在於：遵循本章的指引及下一章課表設計的變項，不僅是辛勤訓練時避免疼痛與傷害的最佳方式，同時也是復原的最好方法。除非你從來不在訓練中逼迫自己，不然疼痛與不適是無法避免的。所以別再想著「喔不！我沒救了」。

每個人生來都有優缺點。你會擅長十項健身運動，然後在另外五項表現平庸甚至是差勁。依據個人解剖構造，總有些健身運動會令我們覺得棘手，有些則是得心應手。與其自認有功能障礙，不如記住疼痛只是刻苦訓練和老化的一部分，請運用邏輯與經驗來解決問題，無需擔憂或是畏懼。

飲食與生活作息

你吃下什麼、吃了多少，都會強烈影響臀部和全身的外觀，這不足為奇。就如同課表設計沒有一體適用的方法，你該吃什麼、吃多少，都應該取決於你的目標與個人需求。有些人需要吃多一點，而有些人需要吃少一點。有些人需要避開特定食物，而有些人則不需要。因此，在此我無意提供具體的建議。光是概述飲食與身體組成，就可以寫成一本書了。

我不會在本節鑽研飲食的細節，而是總結營養與臀肌外形的通則。想要透過飲食減重，你必須記住四件事。

所有減重飲食法的原理都是創造熱量赤字

首先我要說的是，如果你的目標是減重，你真正該減去的是脂肪。你要做的是維持肌肉線條，並以燃燒脂肪來獲取能量。為此，你必須有耐心，攝取充分蛋白質，並做重訓。但我扯遠了。

一般認為，一個人一天需要減少攝取 500 到 1,000 大卡，一週才能減重 0.45-0.9 公斤（因為 3,500 大卡的熱量相當於 0.45 公斤的脂肪）。如果身體代謝活躍的組織沒有減少，或你不會昏昏沉沉，就沒問題，但事實是這些都會發生。因此，你必須不停調整熱量以及巨量營養素（蛋白質、碳水化合物及脂肪）的攝取，以確保一切順利，並持續以適當的速度減重。減重的速率人人不同，體型比較大的人一開始會需要更積極地減脂。

　　舉個例子來說，如果你的體脂率為 40%，你需要極大的熱量赤字或是更長時間處於熱量赤字的狀態才能減去夠多的體重。如果你的體脂率為 20%，那麼也許你不必調整飲食，而是專注在變得更強壯。這稱為身體重組（recomposition），意思是體重保持不變，逐漸增加肌肉且減少脂肪，以改善身體組成。但別搞錯，熱量赤字是減重的唯一辦法，也就是燃燒的卡路里比攝取的還多（運動量相同但是少吃、食量相同但是運動量增加，或是少吃多動）。所有流行的飲食控制法，像是生酮飲食、原始人飲食法、區域飲食法、體重守護者、邁阿密飲食法、間歇性斷食等等，都是藉由各種規則來減少卡路里攝取。關鍵在於找到平衡點，既吃得夠多，有充分能量訓練，又不至於太多，導致體重或體脂變高。

　　值得一提的是，如果以節食來減肥，你的臀部會縮小（除非你是新手）。每一位我指導過的比基尼選手都有此抱怨。這些女性在體重 68 公斤時臀部都很大，但減到 59 公斤就縮小很多。

　　維持臀肌大致尺寸最好的方式就是逐漸減重。越是循序漸進慢慢減重，越能保留肌肉。在一個月內減 9 公斤，損失的肌肉遠比五個月減輕 9 公斤要多。你要確保在減脂同時盡可能地維持（甚至增加）肌力，並攝取足夠蛋白質。

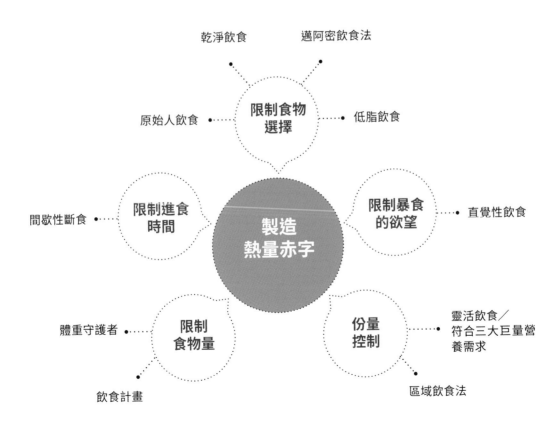

改製自瑪莉·斯帕諾（Marie Spano, @mariespano）

每天每磅淨體重攝取一克蛋白質

如果你的體脂率為 20% 且體重 150 磅（68 公斤），那麼你的淨體重為 120 磅（54.4 公斤），一天就要吃 120 克蛋白質，分數次攝取。你也可以把體重乘以 0.8，以此作為每天攝取蛋白質的克數。

攝取足夠的蛋白質不只確保你維持現有肌肉，也有助於調節食欲。蛋白質具有飽足感，可能可以幫助你少吃一點。更重要的是，蛋白質的攝食產熱效應高，相較於碳水化合物和脂肪，可以消耗更多吃進的熱量。只要你攝入足量的蛋白質，並維持熱量赤字，可以自由選擇要吃多少脂肪和碳水化合物，依然能夠減重。

儘管吃足夠的蛋白質很重要，但若你的蛋白質攝取量沒有達標也不要驚慌。新陳代謝是有彈性的，你不會在一天之內失去大量肌肉。同樣重要的是，也不必擔心一天攝入過多蛋白質。只要你不過分偏離熱量目標，就不會拖慢減重進度。重點在於你有一些彈性空間，不用過度執著於蛋白質。此外，吃過量的蛋白質並不會長更多肌肉，所以其他熱量應該由脂肪和碳水化合物提供。這類食物不僅美味，且也有助於賀爾蒙分泌、微量營養素的吸收、能量水平等等。

計算淨體重

1 測量你的體重和體脂率

2 體重乘以體脂率

3 體重減去步驟 2 的結果

體重：68 公斤，體脂：20%
68 × 20% = 13.6
68 — 13.6 = 54.4 公斤（淨體重）

遵循靈活飲食的模式

關於飲食指引，我建議採用靈活飲食法，意即所攝取的熱量有 85% 應該來自天然完整、加工程度極低的食物，而剩下的 15% 則隨意。

隨意的部分至關重要，因為我們偶爾都有嘴饞的時刻，如果經常感到不滿足，很可能無法堅持下去。當你節制飲食、體脂變低時，會偏離原先自然的體重「設定點」，結果是越來越難朝目標前進。你的身體會以更嗜睡、更饑餓來回應。這就是「減

脂休息期」（diet breaks）派上用場的時機，也是整套靈活飲食的重點：讓你更願意遵循飲食計畫，更能朝目標前進。無論你的飲食計畫有多棒，只要無法遵循就沒用。當你的體重開始減輕，你會變得更飢餓，更難堅持下去。允許自己吃少量熱愛的食物，口腹之欲得不到滿足的感受就不至於那麼強烈，如此便不會不小心暴食，甚至完全放棄。同時，也不用過度執著於85 / 15的比例，只要絕大多數的食物營養豐富，不需要吹毛求疵，計較某些食物是否該歸類於隨意的部分。然而要了解，越依賴加工食品，隨意攝入的食物越多，你就會越難堅持熱量目標。

有趣的是，只要依循前兩項指引，就算不戒掉垃圾食物也可以減重。相反的，吃過多健康食物也可能變重。不過健康與長壽也很重要。如果你想展現最佳狀況，吃營養的食物比垃圾食物好，只要你能堅持減重目標、選擇食物時不要過度神經質就好。

我自己也遵循靈活飲食，並推薦給大多數人。但你一定要根據你的體重、基因、每日活動量和目標來調整攝取的卡路里和巨量營養素。

還有件事也很重要：靈活飲食還分成不同的層次。你可以將食物秤重，並且追蹤你的食物攝取量，以確保每日飲食符合你的目標。舉例來說，假設你的體重為150磅（68公斤），體脂20%，每天攝入1,800大卡可以製造熱量赤字來減重。你的目標是每天吃120克蛋白質（480大卡），剩下的熱量則由碳水化合物和脂肪填補。碳水化合物和脂肪可以相互替換，所以其餘的1,320大卡可以是105克的碳水化合物加上100克的脂肪、218克的碳水化合物與50克脂肪，或是任何介於之間的組合。一般而言，每天每450克體重攝取0.4克脂肪是個好主意，但不必每天都一定要達成這個目標。

其他方法包括：僅記錄攝取的卡路里，並且盡量攝取你知道能使你達到目標的食物；僅記錄攝取的卡路里和蛋白質；或是粗略地記錄蛋白質攝取，但是確保每天攝入相同的熱量。

要記住，你的方法必須配合個人情形。有些人不該秤食物重量和追蹤巨量營養素，因為這會讓他們對食物緊張兮兮。他們反倒應該專注於培養良好的飲食習慣。另外有些人可以好好計算熱量和營養素，情況也因此變得更好。

最後，這套飲食法的概念是要對飲食更警覺，並維持理想的體重與體態。換句話說，你可以根據感受進食，但同時保持那些讓你堅持朝目標前進的習慣。有些日子你吃多，有些日子你吃少，但永遠看起來健康有活力，那才是我們的目標！

進食時機雖然重要，但是不如其他規則重要

如同所有減重的飲食規則，你應該何時、多久進食一次（稱作進食時機），需要依據你具體的身體表現與健康目標而定。雖然你應該將每日蛋白質的攝取量分配到三至四餐中，以最大化肌肉的生長，但除此之外，進食時機的重要性其實被高估

了。過去我們會認為頻繁的進食，例如一天六餐，可以「讓新陳代謝的火焰燒得更旺」，提高新陳代謝一整天，但現在我們知道事實並非如此。

我們也曾認為運動後必須立即進食。人們曾經執著於運動後一小時內進食。這稱為代謝窗口，也就是說在一小時內吃進蛋白質和碳水化合物，可以最大化蛋白質的合成（製造蛋白質修復肌肉組織的過程）與復原。但其實蛋白質約莫有多達五小時的窗口，而且跟你訓練之前吃的東西也有關係。若你在訓練前兩小時用餐，表示訓練後食物仍處在被消化與吸收的狀態，那麼其實不必再次進食來最大化蛋白質的合成。

至於碳水化合物，影響又更間接了。如果你只對增肌有興趣，且一個星期只舉重四天，一天一個小時，那麼碳水化合物的進食時機並不重要。不過若你是運動員，或是一天訓練數次，就需要在訓練後立即進食以加速復原。但即便如此，也無需過度執著。

最重要的是你每天攝入多少卡路里和巨量營養素，而非進食的時機。然而，若你想要確保做肌力訓練時有足夠能量，這其實也相當重要，不列入考量可能會妨礙你的成果。

絕大多數人可以採中庸之道，那就是在訓練前一到兩個小時進食。有些人可以斷食訓練，但我絕非其中一員，我指導的女性如果在飢餓狀態下訓練，也多半有氣無力。但吃太飽顯然也不好，因為會不舒服。所以，請確保訓練前在理想的時間點吃進適當的食物量，也為你的身體選擇正確的食物種類。沒有人喜歡在訓練時腸胃不舒服。

進食時機
有多重要？

不大重要	可能重要	非常重要
· 過重或肥胖者要減重或增進整體健康 · 訓練新手要改善身體組成 · 訓練時間小於一小時的非空腹肌力訓練 · 目標不包括耐力競賽時 · 目標不包括激進的肌肉成長時 · 目標不包括激進的減脂時	· 進階訓練者要激進的減脂時 · 進階訓練者要激進的增肌或肌力增長時 · 隔夜斷食後的力竭訓練 · 隔夜斷食後的連續訓練 · 持續超過一小時的力竭／連續訓練	· 參與的競賽中，有一項以上較依賴肝醣的賽事 · 參與的競賽賽事相隔時間很短 · 持續超過兩小時的力竭／連續訓練 · 持續超過兩小時的競賽

多數人落在左方的分類，無需過度擔心進食時間。

改製自亞倫·亞拉岡（Alan Aragon）「進食時機重要性的光譜」(alanaragon.com)

在體重不變的情況下改善身體組成（即身體重組），得依循熱量持平策略

身體重組（名詞）：在體重不變的情況下增肌減脂，改善身體組成。

數年前我指導了一名客戶整整一年。她的身高大約 168 公分，體重 60 公斤，原先就吃得很健康（每天約 1,600 大卡、110 克蛋白質），所以我請她維持相同的飲食。

在一年期間，她的體重僅僅在幾磅間浮動。她的蹲舉由 29 公斤進步到 98 公斤、硬舉由 29 公斤進步到 125 公斤、臀推由 43 公斤進步到 166 公斤、臥推由 20 公斤進步到 48 公斤，而且她還可以做 3 下引體向上。儘管體重與熱量攝取不變，但她的體態卻大幅改善，看起來既精實又健壯。她穿上重訓前的褲子，腰部有 10 公分的空隙，但是臀部卻很緊。這就是身體重組的例子。

當你的身體重組時，身體的總體積會縮小，因為相同質量的肌肉占據的體積比脂肪少。此外，你可以讓想凸的地方更凸，想凹的地方更凹，結果是身體曲線更賞心悅目。簡單來說，你固定攝取剛好足夠維持相同體重的熱量（稱作持平熱量），同時增加了肌肉，減去一些脂肪，並變得更強壯。

我的許多客戶都是如此。每隔幾個月，他們的身體組成都會改善。過重或是過輕的人當然需要分別處在熱量赤字或盈餘，但多數人可以維持相同的熱量攝取（不過通常會增加蛋白質攝取），運用漸進式超負荷做各種健身運動、練不同反覆次數，以此變得更加強壯與健康。我一次又一次證實了這麼做是有效的，即使進階的重訓者也是如此。

增肌減脂的策略廣受歡迎。然而，增肌不盡然得攝取更多卡路里，減脂也不盡然得減少攝取卡路里。你可以在狂操猛練的同時攝取一樣的熱量——這就是身體重組。知道你還有這個選項是很重要的，如此才不會誤以為體重必須劇烈波動才能改善身體組成。你也可以吃進些許的熱量盈餘，並慢慢增加一點體重，例如每年增加 1 到 3 磅（0.45-1.36 公斤），這就是 gaintain（即增加又維持）。

總結一下，身體重組可以這麼進行：

1. 攝取持平熱量（剛好維持體重，不增加或失去脂肪和／或肌肉組織所需的每日總熱量），且每磅淨體重約攝取一克蛋白質。
2. 變得越來越強壯、精實。
3. 持續數個月，除非你覺得自己變得太瘦，想要增重一些。

以下是四種計算持平熱量的方法，依精準程度由低到高分別為：

1. 體重（磅）乘以 14 或 15（舉例，150 磅 × 15 = 2,250 大卡／每天）。
2. 利用 Mifflin-St Jeor 方程式計算你的基礎代謝率（resting metabolic rate，或簡寫為 RMR，休息時身體消耗的熱量），再搭配活動量變數。基礎代謝率（大卡／天）= 10 × 體重（公斤）+ 6.25 × 身高（公分）− 5 ×（年齡）+ 5（男性）或 − 161（女性）。
3. 只吃有包裝的食物，並加總一整天攝取的卡路里（試著使其符合你每日所需的量）。
4. 將吃進的所有食物秤重，並以七天為一個周期，記錄攝入的卡路里，然後算出平均值（同時確認你當週的體重未改變）。

24 小時內燃燒與攝入的卡路里

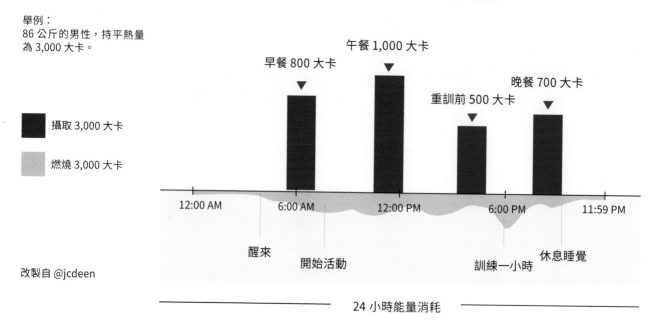

改製自 @jcdeen

身體重組的時候，你需要攝取持平熱量。如果你在努力減肥，在方法 1 的算式中把體重磅數乘以 10 到 12。如果你試圖增加體重，則乘以 16 到 18。不過在某些減脂的案例中，我必須乘以 8，某些透過增肌來增重的人則要乘以 25。但這個範圍對於一般大眾來說很適合。

我發現使用方法 1 的簡單乘法與方法 2 較複雜的公式並沒有太大差異。方法 1 假設你為中等活動度，且每週舉重三到四天，每天一小時。當然，新陳代謝與非運動活動產熱（NEAT, non-exercise activity thermogenesis）因人而有很大差異。如果你整天工作，一天訓練兩次，而且靜不下來，則你所需的熱量會顯著提高。我曾指導過需要乘以 23 的高代謝者，也曾指導只需乘以 10 的久坐人。要注意方法 1 與 2 僅僅是估計值。

由於多數人都不使用食物秤，所以方法 3 是很切實的策略。你會需要吃優格、代餐奶昔、小盒穀片，以及任何小包裝且標有營養標示的食物。如果你願意且又有能力秤食物重量和追蹤飲食，那麼在確保體重維持相對穩定的情況下紀錄七天攝取的平均熱量，可以提供最準確的資訊。

你只需要一個可供調整的起點。首先，花一個月的時間調到精確的持平熱量。舉例來說，假設你真實的持平熱量是 1,600 大卡，但是你的起點是 1,900 大卡。在這個情況下，你的體重會增加，所以連續三週每週減少攝取 100 大卡，一個月內你就可以達到 1,600 大卡。你或許會增加個幾磅，但這還好，這段期間你的訓練訓練品質會很高，因為你的能量很夠，你的肌力和肌肉量也會有些成長。你已建立良好起點，接下來你便可以依據你的目標調整。

追蹤巨量營養素是決定你每天應該攝取多少蛋白質、碳水化合物與脂肪的好方法

在做體重管理時，無論是嘗試減重、身體重組或是增肌，監控卡路里攝取是你達到理想體態最重要的變項。

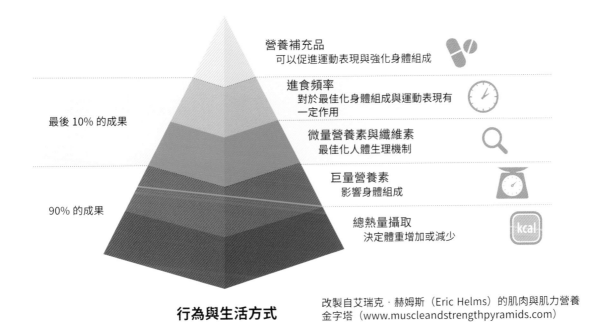

改製自艾瑞克·赫姆斯（Eric Helms）的肌肉與肌力營養金字塔（www.muscleandstrengthpyramids.com）

快速複習：想要減重，你必須處於熱量赤字，也就是每天吃進的卡路里比身體燃燒消耗的要少。如果你想要改變身體組成，需要攝取持平熱量，也就是每天維持體重所需的總卡路里。若你想要增重，則必須攝入更多卡路里。

在以上各種情況下，計算卡路里以控制每天的食量，對於達成目標體態相當重要。另外，你還能進一步根據你的熱量需求，計算所應攝取的蛋白質、碳水化合物以及脂肪，藉此追蹤巨量營養素。

之所以要追蹤巨量營養素，有幾項理由。除了更清楚三大巨量營養素你應攝取多少（主要是確保你得到足夠的蛋白質），整個過程還可以讓你更明白自己吃進去的食物品質。事實上，卡路里還是有優劣之分。我們身邊充斥著過份誘人的精製美食，一不小心就會吃進太多，且人們不會意識到自己吃了太多。你可能會吃進一小份食物而認為它的熱量不高，卻剛好相反。不僅如此，食物不同，對身體的影響也不同。跟 200 大卡的點心棒相比，一份 200 大卡的蔬菜的不僅份量更大也更營養。

雖然追蹤巨量營養素讓你得以掌控吃進的食物，並且有助於改善身體組成，但我們也要考量一項重大的心理因素：有些人一想到要秤食物及追蹤營養素就會開始緊張，或是變得神經質，而有些人喜歡追蹤巨量營養素是因為可以獲得控制感。無論是否適合你，追蹤巨量營養素需要取得精巧平衡，你既要依據你的偏好、目標及基因來決定該吃多少，也要避免過度偏執到焦慮不安。你應該要能好好吃頓豐盛的晚餐，不因偏離飲食計畫而感到愧疚。另外，追蹤飲食到一定程度即可，不必做到讓自己壓力過大、無法承受。

如果記錄卡路里與巨量營養素不會為你帶來壓力，那無論如何就堅持下去吧。但若你是那種會因此緊張的人，那或許比較好的方式是只記錄一個星期，確立了基準就好，這樣你就可以知道需要做什麼調整。你可能會發現自己吃太多，而正是這個原因導致你過重或是無法達成理想的身體組成。也許你會意識到你攝取的蛋白質不足以讓你達成目標，又或者發現你的脂肪攝取過多。當然，憑直覺進食是我們的目標，但根據你的基因、喜歡做的訓練類型和食欲，僅憑直覺你很可能會不小心吃太多，所以，追蹤卡路里和巨量營養素（即便只是一週，或是整年內定期執行）是個好主意。我們的目標是好好記錄飲食，但你需要實際稱重和追蹤一段時間，才有辦法根據食物份量估算卡路里和巨量營養素。即便是很擅長重訓和記錄飲食的人，我也曾看過他們嚴重錯估某一餐的巨量營養素。

正如管理大師彼得‧杜拉克所說：「可以測量的事情就可以管理」。若你從未追蹤過自己的重訓或運動，你很難知道什麼東西對你有效、什麼沒有。但當你照著課表練得夠久，就可以開始依據一定的規則憑直覺訓練。追蹤飲食、睡眠、活動量及體重也是同樣的道理，藉此可以確定你的現況、提高自覺，並且判斷需要做哪些調整，然後依循那些規則以朝目標前進。

以下是我安排巨量營養素的方法。也許有些教練會使用別的方法，但這個方法適用於多數人。

步驟一：計算持平熱量

一開始先確定你的卡路里攝取。如同先前所述，我偏好簡單的公式而非複雜的 Mifflin-St Jeor 方程式。我用的數值是體重（磅）乘以 14 或 15，這代表中等活動度。如果活動量更大，則乘以更大的數字；若生活作息較靜態，則乘以較小的數字。

範例：	150 磅 × 15	每天 2,250 大卡

步驟二：計算蛋白質攝取量

　　選項1：0.8 克 × 體重（磅）

　　選項2：1 克 × 淨體重（磅）

　　接著，計算你的蛋白質攝取量。以每磅體重 0.8 克蛋白質來計算往往會高估肥胖者的需求。每天每磅淨體重一克蛋白質更為準確，但用前者計算較快。

選項 1：	0.8 克 × 150 磅	每天 120 克蛋白質
選項 2：	150 磅 × 20%（體脂）	30
	150 – 30	120 磅 （淨體重）
	1 克 × 120	每天 120 克蛋白質

步驟三：計算脂肪攝取量

　　接著，將體重（磅）乘以 0.45，計算你的脂肪攝取量。

範例：	150 磅 × 0.45	每天 67.5 克脂肪

步驟四：將持平熱量減掉蛋白質和脂肪的熱量，接著除以 4，計算碳水化合物的攝取量。

　　現在你已經知道熱量、蛋白質和脂肪的攝取量，下一步是計算碳水化合物攝取量。計算方法是將蛋白質克數乘以 4、脂肪克數乘以 9，接著由總熱量減去這兩者的總和，最後再除以 4。

範例：	120 克（蛋白質）× 每克 4 大卡	480 大卡的蛋白質熱量
	67.5 克（脂肪）× 每克 9 大卡	608 大卡的脂肪熱量
	480（蛋白質熱量）+ 608 （脂肪熱量）	1,088 蛋白質＋脂肪熱量
	2,250 （總熱量）− 1,088 （脂肪／蛋白質熱量）	1,162 碳水化合物熱量
	1,162 ／每克 4 大卡	每天 290.5 克碳水化合物

　　因此，一個體重 150 磅（68 公斤）的人應吃進 120 克蛋白質（480 大卡），67.5 克脂肪（608 大卡），以及 290.5 克碳水化合物（1,162 大卡）

步驟五：根據飽足感、生理機能、目標、口味偏好等進行調整

　　最後一個步驟是隨著時間微調所有內容，因為這些數字僅僅是起點。若攝取多一點蛋白質，或許你會得到更好的成果。而有些人吃極高脂與極低碳的飲食（生酮）可以有良好成效。值得注意的是，最精瘦的競賽選手傾向攝取高碳低脂。碳水與脂

肪大致上可以互換，意思是你的熱量可以多從碳水、少從脂肪攝取，反之亦然。你可以策略性（或非策略性）調整碳水與脂肪的攝取比例。有些人喜歡採取碳水循環法或補碳日的策略。若你只是想保持健康，蛋白質需求會遠比上列數字低。此外，你的熱量需求會依據你的肌肉量、活動量、健康狀況及目標而隨著時間改變。這就是有經驗豐富的教練陪你訓練的好處——他們可以幫助你做出最適當的調整。

重點是，要達成體態目標，並不需要計算巨量營養素。對多數人而言，遵循靈活飲食法，並且定期追蹤熱量確保進展就夠了。如果你想達成特定的體重目標，自然應該監控熱量攝取。假設你真的很想摸清你的飲食，也喜歡測量與秤重，或者正在為了某項賽事訓練，或想要確保能獲得最佳的身體組成，那記錄巨量營養素就可能適合你。

低估熱量攝取和高估活動量是相當常見的

我大膽猜測我過去幾年來想要減脂的客戶中，大約有四分之一以為自己有新陳代謝失調而無法成功減重。許多研究顯示這並非事實。其實禍源很簡單：人們往往低估自己的食量，高估自己的活動量。

在一項研究中，研究人員檢視那些奮力減重的肥胖者，核對他們回報的熱量攝取與運動量符不符合真實數字。結果令人震驚。研究人員發現，所有受試者（認為自己有「節食抗性」diet resistance 的肥胖族群）事實上新陳代謝都很正常。

那麼，究竟是什麼導致他們所謂的節食抗性呢？原來他們低估／低報自己熱量攝取的程度達 47%，且高估／高報活動量達 51%。受試者以為他們每天吃進 1,028 大卡，但事實上卻吃進 2,081 大卡。此外，他們以為一天可以消耗 1,022 大卡，而實際上只消耗了 771 大卡。這些受試者無法成功減重，原因很明顯。

在其他研究中，精瘦的受試者往往少報 30%，即便是營養師也會少報 20%。一旦人們學會如何正確追蹤熱量與巨量營養素，瞧！他們就開始有進展了！與其一直浪費時間在那邊猜測你的熱量攝取和能量消耗，不如開始記錄你的熱量、巨量營養素的攝取與活動量。你有很多免費的手機 app 可以用。

你無需為了增加臀部尺寸而刻意增肌（bulking）

身為私人教練 23 年，我幫助過許多人達成他們的健身目標。在這段期間，從未有人告訴我：「我想要在一年之中的大多數時間超重 15 公斤，然後用極端的方式在短時間瘦下來，這樣我就可以在身材精實的月份狂拍照片，假裝我一整年都那麼瘦。」

增肌減脂這件事始於男性健美選手。他們在舞台展示體態時，體脂要降到 6%，這不僅無法持久，在生理學上也不利於肌肉生長。所以他們會在非賽季增重，目的是盡可能在整年間增加肌肉量。而當他們再次節食時，他們的體態通常比上次稍微好一點。

我曾指導數百位專業比基尼選手，可以很有自信的說，他們大多數體脂不會低到無法增肌的地步。多數選手在非賽季都放任體脂飆高。在非賽季，他們不但不喜歡自己的外形，也經常不認真訓練，只有到備賽期才會全力衝刺。簡而言之，他們不喜歡自己在增肌期的外形，而喜歡減脂後期的樣子。

如果你是真心喜歡自己在增肌減脂時的外形，那就去做吧！但對多數人而言，更好的方法是先達到你可以接受的體重，接著保持在該體重的上下 10% 內，逐漸進行身體重組。我在搬到聖地牙哥之前，絕大多數的客戶都是這麼做。他們整年都賣力訓練，體態每隔幾個月就有明顯進步。他們不會緬懷過去的美好照片，任何一天都可以發比基尼照。

我還沒注意到任何有關於增肌減脂的研究。溫和的方法與極端的方法其實一樣有效，而且還少了心理壓力、食欲增加、胰島素敏感度下降、脂肪細胞增多或是必須購買新衣櫥等等缺點。

體態訓練的營養與運動策略

我曾指導過數百位專業比基尼選手，而有件事很吸引我，那就是各式各樣的備賽方式。不同的形體教練有不同的方法，每個方法造就的形體在舞台展示起來都很令人滿意。

然而，關於增肌減脂有許多誤解。有派想法認為，在增肌期間，你應該只做基本訓練，減少訓練量，以大重量、低反覆次數、較長的組間休息時間練複合性運動。相反的，在減脂期間，許多人認為你應該要以低重量、高反覆次數、較短的組間休息多練單關節運動，並且做更多種運動。

這些想法並不正確。儘管訓練上存在一些差異，但在多數情況下，唯一必須的改變是飲食。你在備賽期間需要減少熱量攝取，一些研究指出你也應該稍微提高蛋白質攝取，然後依據減脂的速度可能需要增加心肺運動。但我也曾經訓練過頂尖選手，他們在備賽期間沒有做任何心肺，身材卻前所未有的好──有些甚至是奧林匹克大賽的選手。

如果你堅持努力訓練一段時間，你的肌力水準確實會增加。一般槓鈴運動的絕對肌力會下降，然而徒手訓練的相對肌力會提升。你可能無法再突破蹲舉或者臀推的個人紀錄，但會在引體向上及北歐腿彎舉等徒手運動表現得相當優異。

你可以這樣想：在熱量盈餘的狀態中最適合增肌的訓練，最適合在熱量赤字的狀態下維持肌肉。在增肌減脂時，用來改善體態的阻力訓練不需要改變太多。高反覆次數的訓練、單關節運動或使用機械訓練都可以避免受傷，或許有些好處。舉個例子，我主要重訓運動

的個人紀錄，全都是在體重介於 109 到 113 公斤之間所締造。如果我想要有相當明顯的肌肉線條，我必須減到 97.5 公斤，而我的絕對肌力必然會在過程中驟降。如果我試圖硬舉 247 公斤 7 下，或是軍式肩推 93 公斤 6 下，最終可能會受傷。

重點在於，你要了解肌力將會變小，然後訓練時一旦無法繼續維持扎實的動作形式就停下，只要明白這一點，其實你並不需要改變運動種類、組數、反覆次數、組間休息時間等等。舉例來說，若熱量盈餘期間你做 5 組 5 下、組間休息 3 分鐘，不需要在熱量赤字期間調整成 3 組 20 下、組間休息 1 分鐘。在節食時，你可以而且也應該維持同樣的反覆次數。

許多人誤以為在增肌過程中應該只做純粹的健力訓練，而在減脂期應該轉變成循環訓練。但事實並非如此。請維持經驗證的可靠方法，且盡可能維持最適合你身體的大重量訓練肌力。如果在節食時放棄所有最初幫助你增肌的方法，你將會失去更多肌肉。

	增重／增肌	身體重組／維持	減重／減脂
熱量	▲	相同	▼
蛋白質	▼	相同	▲
心肺運動	▼	相同	▲
健身運動選擇	相同	相同	相同
健身運動順序	相同	相同	相同
頻率	相同	相同	相同
訓練量	相同	相同	相同
負重	▲	相同	▼
盡力程度	相同	相同	相同
組間休息時間	相同	相同	相同
反覆次數	相同	相同	相同
節奏	相同	相同	相同
進階技巧	相同	相同	相同
嘗試突破個人紀錄	▲	相同	▼

吃進足夠的熱量，為訓練充飽電

要記住，食物是良好健身的能量來源，所以你需要吃進足夠的熱量才能讓臀肌變大。良好的健身意謂著需要更多熱量支撐訓練過程、修復肌肉損傷。肌肉損傷將提高你的新陳代謝，且如果你持續努力訓練，你將會不停將能量用於組織的新生上。當然，你必須小心自己不至於因過度痠痛而昏昏沉沉。請謹記，痠痛有一個甜蜜點，過多會有反效果。此外，優質飲食可以將能量維持在高水平，讓你一整天精力充沛。過度激烈的節食或做太多心肺運動會適得其反。也就是說，你很可能會變得衰弱，整天躺著，大大削減日常活動量。

所以，如果你試圖讓臀部變大，別害怕進食，並專注在肌力訓練上，避免過度心肺訓練——詳見第 219 頁。儘管飲食對於你的外形與運動表現有強烈影響，你仍必須一併考量其他生活因素，例如水分攝取、日常活動、睡眠以及壓力管理。

對於增加肌肉或肌力，營養補充品並非必要

許多人認為營養補充品很神奇，但是在打造強壯、肌肉發達、精實的體態時，營養補充品的重要性遠遠比不上適當的訓練、飲食、睡眠與壓力管理。如果你吃得夠營養，日曬充足，可能就不需要任何營養補充品。但在現實世界中很少事情是完美的，而營養補充品可以補充你的不足，只是不要指望它創造奇蹟。

舉例而言，有許多證據顯示攝取肌酸有助於肌力與肌肉的發展，但有些人對肌酸沒有反應，我有許多身材最健美的客戶也不吃肌酸。如同肌酸，B-丙胺酸同樣有許多研究支持，但並非必要。若手頭拮据或不喜歡花錢買營養補充品，就別煩惱要不要吃了。

支鏈氨基酸也有許多科學文獻支持。但當你比較蛋白質攝取充足與補充支鏈氨基酸的族群時，研究顯示效益並不顯著。因為若你由真正的食物中攝取蛋白質，或是喝乳清奶昔，由於這兩者都含有大量的支鏈氨基酸，此時補充支鏈氨基酸並不會加速復原，也不會得到它宣稱的任何效果。然而，若你蛋白質攝取不足，支鏈氨基酸對你或許有幫助，這就是那些令人暈頭轉向的研究所顯示的。我的建議是，不要花錢買支鏈氨基酸（通常味道糟糕而且昂貴），而是把錢花在乳清蛋白或者富含蛋白質的食物。

然而，在某些情況下，補充品是必要的。舉例來說，如果你缺乏特定的維生素或礦物質，攝取營養補充品或許有用，所以我建議你定期做抽血檢查，了解自己的狀況。以我本身為例，我最近發現我的鎂離子低下，所以我開始補充鎂離子，睡眠立即改善了。許多人由於沒有充分日曬，維他命 D 濃度低，補充後情況就改善不少。保險起見，補充優質的綜合維他命／礦物質是個好主意，但不需要每天吃。如果你平時吃得很健康，可以每兩到三天吃一次。

但請了解，其實過度攝取抗氧化物會干擾肌肉成長和肌力。是的，吃進過量的 β-胡蘿蔔素、維生素 C 和維生素 E，會破壞自己為了肌肉增長所付出的努力。浸泡冷水、冷凍療法以及止痛藥（尤其是非類固醇類消炎止痛藥）也一樣。發炎反應對於神經肌肉的發展很重要，不該降到最低。發炎反應有一個甜蜜點可以使你的成果最大化。過度慢性發炎也有問題，那可能代表過度訓練與老年衰弱症。

運動員的冷水浸泡與冷凍療法

雖然冷療法對於肌肉生長不是最有利，但可以幫助復原，對於經常訓練的運動員仍有其用處。所以，如果你是運動員，冷水浸泡法與冷凍療法對你或許有幫助。但若你更在意肌肉增長，一天也不會訓練很多次，冷療法可能會適得其反。

我會補充乳清蛋白，因為我不常吃肉和蛋。我總是忙於各種企畫，像是寫這本書！所以每天早晚我都會將兩匙乳清蛋白混進脫脂牛奶，這可以讓我額外攝取 100 克蛋白質，幫助我達成一天 190 克的目標（我重 240 磅，所以一天要攝取 0.8 × 240 = 192 克蛋白質）。但如果我每天早上都吃蛋，午餐吃烤雞肉，晚餐吃牛排，喝兩杯牛奶、吃兩罐希臘優格，我就不需要乳清蛋白了。特別一提：嚴格說來，我並不把乳清蛋白視為營養補充品。對我來說，乳清蛋白更像是食物，但這離題了。

如果你每週都吃兩次富含 omega-3 脂肪酸的魚類（主要是鮭魚），也常吃堅果，那你大概不需要服用魚油膠囊。但若你和我一樣不常吃，或許你應該補充優質的魚油膠囊。如果你不經常吃蔬菜的話，補充蔬菜粉或許也不錯。

咖啡因是另一種值得關注的補充品。咖啡因可以提高訓練表現，但不要過度攝取而影響睡眠，也不要在睡眠不足時仰賴它。訓練前的補給品和能量飲料也是同樣道理，濫用可能會造成惡性循環。當然，數百種營養補充品都有證據證明其功效，且在特定情況下，服用硫辛酸、槲皮素、碧蘿芷、白藜蘆醇、葡萄籽萃取物、輔酶 Q10、菸鹼酸、乙醯半胱胺酸、葡萄糖胺、軟骨素等補充品可能有幫助。但請了解，這顆星球上最長壽的人並未服用大量補充劑。我建議你研究一下藍色寶地（Blue Zone，世界上壽命最長的地區），並留意低度壓力、社會支持、充足的步行和優質的營養對於長壽和活力是多麼重要。

總之，在打造肌肉與肌力上，營養補充品並非必要。但是根據你的情況，服用肌酸、乳清蛋白（或是其他蛋白粉）、魚油、β- 丙氨酸、綜合維他命／礦物質可能有好處。

每晚盡量睡 7 到 9 小時

在增強運動表現上，優質睡眠是最常被低估的習慣之一。如果你像我一樣，希望自己即使睡不好也可以有最佳表現，那其實是在自欺欺人。大量研究顯示，糟糕的睡眠跟胰島素敏感度下降、脂肪增加與肥胖、傷害與疾病發生率提高、運動表現下降都有關係。

很顯然，人們有時就是睡不好。這時你應該謹慎考慮調整訓練課表。你還要密切注意飲食。每當我睡不好，就更容易吃垃圾食物。

如果你發現自己很難獲得充足睡眠，不妨試試以下幾點建議：

- 使用白噪音（例如除噪機或是風扇）來屏蔽外界噪音
- 使用窗簾讓臥室變暗或者戴眼罩
- 將房間的溫度設定為攝氏 19 度
- 安排能使身心平靜的睡前活動，或者考慮冥想、引導想像法
- 睡前兩小時使用電子產品時配戴抗藍光眼鏡（或停止使用電子產品）
- 每天固定時間起床以及就寢
- 睡前六小時避免攝取咖啡因
- 每天都曬一點陽光
- 考慮補充鎂、褪黑激素以及大麻籽油

如果你覺得壓力太大，考慮放假一天或減少訓練量

我大學時被女朋友甩掉後，肌力大幅下降。雖然我的訓練內容並無改變，但我實在太沮喪，壓力也很大，因而虛弱不堪。持續性的壓力影響我的態度、睡眠、飲食、活力以及復原能力，這些加總起來導致我訓練效果低下。

如果訓練不見進步，可能是壓力、睡眠或是飲食所導致。

你也需要檢視你的課表設計和運動選擇。你或許會覺得你沒做錯什麼，事實上卻做得過多或不足。如果你相信自己的生活方式與飲食都已經很完美，可以試著增減訓練量，或者乾脆設計新課表並繼續試驗。

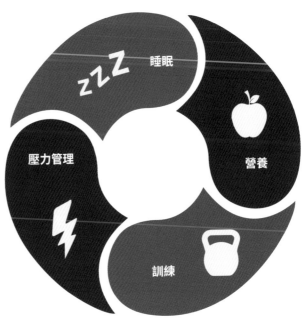

睡眠

營養

壓力管理

訓練

健身運動的多樣性與個體差異

在這本書中，我反覆強調運動多樣性與個體差異的重要性，所以我在這裡就不再詳述。你可以把這個段落當作簡要的回顧與總結。

為了最大化發展你的臀肌，你需要採用多元化的負重和節奏，以各個力向量刺激肌肉

在第五部中，我囊括了數百種運動變化式。我之所以這麼做，是因為我想要盡可能給你們多點選擇——如同我在第二部所說，你需要從各個角度來鍛鍊臀肌，才能確保最大限度的發展。當然，透過臀肌主導的運動（從第 304 頁開始），你大概就能達到 80% 的臀肌生長，這類動作在臀肌肌纖維長度較短時給較多負荷。但是剩餘的 20% 可能來自股四頭肌和腿後肌群主導的運動，這些動作則強調在肌纖維較長時鍛鍊臀肌。

下一章我將介紹「三分法則」（見第 198 頁），這是規劃課表、負重以及盡力程度的模板。若要學習如何從每個負重向量鍛鍊臀大肌，請參考第 10 章。在第五部，你將會學到如何執行所有運動的變化式，以及不同的運動是如何以些許不同的方式鍛鍊臀肌，這將確保臀部有最佳發展。

選擇你喜歡且令你開心的健身運動

找出你喜歡和不喜歡的運動是很重要的，這樣你才能享受訓練。所有健身運動都有效，但是你需要試驗與練習，以找出最適合你的方法。只要遵循在這一章列出的指引，並考量第 12 章所有課表設計的變項，你就能選出合適的運動，並設計出符合你的目標和個別需求的課表。

多樣性是不可或缺的，但你應該優先選擇最能鍛鍊臀肌的健身運動

關於臀肌發展（或者整體肌肉發展），不論是只做最適合你的臀肌訓練，或者是做各式各樣的臀肌訓練，我都可以提出令人信服的論點。

舉個例子，假設有一項運動可以鍛鍊整個臀肌區域，意思是能夠練到上臀肌與下臀肌。再假設你很容易受傷，也受過傷，而其他動作常讓你不適，這時優先訓練單一運動是不錯的主意，尤其是如果你也得到想要的成果。

　　不過，即使你覺得某項特定運動比其他運動更能激發臀肌，我也可以提出各種臀肌訓練都要做的理由。記住，不同運動都以獨特的方式伸展與活化肌纖維，而且幾乎不可能用一項運動就伸展並且活化所有肌纖維。例如某項運動或許比其他運動更能激發上部臀肌。

　　應該要變化的不只有運動種類，還有負重。較重的負重鍛鍊第二型肌纖維的效果可能稍微好一點，而較輕的負重則是鍛鍊第一型肌纖維的效果稍佳。伸展臀肌的動作如跨步蹲和深蹲可能更適合製造肌肉損傷，尤其在臀肌下半部；而臀推和臀橋則適合製造機械張力和代謝壓力。

　　目前還沒有研究在探索多樣性訓練對臀肌的效果，我無法肯定何者是最佳作法，所以我必須運用自己的判斷力。但這絕對是值得思考的有趣概念。有份研究比較多樣性訓練和僅練深蹲的股四頭肌發展。有趣的是，在只練深蹲和做各種運動的組別之間，整體股四頭肌的肥大程度相似。但當研究者更深入探討股四頭肌的各別區域時，發現做各種運動的組別成果較佳。很顯然我們還需要進一步研究臀肌才能得到確切結論。

　　不過，在這裡我可以說，如果你做特定運動時感覺良好，而且其他運動容易讓你受傷，那麼或許專注於那項運動並且努力練得更強、更精實，對你來說效果會更好。如同我先前所探究，如果你受傷或是感到疼痛，就無法最大限度地發展臀肌。疼痛會抑制肌肉活性，進而降低訓練成果。你有80%的成效會來自單項動作，而剩下的20%則來自反覆次數、負重模式、站姿及預備動作等等變化。

　　儘管多樣性很重要，但你必須知道怎麼著手。你絕對不該到健身房漫無目的隨意拼湊健身運動，然後作完所有動作。你要先從作起來身體感覺良好的大動作開始，持續數星期，並利用漸進式超負荷嘗試突破個人紀錄。接著換新的動作以及變化式（或者用新的組數、反覆次數或是節奏），然後再來一次：設定基準，再嘗試於數週內增加負重、反覆次數或是組數。訓練的後半部可以比較隨意。換句話說，你不該在每次訓練時都嘗試突破紀錄或是運用漸進式超負荷。在度過較困難的摸索階段後，你可以開始享受樂趣，著重訓練的品質而不是量，並且專注於感受臀肌，在高反覆次數時運用大腦肌肉連結，降低組間休息的時間。

　　以上內容我會在下一章更詳盡的討論。你將會學到設計課表的各種變項，以及這些變項對於打造安全、有效的個人訓練課表有什麼作用。你還會學到決定訓練頻率、安排訓練計畫、選擇健身運動等等的最佳方法。

如何達到你的
最佳體態

重要 ✓	不重要 ✗
● 選擇 6 項你身體感覺良好的運動進行漸進式超負荷，訓練全身	● 做任何想得到的運動，即使做起來感覺不對勁
● 飲食要靈活，且 85% 的飲食都要吃營養豐富的食物	● 堅持不適合的訓練課表
● 每週努力訓練 3 到 5 次，每次 45 到 90 分鐘	● 忍著痠痛硬練，而不是避開痠痛部位
● 全年持續訓練，並不時調整訓練壓力	● 每一組都練到力竭
● 為每項運動的動作形式與動作範圍建立良好基礎	● 一年 365 天都刻苦訓練
● 享受你的課表，並依據你的生理回饋進行調整	● 每次訓練完都覺得痠痛、灼熱、有泵感，且覺得精疲力竭
● 根據你的目標攝取每日熱量	● 一整年都做大量心肺運動
● 攝取每磅體重 0.8 克蛋白質，並分散到三餐或更多餐中	● 過度限制飲食，且不惜一切代價克制嘴饞
● 保持良性壓力（有益的壓力），擺脫沮喪（負面的壓力）	● 每天吃的巨量營養素都分毫不差
● 從訓練中好好恢復	● 一天吃六到八餐
● 獲得良好的睡眠（質與量）	● 運動後一小時內攝取蛋白質
	● 吃一堆營養補充品

CHAPTER 第12章

○○●●○○ PROGRAM DESIGN VARIABLES

課表設計的變項（參數）

一旦了解最佳肌力與體態訓練的基本原則，包括如何制定目標、用良好的動作形式來操作、處理訓練過程中的疼痛與傷害、管理飲食與生活方式、考量個體差異，那麼你就可以開始進入課表設計的個別細項了。

　　你將會學到課表設計無法歸結出一套一體適用的方法。課表要有效，就要全盤考慮課表設計的八大變項。這些變項就是本章的焦點。

負重

　　負重就是你所使用的重量。如果你做的是徒手運動，那麼你的負重就是體重。如果你舉起 60 公斤的槓鈴，那麼槓鈴與槓片的重量就是負重。你也可以用你動作 1RM 的百分比來表示，這就是相對負重。

　　當你開始熟稔健身運動，也就是能夠做出良好的動作形式，便可能是增加負重的良好時機。對於重訓的主要項目來說，增加負重格外重要，以臀肌訓練而言就是臀推、蹲舉跟硬舉。然而，你不必一心一意想著要增加各種槓鈴變化式的負重，徒手、機械器材、彈力帶、啞鈴、壺鈴等等運動也都能讓你變壯。

　　如果你訓練得夠久，徒手運動就會變得太過輕鬆。除非你打算一次做幾百下反覆動作，不然增加負重，就算只是一點點阻力，才能讓肌力成長最大化，而增肌效果也能有些提升。

低負重對上高負重

　　你可能會記得第 8 章提到了大重量對於肌肥大來說並非必要，只要動作正確、訓練扎實、練到接近力竭，你依然可以獲得與大重量訓練類似的成效。

　　然而，大重量可能還是有些微效益，可能大約只比一般訓練多 5%，但對於進階訓練者來說這相當可觀。另外，大重量的效益對每個人來說都不同，這會依個人的基因、解剖構造及訓練目標而定。有些人獲得的好處可能較多，有些人則較少。

　　舉例而言：如果你的股骨相對較長，或是手臂相對較短，那麼當你蹲舉或硬舉時，身體需要更往前傾，這會增加下背的壓力。又或者你的髖屈曲活動度很差，那麼硬舉時就可能會圓背。若你是做輕重量訓練，這類情況不見得是壞事，但若做大重量訓練，下背就會承受大量的剪力與壓迫，進而增加受傷風險，反而阻礙肌肉成長。

如果某項動作你用大重量（意思是你沒辦法做超過 5 下的重量）做起來不是很舒適，但用輕重量時卻覺得還不錯，那麼繼續保持輕重量與高次數接近力竭的訓練，成效應該比較好。舉個例，你可能會發現身體在做大重量的蹲舉與硬舉時不太對勁，大重量臀推與腿部推舉卻不會。所以每個人都應該實際測試，找出最適合身體的健身運動。

但話說回來，我相信你有辦法，而且也應該找出做起來感覺很好的大重量動作。除了能增進肌力與肌肥大，大重量訓練也能讓你有個肌力目標去追求。此外，假設你想改善肌力，高負重是不可或缺的，且涉及技巧與專項能力，所以你得進行大重量訓練，並且運用漸進式超負荷（見 102 頁）的方法。舉例來說，如果你想要增強深蹲肌力，就得把大重量蹲舉排進課表。

一般而言，我相信在訓練課表中安排不同負重的組合比較好，這部分詳見本章後面的「三分法則」，然而新增的好處可能相當小。不過這都只是理論，而且個體間的差異可能相當大。但你還是可以用約莫中等到大負重之間的重量、做每組 8 到 12 下的訓練，這或許就能獲得大約 95% 的肌肥大成效。所以，要是你只是想長肌肉，那麼你可以做自己喜歡的動作次數及負重，只要在某一些訓練組數練到將近力竭即可。

尋找你的甜蜜點

不論舉得重或是輕，真正的關鍵在於找到最能激發臀肌活性的負重甜蜜點。舉例來說，你可能會在槓鈴臀推 84 公斤時感受到臀肌活性提高了，一旦超過這個重量，你就覺得其他部位的活性開始增加，例如股四頭肌或是腿後肌群。在這種情況下，你可以考慮大部分的訓練都不越過甜蜜點，偶爾挑戰一下，加點重量以提高訓練的多樣性。

這個方法通常能夠增加你甜蜜點的反覆動作次數，舉例來說，假設你臀推 84 公斤可以舉 8 下，並且在課表中安排一天練大重量，那天你舉 102 公斤 2 到 3 下。幾週後，你可能會發現自己能夠舉 84 公斤 10 到 12 下，因為你變強壯了，你的甜蜜點推進到 86 到 88 公斤。而且請記得，即便你做更大的重量，也就是越過甜蜜點的重量時，臀肌的感受不強烈，你仍然有鍛鍊到臀肌。臀肌的感受之所以不那麼強烈，單純是因為你的股四頭肌及腿後肌群也得出很大的力才能完成任務。

負重與訓練頻率

在決定訓練頻率時，負重也很重要。舉例而言，某些健身運動在大重量的時候會產生大量的疲勞感及肌肉損傷——大重量的背蹲舉、硬舉，甚至槓鈴臀推都可能榨乾你，如此便會影響訓練頻率。換句話說，如果每次訓練都舉很重，你可能一個星期只能訓練一到兩次，因為大重量非常消耗體能。相反地，如果你使用輕重量並

舉較多下，或許就能一週訓練三到五天。雖然高反覆次數其實會製造更多肌肉損傷，但大重量會製造更多關節損耗，因為動作可能較容易變形。對於那些很難以正確動作形式執行大重量低反覆次數的人來說，這個問題尤其嚴重。

節奏

節奏也就是你訓練的韻律。更確切來說，節奏包含了你將重量往下降所花的時間、將重量舉起來所花的時間、在動作最低點停留多久、在動作最高點停留多久。所以總共有四個階段。例如典型的蹲舉與硬舉節奏會是這樣：兩秒往下、在最低點不停留、一秒鐘往上、在最高點不停留，這可以用數字表示成 2 / 0 / 1 / 0。有時候你可能會延長（以強調）下降部分或是在最低點或最高點停留一小段時間，以調整節奏。

不同的動作本來就有不同的節奏，這跟力量曲線與活動範圍有關。以臀推為例，在動作最低點比較輕鬆，所以你可以下降之後更快上舉。一般臀推的節奏大約是半秒到一秒上舉，半秒到一秒下降。大部分人能夠在 15 秒內做 10 下臀推（除非故意延長離心期或是在最高點加入暫停訓練法）。所以通常臀推的節奏大約為 0.75 / 0 / 0.75 / 0。雖然用小數來表示節奏有點怪，但我們還是必須這麼做，以呈現一項健身運動在真實世界是如何執行。

請參閱第 13 章，可以學到更多有關節奏與相關策略的內容。

組間休息

組間休息指的是組與組之間休息多久。一般來說，大型重訓運動需要較久的休息時間，對於追求漸進式超負荷的大型重訓運動（槓鈴臀推、蹲舉、硬舉），通常我們會建議要休息 2 到 3 分鐘。若你追求的是代謝壓力（泵感與燃燒感），也可以在訓練快結束時把組間休息時間縮成 30 到 60 秒。換言之，追求量的時候就休息久一點，追求質的時候就休息短一點。

雖然一般建議組間休息 2 到 3 分鐘，但偶爾你也可以根據訓練狀況而調整。舉例來說，如果要做 1RM，那麼你可以休息 5 分鐘；要是做燃燒組或是追求泵感，那麼你可以稍微休息 20 秒。

在訓練剛開始的大重量項目，我通常會休息 2 分鐘或更長。如果我準備突破個人紀錄，有時候甚至會休息長達 10 分鐘。隨著訓練進行，我會讓組間休息時間越來越短，尤其是接近訓練結尾時，因為此時我會專注在大腦肌肉連結，並且追求泵感與燃燒感（代謝壓力）。以蛙式泵浦與彈力帶側走為例，這兩項運動的組間我就只會休息 1 分鐘或更少。

組間休息 2 分鐘是不錯的參考點，但你還是應該傾聽自己的身體，這代表你需

要根據自己的恢復能力來增加或減少組間休息。有項很棒的研究闡釋了這個觀點：兩組人馬做三組不同的上半身與下半身運動，一組受試者的組間休息為 2 分鐘，另一組則是根據身體的狀況自行決定。兩組人都以相同的重量完成了三組訓練，但是根據身體狀況決定休息時間的那組有不同的休息時間分配，比如說某位受試者可能這一組休息 2 分 13 秒，下一組休息 1 分 15 秒。

有趣的是，自己決定組間休息時間的那組受試者，以較少的時間完成相近的動作次數。

所以如果你想要知道恰當的組間休息時間是多久，2 分鐘是不錯的參考。如果你要做重一點，就要在下一組開始之前充分恢復，有時候這需要 3 到 5 分鐘，取決於你有多強壯、恢復速度有多快。如果你要追求泵感或是燃燒感，就不必充分恢復，可以將組間休息減少到 1 分鐘。不論你是要做大重量或是高次數，只要仔細傾聽身體，就會知道何時該進行下一組訓練。

健身運動選擇

健身運動選擇指的是你選出什麼健身運動放進課表。我想你猜得到，你的健身運動應該符合你的目標、經驗、解剖構造和受傷史。

舉例來說：如果你的目標是增大上臀肌，選擇的運動應該要能針對上臀肌，比如臀推、背伸展，以及一些髖外展運動的變化式。如果主要想鍛鍊下臀肌，就選擇能夠針對下臀肌的運動，比如各式跨步蹲、蹲舉、硬舉。這原則適用於身體各部位：選擇的運動要能夠針對你想發展與強化的部位。同理，如果你參與某項競技運動，想要增進速度與瞬發力，就需要選擇瞬發動作，例如深蹲跳及彈力帶臀推，因為這些動作都能快速完成。

除了評估你的目標外，你還得反覆試驗。當我剛開始訓練客戶時，我會在頭幾堂課讓他們做大量運動，然後仔細觀察他們的回饋。我以這種方式判定客戶喜歡哪些運動，以及比較能承受哪些運動，這也同等重要。如果是剛接觸重量訓練的客戶，我通常會從徒手以及啞鈴的運動開始，接著引入不同的站距，然後才加上進階的變化式。

舉例來說：我有一名客戶想要強化腿後肌群、臀肌、豎脊肌，以及改善他的硬舉。在這種情況下，我可能會帶他做各種早安式體前屈變化式。首先，我會教授基本技巧與站距，如果他能以不錯的動作形式完成，也喜歡這動作，我會讓他試試看彈力帶版的早安式體前屈，接著換成槓鈴變化式，最後逐漸加上槓片。相反的，如果他不喜歡早安式體前屈，或者此運動可能不符他的體態目標（或許他的豎脊肌過於突出），又或者他的下背曾有舊傷，我們就不會做。

真正的問題在於：你要如何找到最適合你的健身運動？如前所述，這需要相當大量的試驗，不只要做不同的運動變化式，還要嘗試不同的負重、站距、預備動作

以及姿勢。你可能會偶然發現某個姿勢上小小的變化對你很有用，卻對他人無效，這必須不斷累積經驗與嘗試才能發掘。

你可以透過幾次實驗來篩選出最適合你的運動類別。在理想狀況下，你可以走進健身房，接著穿戴肌電訊號感測裝置，然後做一系列運動，以此判斷哪些運動最能激發臀大肌上部與下部。但這很不切實際，所以我建議先嘗試俯臥屈腿髖伸以及站姿夾臀，然後憑感覺判斷哪種運動比較能激發你的臀肌。

這麼做的用意是以大腦肌肉連結的方法來判斷哪種姿勢較能激發你的臀肌，不過你也可以用手觸摸臀部，以此判斷哪一種姿勢比較能活化臀肌。

如果在站姿夾臀時你覺得臀肌較為活化，那麼直腿的動作，例如背伸展、俯臥直腿後擺或許更能促進臀肌發展。要是你在做俯臥屈腿髖伸時臀肌感受較強烈，那麼臀推、臀橋、四足跪姿髖伸或許比較適合你。

俯臥屈腿髖伸

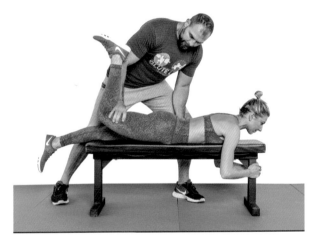

臉朝下俯臥，腿彎曲，當你的訓練夥伴或是教練用手壓住你的腿後肌群時，彎起的腿往上伸。如果沒有訓練夥伴，就盡可能將腿往上伸，並且盡可能用力縮緊臀肌。

站姿臀肌縮緊

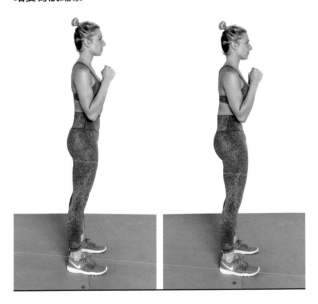

站直，雙腳略寬於髖部，腳尖略朝外，接著用盡全力縮緊臀肌

選擇健身運動的七種策略

舉重員、教練以及科學家會用以下七種策略決定哪項運動最適合用來解決手上的任務：

1. **動作表現**：用不同程度的阻力做幾組高強度動作，然後感覺看看哪個部位有練到，以及活動範圍多大的時候會產生最大張力與代謝壓力（看看你是否感受到泵感與燃燒感）。
2. **生物力學分析**：考量不同肌肉的起點與止點、在整個活動範圍中不同關節角度下肌肉纖維的拉力線、動作所涉及的肌肉與關節數量、動作關節的轉矩—角度曲線……等等。
3. **功能性分析**：考量動作模式、負重向量、運用到的肢體數目、主動肌及穩定肌、阻力的種類、穩定及支撐的程度、系統重心、肌力在核心的轉移、肌力在足部的轉移、動力鏈種類、多平面穩定性需求、與競技運動的相似程度、對關節友善的程度、協調度需求、關節活動度需求……等等。
4. **觸摸肌肉**：在動作過程中用手感受自己或其他人的肌肉。
5. **延遲性肌肉痠痛**：做幾組動作，看接下來幾天哪裡感覺痠痛。
6. **回饋建議**：分析其他舉重員、教練、訓練師及運動員如何評價某項運動。
7. **研究**：閱讀關於健身運動的即刻性（例如肌電圖）以及／或是長期性（例如訓練）的研究。

理想上（我知道我一直提到翹臀烏托邦，但請見諒），每項健身運動都應該要有許多力學的、訓練學的研究，讓我們可以做回顧研究以及統合分析，從而確切得知每一項運動在生物力學上是如何作用、如何轉移到日常生活及競技運動、做完這些健身運動後身體的神經肌肉層面上是如何適應、該怎麼依照設計課表的變項來善用健身運動。但不幸地，我們並沒有足夠的研究能篤定的判斷。在我們得到更多知識之前，我們得綜合上述各種形式的證據，並依據實證來制定訓練方式。

尋找完美的臀肌運動

理論上，完美的臀肌運動會符合以下幾項標準：

- 能以大幅度髖屈曲的姿勢徹底拉伸臀肌，同時小幅度的內收與內轉腿部（試想屈膝禮跨步蹲）。雙腿不可能同時達到這要求，所以這種運動會是單側運動。
- 髖伸展時必須能夠外旋與外展髖關節。
- 膝關節必須保持一定程度的彎曲，以減少腿後肌群的參與，並最大化激發臀肌。

- 在整個動作範圍之中，臀肌必須保持相當恆定的張力，這代表你不會有負重明顯變輕鬆的階段。像臀推就是最低點明顯較輕鬆，最高點則較費力；蹲舉則是最高點較輕鬆，最低點則較費力。
- 該運動必須要舒適、方便、穩定、易於協調、控制，以及能進行漸進式超負荷。

但問題是，你不可能在一項運動中同時結合以上所有元素。我試過用生物力學構思完美的、無所不包的臀肌運動，但我不認為這做得到。要從理論出發用科學方法設計出一項運動是非常困難的，我們通常會用另一種方式進行：尋找健身房中最棒的運動，接著藉由生物力學更了解其效用。

在發展臀肌上，不存在完美的運動，因為我們不可能僅用一個動作就同時最高程度拉伸、充血及激發臀肌。儘管臀推可能是最全面的臀肌運動，但未能滿足上述所有條件，依舊不完美。例如臀推無法在承受張力的整個動作範圍內拉伸臀肌，在這一點上，各式蹲舉與硬舉更為有效。所以，你該做許多項運動，以確保能從各種角度鍛鍊到肌纖維、給臀肌壓力。

如同先前所提，要找出最適合你的臀肌運動，最好的方法就是針對臀肌進行仔細的肌電圖分析，方式是讓你嘗試一百多種運動、使用不同的姿勢與站姿，找出能夠誘發最大肌電反應（激發程度）的運動與姿勢。之後我就會把這些運動排進課表並優先訓練，排除那些效果較差的運動。以上就是量身打造課表最理想的方式。我曾實際用這種方式訓練學員，並獲得巨大的成功。但不幸，這個方法對於大眾來說並不可行，而且據我所知並沒有業者提供這樣的服務。

所以以下是我建議的替代方案：使用大腦肌肉連結的模式，刻意想像肌肉正在運作，然後試驗不同的站姿、骨盆位置、姿勢、活動範圍，找出最能活化臀肌的動作模式與變化式。簡單來說，你必須自己去感受、摸索。你也可以自己或是讓他人觸摸肌肉，然後找出最能夠製造張力的變化式，但這需要一些技巧。我大多數臀肌發達的進階客戶在做最愛的健身運動時都會有獨特的技巧，也就是說他們花了許多時間找出最適合他們個人解剖構造的訓練。

運動選擇與訓練頻率

你選擇的運動會強烈影響你能夠多常鍛鍊臀肌。蹲舉、負重跨步蹲、保加利亞分腿蹲會製造較多的肌肉損傷，並且通常會讓臀肌相當痠疼，這就會限制你的訓練頻率，因為痠軟無力當然就沒辦法那麼常訓練。同理，如果你練了好幾組大重量硬舉，那麼隔天會感覺像是被卡車輾過，這也會影響你的訓練頻率。如果你只練大重量蹲舉、硬舉、跨步蹲、早安式體前屈，那麼一週就大約只能好好訓練臀肌一次或兩次。

各式臀推或是臀橋可以最大程度激發臀部，卻不會讓你在隔日過於疲累或是痠

疼。彈力帶的變化式以及髖外展運動也屬於這類運動。如果你大部分的訓練是臀肌主導的動作，肌肉就不至於痠到無法訓練，那麼你大概可以練得更頻繁一些。如果你只做臀肌主導的動作變化式跟彈力帶運動，那麼一週訓練三到六天或許沒問題。

你每次訓練可以做幾種運動，取決於你的訓練頻率或是鍛鍊臀肌的頻率。如果你一週有五天在練臀肌，那麼你每次能練的種類就無法也不應該像一週練兩或三次那麼多。

大部分人一週會練三次臀部，在這樣的情況下，我建議每次大約做四種運動，然後我會採用三分法則：一或兩種水平運動（各式臀推和臀橋）、一或兩種垂直運動（各式蹲舉和硬舉），以及一或兩種側向或旋轉的運動（髖外展或髖外旋）。

如此你會有相當多選擇。你可以一天做兩種水平運動（單腿臀推跟背伸展）、一種垂直運動（高腳杯深蹲），以及一種側向或旋轉運動（彈力帶繞膝坐姿髖外展），隔天你可以作一種水平運動（槓鈴臀推）、兩種垂直運動（保加利亞分腿蹲與單腿羅馬尼亞硬舉），以及一種側向或旋轉運動（側臥髖外展）。請注意其中一天做的是橫狀面髖外展，另一天是額狀面髖外展。

如果你練得更頻繁，比如說一週五天，那麼你可以每次只選擇三種運動。假設你每週訓練少於三次，例如一週一次，那麼你可以每次選擇六種運動。但我要再次強調，根據我身為重訓者以及教練的經驗，每週三練似乎最佳（這部分稍後會再詳述）。

健身運動順序

運動順序指的是課表中的運動如何排序。排在第一項的運動會有最佳成效，所以一般的原則是將最想加強的運動或是身體部位排在前頭。舉例來說，如果你有臀肌左右不平衡或是較弱的部位想要加強，那麼你就應該優先且只訓練較弱的那一側。否則，我會建議優先訓練你的主要健身運動，可能會是各式槓鈴臀推、蹲舉、硬舉。

在主要運動後，我建議做輔助運動，這包括任何上半身運動、單腿變化式，也有可能就是臀推、蹲舉、硬舉的另一種變化式。例如假設臀推是你某天的優先訓練項目，那麼做完臀推後你可以選擇雙側或單側的蹲舉或硬舉變化式。

一般來說，訓練的最後可以做高次數或製造代謝壓力的訓練（追求泵感或是燃燒感）。像我就喜歡做髖外展動作、蛙式泵浦、背伸展、俯臥髖超伸來耗盡我的臀肌肌力，但你也可以發揮創意，做其他你覺得最好玩、最享受的動作或訓練法。關於如何打造專屬你個人的燃燒訓練，請詳見第 213 頁。

以下是典型臀肌訓練課表可能的編排：

訓練運動順序範例

主要運動	臀推 3 組 10 下
輔助訓練	單腿羅馬尼亞硬舉 2 組 10 下、背伸展 3 組 30 下、行走跨步蹲 2 組 20 下
燃燒訓練	彈力帶繞膝髖外展 30 秒、站姿後踢腿 30 秒、彈力帶側走 30 秒、彈力帶繞膝臥姿髖外展 30 秒、彈力帶臀橋 30 秒、彈力帶半蹲等長維持 (Isohold) 30 秒

訓練量

　　訓練量指的是你完成了幾組高強度運動，通常以單次訓練或是一週為計算基準。可以是針對個別肌群計算（例如每週臀肌訓練量），也可以是某項健身運動（例如每週蹲舉訓練量）。

　　正如同其他課表設計的變項，你能做多少訓練量，取決於你的訓練頻率、基因、所做的運動、你認真的程度，以及一些其他因素。

　　舉例來說，如果你在一次訓練中練了 30 組，這是相當大的訓練量，那麼你可能一週只能練一次或兩次臀肌。但如果你一次只練 15 組，就有可能一週練三次。多年前我曾說過：「訓練量並非全都生而平等。」如果你有在做重訓，你會發現這是顯而易見的事實。就全身來說，硬舉造成的疲勞會遠遠大於彈力帶側走；以肌肉而言，跨步蹲帶來的痠疼會比臀橋多。使用變動阻力像是彈力帶、鐵鍊，可以比直接用槓鈴做更多組，因為伸展的姿勢較不吃力。另外，某些不會用到全身那麼多肌肉，或是在肌肉長度較短時施壓而非肌肉長度較長時施壓的運動，都能夠讓你提升訓練量。

　　如果你想要可遵循的通則，那麼每次訓練做 16 組高強度運動會是不錯的上限。高強度代表做到接近力竭的複合式運動。但組數要分散到不同運動中，除非你特別想要加強某項運動，否則應該每項各練 3 到 4 組。

　　換句話說，我會比較希望看到一個人做 5 項運動各 3 組或是 4 項運動各 4 組，而不是 3 項運動各 5 組或是 2-3 項運動各 6 組，因為每項運動會從不同角度鍛鍊肌肉，並鍛鍊不同的肌纖維。

　　提倡高強度訓練的人會告訴你高強度訓練是增肌最好的方法，因為你每項運動只需要做一組完全力竭，這是錯的。但有一點沒錯：我們已經知道第一組運動的訓練刺激最強，可能將近八成的訓練成效都來自第一組，以後效益會遞減。所以你就知道為何許多人認為高強度訓練是打造肌肉的最佳方式。很多研究都顯示高強度訓練確實效果卓越，絕對是最省時有效的增肌方法。然而，幾乎所有的健美選手與比基尼選手都做高訓練量訓練，也就是每項運動做上許多組，我的朋友布瑞德・匈費德與詹姆士・奎格（James Krieger）發表的統合分析研究也顯示做較多組數的肌肉成長較佳（肌肥大的實證訓練指南請見第 97 頁）。

我個人認為你應該要做多組數訓練，然後如果你喜歡，可以偶爾穿插高強度訓練。有時候做 6 到 10 項臀肌運動、每項各一組完全力竭也很有趣，因為你每項運動都做了一組高品質的訓練，同時整體訓練量仍然較低。這可能是有益的，因為練到一定的重量時，通常會非常累。

但這不代表你某項運動每週只能做一組。我有些客戶用上述的方法訓練，但訓練頻率更高，每天可能會做 6 項臀肌運動，每項一組完全力竭，一週練 5 到 6 天，一週下來就做了 30 到 36 組臀肌運動。想法死板的人永遠想不到還有這種練法。儘管每次的訓練量都不高，但一週下來不僅累積了足夠的訓練量，而且品質都很高，沒有所謂的「垃圾組」。這種策略雖然不符合我的三分法則，但對某些人來說似乎相當有效。如果你想要找出對你來說最佳的訓練系統，就得嘗試不同的訓練策略並保持思想開放。

組數與反覆次數的組合

關於組數與反覆次數的範圍，不論何種健身運動，我都建議依照三分法則，也就是應該有三分之一的組數是反覆次數介於 1 到 5 次的大重量，三分之一是介於 8 到 12 次的中重量，三分之一是大於 20 次的小重量。組數就跟反覆次數一樣，也取決於你的目標與能夠承受的訓練量。大體上來說，我會建議每項運動做 3 到 5 組，除非你要做燃燒組，那就只需要做一兩組高次數訓練。

我也相當推崇金字塔結構，舉例來說，你可以做一組 10 下，接著加一點重量後做一組 8 下，接著再加一點重量做一組 6 下，最後降重量做一組 15 下。以下是組數與反覆次數的一些組合，我們運用在臀肌研究所的常見運動範例中：

組數與反覆次數的組合	範例運動
1 組 20 下	各式蹲舉、臀推、硬舉
2 組 20 下	高腳杯深蹲、壺鈴硬舉
3 組 1 下	各式蹲舉、硬舉
3 組 3 下	蹲舉、硬舉、臀推、北歐腿彎舉
3 組 5 下	蹲舉、硬舉、臀推
3 組 8 下	適用於大部分健身運動
3 組 10 下	適用於大部分健身運動
3 組 12 下	適用於大部分健身運動

組數與反覆次數的組合	範例運動
4 組 8 下	適用於大部分健身運動
4 組 10 下	適用於大部分健身運動
5 組 3 下	蹲舉、硬舉、臀推、北歐腿彎舉
5 組 5 下	蹲舉、硬舉、臀推、北歐腿彎舉
1 組 10 下，1 組 8 下，1 組 6 下，1 組 15 下	臀推、腿部推舉
1 組 15 下，1 組 10 下，1 組 5 下，1 組 20 下	臀推、腿部推舉
3 組 20 下	彈力帶繞膝臀橋、臀肌主導的背伸展
3 組 30 下	彈力帶繞膝臀橋、臀肌主導的背伸展
4 組 30 下到 50 下	蛙式泵浦 *

* 我們常以更高的反覆次數做蛙式泵浦，例如 2 組 100 下。

以下是組數與反覆次數的一些組合要點：

- 如同先前所提，第一組最能刺激肌肉生長，接下來會遞減。
- 如要增長肌力，請將組數與反覆次數控制在 5 及 5 以下。
- 如要追求肌肥大，反覆次數可以在 5 到 100 下之間，通常 8 到 12 下會是甜蜜點。
- 有時候你可以用特定負重做 3 組，反覆次數盡可能多，目標是增進這 3 組的總次數。假設你可以做 43 公斤的背蹲舉 8 下、6 下、5 下，這樣 3 組總共 19 下，一個月後你或許能達到 10 下、7 下、5 下，3 組總共 22 下。這是最成功的漸進式超負荷，對於肌力訓練與肌肥大都相當不錯，你也可以使用高強度訓練，只做一組並做到力竭。如要更了解高強度訓練，請詳見下一頁的專欄。
- 想追求肌肥大與肌力，你要平衡低、中、高重量的反覆次數，但應該在訓練開頭就安排大重量。舉個例，你可以使用金字塔組，反覆次數如下：15、10、5、20。你將會在第 13 章學到更多金字塔法的內容。
- 我發現多組數、高反覆次數最能達到泵感與燃燒感。所以你可以用較輕的重量做 10 組 10 下，徒手做 4 組 30 下、3 組 50 下，或者甚至是做 1 組 100 下較長的燃燒組。如果你要追求泵感，用較多的組數搭配 20 到 50 下反覆次數可能最好，不過理想的反覆次數其實根據不同動作而定。

在 2000 年，我偶然發現幾個網站在推廣名為 HIT 的訓練法。千萬不要跟高強度間歇訓練（HIIT）搞混，HIT 指的是高強度訓練（high-intensity training），指的是在不連續的日子裡每次都只練幾項運動各一組到力竭。在此之前，我已經練了 8 年高訓練量的分部訓練（body part split）。從一項運動練 4 組改成只練 1 組並減少運動的項目，看起來似乎很荒唐，但我不禁想知道這方法到底有沒有優點。

於是我試了，每項健身運動做了 2 組，因為只做 1 組我根本沒有感覺。這跟我以前的訓練方式真是大相逕庭。那時我不知道我並不擅長只練 1 組並做到完全力竭，人們不會知道自己不知道什麼。

就像所有事物，熟能生巧，一個月後，我逐漸看到相當不錯的成果，於是我把訓練由 2 組降為 1 組。幾個月後，這樣簡短的訓練，效果卻好到不行。

至今為止，那八個月的高強度訓練仍是我肌肉成長與肌力發展最為輝煌的時期。有可能是因為這訓練法帶來新的刺激，也有可能因為之前的訓練量過高，這段期間終於能夠好好恢復。不論是什麼原因，我的成果確實堪稱神奇。

如同所有課表，這種訓練法的成效逐漸降低，於是我開始做上下半身的分部訓練、全身訓練，以及其他訓練法。這些日子以來，我對於肌力訓練始終保持開放的心胸，並將我所學到的知識融入各個系統當中。

我見過太多重訓者一輩子都緊緊守著過去的做法，但這其實會影響訓練成效。我不是在說每個人都應該只做 1 組力竭，但是許多人如果減少一些訓練量或許會得到更好的成果，只不過這些人永遠不願嘗試其他方法去確認是否練過頭或練太少了。

你有一輩子的時間可以做重訓，在這旅途上千萬別害怕嘗試其他方法。

有時要以退為進

太多人執著於訓練量，吹噓著每次都猛操 40 組，但卻不怎麼強壯，看不到什麼成效。事實上，來找我指導的女性中，許多人原本的訓練量遠多於我最後開立的課表。她們很疑惑，「減少訓練量真能帶來成效嗎？」但事實是，儘管她們排入較多的運動項目與組數，卻沒有每一組都做得夠認真，也就是說，她們把目標放在訓練量，而不是盡力程度。

絕大多數看重訓練量多過盡力程度的女性都不會變得更強壯，且會遇到訓練瓶頸，而這正是她們找我指導的原因。一旦她們開始更奮力完成每一組，並且適當地休息，便無法維持相同的訓練量，但成效確實更好。重點在於，訓練量雖然是不錯的指標，但前提是要能夠從訓練中恢復並且不斷地進步。大多數專家建議每個肌群每週練 10 到 20 組，而臀肌可以承受多一點的訓練量，但再次提醒，這也是因人而異。

臀肌一週的訓練量應該是多少？

我的許多客戶與追蹤者都想知道臀肌每週該練幾組，我還是要說，我無法給出一體適用的建議，因為課表設計涉及不少變項。我的某些追蹤者一週只練 10 組臀肌增長就相當驚人，有些人則需要 40 組以上。這差異跟基因與課表設計的其他變項有相當大的關聯。

臀肌一週的訓練量應該是多少？

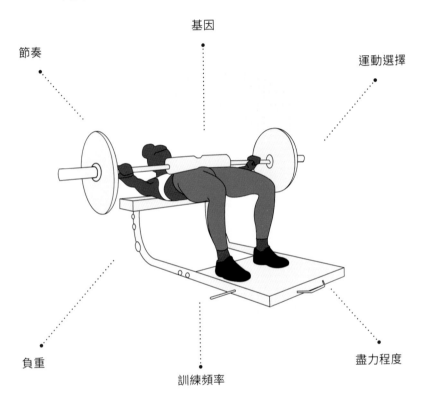

根據以下條件每週鍛鍊 10 到 40 組臀肌運動：

- 節奏：你訓練時動作的速度決定了訓練量。舉例來說，如果你在做一組運動時停下，接著又用休息—暫停訓練法多做幾下，那麼跟傳統的訓練法相比，你就無法做那麼多組。
- 基因：你在訓練中會有多少肌肉損傷、訓練後多快能恢復，跟基因有莫大關係。
- 運動選擇：有些運動會使你疲勞不堪且痠疼，有些不會。
- 盡力程度：如果你每一組都做到力竭，就無法維持相同的訓練量。
- 訓練頻率：由於一天能做到的訓練量有限，因此可以藉由增加訓練頻率來提升整體訓練量。
- 負重：較重的負重更容易導致動作變形，因而增加關節壓力。

盡力程度

盡力程度指的是你每一組做到多認真。如果你做一組臀推做到力竭，代表如果你不改成更輕鬆的姿勢就無法再多做一下，那麼力竭就是你的盡力程度。許多新手不知道如何將自己推向力竭，但這技巧其實是可以教授與學習的，一段時間後應該就能掌握。

講到這裡，有件事很重要：不要把盡力程度（effort）跟強度（intensity）搞混了。強度可以包含負重或盡力程度，所以我基本上不會用強度來表示盡力程度。盡力程度通常會用 1 到 10 分的「自覺運動強度」（RPE, rate of perceived exertion）量表來衡量，也可以用保留次數（RIR, repetitions in reserve）來衡量。例如某負重如果你做一組 7 下，而你盡全力其實可以做 10 下，那麼你的保留次數就是 3。

所以，要是你做一項健身運動做到肌肉力竭，就達到 10 RPE 或者 0 RIR。有些運動非常硬，做完又累又痠，有些則不會。舉例來說，如果你竭盡全力硬舉，那麼隔天極有可能累到不行。但如果你做彈力帶側走，可能就還好。就像負重跟訓練量會影響你可以多常練臀肌，在選擇健身運動時，盡力程度也會影響訓練頻率。

假設你每一項健身運動的每一組都練到力竭，你將無法承受那麼多的訓練量及訓練頻率。但如果你只有三分之一的運動練到力竭，剩下的部分保持中等到輕鬆的程度，便能提高訓練量，並在一週內練更多次。如果要決定你一整週訓練的盡力程度，我建議你可以遵循三分法則，在本章後面將會提及。

訓練頻率

訓練頻率可以劃分為三類：

- 一週訓練的次數
- 一週做某項運動的次數
- 一週鍛鍊某特定肌群的次數

諸如整體（全身）的訓練頻率、臀推的訓練頻率、臀肌的訓練頻率。

就像所有的課表設計變項，要決定最佳訓練頻率得進行一些試驗。你的基因以及其他課表設計變項如運動選擇、訓練量、負重、盡力程度也都是需要納入考慮的重要因素，這些都會幫助你決定臀肌的訓練頻率。

儘管基因可能是最重要的變項，許多肌力與體能教練、專業人員卻沒有將之納入課表的設計策略。有些人的肌肉較不容易損傷，也恢復得較快，因此能做更大量的訓練，這部分科學文獻早已廣泛證實。

有些人一週鍛鍊臀肌 2 次會獲得最好的成果，有些人則可能是 6 次，這很大部

分取決於基因。很顯然，需要試驗和實際操作才有辦法知道自己的能耐。你得傾聽你的身體，並且調整不同的課表設計模板，以找到最適合自己基因的方式。

大體上來說，我所指導過的女性大多一週練三次臀肌會有最佳成效，不過這並非絕對。舉例來說，每週練一次能達到 60% 的成效，每週兩次能達到 90% 的成效，每週三次能帶來 98% 的成效，若再加上第四次、第五次，可能有點幫助，也可能帶來反效果，這取決於下一次訓練前肌肉和體力能否復原。

如果一週練三天臀肌，你可以三天都練相似的下半身課表，或者你可以某一天針對股四頭肌與臀肌，一天腿後肌群跟臀肌，最後一天單獨針對臀肌。舉例來說，在股四頭肌與臀肌日，你會專攻各式蹲舉與跨步蹲，在腿後肌群跟臀肌日專攻硬舉與背伸展，在臀肌日專攻臀推與臀橋，每次訓練快結束時可以練外展運動並燃燒臀肌。以上便是我為大多數喜愛身體分部課表的客戶設計的訓練計畫。

如果你的臀肌基因很棒，當然可以一週只練一次依然獲得相當棒的成果。但就我來看，一週練兩次會遠勝於一次，而練三次又會比兩次稍佳。

許多人問我能否每天鍛鍊臀肌，答案是可以，前提是不要選擇那些會讓身體過度疲累的運動，也不要每一組都做到力竭。換言之，你必須專注在大腦肌肉連結，並以泵感與燃燒感為目標，這樣肌肉通常不會太痠痛。舉例來說，如果你做啞鈴臀推、彈力帶繞膝臀橋、髖外展動作，並且主要是做徒手訓練、彈力帶、較輕的啞鈴或是壺鈴，可能可以每天都練臀肌。然而，要是你的目標是最大化臀肌的增長與肌力，這個方法可能就不是最有效的。

如同我先前所說，一週訓練三天對大多數人來說最為有效，除非為了配合行程，或者想做一些變化，否則沒有必要增加或減少訓練天數。改變並非必要，如果你有一份設計完善的課表，大可以一輩子都一週三練（或是任何對你來說最佳的頻率）。有時候來點變化在心理上是有益的，可以讓你更有動力努力訓練。有時候拉高訓練頻率但縮短每次的訓練時間也不錯，反之亦然，可以拉長單次訓練時間，但集中在較少的天數。知道你的訓練日程可以有些彈性並且能根據生活所需做調整是件好事，你只需要調整你的訓練量以及先前提到的變項去精進你的訓練。

　　你花在訓練上半身的時間，很大一部分取決於你的體態、訓練目標和體能程度。我訓練的女性大多會每週分出兩天時間鍛鍊上半身與核心。如果你的目標是維持上半身的體態，那麼每週練一次就夠了。但要是想有更健壯的手臂或想增肌，你就需要更認真鍛鍊上半身，可考慮額外加入每週一天的上半身訓練，或是增加每週上半身訓練的組數。假設你是做全身性訓練，可以安排一項複合性的上肢推、一項複合性上肢拉，以及一些輔助訓練，例如在訓練結尾做啞鈴側舉。你將會在下一部學到更多將上半身訓練融入課表的方法。

範例一（只練上半身）

暫停法伏地挺身　3 組盡可能多下（最低點停留一秒）

雙腳墊高反向划船　3 組盡可能多下

離心強調推舉　3 組 6 下（下降階段 4 秒鐘）

坐姿臉拉　2 組 15 下

彎曲槓彎舉　2 組 12 下

V 型槓三頭肌伸展　2 組 15 下

範例二（全身）

啞鈴保加利亞分腿蹲　3 組 8 下

啞鈴坐姿肩推　3 組 10 下

恆定張力彈力帶繞膝槓鈴臀推　3 組 20 下

反握闊背肌滑輪下拉　3 組 10 下

輔助單腿羅馬尼亞硬舉　3 組 8 下

坐姿划船　3 組 10 下

彈力帶坐姿髖外展　3 組 30 下

側平舉　2 組 15 下

前平舉　2 組 12 下

俯臥三角肌後舉　2 組 12 下

變項間的關係

所有課表設計變項都彼此相關。要設計最佳訓練計畫，你不僅必須考量所有變項，也要知道這些變項如何互相影響。也就是說，你的訓練頻率要跟運動選擇、訓練量、盡力程度互相搭配。舉例來說，如果每週訓練兩次，你將有更多恢復時間。在這樣的情況下，你可以做全身性訓練，訓練內容大部分為複合性動作，每次訓練約 16 組——10 到 22 組都是可接受的範圍，應依你的運動選擇與恢復力而定，且每組都練到接近力竭。

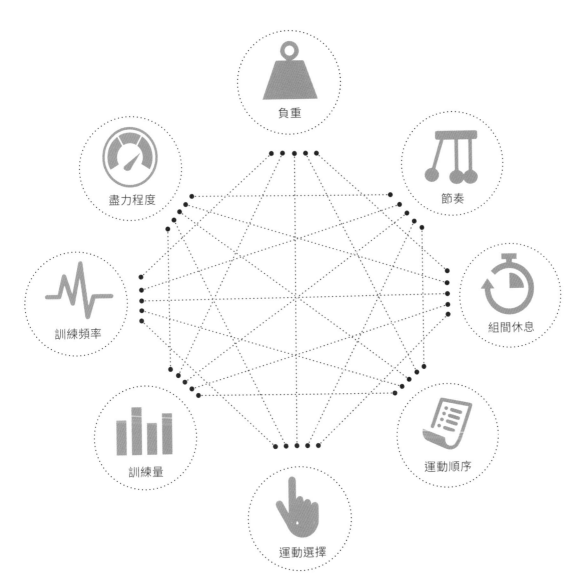

另一個幫助你決定訓練頻率的方法就是考慮訓練量、運動選擇以及盡力程度。舉例來說，如果你喜歡每次練 30 組，努力鍛鍊全身，但沒有做大重量或是非常接近力竭，那麼你可以每週做兩次下半身訓練跟兩次上半身訓練，安排多種複合式與單關節動作，運用高次數低組間休息。但是要記得創下個人紀錄，即便是次數紀錄（比

方說臀推 60 公斤 30 下）或是訓練量紀錄（比方說相撲硬舉 60 公斤 3 組 10 下）也好。重點在於，你可以根據你的偏好量身打造你的訓練，只要操控好變項，依然能獲得好的成效。但安排訓練還是需要遵循一些規則跟限制。

　　以下是更多與課表設計有關的變項關係。訓練量跟盡力程度呈反向關係：對於身體與肌肉的負擔來說，2 組 8 下 RPE 10 分可能會等於 4 組 8 下 RPE 7 分。負重與盡力程度會影響節奏，因為比起 3RM 或是一組的第一下動作，執行 1RM 或是力竭組的最後一下勢必比較慢。健身運動的選擇會影響訓練頻率，因為有些運動幾乎可以每天做，有些則無法。

　　另外，如果你做四組大重量（負重）硬舉，每組都做到力竭（盡力程度），那麼你一週可能只能練一次。但要是你不做到力竭，或只有最後一組力竭，或是只做三組，或許一週就能練兩次。要是你做三組彈力帶繞膝臀橋到力竭，那麼就算一週練四次也還行。一週內練四次跨步蹲會適得其反，因為帶來的肌肉損傷無法獲得足夠時間修復，不過要是一週只練一或二次、一共四組，就在合理範圍。

　　還有要注意，你不能在同一天安排以高訓練量、高盡力程度做硬舉、蹲舉、槓鈴跨步蹲等大型重訓運動，除非你一週只練一次。同理，你會因此過度疲勞，徒增下一回訓練時受傷的風險。你可以做高頻率訓練、高訓練量訓練或高盡力程度訓練，但這三者同時做，是在製造災難。你必須有所取捨，可能是每週訓練的天數、每週訓練的組數，或是每組的認真程度。

　　如你所見，設計訓練課表並沒有表面上看來那麼簡單，不過好消息是你不用樣樣追求完美。只要你能考量八大變項，要設計有效的課表，方法非常非常多。但說來容易做來難。要讓課表設計變得更容易控管，可以使用基本範本。後文會介紹的三分法則就是我用來訓練臀肌的範本。如果你需要簡易的全身訓練範本，請參考下面的「基礎肌力訓練範本」。如果要更全面性的課表計畫，請翻閱第 18 章。

基礎肌力訓練範本

　　許多人都跟我要過容易照著練的基礎肌力訓練計畫範本，我曾經將這份範本給我的母親、父親，以及那些需要完整的訓練計畫並且能一週鍛鍊二到三次的親朋好友。我想，你們也一樣，你自己或是你身邊會上健身房的親朋好友，也可能正缺完善的課表。這份簡單的範本確保了訓練的均衡與多樣，最重要的是，人人都適用。不過別誤以為這套方法是新手專屬，只要能夠依照漸進式超負荷的法則操作，對於進階訓練者也很有效。

　　選一項髖關節主導的運動、一項上肢拉的運動、一項膝關節主導的運動、一項上肢推的運動，以及一項核心運動。每項運動做 2 到 3 組，每組 8 到 12 下，就是一次完整的訓練。然後持之以恆每週訓練二到三次，你就能獲得很棒的成效！

不同類別包含的運動項目非常多，但以下我分別列出三項。你可以根據自己的偏好更改項目以及順序。另外，如果你喜歡，也可以在訓練收尾時加入一些單關節運動或是燃燒組。

大多數人會忽略某些動作，因而沒能聰明地練到全身，使用此範本能避免此缺失，並讓你明智有效地將健身時間花在最重要的動作上。

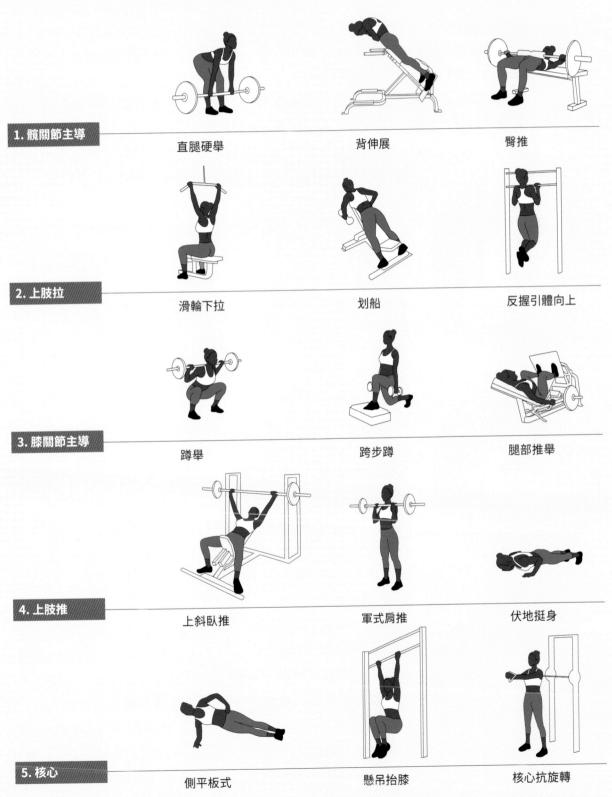

1. 髖關節主導

直腿硬舉　　　　　　背伸展　　　　　　臀推

2. 上肢拉

滑輪下拉　　　　　　划船　　　　　　反握引體向上

3. 膝關節主導

蹲舉　　　　　　跨步蹲　　　　　　腿部推舉

4. 上肢推

上斜臥推　　　　　　軍式肩推　　　　　　伏地挺身

5. 核心

側平板式　　　　　　懸吊抬膝　　　　　　核心抗旋轉

* 每個類別挑一項運動　* 每週練二或三次　* 每項運動 3 組 8 到 12 下

三分法則

如前所述,我會採用霰彈槍策略來安排課表,也就是訓練的每個層面都強調多樣性。我會考慮機械張力、代謝壓力、肌肉損傷、細胞腫脹等對於臀大肌上半部與下半部的影響,所以需要不同的訓練法才能兼顧。隨著科學進展,假以時日我將會找到促進肌肥大的明確方法,並捨棄那些累贅的或是效果不佳的方法。

我希望我總有一天能使用來福槍策略,但在此之前,我們還是得大量轟炸、用盡手段,希望能獲得最甜美的成果。

三分法則能夠確保肌力與體態的訓練課表有成果、有效能,並且均衡。此方法考慮到向量、負重、盡力程度,能為課表設計的變項與運動選擇提供結構與組織。

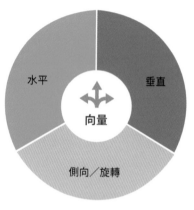

向量(阻力相對於身體的方向)

為了讓你的臀肌能獲得最大發展,你必須要做三種向量的運動。大約要有三分之一的臀肌運動是水平的(各式臀推、臀橋)、三分之一垂直的(各式蹲舉、硬舉)、三分之一側向或旋轉的(彈力帶側走)。想知道每一項運動屬於哪一種向量,請翻回第 123 頁。

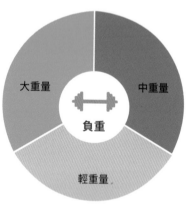

負重

雖然只要盡力程度夠高,你可以選擇你的理想負重且依然獲得不錯的成效,但我相信將不同負重組合在一起仍有好處。負重應該要有三分之一是大重量低次數(1 到 5 下)、三分之一是中重量中等次數(6 到 12 下)、三分之一是低重量高次數(13 到 50 下)。如果你實在很討厭某段反覆次數範圍,大可避開,只要有足夠的訓練量,盡力程度也夠高,一樣可以得到不錯的成果。

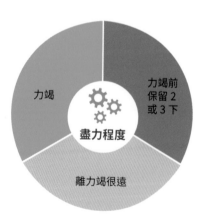

盡力程度

在一整週的訓練當中,盡力程度要有些變化,這點很重要。盡力程度其實更難編入課表,因為這是自覺感受。大體上,我們會將臀推、蹲舉、硬舉等大型運動做到力竭,或是力竭前只保留 1 下。輔助訓練則會保留 2 到 3 下,燃燒組或是彈力帶髖外旋運動則會離力竭很遠。在此必須指出,做高次數燃燒組時,你會覺得臀肌在燃燒,好像快要力竭了,但其實你離真正的力竭還遠得

很。再次強調，力竭指的是再多做一下都辦不到。

當我們在做高反覆次數燃燒組時，限制你的其實不是你的肌肉，而是你的意志與大腦。以徒手運動或是彈力帶外展運動為例，你以為快不行時，要是繼續堅持，可能還有辦法再多做 10 下。但如果你是做最費力的硬舉或是臀推，那麼無論你多麼想，都無法再多做 1 下。

大約三分之一的組數應該要做到力竭或是保留 1 下，三分之一的組數應該做到保留 2 或 3 下，而另外三分之一的組數則是離力竭很遠。這樣編排臀肌訓練，你就可以：

- 完整地發展臀大肌上部與下部。
- 完整地發展第一型與第二型肌纖維。
- 從各種角度／向量與關節動作鍛鍊到臀部，因此最能將成果轉移到各種競技運動與功能性活動。
- 能夠承受更高的訓練量而不過度疲勞。

範例 1：一週訓練計畫

以下是我開設的線上課程 Booty by Bret 訓練計畫的週課表範例，運用三分法則來強調臀推。如你所見，範例中有三天全身性訓練，再加上兩項額外的臀肌訓練，可以緊接在全身性訓練之後做，或是安排在其他天。這是份均衡的課表，結合了垂直（高腳杯深蹲、早安式體前屈）、水平（臀推）、側向／旋轉（外增範圍側臥抬髖與坐姿髖外展）的運動。做到力竭的運動有各式臀推、蹲舉、硬舉。接近訓練尾聲的運動，像是 B-stance 前後腳早安式體前屈或是單腿羅馬尼亞硬舉，不必做到力竭。額外的臀肌訓練則是離力竭很遠。注意：此份週課表可以重複做一個月。

第 1 天	
臀推金字塔	12／8／4／20 下
軍式肩推	10／8／6 下
高腳杯深蹲	3 組 8 下
反向划船	3 組盡可能多下
前後腳早安式體前屈	3 組 8 下
外增範圍側臥抬髖	3 組 10 下

第 2 天	
暫停法前後腳臀推	3 組 6 下（暫停 3 秒）
窄握臥推	10／8／6 下
反向跨步蹲等長維持	2 組 1 分鐘
對握引體向上	3 組盡可能多下
單腿羅馬尼亞硬舉	3 組 8 下
北歐腿彎舉	3 組 3 下

第 3 天	
臀推遞減組	2 組 10／10／10 下
借力推舉	3 組 6 下
背蹲舉	3 組 5 下
胸部支撐划船	3 組 10 下
硬舉	3 組 3 下（重量遞增）
坐姿髖外展	2 組 30 下

臀肌訓練 1	
蛙式泵浦	80 下
外增範圍側臥髖外展	30 下
蛙式泵浦	60 下
外增範圍側臥髖外展	25 下
蛙式泵浦	40 下
外增範圍側臥髖外展	20 下
蛙式泵浦	20 下

臀肌訓練 2（做 3 回合）	
彈力帶側走	20 下
站姿彈力帶繞膝髖關節鉸鏈外展	20 下
彈力帶站姿後踢	20 下
站姿彈力帶繞膝髖外展	20 下
站姿夾臀	20 下

執行三分法則時，不要對課表編排過度執迷，也不用追求每一週、每次訓練都均衡到無懈可擊。我們的想法是，只要總體訓練沒有失控就可以。以此而言，三分法則的範本就是要拿來修改的。

在第四部我會討論如何為特定目標編寫訓練計畫。你將會看到，我使用三分法則來建構與安排訓練，但也會調整整體計畫，以專攻特定部位。

舉例來說，當我打造長達數個月甚至一年的訓練計畫時，我會每 4 到 12 週轉換訓練重心。某個月的訓練計畫我可能會做臀推的特製化課表，一週做三次臀推，隔月我可能就轉向蹲舉或是單腿特製化課表。在第 252 頁你將會學到如何根據特定目標打造訓練循環（週期化就是用來形容這種編排策略），我也會在第 292 頁提供幾個計畫範本做為引導。

我的重點是，定期轉移訓練計畫的重心，不僅可以改進特定動作或動作模式，也可以避免碰到瓶頸。如果你一直做一樣的運動，即便使用三分法則，最終不僅會感到無聊，也可能不再進步。許多人會追求在做所有喜愛的動作和運動時都要變得更強，但你無法永遠維持線性進步。一旦你打好基礎離開了新手村，進步就會變慢。在下個階段，進步會變成艱鉅的任務。為了要變得更強並達到理想體態，你得在維持其他部位的訓練時，也專注於訓練特定部位。另外，你也必須更有策略，使用不同方法——也就是不斷轉換訓練重心，加強特定的動作、動作模式或身體部位，並運用更多的進階訓練法。

肌肥大訓練的實證指南

下頁的表格總結了目前我們對增肌的一切所知，此表格根據數百篇隨機對照實驗、文獻回顧、統合分析所製成。

儘管許多主題都需要更多研究才會變得更明確，但此張表格跟十年前的樣子已經截然不同。換句話說，研究肌肉的科學家（比方說我的好友布瑞德·匈費德與詹姆士·奎格）在這個領域完成了影響深遠的重要實驗，並且拓展了我們的知識基礎。

—— 實 證 ——
肌肥大訓練指南

頻率	針對單一肌群的訓練，一週兩次會比一次來得好，至於練更多次是否更好則缺乏足夠證據證明，除非在做專項訓練時分拆訓練量。	
訓練量	根據個人的恢復能力，每塊肌肉每週練 10 到 20 組最為理想。有些證據顯示你可以在短期內增加訓練量，特別是專項訓練。	
盡力程度	大部分的組數應該練到接近力竭，但不必要達到真正的力竭，力竭若控制不好，可能會有反效果。	
負重	所有負重都能夠增肌，較大的負重訓練歷時較久，而且可能過於壓迫關節，而較輕的負重可能會令人感到無聊，所以健美選手大多偏好中等負重。組合幾種反覆次數或許可以帶來更好的成果。	
運動選擇	多關節跟單關節運動都能增肌。訓練時應該優先做多關節運動，但是如果你追求肌肥大最大化，就不能忽略單關節運動。對於打造特定肌肉與次部位的肌肉來說，單關節運動是必須的。	
運動順序	在訓練中較早練到的肌肉會得到稍好的成效，所以可以根據你的偏好來安排運動順序。	
節奏	不論動作節奏快慢，促成的肌肥大程度都差不多，但動作離心階段要記得控制動作，不要讓地心引力為你代勞。另外，不要做超級慢的訓練，比方說一下超過 10 秒*。只要是在 2 到 6 秒之間，成效都相差不大，但絕對要專注在你要訓練的肌肉上。	
組間休息	2 到 3 分鐘的組間休息似乎最能增肌，但你可以感覺一下並傾聽身體的反應。最佳方式或許是在訓練前段的大型運動休息久一點（3 分鐘），接者較輕鬆的動作休息短一點（90 秒）。	
分部訓練	幾乎所有健美選手都將身體部位分開來訓練。然而，所有流行的分部位方式對於肌肉生長都是有效的。研究顯示，全身性訓練跟身體分部訓練在肌肥大上同樣有效。	
週期化	有計畫地安排課表會比散漫的課表更能有效增肌。但是到目前為止，週期化訓練還沒有最好的安排方式，而且有許多方法都能成功增肌。要有策略，但也保留一些彈性以因應每天的狀態。	

* 有研究指出超級慢的訓練成效反而較差。一譯注

進階訓練法

開始訓練臀肌時，你會發現只需要基本的課表安排（漸進式超負荷與大腦肌肉連結）就可見巨大成效。頭幾個月很有趣，因為幾乎任何訓練都可以快速見效。但你的身體會適應訓練刺激，這通常發生在訓練三到六個月之後。在此階段，架構鬆散的課表可能就不會那麼有成效。為了克服瓶頸並且確保持續進步，你必須更有策略。這就是進階訓練法發揮效用的時候了。

一般認為進階訓練法透過徵召更多的運動單位來達到最大效果。快速回顧一下，運動單位是由神經系統徵召來協調肌肉收縮的一群肌肉纖維。根據亨尼曼的尺寸原則，輕鬆的任務會徵召閾值較低的運動單位。當你感到疲勞或是舉較大重量時，神經系統會徵召較大的運動單位。

為了最大化肌肥大，你徵召所有運動單位的時間都必須夠長。換句話說，你必須讓所有肌纖維都受到張力刺激。為了達成這個目的，你必須練大重量或練到接近力竭。這些方法都會讓重訓在某個層面上達到超負荷，進而讓肌肉承受更多張力。有件事也很重要，那就是別摒棄以傳統的直落組*（像是練 3 組 8 下）進行漸進式超負荷。時機成熟時，你會想要每個月都加進一些進階訓練法，然後或許每次訓練結尾做燃燒組。但是別做過頭了。

你將於本章學到臀肌訓練中所有進階的訓練法，以及如何融入你現有的訓練課表。

張力恆定法 CONSTANT TENSION REPS

張力恆定法的意涵一如其名：做一組運動時完全不休息，以製造恆定張力。想像一下像活塞一樣上下移動，一抵達動作終點就立即折返，每個反覆次數的動作範圍依舊相當完整。這些動作要做得快速又流暢，這將帶來相當高的代謝壓力。

以臀肌訓練而言，這技巧通常用在各式蹲舉及臀推。蹲舉時，你可以忽略動作最高點的最後一小段活動範圍，以保有較佳的髖部張力，接著繼續往下降進入全蹲，完成後往上站起再往下降，在最高點及最低點都不休息。臀推時，在動作最低點槓鈴不要碰到地面，在很接近地面時就要往上抬，完全伸展並鎖住髖關節，不要在最高點停留，哪怕只是一瞬間，接著馬上繼續做下一次。每一下大約花 1 至 2 秒，20下大約花 20 秒。

一般來說，我會以輕重量每組訓練 20 到 30 下。我知道這乍聽之下並不多，因

為你處在張力狀態下的時間比常規動作來得短。但是請相信我，這就如同所有進階技巧，練起來也相當凶殘。你會很訝異若要完成一整組動作，一開始重量得減到多輕。

休息—暫停法 REST-PAUSE REPS

休息—暫停法是一種集組訓練，做一組動作，並在反覆次數間安排預定的休息或暫停。舉例來說，假設你做大重量臀推。第一次，你只能連續做 6 下（使用 6RM 的重量）。之後不以糟糕的動作形式與有問題的動作範圍做更多下，而是放下槓鈴，暫停，做幾下深呼吸。這是你休息—暫停的時刻。短暫恢復後（也許是 5 次呼吸的時間），再做 2 下，然後再暫停片刻。短暫恢復後，再做 1 下。你幾乎要完成了，但還有 1 下，最後你扎實地完成了。

總而言之，與其做 6 下的直落組，不如先做 6 下，休息大概 10 秒鐘，接著做 2 下，休息 10 秒鐘，做 1 下，再休息大概 5 秒鐘，最後再做 1 下。考量到反覆次數及組間休息次數，有無數方法可以操作休息—暫停法，但在臀肌研究所，我們通常採用 6 ／ 2 ／ 1 ／ 1，一組總共 10 下的休息—暫停法訓練。

等長維持法 ISOHOLDS

等長維持和等長訓練是一樣的，都是在一個範圍內維持靜止姿勢，以製造肌肉張力。舉例來說，你可以在臀推的最高點或蹲舉的最低點做等長維持。你可以盡你所能撐最久，或預定好時間，例如撐 30 秒。這樣能讓該姿勢的肌力增加，同時製造極高的張力及代謝壓力。這會轉化為你深蹲時更大的支撐力，以及臀推時更能鎖住髖關節的肌力。

我也建議在蹲舉或臀推時用彈力帶（翹臀圈）或是迷你彈力帶繞住膝蓋，在臀肌上創造更多張力。舉個例，假設你在蹲舉時將迷你彈力帶繞在膝蓋上方，並在最低點維持 30 秒，不僅可以增加該姿勢下髖關節伸展的肌力，也能夠以良好動作形式訓練、增進髖外展的肌力。在訓練時，你通常只會在最低點或最高點停留 1 至 2 秒。但當你孤立訓練該姿勢時，你被迫花時間加強那個姿勢的力學，這可以培養並改善整體技巧。

＊ 直落組（straight sets），作者用語，指不含進階訓練法，以相同負重一氣呵成做完整組。—編注

每位重訓者總有一天都要試試整套 20 下蹲舉訓練。我試過，並且在反覆肌力、大腿肌肉量以及精神意志力等方面得到驚人的成果。

我保證，做完這套訓練流程後，你做下半身的大重量訓練時再也不會唉聲嘆氣。雖然每組 5 下及小於 5 下很硬，但完全比不上標準的 20 下蹲舉訓練。

怎麼做：

20 下蹲舉基本上是以休息─暫停法做 20 下。方式是以你 10RM 的負重蹲舉 20 下，期間槓鈴都不放回深蹲架，以休息─暫停法的方式持續做。一開始的 10 下結束後，槓鈴架在背上休息，然後再做一下，如此反覆。做完幾次後短暫休息，直到完成 20 下。這也常被稱為喘息蹲舉（breathing squats），因為最後會在過程中氣喘如牛。

19 年前，我在數月間把我的 20RM 由 61 公斤增加至 125 公斤。125 公斤的那組訓練得花 9 分鐘完成。是的，我把槓鈴放在背上整整 9 分鐘。

一開始的 10 下大概只會花 1 分鐘，剩下的 10 下會再花費 8 分鐘。這訓練計畫一般為期 6 週，但是我持續做，打算做到我覺得這輩子再也不想練 20 下蹲舉為止（目前還沒發生）。試試看吧！

值得一提的是，我們不會很常做等長維持，因為我認為增肌有更棒的方法。然而，如果你受傷，或無法以特定的活動範圍做某項運動，等長維持會是很棒的選擇。舉例來說，或許你無法全蹲，但蹲至一半沒有問題，就可以用半蹲的姿勢做等長維持。等長維持也很適合用來改善弱點。假設你在臀推的最低點很有力，但難以鎖住髖部，那麼在較弱的動作最高點做等長維持有助於發展該姿勢下的肌力。

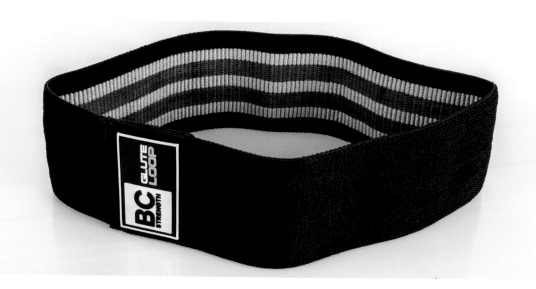

金字塔法 PYRAMIDS

金字塔法已經行之有年，並因已故的文斯·吉倫達使用的 10 / 8 / 6 / 15 金字塔法而再度流行。這是很棒的方法，可以練到某項運動的所有的反覆次數，意思是你在單堂的訓練中同時做了低、中、高反覆次數。這不僅可以幫助你在各種反覆次數都變得更有力，也確保你在單堂訓練中鍛鍊到所有肌纖維。

假設你用金字塔法練臀推，以下是訓練的方法。首先熱身，做扎實的一組 15 下。加點重量，休息 2 分鐘，然後再練一組 10 下。接著再加點重量，休息幾分鐘，練一組大重量 5 下。最後一組大幅減輕負重，只休息 1 分鐘，練 20 下。這一組你可以考慮將迷你彈力帶或是翹臀圈繞在膝蓋上以榨乾臀肌的肌力。以下是臀肌研究所的做法：

布瑞特 · 康崔拉斯金字塔	
第一組	可以練 15 下的負重
第二組	可以練 10 下的負重
第三組	可以練 5 下的負重
第四組	可以練 20 下的負重。 * 可以加上彈力帶或翹臀圈

值得一提的是，打造金字塔訓練法的方式有很多，可以是 10 / 8 / 6 / 15 或者是 10 / 8 / 6 / 4 / 2 / 20。目標在於堅持 3 到 4 週，使用同樣的重量，以試著突破先前反覆次數的方式操作漸進式超負荷。以下是為期一個月的示範：

布瑞特 · 康崔拉斯金字塔

	第一組 102公斤	第二組 125公斤	第三組 143公斤	第四組 84公斤	當週的 總反覆次數
第一週	15	10	5	20	50
第二週	17	12	5	20	54
第三週	18	13	7	20	58
第四週	20	14	8	22	64

離心加強法 ENHANCED ECCENTRICS

　　做離心加強時，離心階段（收縮時肌肉伸長，如臀推的動作最低點）的負重要比向心階段（收縮時肌肉縮短，如臀推的動作最高點鎖住髖部）更重。在肌力訓練中有幾種方式可以做到。第一種是使用二腿上一腿下的方法，例如練單腿臀推，以雙腿舉起重量，然後以一腿緩慢降下。

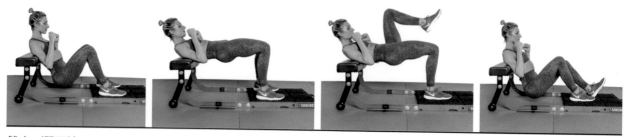

雙上／單下法

　　第二種方法是使用重量釋放器（weight releasers），附在槓鈴末端，會在動作的最低點釋放重量。但這個方法只能讓你在離心階段超負載一次。第三種方法是利用飛輪（flywheel），一種作用類似溜溜球的特殊裝置。第四種方法是讓教練或訓練夥伴在動作過程中以手動提供阻力。

　　以臀推為例，假設你正在指導的對象臀推 60 公斤。想加強離心期，你需要傾身並向下推槓鈴，在槓鈴下降至最低點時，這大約會增加 35 公斤的阻力。也就是說在上升的過程中舉 60 公斤，而下降時舉 95 公斤。在槓鈴還沒碰到地面時，對方的動作就要往上。

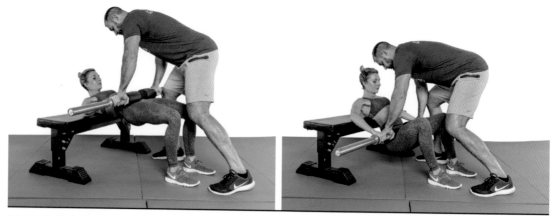

手動外加阻力的臀推

雖然離心加強有效，也能增加動作多樣性，但我們不太常使用，因為做起來很麻煩，需要教練或訓練夥伴的協助，且只能用在某些特定的動作。所以，我們可能每隔幾週施行，然後通常只用在臀推、腿推、45 度背伸展、俯臥髖超伸、坐姿髖外展機、側臥髖外展，北歐腿彎舉、腿伸展及俯臥腿彎舉等運動。

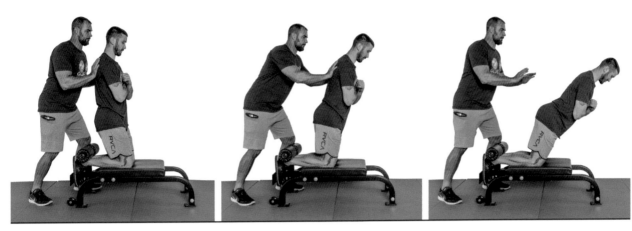

手動外加阻力的北歐腿彎舉

離心強調法 ACCENTUATED ECCENTRICS

進行離心強調法時，你會放慢或強調動作的離心階段。舉例來說，假設你在進行槓鈴臀推，為了強調離心階段，你伸展髖關節至平常會抬到的最高點，接著非常緩慢地下降至最低點。下降的過程原本大約需要 1 秒鐘，但在離心強調時，你把下降時間延長到 4 至 6 秒。

儘管離心強調提供不同的訓練刺激，確實可以增進肌力與肌肥大，但特別適用於受傷時的訓練，例如肌肉拉傷和扭傷。許多肌肉拉傷都沒有那麼嚴重，你依舊可以訓練，只是不要太逼迫自己或是舉太重，否則你只是冒著傷勢惡化的風險而已。但使用離心強調，你就可以用較輕的負重，而依舊能刺激肌肉生長，因為你在重要的離心階段讓肌肉承受更久的張力，卻不至於讓傷勢惡化。

雙重力矩法 TORQUE DOUBLING

雙重力矩是指做髖關節伸展動作時，將迷你彈力帶或阻力帶（翹臀圈）繞在膝蓋上或膝蓋下方。彈力帶繞膝的臀橋、臀推和深蹲都是運用雙重力矩。我知道這個名字聽起來既複雜又專業，但我不知道還能怎麼稱呼。

你可以將雙重力矩想成讓臀肌做雙倍工作：在透過髖伸展鍛鍊臀肌的同時，用膝蓋將彈力帶往外拉開，也就是以髖外展來鍛鍊臀肌。

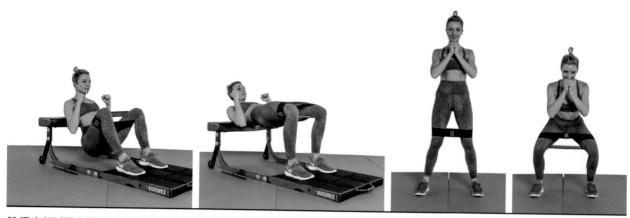

雙重力矩（彈力帶繞膝的臀推與深蹲）

我發現雙重力矩可以顯著增加臀肌的張力，是增加徒手訓練變化式難度的好方法。如果你喜歡臀肌的泵感與燃燒感，這正是雙重力矩的特長。有趣的是，雙重力矩是臀肌獨有的練法，因為只有臀肌能讓人輕而易舉地同時挑戰髖關節及膝關節動作。

律動法 PULSES

所謂律動法，是只在動作最困難的小範圍內上下移動。舉個例，蹲舉時，你一路下降到動作最低點，接著起身，然後再下降。你可以重複這個循環——向下，然後起身 1/4，直到完成想要的反覆次數。在臀推時，你上升到動作最高點，接著下降 1/4，然後再上升。

我最喜歡用律動法做的動作是腳跟墊高的高腳杯深蹲。我會練一組 30 下，先降至深蹲的最低點，然後在上下 15 公分的範圍內移動。這會獲得大量的代謝壓力，讓臀肌熊熊燃燒。

1¼ 反覆法 1¼ REPS

1¼ 反覆法是完整動作與律動法的結合。我們常用在臀推（雙腿及單腿都有）、深蹲和保加利亞分腿蹲。以保加利亞分腿蹲為例，你一路下降，接著起身 1/4，然後下降，最後回到起始姿勢。此為一次完整動作。

集組法 CLUSTERS

　　集組法是將大組數拆成幾個小組數，且休息時間較短。組法有好幾種。假設你可以臀推 145 公斤 3 組 10 下，組間休息 2 分鐘。如果你每一組大約花 1 分鐘，則你大約需要 9 分鐘完成訓練。用集組法來練時，重量可以不變，但不是練 3 組 10 下組間休息 2 分鐘，而是 6 組 5 下組間休息 1 分鐘。你仍舊在相同時間內完成 30 下，但不會這麼累。

　　一般組：3 組 10 下，組間休息 2 分鐘
　　集組：6 組 5 下，組間休息 1 分鐘

　　雖然你無法建立相同程度的代謝壓力，但能得到一樣的訓練量，這有相當大的好處，理由如下。其一，你的身體比較輕鬆，因為沒有做到力竭，不至於過度疲勞，因此對於從事體育競賽並需要保持健康以從事其他活動的人來說，集組法是很好的方法。其二，有助於發展爆發力。你仍舊以大重量訓練，但由於你不是勉強擠出次數，因此能維持動作的爆發力。但要留意的是，集組法並不會將你逼到力竭，增肌效果就沒有那麼理想。

遞減法（卸重組）DROPSETS (STRIP SETS)

　　要執行遞減法，你首先要做大重量，接著減少負重，以繼續做更多下。這個方法的概念是每項運動盡可能做更多下，直到接近力竭為止。假設你做到力竭能做 3 組，遞減法能讓你做 3 組以上。

　　在臀肌研究所中，我們主要以臀推、腿推以及坐姿髖外展機來做遞減法。一般來說，我們會採取「三重遞減」，意思是降重量兩次，一共練三回。這裡舉槓鈴臀推的遞減為例：

　　假設你以負重 100 公斤開始，用 2 個 20 公斤的槓片和 4 個 10 公斤的槓片。之所以用 4 個 10 公斤的槓片，是因為比較好卸下。你第一次舉的時候，可以做 6 次反覆次數。一旦你力竭，無法再做任何一下全活動度的動作時，將槓鈴降下，請訓練夥伴取下兩側各一個 10 公斤槓片。這便是遞減。現在你的槓鈴一共重 80 公斤，你立即繼續訓練，一直到你快要力竭。

　　假設你在第一次遞減練了 10 下。一旦完成後，便把槓鈴降下，然後請你的訓練夥伴再次取下左右各一個 10 公斤的槓片。現在槓上只有 60 公斤，但你還沒休息，臀肌像著火一般。接著是你的最後一組，你練了 12 下，於是總反覆次數來到 28 下。這是你的新基準。下一週再做一遍，努力破這個紀錄。值得一提的是，上例中這樣卸下重量的訓練組也常稱為卸重組。

這個訓練法的概念是限制你組間休息的時間，一取下槓片，便立即以較輕的負重開始下一組。

即使沒有訓練夥伴，也可以練臀推遞減法。你可以起身將槓片推開，或是起立取下槓片再立即回到起始姿勢。你也可以使用彈力帶。我喜歡使用一條厚的、一條中等的以及一條薄的彈力帶。

如同槓片負重，你在第一組訓練使用三條彈力帶。接著拿掉厚彈力帶，進行第二組，然後拿掉中厚彈力帶練第三組。此外，你可以同時在膝蓋上繞彈力帶來練雙重力矩。

遞減法用於機械式器材也很棒，且相當容易執行，只需要移動重量上的插銷即可。所以遞減法格外適合坐姿髖外展機。

千萬別懷疑：遞減法會使你的臀肌哭喊著求饒！同時也是增加肌肉尺寸最有效率的方法，你僅需要每項健身運動都做一組全力以赴的遞減組，就可刺激肌肉生長。

暫停法 PAUSE REPS

暫停法指的是在每次反覆動作的最低點或最高點暫停。在臀肌訓練中，我們通常以蹲舉和臀推進行暫停法。以蹲舉為例，要在動作最低點，也就是臀肌伸長的狀態下暫停 3 至 5 秒。若是臀推，在動作最高點，也就是臀肌處於峰值張力時暫停 3 至 5 秒。也可以在臀推最低點暫停，以消除牽張反射，我就常讓學員用這種方法做單腳與肩膀墊高的單腿臀推，屁股放在地上整整一秒。這個方法也常用在硬舉：槓鈴放到地上，重就起始姿勢，這又稱為「死停式」（dead stop reps）。舉重選手偏好死停式硬舉，因為更明確且更適合打造最大肌力。我個人則偏愛 touch-and-go 的硬舉：槓鈴輕輕碰地，但不需每一下都重就預備姿勢。

若要將暫停法的技巧納入課表，負重必須以比平常還輕。舉例來說，如果你通常以 100 公斤舉 8 下，在暫停法中你應該改成 85 公斤 8 下。我也會採用暫停法來增加徒手訓練的難度。

進行暫停法時，得確實按照預定的時間暫停。但根據我的經驗，大多數人在應暫停 3 秒的動作通常只停了 1 秒，應停 5 秒的動作只停了 3 秒。他們算得太快了，所以有時我會額外加上 2 秒，以確保客戶的姿勢撐得夠久。

變動阻力 ACCOMMODATING RESISTANCE

變動阻力包括將彈力帶或鏈條接到槓鈴上，增加動作中鎖住時的難度。當你向上抬時，要將彈力帶拉長、將鏈條拉離地面，動作會更難完成。我喜歡槓鈴加彈力帶練臀推和硬舉，用鏈條練蹲舉和握推。但若要以彈力帶練臀推和硬舉，就需要可以固定的地方，此時臀推機就很好用。你也可以用啞鈴，或將彈力帶固定在深蹲架

或器械的最低點。使用變動阻力時，你可能在最低點負重85公斤、最高點110公斤，這取決於你選擇的運動、彈力帶或阻力鏈條的數量。

變動阻力能產生大量張力與代謝壓力，且能將肌肉損害減到最低（因為在肌肉伸長的姿勢中負重較小）。

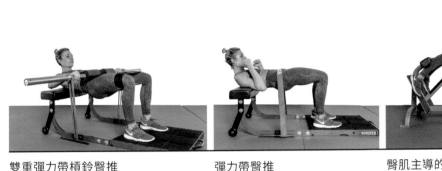

雙重彈力帶槓鈴臀推　　　　　彈力帶臀推　　　　　　臀肌主導的彈力帶背伸展

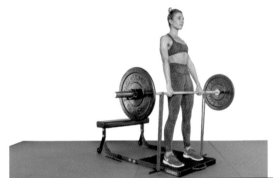

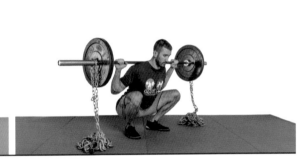

彈力帶硬舉　　　　　　　　鏈條背蹲舉

動態訓練法 DYNAMIC EFFORT REPS

動態訓練法使用較輕的負重，但加速和速度都衝到最快。這麼做不是為了增強肌力或肌肥大，而是為了加強爆發力和運動能力。你可以用動態訓練法做各式蹲舉、硬舉、臀推、臀橋和背伸展。另外像是壺鈴擺盪、俯臥髖超伸（除了用擺錘做之外），當然還有奧林匹克舉重的變化式如瞬發上膊，這本來就是以動態訓練的方式進行爆發性訓練。推雪橇也可以運用此法。

有時候在舉重者離開地面，或是將器材拋到空中時，我們很難區分動態訓練法和增強式訓練／彈震式訓練。舉例來說，如果你在次大負重（submaximal loads）以最大加速度做爆發性的臀推，槓鈴會脫離髖部。運用動態訓練法時，要用低反覆次數，並追求最大速度。所以即使你的反覆次數可以做20到30下，仍要堅持只做每組3至5下，因為你想要培養的是爆發力，並非耐力。

階梯訓練法 LADDERS

在臀肌研究所，我們主要用彈力帶繞膝的臀橋和仰臥髖外展來做次數漸降的階梯訓練法。我們會讓初學者從 12 下開始，而進階學員則從 15 下開始。操作如下：先練 15 下彈力帶繞膝的臀橋，緊接著做 15 下仰臥彈力帶繞膝髖外展。然後各 14 下、各 13 下、各 12 下，一直做到 1 下為止。過程中若有需要可以休息。但是最終目標是不休息完成整套階梯訓練法。這是相當殘酷的訓練，且臀肌會產生龐大的代謝壓力。這個方法通常用在訓練的尾聲，作為燃燒組。

預先疲勞法 PRE-EXHAUSTION

預先疲勞法是先以特定運動使某塊肌肉疲乏，然後再做另一項運動，以期能增加目標肌肉的活性。舉個例子，健美選手會先「預先疲勞」某塊肌肉，以確保此肌肉在複合性動作中能充分做功。至少這是原本的想法，但是研究卻顯示不同結果。如果在臥推前先練啞鈴飛鳥或纜繩交叉，胸肌的活性不會增加，但三頭肌會。換句話說，如果先使胸肌疲勞再臥推，胸肌的訓練量不會變，但三頭肌的訓練量提高了——如果你想要練三頭肌，這倒是很棒，但若想要練胸肌，就不那麼棒了。

這便是研究的強大之處，讓我們知道怎麼繼續鑽研。有上述發現之後，研究者改變了實驗設計，並發現如果受試者預先疲勞三頭肌和前三角肌，再練臥推，結果會用到更多胸肌。很遺憾臀部肌群還沒有相關的結論性研究。一項備受關注的研究以老年人為實驗對象，受試者預先疲勞股四頭肌，再由椅子上站起，結果顯示臀肌的活性增加了。此外，我們也在臀肌研究所進行實驗，讓學員在進行 45 度背伸展前先練北歐腿彎舉，他們通常會覺得臀肌的活性增加了。我也另外進行測試，在蛙式泵浦前先練腿部伸展和腿部彎舉，結果屁股得到此生最炙烈的燃燒感。

我有什麼啟發？以上一切讓我開始思考阻力訓練中的增強與抑制作用。我們需要進行研究，以找出造成這些感受的確切機制。神經系統會偵測到疲勞，並將神經驅動導向協同肌。充血的肌肉也會改變力學。預先活化肌肉可以顯著增加肌電訊號的活動，而過度疲乏則會減少。在進行複合式運動前只要先練一個運動，就可以透過提高體溫和活動度來使訓練「感覺更好」，但這有一部分可能是安慰劑效應所致。

我鼓勵你沿著這些發現進行試驗。如果你還沒試過，可以在練蹲舉、硬舉或是背伸展前做低負重的臀肌啟動或腿彎舉。試試看在蛙式泵浦或臀橋前預先疲勞腿後肌群、股四頭肌以及／或內收肌。也可以試試將臀推安排在下半身訓練的最後，在疲勞的狀態下以較輕的負重訓練，看看這些技巧能否讓你的臀肌更有感。

要留意：不要把預先疲勞和臀肌啟動搞混了。臀肌啟動是做低負重、低反覆次數，用意只是喚醒肌肉，讓臀肌為接下來的劇烈工作做好準備。

超級組 SUPERSETS

超級組將兩種運動組合起來，也就是說做完某項運動的一組後，緊接著做一組另一項運動，然後才休息。傳統的超級組主要分成兩種類型：作用肌（執行動作的主要肌肉）及拮抗肌（和作用肌對立的肌肉）超級組。作用肌超級組針對同一肌肉進行兩種運動，拮抗肌超級組則針對兩塊對立的肌肉。作用肌超級組的例子如一組彈力帶側走緊接著高腳杯深蹲。拮抗肌超級組的例子如針對股四頭肌的腿伸展，接著練針對腿後肌群的腿彎舉。

在臀肌研究所做了一些實驗後，我創立了另一項分類：協同肌超級組，也就是讓協同肌（幫助作用肌執行動作的肌肉）疲乏，促使主動肌（作用肌）做更多功。協同肌超級組的例子是，做完一組北歐腿彎舉緊接著做背伸展（如同前一頁「預先疲勞法」小節所述）。概念是北歐腿彎舉會讓腿後肌群疲乏，所以做背伸展時，臀肌會有更強烈的感受。

另一項熱門的超級組配對是上肢／下肢。執行上下肢超級組時，要做一組下肢訓練搭配一組上肢訓練，例如一組蹲舉配一組引體向上，或是一組硬舉緊接著一組臥推。留意這些例子中的動作不會相互競爭。舉例來說，如果是硬舉搭配引體向上，由於硬舉會耗盡握力，就不利於做引體向上。所以，硬舉要搭配臥推。和拮抗肌超級組一樣，上下肢的超級組非常適合訓練時間有限的人。要在一小時內完成精實的全身訓練並訓練多組肌群相當難，所以這種超級組訓練法對於訓練時間不多的人來說是高效能策略。

燃燒組 BURNOUTS

燃燒組是在一定的時間內，例如 2 到 3 分鐘，不間斷地做臀肌運動。在臀肌研究所中，我們將燃燒組放在訓練尾聲。這是相當殘暴的訓練。燃燒組最好運用彈力帶（翹臀圈），但是也可以用徒手、迷你彈力帶或者腳踝沙包。訓練概念是在 2 到 3 分鐘內輪流做不同的臀肌運動，藉此維持臀肌一定程度的張力——參見以下燃燒組範例的專欄。舉個例子，你可能會做 30 秒彈力帶側走、30 秒彈力帶繞膝髖外展、30 秒彈力帶消防栓式，以及 30 秒彈力帶輔助靠牆深蹲。這些訓練相當適合累積代謝壓力，並從各個角度刺激臀肌纖維。

雖然燃燒組做起來很有趣，且能為臀肌帶來泵感和燒灼感，但目前尚未有證據顯示在訓練的最後做燃燒組有助肌肉增長。我懷疑燃燒組的作用不大，但沒有研究支持這個想法。我只能說人們喜愛燃燒組帶來的感受。我的客戶離開健身房踏進車內後，仍感覺臀肌在燃燒，就好像臀肌用盡了最後一滴力氣，完成了相當棒的訓練。

有許多方法可以做臀肌的燃燒組訓練，例如階梯法、回合計時法、高反覆次數組。以下我提供一個簡單的 3 分鐘燃燒組範例。依據我的經驗，連續 3 分鐘的訓練量是最適當的，再多就變成耐力訓練，小於 3 分鐘又太簡單。3 分鐘似乎就是甜蜜點。你唯一需要的裝備是彈力帶，像是翹臀圈或者迷你彈力帶。

你可以隨意安排燃燒組的順序，關鍵是每類運動都要做。因為目標不是突破個人紀錄，所以不用計算共做了幾下，重點是維持良好動作形式，且在整個訓練過程都不停地動。若你的動作變形，請呼吸幾次，迅速恢復，然後繼續練。

3 分鐘訓練：

60秒(單側／單腿30秒)：髖伸展	
運動範例	單腿臀橋
	四足跪姿髖伸
	站姿後踢腿

30秒：冠狀面髖外展	
運動範例	彈力帶側走
	側臥髖外展
	站姿髖外展

30秒：橫狀面髖外展	
運動範例	髖外展
	坐姿髖外展
	側臥蛤蜊式
	仰臥髖外展

30秒：髖伸展搭配髖外展	
運動範例	等長維持深蹲
	等長維持臀橋

30秒：任意運動	
運動範例	恰恰 (Cha-Cha)
	站姿夾臀
	側臥抬髖
	RKC平板撐體
	怪獸走路

燃燒組範例	
60 秒	單腿臀橋（一腿30秒）
30 秒	彈力帶側走
30 秒	坐姿髖外展
30 秒	等長維持深蹲（撐在深蹲最低點）
30 秒	RKC平板撐體（盡全力夾臀）

運用進階訓練法

進階訓練法的運用絕大部分取決於訓練頻率。舉例來說，如果你每週只練一次臀肌，則你應該堅持練直落組（不含進階技巧），或者使用金字塔法，以逐漸增加的負重做大約 3 組，最後再用做低負重高反覆次數（12 / 8 / 4 / 20）。

但是，如果你更勤於鍛鍊臀肌，像是每週三天，就有更多機會試驗，並將許多進階技巧納入課表。舉例來說，你在第一天可以練遞減組臀推，第二天以張力恆定

法練臀推，第三天則可能是單腿臀推的變化式搭配暫停法。概念是每一天都使用不同的訓練技巧。然而也不要在單堂訓練加入太多進階訓練法，以免負擔過大或過度複雜。

就我看來，多樣性越高，對臀肌的生長越有利，但前提是每個月都維持用相同的動作模式，並且專注於運用臀肌的主要重訓運動增進肌力。最多每天練兩項，且最後一組要是燃燒組。雖然「肌肉混淆」（muscle confusion）的概念有點誇大，但是改變訓練的負重、姿勢、節奏和策略還是有助益*。

安排良好的臀肌訓練課表有許多方法，但是瞭解自己訓練的主要目的可以規畫出堅實的訓練範例。例如，若想增加爆發力，則強化爆發力的訓練法應該要在訓練的開頭優先做，這主要適用於運動員。如果想增加肌力，則應該先做強化肌力的訓練法。誘發肌肥大的訓練法順序可以任意，但若這些訓練法同時也能增進肌耐力，

訓練法	肌力	肌肥大	肌耐力	爆發力
張力恆定		*	*	
休息—暫停法	*	*		
等長維持法	*		*	
金字塔法	*	*	*	
離心加強	*	*		*
雙重力矩	*	*	*	
律動法		*		
1¼反覆法		*		
集組法	*			*
遞減法（卸重組）		*	*	
暫停法	*	*		
變動阻力	*	*		*
動態訓練法				*
階梯法		*	*	
預先疲勞法		*	*	
超級組		*		
燃燒組		*	*	

* 此段作者的意思可能是，在一段時間內，訓練要有主軸，例如這個月是蹲舉，蹲舉是主菜，那就可以針對蹲舉採取不同的變化式（例如高腳杯深蹲、寬站距蹲舉、B-stance前後腳蹲舉）、負重（例如高、中、低負重都練）、進階訓練法（例如遞減法、休息—暫停法）等等。但是不要在短時間內變換主菜，因為有研究顯示太過頻繁改變主要鍛鍊的動作模式會造成進步累積不易。—譯注

就應該要排在最後。肌耐力的訓練法永遠都要排在最後。有些訓練法可以達到多重目的，但負重應該要依據目標調整。舉個例子，如果你想以離心加強法增進肌力或爆發力，應該做低反覆次數（像是 4 組 5 下）。但是如果目標是肌肥大，只要練到接近力竭，採高、中、低負重皆可。

這是我第三次也是最後一次提醒，不要過度熱衷，也不要嘗試在每次的訓練中加入多於兩種的進階法，以免訓練太過複雜。其實，我們還不能說進階訓練比基礎訓練優越。要記得，進階訓練能讓訓練變得有趣、好玩，能讓你突破瓶頸、在受傷時進行訓練，這些都相當好，但你依舊需要良好的底子。基礎訓練法能為每一個良好課表打好根基，而進階訓練法應當成輔助。事實上，我寧可你堅守不含進階訓練法的基礎課表，專注於做好每一組訓練，而非只是為了新奇而嘗試各種瘋狂的變化和進階訓練法。

當我為人們編寫課表時，心中會有一個目標。如果我訓練的學員尚未精通將自己逼到力竭的藝術，且不懂如何運用漸進式超負荷，則我會審慎地使用，甚至完全不用進階訓練法。總歸一句：每種運動與訓練法都有其用途，但你絕不該低估基礎訓練。

進階課表對上基礎課表

我的工作有極其煩人的一面，就是必須說服別人「進階」課表不盡然比「基礎」課表好。相信我，如果我真想要使人眼花撩亂，輕而易舉就能做到。我比任何人更擅長想出瘋狂的變化式，還有不同的節奏、遞減組、超級組以及燃燒組。然而，基礎訓練法才是所有好課表的根基。

次頁的表格下方為一份傑出的下半身訓練課表。如果你認為這份課表太過「基本」，那麼，坦白說，你並不知道如何在健身房盡全力訓練。是的，雖然這「僅有」12 組，但若你知道如何盡全力訓練，並且已有一定肌力，這份課表絕對可以擊垮你。結合臀推、蹲舉、硬舉的課表相當吃力。讓自己在這些動作中變得有力，可練出強大的下半身。

問題是，很多重訓者不知道要如何竭盡全力，也不懂得妥善運用漸進式超負荷，高估了動作多樣性與新穎度的價值。如同我先前所說，為學員設計課表時，我心中都有個目標。如果我為你設計了下方那樣的課表，表示我希望你可以加強肌肉雙側做複合動作的肌力。若你的教練也開了類似課表，不必猜疑他的用意。不過別誤會，上方的課表也很不賴，只是不見得比基礎訓練好。

單腳墊高的臀推暫停法（暫停3秒）	3組8下
啞鈴赤字屈膝禮跨步蹲／下踏機（Step-Down Machine）超級組	3組12下／8下
單腿側身腿推舉遞減組	2組20／20／10下
彈力帶側走／彈力帶繞膝髖外展超級組	3組20下／20下
滑輪後踢腿21下*	2組7／7／7下
圓背的背伸展	2組30下
彈力帶繞膝臀橋	3組30下

「進階」訓練尚未證實比「基礎」訓練優越

槓鈴臀推	3組8下
背蹲舉	3組6下
直腿硬舉	3組10下
坐姿髖外展機	3組20下

*7下最低點半程，7下最高點半程，7下全程

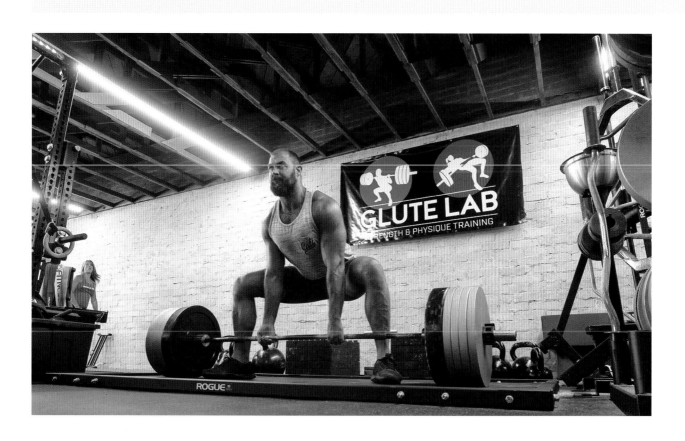

障礙排除解答

每個人在訓練過程中都會犯錯或是遇到一些阻礙，像我已經訓練將近 30 年，但偶爾還是會犯錯，面臨一些問題因而無法進步。但這些錯誤與阻礙有項好處，那就是使我們得到珍貴的省悟，你會學習到你做錯了什麼、要如何改正等等。你也會學到一些解決特定問題的獨到策略，比方說從受傷中復原。重點是，瓶頸與挫折提供我們成長的機會。我們正是在克服困難的過程中將弱點變成優勢。

在本章中，我統整了臀肌訓練最常犯的錯誤，比如只做深蹲或做太多心肺運動，以為這是最佳化臀肌成長的策略。我也提供了一些簡要指引，可用來克服訓練中的困難。若你受了特定的傷、肌肉過度痠疼、面臨訓練瓶頸、臀肌失衡，在本章也會學到訓練與復原的策略。

除此之外，我也為最常發生的臀肌訓練阻礙提供障礙排除解答：要如何開始、時間緊迫怎麼辦、臀推做起來太尷尬了、手邊沒有器材。（注意：我在先前的章節中已經說明過動作形式最常見的錯誤，另外我在第五部也會闡述一些特定的技巧問題。）

最後，我會回應人們最常問到的臀形問題與體態訓練問題，例如要如何讓臀部變大而不增加腿圍、腰圍，髖部凹陷跟橘皮這類特定的外觀要如何矯正，還有懷孕時如何訓練。

想要尋求最簡便省事的方式解決問題是人的天性，但我要在這告訴你，所謂最簡單的方式，經常是在找理由辯護，而這會導致罪惡感，而罪惡感對心靈的折磨會比訓練本身更難忍受。你會在本章學到，認真尋找解決方案，勝於讓諸多的藉口或是無知阻礙你前進。

最常見的臀肌訓練錯誤

即使你已經知道要怎麼以最佳方式訓練臀肌，了解哪些事不該做也有幫助，以免這些錯誤阻礙你達成目標。如果你是教練或常有人向你求教，那麼知道什麼不該做甚至更重要，因為大家會問「能不能做某些事」，這時你就可以自行決定，你只需要指出正確方向，還是同時也告知他們為何某些訓練策略成效不佳。這十年來，臀肌訓練已大有進展，我也在這期間學到了許多。以下我會列出最常見的錯誤，不管是我看見其他人犯的錯或是我曾經做錯的，並且會解釋這些錯誤為何會阻礙最大化臀肌發展的成效。

錯誤一：只做深蹲

如同你先前所學到的，各種深蹲都是以獨特的方式鍛鍊臀肌：在臀肌處於張力時拉伸臀肌。換句話說，臀肌在深蹲的最低點徹底伸長時達到最大收縮，而這主要會鍛鍊到臀大肌的下部。基於上述理由，深蹲（跟硬舉）便成為鍛鍊臀肌不可或缺的主要動作模式。

癥結在於，如果只練深蹲，絕對不可能發揮臀肌的所有潛力。各種深蹲沒辦法充分鍛鍊上部臀肌，沒辦法製造大量的代謝壓力，也沒辦法激發臀肌的最大活性。你可能還記得第二部提到的內容：膝關節彎曲的髖伸動作（比如臀推與臀橋）能最大化地激發、鍛鍊臀大肌的上下兩部分。因此在鍛鍊與強化臀肌上，臀推、臀橋和這類臀肌主導的運動會比只做深蹲更有效。

錯誤二：一週只練一次臀肌

許多人以為一週練一次臀肌就能得到良好成效。如果你已經正確訓練了一陣子，並且累積了一些肌力，那麼這樣做可以保持你的戰果。如果你天賦異稟，甚至可能會稍微進步。但是對絕大多數人而言，想要臀肌變得更大更強壯，一週只練一次是不夠的。臀肌是大型、健壯、耐操的肌群，要得到最棒的訓練成效，至少要一週鍛鍊兩次，而對於絕大多數人來說，一週三次最好。

錯誤三：沒有練到臀肌上部

這跟錯誤一相關：如果你只練深蹲、硬舉跟跨步蹲，那麼你主要鍛鍊到的只有臀肌下部。要鍛鍊臀肌上部及整體臀肌，你必須使用臀肌主導的動作，例如臀橋、臀推、後踢腿、滑輪髖屈伸以及外展變化式。

錯誤四：沒有做前後向量（水平負重）類型的臀肌運動

如果你想要最大化鍛鍊臀肌，則你需要做水平負重的運動，像是臀橋、臀推、45度背伸展。這些運動能夠製造巨量的張力與代謝壓力，讓臀肌在整個動作中維持相當恆定的張力，並且強化髖關節伸展的活動範圍，這能夠最大程度激發臀肌，相當重要。

錯誤五：認為心肺運動能練出強大的臀肌並同時減重

千萬別誤會我的意思：心肺運動對於心臟及整體健康都相當不錯，然而大家常

常認為一定要做心肺運動（單車、慢跑、游泳、橢圓踏步機、登階等等）才能夠燃燒脂肪、減輕體重，事實上只需要良好的阻力訓練以及飲食計畫就可以了。（要記得，飲食才是增重、維持體重或減重的關鍵。）心肺運動當然有幫助，尤其如果能夠降低你的食欲時。但只要遵循熱量赤字的飲食，並同時努力鍛鍊，你依舊可以減重。換句話說，心肺運動的減肥效果被高估了。你可能會注意到心肺運動能幫助減重，但這可能不是來自運動本身，而是心肺運動會改變食欲。心肺運動會讓你更容易餓還是降低食量，取決於個人基因以及從事哪一種心肺運動（比方說 HIIT 高強度間歇訓練，請見次頁專欄）。另外，人們會因為相信機器上的數字而高估心肺運動的減脂效果，而這些數字卻經常不精確，特別是當運動者已經很精瘦時。螢幕可能會告訴你已經燃燒了 800 大卡，但實際上只有 300。

關於減脂的話題先到此為止，那麼心肺運動對於增進臀肌的效果如何呢？

如果用本書列舉的方式鍛鍊臀肌，你會發現心肺運動對於臀肌並非必要。假設你是新手或是缺乏運動，那麼在進行心肺運動的頭幾個月，你的臀肌會有些成長；但如果你是進階訓練者，或是你已經練了幾個月，尤其如果你使用我的系統訓練，那麼臀肌就不會因心肺運動而有新的成長。

要知道，心肺運動跟臀肌訓練一樣，都會消耗身體的恢復力，意思是心肺運動也會累積生理壓力。假設你想要增進體能耐力，心肺運動就是必要的，因為這涉及競技運動與任務的專項性。如果你追求的是身體健康，那麼做心肺運動也有益。但要是你拚命踩登階機只為了將臀肌練大，那只是浪費時間，還不如專心做阻力訓練，然後做一些你喜愛卻又不干擾肌肉生長的心肺運動，比方快走。

肌力與體能這兩種訓練無法同時練到最好，也就是說你可以非常強壯同時體能不錯，或是體能非常好同時有點強壯，但你很難同時超級強壯又體能超級好。所以你不可能同時締造蹲舉跟馬拉松的最佳紀錄。這代表同時訓練不同能力時，這兩種訓練會互相對抗。科學家稱這種情況為「干擾效應」。雖然做太多心肺運動會阻礙臀肌成長，但適量的心肺運動是沒有問題的。

如果你就是想做心肺運動，你就是很享受心肺運動，或是你已經得到你想要的成果，那麼我會建議你優先做肌力訓練，心肺運動安排在後。不過要知道，過多的心肺運動可能會影響你的臀肌成長。舉例來說，假設你完成了長距離、辛苦的慢跑，之後可能就會疲勞、痠疼，而如果你疲憊不堪，就無法做扎實的重訓。

我想說的是，比起重量訓練，心肺運動的確可以燃燒更多卡路里，但是惟有重量訓練才能建造且維持肌肉，而心肺運動做不到。所以，要是你的目標是變得更精實且同時擁有更大、更強壯的臀肌，那麼心肺運動就不是必需的。如果你只在乎減脂，也不想維持或是增加肌肉，那麼心肺運動就是有用且必要的。但謹記：你需要重量訓練來維持脂肪底下的肌肉。如果你喜愛心肺運動，而且心肺運動能降低你的食欲，那麼重訓後做些心肺運動或許有益。不過要是你想變得精實，就應該在減重的過程保留肌肉，只減去脂肪，而最佳方法就是做聰明的重量訓練與適當的營養攝取。

錯誤六：熱衷於高風險的訓練活動

雖然臀肌在許多活動中都會高度參與，包括增強式訓練、快跑，以及大部分的競技運動，然而這類活動並不是打造臀肌最好的方式。再次強調，阻力訓練才是打造肌肉的王道。世上最棒的臀肌幾乎都是經由施加最大張力在肌肉上（肌力訓練）打造出來，這不是快跑跟增強式訓練能夠辦到的，因為這兩者的肌肉收縮速度都太快了，不足以讓肌肉產生最大力量。同時阻力訓練做起來也比較安全且可預測。請容我細細說來：

某些競技運動的確可以增加一些臀肌（但無法達到最大化），並改善徵召臀部肌群的神經系統功能。從沒舉重過的競技運動選手（如足球與美式足球）會比沒有運動背景的人更快獲得成果，這大部分要歸功於運動員已經能高效地以各種先前提過的向量（垂直、水平、側向、旋轉）運用臀肌的瞬發力。相對的，大部分沒有太多競技運動經驗的新手從沒有在訓練中好好運用臀肌，因此還沒發展出動作模式及大腦肌肉連結。

但假設我指導的學員是沒有競技運動經驗的新手，或競技運動經驗豐富的人，甚至是將目標轉向體態或是最大化臀肌發展的退役選手，在這些情況下，我並不會建議練衝刺跑、跳躍、動態訓練，因為受傷風險較高。做重訓時，由於肌肉收縮得較慢，因此能累積最大張力、帶來較多的肌肥大，因此肌力訓練是增肌的最佳方式。

另一方面，假設你是運動員，想以訓練提升運動表現跟功能，那就需要做瞬發式與增強式訓練，因為你的目標不是增肌，而是在競技運動中有最佳表現（比如速度、爆發力、敏捷度、協調性）。

事實 vs 謬誤

如果你非常喜愛心肺運動，並且熱衷於核心訓練、HIIT、伸展操等活動，請你繼續維持。心肺運動對心臟有益，伸展操對心理健康有益，擁有強壯的腹肌也相當棒。

但要了解，肌力訓練不但能做到以上一切，甚至更多。舉例來說，阻力訓練就是HIIT的一種，且可以燃燒脂肪、雕塑身形，對心臟也很好。而且阻力訓練就是一種負重伸展，能夠增加柔軟度。漂亮的腹肌能夠藉由降低體脂來達到，這點則主要取決於你的身體組成與飲食。請記住，腹肌是在廚房打造的，而臀肌則是在健身房練就的。

意思是，如果以體態為目標，肌力訓練就是蛋糕本體，其他都是蛋糕上的糖霜。你可以全心投入糖霜，但這會影響蛋糕的味道。如果你做了太多心肺運動、伸展操或核心運動，可能會減損肌力訓練帶來的正向適應，所以應該要據此安排優先順序。

事實 VS 謬誤

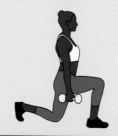

肌力訓練只會改變肌肉線條

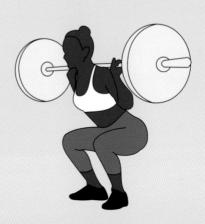

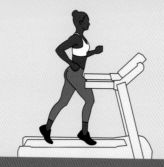

要做心肺運動才能燃燒脂肪

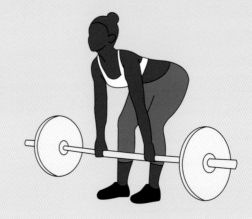

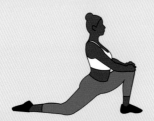

要做伸展運動以避免僵硬

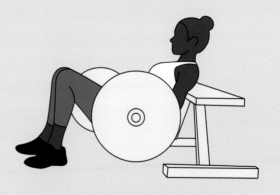

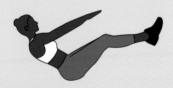

以及要做核心訓練
才能使你的腹部線條分明

基本的肌力訓練就能辦到這些事

錯誤七：沒有樂在其中

如果你沒有在訓練中獲得樂趣，就很難堅持下去。堅持才能長久，如果你沒辦法享受訓練，便無法遵守訓練計畫。找出你最喜愛的健身運動或是課表，避開你厭惡的運動或是訓練方式，就這麼簡單。

繞開不適和痠疼的訓練

如果你日復一日努力鍛鍊，身體總會出現些毛病。認定自己會永遠沒問題並不切實際，尤其你把目標放在肌力上時。我認識的那些練了好幾年並持續進步的人（包含我自己），大多有一些狀況需要在訓練時繞開。為了持續朝目標前進，你可以嘗試眾多策略，例如調整動作形式、減少訓練量、改善睡眠、降低壓力、更常用滾筒按摩或拉伸、嘗試矯正性運動，或是改善補充水分的習慣（在此僅舉列一些想法）。

然而，如果你受傷了，可能會需要採取特定預防措施，按照一套策略性方案來改善與加速恢復，這點很重要。在接下來的內容中，我會闡述疼痛與受傷的區別，以及如何在嚴重受傷後縮短復原所需的時間。如果你輕微扭到或身體某個部位痠疼，還是有可能在身體不適的狀況下繼續訓練而不至於讓問題惡化。

關鍵在於傾聽你的身體，根據感受做出必要的調整。有時候你必須休息、暫停訓練，讓身體復原。而在其他時候，你可以在訓練時繞開身體狀況，不會有問題。我不可能跟你說你屬於哪一種，除非我跟你一對一教學。簡單來說，只有你或你的教練有辦法根據你的不適或痠疼來決定你能或不能做某些事。

受傷時不氣餒是很重要的。要把痠疼與不適時的訓練當作一種學習。首先，你會學到哪些運動是有傷害性的、哪些你是可以好好承受的、你該多常訓練，訓練量、負重、盡力程度又該如何調整。其次，繞開身體狀況的訓練可以讓你學到新的技巧與訓練策略。你被迫去做新的嘗試，操作一些你不習慣的事物，結果是你必將發現有些新的或是曾忽略的技巧其實相當棒。

除非太過疲累或有受傷風險，不然請勿輕易用不適或痠疼作為不訓練的藉口。你可能會發現讓你樂在其中的新健身運動或訓練方法，但要是你不去訓練，便會永遠錯失。

背部問題

在一年之中，你可能會在某些時刻感到背痛，或許是在長時間的飛行或是大重量硬舉日之後，但你依然想要訓練臀肌。這時，你可能就得選擇徒手訓練，例如赤字反向跨步蹲、登階、保加利亞分腿蹲，或是其他不會讓下背肌肉負擔過大的運動，例如臀橋、蛙式泵浦和外展變化式。

了解造成背部不適的種種機制是很重要的。問題可能來自下背，也有可能你的下背其實完全沒有問題，是神經系統送出假警報。某些情況下，疼痛的源頭可能是薦髂關節，而外展運動可能會使問題惡化。再次強調，你必須傾聽你的身體，嘗試發掘怎樣的動作做起來不會不舒服。

　　你得反覆試驗才能分辨哪些是你能做的，哪些不行。我很希望能提供一份通用、明確的列表，但我辦不到。背部痠疼很主觀，而且每個人的情形都不一樣。大部分人可以忍受先前所提到的運動範例，但你還是得自己找出理想的方案。有時候你只是需要微調動作，或是採取些微不同的站距、姿勢或變化式。

髖關節問題

　　髖關節不適的罪魁禍首大多是很深的髖屈曲（也就是深蹲的最低點）。完全的髖伸展（臀推的最高點）偶爾也會造成不適，但相對罕見。髖關節不適時，你能做的訓練並不多，但依然可以做部分活動度或是限制活動度的動作。舉例來說，深蹲或臀橋你或許可以只做動作範圍中間的那一段。你也可以做等長維持，例如靠牆深蹲。如果外展動作做起來沒問題，也可做。有時候你只需要改變站距或姿勢，問題就迎刃而解。你也可以藉此機會專注在增強腿部力量的動作上，例如腿伸展、腿彎舉、北歐腿彎舉等變化式。

膝關節問題

　　就像背部不適，膝關節有狀況時如何訓練也大多取決於痠疼的位置。如果是膝蓋前側疼痛，有時候跟你的股四頭肌有關，那麼你很可能可以做外展運動以及直腿髖關節鉸鏈的變化式，例如 45 度背伸展。如果疼痛是位於膝蓋後側，那麼你或許應該避開直腿髖關節鉸鏈的變化式，專注於高反覆次數的膝關節鉸鏈運動，比如高腳杯深蹲，以及一些髖外展動作，這類動作比較不會造成問題。

　　大體來說，當膝關節不舒服，你應該要避免膝關節主導的運動，像是深蹲、跨步蹲、登階以及保加利亞分腿蹲，轉而專注在一些不太需要膝關節大量活動的技巧，或是會動用腿後肌群的單關節技巧，例如直腿硬舉、羅馬尼亞硬舉、俯臥腿彎舉、臀腿升體、北歐腿彎舉、背伸展、俯臥髖超伸等等。在某些情況下，你仍然可以做腳墊高的臀橋、蛙式泵浦以及臀推的各種變化式。

腳踝與腳掌的問題

　　腳踝扭傷、腳踝痠疼以及腳掌受傷相當常見，尤其如果你參與競技運動而且活動量很大。如果你的腳踝或是腳掌受傷了，依然可以做開放鏈*的臀肌運動，例如四

足跪姿髖伸以及側臥髖外展動作。我指導的運動員常很驚訝，儘管他們已經在競技運動中受了傷，我給他們的下半身菜單練起來仍那麼好。其他開放鏈臀肌運動還包括滑輪後踢、滑輪髖外展以及俯臥髖超伸。背伸展與臀橋通常也能無痛操作。另外在某些情況下，羅馬尼亞硬舉及箱上深蹲或許也能接受。

臀肌過度痠痛

假設你的臀肌真的超級痠，那你得好好休息一下，讓身體有時間恢復。太過痠痛其實是在告訴你練太多了，繼續練是無法促使肌肉成長的。不過你可以訓練身體其他部位，這或許是做腿部孤立訓練的好時機，比做如腿伸展或腿彎舉。你也可以做上半身訓練，或沿著公園走段長路，多睡點，以幫助下個訓練日回歸正常訓練。

豎脊肌過度痠痛

如果做太多硬舉、早安式體前屈，甚至蹲舉，可能會令豎脊肌過度痠痛。此時若要進行訓練，可以試著做徒手訓練或只拿輕量啞鈴，採高反覆次數進行以下運動：行走跨步蹲、登階、保加利亞分腿蹲以及單腿羅馬尼亞硬舉。根據痠疼的程度，或許也可以做臀橋、蛙式泵浦、彈力帶側走，以及其他的外展變化式。

內收肌過度痠痛

內收肌痠痛通常源自深蹲與跨步蹲的各種變化式，但在痠痛狀態下你依舊能以極窄站距進行蹲舉、硬舉以及臀推。你也可以只做部分動作範圍，也就是動作的上半部，比如窄站距的高箱上深蹲。其他選擇還有專注做上半身訓練以及孤立訓練的腿部運動，像是腿彎舉、腿伸展、彈力帶側向運動，以及其他外展運動。此時練彈力帶繞膝的臀橋通常也不錯。

股四頭肌過度痠痛

假設你的股四頭肌已經燒到冒煙了，深蹲的動作模式就最好先別做，包括所有的雙腿深蹲變化式，以及單腿的變化式，如跨步蹲、分腿蹲、槍式深蹲以及登階。臀推其實也需要股四頭肌大量參與，所以也應該避免臀推及其變化式。不過你仍然

＊ 一般來說，在開放鏈運動中遠端肢體會在動作時移動，比方說俯臥髖超伸中腳掌會不斷的移動；相對而言，閉鎖鏈運動中，遠端肢體則移動較少或是固定不動，比方說深蹲和硬舉，腳掌都保持固定不動。—譯注

可以訓練臀肌與後側鏈，所有的髖關節鉸鏈運動像是硬舉、羅馬尼亞硬舉、背伸展、盪壺、俯臥髖超伸、早安式體前屈、滑輪髖屈伸等等運動都可以鍛鍊臀肌而不必動用太多股四頭肌。你或許也可以做雙腳墊高的臀橋（雙腳架高，張力會從股四頭肌轉移到腿後肌群）、後踢腿的變化式、彈力帶側向運動、外展運動等等來加強臀肌上部。

腿後肌群過度痠痛

如果你感到腿後肌群痠痛，應該要避開髖關節鉸鏈以及單關節膝屈曲這類針對後側鏈的動作。這代表不做腿彎舉或是硬舉的變化式。臀推與臀橋也會用到腿後肌群，所以軀幹挺直的膝關節主導深蹲動作，像是腳跟墊高的高腳杯深蹲以及前蹲舉是很棒的選擇。短跨步的單腿變化式如跨步蹲跟保加利亞分腿蹲也都很不錯。你也可以大量做側向彈力帶以及外展運動。

傷後復原

了解疼痛與受傷的區別很重要。疼痛時依舊可以訓練，或許得繞開疼痛部位，但仍然可以訓練。舉例來說，假設你的不適是來自於肌肉輕微扭到或是過度痠痛，而正如前文所提，繞開不適與痠疼的訓練可以幫助你持之以恆，你甚至可能因而發現新的技巧或是訓練策略。最重要的是，大部分問題通常很快就不藥而癒。

但受傷就是另一回事了。你可能得先停下所有訓練，然後遵循特定方案以加快傷癒。假設你的肌肉嚴重拉傷、關節扭傷*，或是骨折，根據傷痛的性質與位置，你或許能夠繞開傷痛部位做某些運動，但是做這些並不會大幅改善你的情況。簡單來說，受傷後復原通常需要數週到數月之久，此時進行訓練不太會加速復原。

所以問題是，嚴重受傷後該採取什麼策略才能縮短恢復期？

很幸運，我在寫這本書時經歷了嚴重的臀肌撕裂傷。我以前從未聽說誰的臀肌撕裂了，也沒有相關研究或是文獻。但塞翁失馬，焉知非福，受傷迫使我運用最好的科學化操作來找出獨門方法。儘管我實施的方案（後面幾頁會講述）主要是針對臀肌的傷後復健，並讓我盡快回歸訓練，但這些策略與方法其實也可以用在各類型的傷。首先我會解釋撕裂傷是如何發生，接著說明我做了些什麼來加速復原，並盡可能在傷癒期間維持原有的肌力。

正如同絕大多數的受傷，身體那時在試著告訴我，我並不是處於百分之百的狀態。我那時可以感覺到我快得流感了，可是依然想要訓練臀肌，所以就忽略這些訊號。我做了輕量的臀肌訓練：兩組徒手背伸展、蛙式泵浦、外加範圍的側臥髖外展，以及機械坐姿髖外展。以後見之明來說，我那天應該休息的，因為隔天醒來我不只不舒服，還有片硬硬的腫脹橫跨我的左側臀肌的上部。接下來十天，我由於生病而

無法做任何訓練。當我開始感覺好轉，準備開始訓練時，臀部的腫脹仍未消除，但我試了一下，發現深蹲與硬舉時都不覺得痛。我做了兩項腿部運動，最後還輕鬆完成了 265 公斤的相撲硬舉，這使我相信無論我的臀肌發生了什麼事，都沒有大礙。然後事情就這麼發生了。

　　兩天後，我心想我的臀肌狀況還不錯，便用諾德士臀舉機（Nautilus Glute Drive）做了兩組臀推。第二組做完之後我馬上感覺不對勁。我痛到無法好好走路。接下來幾天，我的左邊臀部腫得比平常大一倍。了解到事態嚴重，我做了核磁共振，發現左邊臀肌上部有嚴重的撕裂傷，並伴隨著巨大的血腫與出血。

　　然而有趣的是，我做蹲舉與硬舉是沒事的，因為鍛鍊的是臀大肌下部。然而臀推卻不是這樣，鍛鍊的是整個臀肌。拉傷發生在我生病前沒多久，如果那時我訓練時明智地繞開這輕微的拉傷，很可能就沒事。然而，我卻不顧疼痛硬是練了臀推，最終導致受傷。

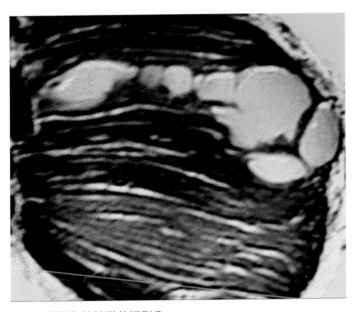

我臀肌撕裂傷的核磁共振影像

　　雖然臀肌撕裂傷相當難受，但我會說這其實很幸運，因為這迫使我仔細研讀並開始實踐具科學實證的方案，不僅縮短我的恢復時程、幫助我維持肌力與肌肉量，還增強我大腦肌肉連結的能力。實施完這項方案後，與受傷前相比，我覺得自己更能理解身體發生了什麼事。這項方案的效果很難量化，但根據醫師給我的醫療意見，正常來說，我這種類型的傷一般需要 12 週才能復原，而我不到 6 週就恢復了原先的肌力。以下就是我當時所做的，要是你的肌肉不幸嚴重拉傷，也可以這麼做。

＊　關節扭傷指的是關節周圍負責穩定的韌帶撕裂了。—譯注

心像訓練

「心像」多年來一直被用來增進表現。想像一下音樂家在腦海中彈奏出音符、高爾夫球手想像完美的推桿、格鬥選手在腦中串起所有技巧、演講者預想演講的每一個細節，或是運動員在腦中演練無懈可擊的舉重。在每個例子中，每個人都在腦海中想像自己一再琢磨的動作。已有研究證實，這些在腦海中一再重複的練習幾乎和實際演練一樣有效──透過想像激發的腦部區域就跟實際操作一樣。

肌力訓練與運動有兩種心像策略：第一種是用來輔助訓練，通常用在複合型且較需技巧的動作，例如在健力比賽前一週一遍遍想像自己完成最大負重的蹲舉，或是奧林匹克舉重比賽前想像上膊與挺舉，這些都可能增加舉重的成功率。

第二種策略主要是在受傷時維持肌力與功能性。例如受傷不能動時想像自己正在進行訓練，這或許能加速復原，並且避免肌肉萎縮或將之降到最低。使用這個方法時，你可以想像肌力訓練及肌肉實際收縮的過程，例如在做單關節運動或是盡最大努力讓肌肉等長收縮時身體會發生的事。

你可以用自身視角或外人視角來展開想像。用自身視角時，你是從自己的視角想像自己如何做動作；用外人視角時，你想像你是從外部觀察自己或是其他人在做這個動作。根據研究，以自身視角進行想像可以得到最好的結果。有些研究估計自身視角的心像，效果是外人視角心像的三倍。不過，有研究指出兩者會產生不同的神經系統適應，所以一般會建議兩種都做，即便自身視角比較有效。

我臀肌撕裂那段期間，是優先進行自身視角的心像訓練，然後隨著傷後訓練方案逐步進行，再輔以短時間的外人視角想像。以下就是我當時所做的：

首先，為了順利進行，我躺在一個黑暗、安靜的房間，隔除所有可能會使我分心的外界刺激，全神貫注，在腦海中想像自己在健身房一步步做出動作的樣子，彷彿我正在實際訓練。我盡可能讓腦中的場景栩栩如生：我先拿起我的能量飲料，打開臀肌研究所全部的電視、播放音樂、熱身，接著開始我的訓練：

臀推	3組10下
深蹲	3組10下
跨步蹲	2組12下
背伸展	2組12下
坐姿髖外展	1組20下

即便整場訓練都只發生在我的大腦中，我仍舊盡可能想像所有細節，從裝上槓片、以正確姿勢預備、一步步執行動作，到想像肌肉在運動中以及組間休息中收縮的樣子。我像實際做每一項運動那樣繃緊核心、呼吸，然後想像完成扎扎實實的一組訓練的感受。一開始由於身體不靈活，我沒有全力收縮肌肉或是移動身體，但光是想像阻力，其實就能小幅度活化肌肉。完成之後，我流著汗、心跳加快，彷彿剛完成實際訓練一般。而最棒的部分是，整場演練只花了 10 分鐘，因為組間休息時間相當短（我大概只讓心像在組間休息 20 秒，以令大腦「回復」全神貫注）。

復原期間，我每天都做心像訓練，使用自身視角跟外人視角慢慢進行，每次 12 分鐘，最後達到 15 分鐘。大約一週後，我可以在心像訓練中融入小幅度的動作：我可以邊想像邊在高跪姿中以小幅的活動範圍移動軀幹與髖部，兩週後我做更接近現實的訓練，靠著沙發做臀推的預備動作，站起身假裝蹲舉與硬舉，到了第三週，活動範圍就大為增加。

大約做了兩週心像訓練後，我發現我不僅更擅長想像，也開始覺得身體變好了。臀肌不那麼痠疼，可以在健身房做更多訓練，像是上半身動作、腿伸展、腿彎舉等不會造成傷勢惡化的動作。僅僅五週後，我開始回歸臀肌訓練，所有的腫脹、挫傷、不舒服全都消失。不只這樣，當我回歸訓練，我能做出良好的動作形式，肌力及肌肉量也沒有流失太多（這些也可能歸功於我採行的其他策略，這部分稍後介紹）。

見識到心像訓練如此有效後，即便沒有受傷，我也打算在一年之中的幾個重要時期使用這個訓練法，例如打算突破個人紀錄的前一週。如果你從事競技運動或者奧林匹克舉重這類複合式活動，每週甚至是每天做心像訓練也很有幫助。

即使你沒有每週或每天做心像訓練，放著以備不時之需也不錯，比方生病或受傷時。或者你正在度假，沒有健身房可去，或覺得很累，但想做點什麼以消除偷懶的罪惡感，這時就可以採取心像訓練，在短時間內獲取真實訓練對神經系統的刺激。

交叉教育訓練

交叉教育首見於 19 世紀晚期的研究文獻，研究者發現就算你只訓練單側身體，另一側也會變強壯。這是因為肌力訓練產生的神經系統適應可以運用在身體雙側，即便你只鍛鍊了單側。

由於我的撕裂傷只在單側臀部，所以我可以用另一側做許多動作。我做了一些試驗（試驗時還不能加重傷勢），才找出哪些運動我可以做，哪些則不行。我發現我能做徒手保加利亞分腿蹲，以及右腳的啞鈴單腿羅馬尼亞硬舉。我放輕鬆做，並保持低組數、低反覆次數：2 組 8 下。我復原很順利，於是增加了訓練量、負重、盡力程度，然後開始使用做各種我做起來感覺不錯的單腿運動。最後，我開始做離心加強的單腿臀推，搭配雙上／單下的方法（請見第 13 章）。

要從交叉教育訓練中獲得最佳成效，我會建議遵循相同方案：一開始只做徒手訓練，做一些你感覺沒問題的運動，然後根據你的感受慢慢推進。謹記，要是你感覺到疼痛，那就只是在拖慢復原速度，所以一定要挑選不會造成不適，也不會惡化傷勢的運動。

等長收縮

在受傷期間進行等長收縮訓練可以幫助你維持肌力與肌肉量，不過對許多人來說卻有些危險，因為這些人往往會做過頭。在一開始，等長收縮的作用是維持既有的神經系統適應、避免協調性變差及第一型肌纖維萎縮，但只要時間夠久，能使出的力氣變得夠大，也能防止第二型肌纖維萎縮。（這類大型纖維構成你大致的身形，並只有在肌肉劇烈收縮或疲勞性收縮 fatiguing contractions 時發揮作用。）

在做等長收縮時，你要收縮傷處的相關肌肉 10 秒鐘，接著休息 10 秒，如此反覆 3 分鐘。舉個例，我會收縮兩側臀肌，並確保不超過疼痛閾值，也就是再用力收縮就會稍微感到疼痛的程度。一開始我大約只能以最大自主等長收縮的 10% 來操作，但隨著臀肌慢慢復原，幾週後就達到 60%。我同時也會用沒有受傷的右側臀肌做最大程度的等長收縮。

就像所有方案，等長收縮的概念就是穩定的增加收縮的程度以及訓練時間。在恢復期結束時，我已經能做 6 分鐘的等長收縮。四週後，我已經能夠全力收縮左側臀肌，並無不適。我一直密切留意我左側臀部的腫塊有沒有在訓練隔天縮小，只有一次我做得有點太多，隔天腫塊變大了，這也提醒我不要練得太過火，於是我停練一天等長收縮，再重新開始，並且確定我是更以和緩的方式練。

離心收縮

在復健過程中，我並沒有練離心收縮，但我仍想提一下，因為有極多研究證據支持離心收縮訓練。當我開始感到好些，或許可以請夥伴協助我做手動阻力的離心髖伸，方法是採俯臥、雙腿懸於訓練凳外，夥伴則用手推我的大腿後方。也或許我可以先用橋式撐起身體，然後請夥伴在下降過程施加阻力。我的確有用雙上／單下的方法，但如果用離心訓練，我就可以練得更多。以腿後肌群受傷來說，練北歐腿彎舉對於運動員的復健以及快速返回賽場就相當重要。

另類方法：輕度按摩、熱療與冷療等等

除了心像訓練、交叉教育訓練、等長與離心收縮訓練，你還可以運用按摩、滾筒、非常緩和的拉伸、熱療與冷療等方法。當時我每晚都花五分鐘輕輕按摩受傷的臀肌，

這似乎有幫助。或許這樣做能夠將一些新鮮血液帶到受傷區域，幫助免疫與淋巴系統清除廢物，並讓腫脹與瘀血的組織回歸平衡。不過也可能這只是安慰劑效應。但不論是何者，都不用花太多時間跟金錢，所以我想不妨一試。

許多人會用熱療與冷療來處理疼痛與受傷。冷療像是冰敷、冷浴、冷凍治療，能夠降低血流、發炎與疼痛。熱療像是桑拿或熱浴，可以增加血流及結締組織彈性，同時減輕疼痛。我並沒有用熱療或是冷療來處理傷勢，但這些仍值得一提，在某些情況下非常重要。

或許這些另類方案並不能創造奇蹟，但在傷勢復原時是簡單、便宜且（正確執行下）安全的策略。另外，採用這些療法也會讓你感覺比較好，因為你是主動積極的，而非坐視不理。重點在於不要做過頭。

很多人誤以為復原是件艱鉅的事，於是過度勉強並且操之過急（激進的拉伸、過多的軟組織治療、忍痛硬練），導致一直無法完全康復。大家對訓練也有相同看法，總認為一定得每天練一個鐘頭，一週練六天，否則會全盤皆墨。其實每週只練兩次、每次只練 40 分鐘，也可以維持體型與肌力，前提是有好好控制飲食跟其他生活方式。我是在受傷期間了解到這一點的，我從不曾練這麼低的訓練量卻還維持相同的肌力與體態。然而，要是我什麼都沒做，六週都窩在沙發上耍廢，我可能會失去 30% 的肌力與肌肉尺寸。

這其實很顯而易見，你仍然得吃好、睡好、做些不會加劇傷勢的日常活動，好好照顧身體。你也必須根據感受往前邁進。以上方案是為了臀肌受傷而規畫，但其他部位的肌肉拉傷應該也適用（假設你沒有傷及骨頭）。遵照時間表來做，這很簡單，你可以每天都練，然後隨著復原進度慢慢增加。如果感覺一天比一天好，那你就知道自己做對了；如果感覺變差，那你就知道做過頭了。找到適當的平衡，持之以恆，就有可能回歸訓練，而且是帶著受傷前從未試過的新訓練工具。

臀肌失衡

跟大家以為的不一樣，臀肌失衡其實相當常見，應該要視為正常的人體現象。雖然你該努力改善失衡，但是也不應該不切實際地期望完美的對稱，也不用一感覺到臀肌某側比較用力做功就驚慌失措。幾乎我所有的客戶都在深蹲時輕微偏向一邊、某側臀肌的活性在許多臀肌運動中似乎比另一側還高、一側的臀肌稍微大於另一側。這類失衡是由幾種因素造成。

首先，就如我先前所提到，沒有任何人類是完美對稱的。在執行動作時，絕大多數人都有慣用手或是慣用腳。右撇子在跳躍時通常以左腳起跳，所以左側的髖伸肌通常比右側強，而右側的髖屈肌則會比左側強。這應該當作是正常的。

想像某位高爾夫球手練了 100 次揮桿，然後換另一手再揮 100 次，就為了避免臀肌失衡。他這麼做，會犧牲訓練專項能力的時間，也就是磨練競技運動所需要的

動作模式及動作控制的時間會變少。這建議一點都不好，因為不管是運動還是日常生活，有更強壯的慣用側，動作都會更有效率。

第二項造成失衡的因素是舊傷、疼痛症狀、傷後復健不良。有研究顯示，腳踝扭傷後臀肌會遭受抑制。要知道，任何形式的疼痛訊號都會抑制負責該動作的肌肉。這可能是一種自我保護的機制，避免傷處再次受傷，讓身體復原，而這的確會改變你的動作模式。這樣的改變經過一段時間後可能會造成失衡，傷後沒有好好復健的人常會這樣，於是乎多年過去，這些人依然使用某一側遠多於另一側。

想想看，你在孩提或是青少年時有多少次受傷後直接返回訓練，沒有重建恢復期萎縮的肌肉。以下舉例協助你了解事情的經過：假設你扭傷腳踝，休息了六星期，期間既沒運動也沒訓練。你歪著身體，走路一拐拐。你健康的那一側在這六週期間支撐你大部分的體重，保持健壯，而虛弱的一側則失去一些肌力，肌肉也萎縮了。回歸正常訓練後，你有花心思重建受傷的那一側嗎？很可能沒有，你只是像往常一樣訓練，以為身體可以自行重返平衡。有時候的確如此，但通常不然，反而只會隨著時間更加失衡。最終，你一側的臀肌比另一側大很多，接著就成為你一輩子慣用的臀肌。

第三個因素是掌管臀肌的神經受到傷害。這有時能改善、修復，有時候則不能，取決於嚴重程度。

第四個因素則是單純的解剖變異。我們偶爾會在文獻上看到相關的案例報告，有些人的肌肉形狀、附著點或神經分布就是不一樣。天哪，有份報告還探討了某人的臀大肌上多了一塊肌體（muscle belly），真是前所未聞。

最重要的是，臀肌永遠不會完美對稱，但是你可以用接下要介紹的策略來避免失衡或是改善失衡。

如何避免臀肌失衡

你無法完全避免臀肌失衡，但可以讓臀肌接近平衡，方法是找出慣用側，然後試著加強弱側的鍛鍊。這便是肌力訓練的價值：你可以採用特定的健身運動，鎖定並專攻身體的某一側，同時不犧牲專項競技運動的力學。舉例來說，要避免臀肌失衡，你可以在訓練時從弱側開始。假設你要做單腿臀推，而你的優勢腳是右腳，那就從左腳開始訓練。

另一個有用的策略是拍攝你做雙側動作的樣子，然後回顧過程中是否太偏向某一側。比方說從正後方拍攝硬舉的樣子，你可能會注意到自己稍微偏向左側，然後記下來，下次訓練時留心動作，以避免再次發生。錄影也可以提供你一個工作框架，讓你知道哪個部位的肌肉較疲弱。

我也會建議用自由重量來讓訓練平衡，因為這會強迫你平均運用兩側。假設你只做機械訓練，像是腿推舉機及史密斯機，很可能無法察覺某一隻腳其實出力較多，因為重量都以相同方式移動。

如何矯正失衡的臀肌

我現在最喜歡的臀肌失衡矯正方式是單腿的俯臥髖超伸，並只在弱側綁上沙包。女生可用2到4.5公斤的腳踝沙包，而男生則可以4.5到9公斤。可以一次做上兩三組，一週可練習5次。

我喜歡單腿的俯臥髖超伸，因為這是單獨只練臀肌最棒的髖伸動作。當然，你會說許多髖外展運動也可以只練臀肌，但這些動作通常較針對上臀肌而不是下臀肌。你需要效果良好的髖伸運動，而絕大多數單腿動作都鍛鍊到太多其他肌肉。想想單腿的深蹲變化式，像是跨步蹲、登階、分腿蹲、槍式深蹲等，都會有效鍛鍊股四頭肌，若用這些運動來減輕臀肌失衡，可能在過程中造成股四頭肌失衡。單腿髖關節鉸鏈的運動，像是單腿羅馬尼亞硬舉、單腿45度髖超伸則有相當多腿後肌群參與，所以當你鍛鍊弱側臀肌時，可能就過度鍛鍊腿後肌群了。即使單腿臀推也會使用到許多的股四頭肌、腿後肌群以及內收肌。然而，單腿的俯臥髖超伸則幾乎只使用臀肌（還有一些腿後肌群），特別是當重量並沒有太大，並且使用大腦肌肉連結只專注在臀肌上時。

如果你沒有做俯臥髖超伸的機器，可以用訓練凳、臀腿訓練器，或是任何有一定高度的穩定平台，例如料理枱或是餐桌。要是真的沒有上述物品可以讓軀幹躺上去，也可以傾身靠在牆上，做腳踝負重的俯身單腿後踢，這動作也有點類似俯臥髖超伸。

除此之外，你要確保雙側的訓練是對稱的，這代表動作時不偏向任何一側。你也要在一天之中找時間以較弱的臀肌做等長收縮，訓練課表中如果有單側運動，弱側也要多做一組。

矯 正 臀 肌 失 衡

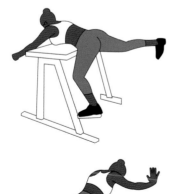

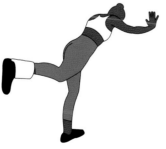

每次訓練課程開始前，
先針對較弱的臀肌做腳踝負重的單腿
俯臥髖超伸或是俯身單腿後踢3組12下。

腳踝負重4.5公斤的單腿俯臥髖超伸之肌電活性（平均值，相對於最大自主等長收縮）	
臀肌	50%
股四頭肌	10%
內收肌	15%
腿後肌群	50%

克服瓶頸

要重申一次，如果你是肌力訓練新手，可能一開始訓練就獲得相當大的成效。要是你聰明地訓練、動作形式良好、遵循一套設計高明的課表，成效會更加卓越。但問題是，你不會永遠維持這樣的進步。

我有些新客戶每週的大負重運動都可以增加 2 公斤負重或是多做一下，但幾個月後進步就會變慢。他們仍然會進步，但不會那麼快，然後他們會遭遇瓶頸。在某幾週，某些動作甚至會退步幾公斤。正如同我先前所說，進步總是起伏伏，尤其當你開始達到身體潛能的極限。

一旦你到達瓶頸，提升訓練與生活的其他面向就變得更重要，像是飲食、睡眠、壓力管理。事實是：訓練得越久，瓶頸就越多。

在接下來的內容中，你會看到一張完整的策略清單，可用來克服訓練瓶頸。

規畫個人化課表。很多訓練者能夠將就著用一些大眾通用的訓練範本或用反覆試誤的方式獲得暫時的進步，不過一旦開始停滯不前，你最好根據你的目標、體能程度以及體型，規畫專屬於你的訓練計畫。我在訓練某些客戶時，會需要脫離一般常規，但藉由仔細觀察他們對哪種運動有最佳反應、恢復得好不好，就能夠大幅加速他們的進展。

遵循特製化課表。我會讓進階客戶採用特製化課表，每一次都專攻特定的運動或是動作模式。與其試圖在一週三次的訓練中同時加強蹲舉、硬舉、臀推，我們反而會以四週為週期，期間都專攻單一運動（比方臀推）。或許我們會採用日波動週期的方式。我們仍然練其他動作模式，但會特別加強某一種，讓客戶全力增強某個身體部位。

安排減量週（deload week）。這是設計訓練計畫的另一個技巧。我有些客戶不夠努力，需要增加訓練量或盡力程度。不過進階客戶很少如此，他們或是那些已經有大量訓練經驗的人，大多都練太多了。更糟的是，他們這樣刻苦訓練已經太久。光是稍微調降訓練量，讓身體有機會恢復與適應，訓練表現就會一飛衝天。

或許停練一週能夠讓身體對於訓練量「再度變得敏感」。甚至每年有幾次為期幾週的減量期也可能有好處。我必須澄清，減量期並不是完全不去健身房，你一樣要健身，一一完成所有運動，但是不用練那麼硬。整體訓練的盡力程度可能是 10 分之中的 6 分，有辦法做 10 下的運動或許做 5 下就好。這樣看起來似乎沒特別做什麼，但對於肌力跟肌肉成長其實比較好。請謹記，你是透過溫和的訓練來刺激生長，否則一不小心又練過頭，就不算真正的減量了。

減少臀肌訓練。無論在何時，你身體就緒的程度取決於體能及疲勞度，而這一直在變。透過一場場聰明且努力的訓練，你增進了體能，但同時也給身體帶來了疲勞，而疲勞的程度則取決於你做的運動、盡力的程度，以及你做的組數。有些人總是無法表現最佳體能，因為他們經常性的處於疲勞狀態。而疲勞狀態下，這些人也無法再施加更多張力於肌肉上，於是難以進步。

假設你每週都練4次臀肌，每次大約15組，一週60組，而你已經卡在瓶頸好幾個月了，那麼將訓練調整成每週兩次，每次12組，每週共24組，或許能夠受益。你應該定期減量，接著漸漸將盡力程度與訓練量往上推，然後再度減量，讓訓練壓力有漲有落。然而以投入臀肌訓練來說，許多人的基準值都太高了，以至於訓練過程中從來沒能真正恢復。

做些改變。正如愛因斯坦名言，「瘋狂的定義就是一直重複相同的事情，卻期待有不同的結果。」你可以試試不同的運動、節奏、訓練頻率，以及組數及反覆次數的組合。多樣性可以是相當不錯的東西，特別是當你已經執行相同的動作與課表好一陣子。就我看來，每三到六週就打造新計畫會是最好的。

有時候你只需要改變環境。我最近開始在聖地牙哥的新健身房訓練，那裡有許多壯碩、筋肉虯結的傢伙走來走去，把很重的槓鈴甩來甩去，渾若無事。雖然這可能會嚇壞某些人，而且對很多人來說不是適合訓練的地方，但對現在的我來說卻很好。我把自己當成徹頭徹尾的訓練者，只是我有博士學位，而我去攻讀這學位，也只是出於求知若渴。被一群精實、強壯的人包圍會激勵我更認真訓練。如果你一直沒有成果，或許是因為健身房或是環境訓練不適合你，這時你可能需要換個環境。

考慮找教練或訓練師陪你訓練。每個人都能受益於教練的指導，即使是教練自己也需要教練。如果你正試著突破瓶頸，請去找個教練，而教練要能指出你的訓練、課表設計以及動作形式有什麼不足之處，並且激勵你。也或許你只需要找個不錯的訓練夥伴來激勵你、關照你。我們都會自然而然以為我們很清楚自己的身體，即便我們大量閱讀、經驗豐富，也擅長幫助其他人達成目標，卻常常無法認清自身弱點。

執行進階訓練法（請見第13章）。進階技巧以及訓練法對進階訓練者很有幫助。請閱讀上一章所列舉的進階訓練法，並融入你的訓練中。如此能夠為訓練增添多樣性與新的刺激，但也別丟開基礎訓練！

打理好生活的其他層面。如同我先前所提，訓練受許多因素影響。要提升訓練，你得睡得好，吃得好，並且管理好壓力。不過也不要將壓力降到最低，而是應該保持良性壓力，並且遠離沮喪。在生活中挑戰自己是件好事，只是不要太常做太多挑

戰。生活就是一場追尋甜蜜點的遊戲，而你的任務就是找出眾多甜蜜點。

找到訓練中的樂趣。 覺得運動很無聊其實跟停滯不前有很大的關係，遵循這些指引或許能幫助你打破這種循環。或者，你可能該重新檢視目標與期待，有時候你只是需要改變一下訓練心態。比方說，你一直全心全意打造更大的臀部（也就是以體態為目標），那麼或許該把心力轉移到加強某些動作（也就是以運動表現為目標）。

別為進步設定期限。 雖然設定目標很重要，但也要知道狀態總會起起伏伏，這相當正常。要維持正向的訓練心態，最好要知道，朝目標努力的過程會歷時數月，甚至數年。不要在意沒在特定時間內達標，只要想好怎麼持之以恆、享受訓練，然後試試不同的訓練策略。

看不到成果

假定你已經依循本書的策略與建議訓練好一陣子，卻沒看到任何成果，於是心想著：「搞什麼鬼？」

除非我跟你一對一訓練，不然我很難知道你做對及做錯了什麼，但我能肯定，人們經常在做錯一堆事情時覺得自己什麼都沒做錯。如果你採自主訓練，就有可能忽略許多地方：動作形式可能跑掉了，或飲食影響了減脂目標。或許你練得太多或太少、你增肌的基因不良、你的壓力過大且睡眠不足等等。

這就是找教練或訓練師陪你的真正價值。即使你使用的是我在線上為你編寫的客製化課表，我仍然無法看見你的舉重方式、節奏、動作範圍、你夠不夠努力、重量夠不夠大。我沒有陪你一起訓練，也就無法根據你的感受及對課表的反應進行調整。

即使你在臀肌研究所跟我一起訓練，並且每堂課我都親自指導你，我仍沒有 24 小時陪著你，看你如何度過剩餘的 23 小時。健美是 24 小時的競賽運動，你做的每件事都會影響成果。

如果你自主訓練，你得客觀看待自己，並且了解你可能會漏掉或做錯什麼，這再正常不過。我健身將近 30 年了，仍然會犯錯。但很幸運，我週遭都是優秀的教練，我自己也不斷學習、調整，然後適應。

如果你覺得每一件事都做得很完美，卻仍不見成果，那麼請退一步並檢視以下：

- 你是否有充足的睡眠？
- 你是否夠努力？或者努力過頭把自己搞到精疲力盡？
- 你是否需要調整課表？
- 你的飲食是否影響了體態？

以你評估他人的方式好好評估自己。如果可以，找你認可的教練諮詢，揪出弱點並且改正。

克服常見障礙

無論你是否為臀肌訓練的新手、時間是否不夠、是否沒有設備可用，或是你有啟動臀肌的問題等等，其實都有解決之道。

臀肌訓練入門

大多數人最難克服的障礙其實就是起步。不知道該做什麼或從何著手，這會令人不知所措，甚至都還沒開始訓練就卻步了。每位新手都應該知道一些重要事實。

任何教練都會告訴你，踏出第一步最為重要。你不需要直接做槓鈴臀推。對訓練不用想太多，搞得自己不知所措。你是在最低點，只能向上走。往前看，告訴自己：「我已經出發，朝更棒的臀部前進。從現在開始，我做的每件事都比過去還要好。」或許你過去什麼都沒做。你的確有許多事要學，不過光是熟悉深蹲、跨步蹲、髖關節鉸鏈（硬舉）、臀橋及臀推等動作模式，就是不得了的進步。保持樂觀，跟著本書列出的方案，你將會在不知不覺中登上頂樓。

許多人誤以為他們要成為專家才能開始，而那其實是逃避訓練的藉口，就像是在說加入健身房前得先有好身材。每個人一開始都是新手，所以請先放下自尊，開始訓練。

如果你是新手，請先從徒手動作開始（請見第90頁基礎徒手課表），優先訓練臀肌主導的動作，比如臀推跟臀橋，並少量加入深蹲與硬舉的動作模式。不要心急，好好學習正確的動作形式，不要想太多，要明白，這是新的訓練系統，需要花時間學習。等你越來越協調、游刃有餘，可以慢慢加入更多複雜的變化式，並且增加負重與訓練量。如果你已經在做舊式的臀肌訓練，也就是只有深蹲跟硬舉，那就請你開始增加臀肌主導的動作。課表範例可能會是以下這樣：

星期一、星期三、星期五
3組20下的徒手深蹲、臀推或是臀橋、羅馬尼亞硬舉
以一組扎實的跨步蹲跟幾分鐘的彈力帶側向運動收尾

一定要持之以恆。大多數人之所以無法獲得更大更強壯的臀肌，是因為沒有照計畫做或是沒有做足夠的臀肌訓練。達成體態目標可能需要數年，這不是出了什麼問題。你越是堅持不懈，所有動作就會做得越好。當動作形式改善了，肌力也會進步。不知不覺間，你就擁有更大更強壯的臀肌，並以此為傲。

你也必須樂於試驗，不斷學習，精益求精。如果你正在閱讀本書，希望增進臀肌訓練的知識，那麼你就走在正確的方向上了。不過你還是得不斷試驗，並尋找對你來說最佳的臀肌運動以及課表設計。要了解，假設你現在人在 A 點，而你想要到 Z 點，你不會一夜之間從 A 抵達 Z。但只要從 A 點到 B 點再到 C 點，你就會看到成效，接著再從 C 點到 D 點，然後 E 點，看到更大的進展，再繼續前進。

最後，請好好享受。以我身為私人教練的經驗，能獲得更佳成效並持之以恆的，都是那些能享受訓練的人。如果你無法享受訓練，就要做些改變了。

覺得做臀推或是其他運動很尷尬

很多人在做槓鈴臀推或臀橋等變化式時感到尷尬或羞報，因為這是相對新的運動。這類動作模式的徒手變化式已經流行了很多年，然而槓鈴的版本則在 2006 年才開始發跡。儘管臀推已經越來越風行，但某些人還會聯想到性愛動作，尤其是那些從未見過此運動的人。

想像看看你是第一個做羅馬尼亞硬舉或是直腿硬舉的人，基本上就是身體盡量往前彎、屁股盡量向後翹，這也很像性愛動作，然而卻不再有人投以異樣眼光，因為這已經是普世接受的動作。腿部內收機和外展機的動作也是如此。你主動打開雙腿，但這並不令人詫異，因為太常見了。

隨著臀推逐漸風行，尷尬的程度也會減低，很快就會跟其他動作沒什麼兩樣。對於來問我這個問題的人，我的第一反應是「撐過去」，但我知道這不是有同理心的答案，所以我列出幾個建議，希望能幫助你減少不自在：

- 如果在人多的健身房，試著面對牆壁。
- 在健身房中找個較偏僻、沒什麼人的角落或區域，像是空的韻律室。
- 在家做大部分的臀肌訓練。

你有很多選擇，絕對不需要因為尷尬而不做臀肌訓練。

時間緊迫

我認識的人幾乎都極度忙碌，但許多人還是擠得出時間健身、好好進食。我知道動身去健身房並不容易，尤其當你並不怎麼享受訓練時。如果你是屬於上述類型，可以考慮每週二或三天的訓練。如果你沒有那麼多時間上健身房，還有許多訓練在家就能做，不需要什麼設備。

即使每週訓練兩次，每週也只需要兩小時，每個人應該都有辦法做到。你也可以將訓練分散在整個星期，比方說你可以考慮 4 次 30 分鐘的訓練，而不是 2 次 1 小

時。得到良好成效所需要的訓練時間，跟整週的時間相比其實只是九牛一毛。換句話說，只要想到你從兩次全身性運動中得到的效益，時間不夠的理由其實並不成立。

要記得，運動有益健康。當然你很可能是為了翹臀或是想改善身材而訓練臀肌，但仍有必要認識訓練的長期健康效益。關於安排運動日程表，你必須要養成一個能讓你保持健康的習慣。如果你真的擠不出時間，就是時間管理失敗，必須重新考慮事情的優先順序。我知道，你或許有家庭、你需要工作，但如果你能變得更健康、心情更好——也就是運動的主要好處，就能成為更好的員工、更好的朋友與更棒的家人。

有時候一週訓練三次對我來說也很難，所以我可以理解，但你總是有選擇的。如果你一整天都在工作，那麼請試著一大早就訓練。對，早起需要自律，不過一旦你養成習慣，並且致力於照顧你的身體，這就會變成第二天性，不用多想就會自然去做。

學習在家訓練，學習如何做徒手運動，準備好迷你彈力帶跟翹臀圈。此外，如果可以，最好還是能每週上幾次健身房，這還是比完全不上健身房好多了。

沒有設備可用

假如你沒有設備可用，或沒辦法上健身房，依然能做許多高反覆次數的徒手運動。如果你做的全是徒手臀肌運動，透過操作進階運動做到力竭，像是槍式深蹲、死停式單腿臀推及側臥抬髖，仍舊可以有不錯的成效。儘管如此，我還是建議至少要有條阻力帶（或任何可以環繞雙膝的厚帶，像是翹臀圈），這東西並不貴，也不會占據多少空間，但能使你的居家訓練更加有效。過段時間後，你可以逐漸增加器材，像是啞鈴、壺鈴，甚至槓鈴跟臥推椅。

總之，你有相當多選擇，沒有設備或是無法去健身房其實不是理由。

耗體力的工作

假如你的工作很耗費體力，可能會對訓練造成負面影響。身為全職個人教練，有時候我得站上一整天、示範動作，並且走來走去，等到我要開始訓練時早就累壞了。假設你的處境相同，那麼一大早訓練可能比較好。或者可以嘗試在訓練前一個鐘頭打個盹、吃點東西，放鬆一下。

旅行時進行臀肌訓練

在旅遊中有數不盡的臀肌運動可以做。基本上，所有徒手臀肌運動都可以做，包含徒手深蹲、分腿蹲、保加利亞分腿蹲、跨步蹲、滑冰者深蹲、登階、槍式深蹲、

單腿髖關節鉸鏈的變化式以及側臥髖外展等等。你也可以做臀橋、臀推以及蛙式泵浦等動作的變化式——腳墊高、寬步距及窄步距、單腿及雙腿等等。

翹臀圈體積小、便於攜帶，可以用來做非常多外展運動，並且簡簡單單就為徒手運動增添阻力。如果能使用旅館的健身房，選擇就又更多了。健身房大多有啞鈴，這樣就可以做高腳杯深蹲、啞鈴單腿硬舉、啞鈴反向跨步蹲以及單腿啞鈴臀推。健身房也很可能有纜繩滑輪機，可以做後踢腿的變化式、滑輪髖外展、滑輪髖屈伸等等。

所以不管怎麼說，你都不應該擔心渡假時沒辦法訓練臀肌，因為選擇太多了。以下是採用沙發跟沙發凳的旅館訓練範本：

- 腳墊高的臀推：20 下
- 單腿且腳與肩墊高的臀推：每側 12 下
- 在長凳上做交替鳥狗式：20 下
- 蛙式泵浦：50 下
- 赤字反向跨步蹲：每側 20 下
- 外加範圍的側臥髖外展：每側 30 下

組間休息 1 分鐘，總共做 3 輪。

感受不到臀肌啟動

人體生理學很奇怪，你做某項運動有時候會感受到臀肌活性突破天際，有時候卻不會。有時候你上了健身房，臀肌發狂似的燃燒與充血；有些時候，你的訓練明明一樣，卻沒什麼感受。

重點是，有些人比其他人更擅長啟動肌肉，並且通常是特定肌肉。舉例來說，有些人不管做什麼都可以感受到臀肌正在奮力工作，卻無法好好啟動闊背肌或是腿後肌群。有些人則能感受到大多數肌肉的啟動，除了臀肌。

別苦惱，我並沒有發現臀部的尺寸形狀跟啟動的感覺有什麼線性關係。我某些客戶臀肌異常發達，卻也有臀肌啟動的問題，而也有客戶能夠強烈感受到臀肌啟動，卻沒有相應的大臀部。

許多人都發現臀肌啟動的能力會隨著訓練慢慢改善。有一則研究顯示：在低負重量時啟動臀肌，能改善大腦針對臀肌作用的能力（透過皮質脊髓路徑）。但不是每個人都會在每項臀肌運動中感受到臀肌劇烈用力。蛙式泵浦使我的臀肌劇烈燃燒到令我飆淚，但大重量臀推並不盡然都能讓我感受到臀肌激發，但以肌電圖測量時我的臀肌活性又總是突破天際。

有時候你不應該擔心臀肌的感覺，只要好好做動作。假如你在硬舉時強烈感受到股四頭肌，並不一定代表臀肌沒有做功，僅是你股四頭肌啟動的感覺壓過了臀肌

啟動的訊號。（註：我在下一節提供了幾個在臀推跟臀橋時增進臀肌活性的訣竅。）

　　假如無法成功感受到臀肌會破壞你的訓練體驗，並且引發你的負面想法，你將會無法獲得成效。請保持正向，運用良好的動作形式，以一系列反覆次數操作各種動作模式，全力讓自己變強。大多數時候，你只是需要一些時間去發展大腦肌肉連結（或說大腦臀肌連結）。

沒有得到泵感跟燃燒感

　　在某些時刻，當一切到位，你會達到極高的代謝壓力；而有些時候，儘管你已經竭盡全力，依舊感受不到充血及泵感。別擔心，目光要放長遠，重訓原本就是這樣。

　　儘管如此，你最好還是每週感受到燃燒與泵感至少一次。若沒有，以下因素都能促成泵感與燃燒感，可善加利用：

- 補充水分
- 補給品（例如肌酸）
- 訓練前攝取碳水化合物
- 鈉與電解質的平衡
- 全身性的完全恢復
- 特定肌群從先前的訓練中完全恢復
- 新訓練的刺激
- 在肌肉縮短時施加張力的運動（例如彈力帶側走）
- 在肌肉上施加恆定張力的運動（比方說臀推）
- 以快速、活塞般的方式反覆施加恆定張力
- 反覆次數範圍
- 組間休息時間

體態訓練解答集

　　我在社群媒體跟我的部落格上回答了許多問題，大多和臀部外觀有關，最常見的提問有：「要怎樣才能長臀不粗腿？」「要怎麼做才能讓臀部看起來又翹又堅挺？」「為何我的臀肌某一天看起來特別棒，隔天卻很遜？」「我要怎麼擺脫橘皮、馬鞍肉以及髖部凹陷？」以下我會回答這些問題。

為什麼我的臀部鬆軟無力，我該怎麼做才能讓屁股又翹又堅挺？

　　許多人在思考這個問題時會缺乏邏輯，特別是女性。很顯然，會問這個問題的

女性，理想中的臀部都比現在更精實、更有肉。然而，當她們照鏡子時，經常只關注臀部區域的脂肪。她們忽略了增肌，只想著用超量的心肺運動跟節食來減去體脂肪。這樣做的結果是變成泡芙人（瘦胖子），離夢寐以求的體態還很遠。

這件事沒有第二條路，臀部要有型，就要努力訓練。除非你天生基因優越，不然好看的屁股就是強壯的屁股。所以，要讓臀部看起來又翹又堅挺，你得堅持實施臀肌訓練計畫，並且遵循本節的指引。

為何我的臀部某一天看起來特別棒，隔天卻很遜？

許多因素決定了你臀部日復一日的樣貌：壓力、睡眠、碳水化合物和鹽分攝取、荷爾蒙濃度、肌肉損傷等等，這些都影響身體保留水分的能力，最終決定了你臀部突出的程度。假設以上所有因素都配合得很好，你的臀部可能就會豐滿起來，令人驚嘆。假設以上因素有一個或多個出了問題，比如睡得不好、前次訓練的痠疼還未消退、沒攝取足夠鹽分，或是你處於脫水狀態，臀部看起來可能就比昨天扁。女性的月經週期也有重大影響。

所以，若你的臀部某天看起來很好而隔天很遜，請別感到氣餒。進步從來不是線性的。你可能進步了幾天或幾週，然後突然就碰上了瓶頸，每個人都會這樣。

評估臀肌訓練的進展時，眼光要放遠，不要讓偶然的、因誤解而產生的挫折阻礙你前進。重訓就是這樣，有些日子好，有些日子差。

我要如何擺脫髖部凹陷？

只要夠瘦，人人都會出現髖部凹陷（請見第52頁），只是有些人比較明顯。基因、髖部解剖及臀部肌群的附著點，都是決定髖部凹陷的主要因素。正如第 5 章所說，你或許能透過訓練來改變身體曲線，但是髖部凹陷主要還是取決於骨架及體脂。你或許能根據你的偏好，找出你覺得能讓臀形看來最美的體脂率。有些女性偏好稍微豐滿時的臀形，有些人則喜歡更精實的外觀。這可能需要多試、多調整。正如我在本書反覆提到的，關鍵在於：不要執著於你無法改變的部分。髖部凹陷並不是壞事，也不該視為需要矯正的缺陷。

我要怎麼擺脫馬鞍肉？

就如同天生的肌肉結構與骨架會影響臀部外觀，你把脂肪儲存在哪裡也主要取決於基因。男性與女性儲存脂肪的部位不同，這主要是歸因於荷爾蒙差異。有些女性可以全身精實，但髖部周圍還是會儲存脂肪，這部分稱為馬鞍肉。雖然局部增肌是有可能達到的，局部減脂（也就是只減少特定部位的脂肪）卻相當困難，近乎不

可能。另外，頑固部位囤積的脂肪量主要取決於全身體脂率。有些人可能體脂率為30%，但由於脂肪分布均勻，還是很好看。有些人可能只有15%的體脂率，仍然有礙眼的頑固脂肪（不想要有脂肪的部位囤積了太多脂肪）。

解決之道很簡單：盡可能透過阻力訓練在該部位下方增肌、遵守健康的飲食原則、多動以利整體脂肪燃燒。達成減脂與增肌後，臀部會變得有型，頑固部位的脂肪會變少，身形也會截然不同。

為了減脂，許多女性會過度節食、做大量的心肺運動。當然，這樣或許可以減少脂肪，但也會讓臀部失去線條。渾圓的屁股會讓大腿看起來不那麼突出，也就是說臀部越大，大腿看起來就會越小。基於上述理由，我建議盡可能在臀部增肌，並且採取針對臀肌的訓練。

如何擺脫馬鞍肉：

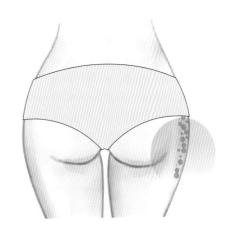

- 優先做臀肌主導的運動（像是臀推）
- 做多種下半身運動
- 在頑固區域的脂肪下方增肌
- 遵循健康的飲食原則
- 持之以恆地訓練
- 一整天盡量動
- 別用心肺運動（飛輪、慢跑等等）代替肌力訓練
- 保持耐心

我該如何消除臀部上的橘皮組織？

首先要知道，橘皮組織是自然的生理現象，出現在女性臀部與大腿。我訓練過的女性或多或少都有橘皮組織。

橘皮超級頑固，能夠抵禦各類治療，還沒有任何單一方法在研究中能有效對抗橘皮。很多人誤以為抽脂能夠消除橘皮，事實卻不然。橘皮的成因是脂肪滲入結締組織中，如下圖所示。抽脂可以減少脂肪囤積，橘皮可能就不會那麼明顯，但無法完全去除。

雖然某些器材、儀器、療法、補給品以及乳霜等號稱可以消除橘皮，但最好也最全面的方法是：努力訓練、創造熱量赤字（如果你正試著減肥）、適度日曬、好好睡覺、營養的飲食，以及調節好壓力。

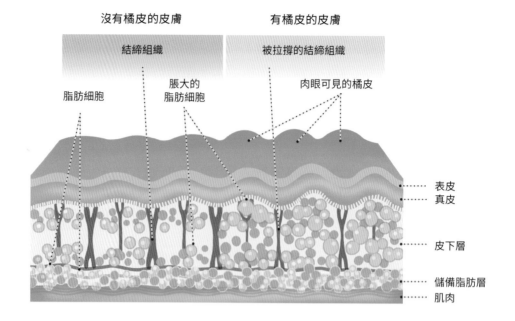

沒有橘皮的皮膚　　　　　　　　有橘皮的皮膚

結締組織　　　　　　　　　　被拉撐的結締組織

脂肪細胞　　　　脹大的　　　　　　　肉眼可見的橘皮
　　　　　　　脂肪細胞

表皮
真皮

皮下層

儲備脂肪層
肌肉

我要如何翹臀不粗腿？

　　男生通常會想要增加腿部肌肉，而許多女生則是嫌棄自己腿太粗，不想要練到太多的腿。但很不幸，問題不在於這些女性的腿部肌肉太多，而是肌肉周圍的脂肪過多。你得努力訓練腿部以維持肌肉，調節飲食，並且在重量訓練後做一些心肺訓練，但前提是心肺訓練不會增加你的食欲或是妨礙你的阻力訓練。然而，的確有些女性會練出太粗、令她們厭惡的腿部肌肉，這時就需要特別策略。

　　事實是，大多數相當棒的臀肌運動也都會高度激發腿部肌群。例如臀推就會大量鍛鍊到股四頭肌、腿後肌群以及內收肌。換句話說，要鍛鍊臀部卻不練到腿部，還滿棘手的。

　　如前文所講，不管是低反覆次數（1 到 5）、中次數（6 到 12）、高次數（13 到 20），或是非常高次數（21 到 50），都能刺激肌肉生長。只要你的動作組是做到接近力竭，以及你整場訓練的盡力度夠高，就能選擇自己理想中的反覆次數組合，都能增肌。所以避開特定次數區間或是避開大重量都不是解決之道。

　　所以你只剩下兩個選項：

1. 避開會高度激發股四頭肌、腿後肌群跟內收肌的運動。
2 執行能高度激發並向臀肌施壓的運動。

　　如果你想要停止腿部肌肉成長，就要減少或是完全排除會高度激發股四頭肌跟腿後肌群的動作。這代表不做各種深蹲、不做各種單腿深蹲（像是跨步蹲、登階、槍式深蹲），也不做任何股四頭肌主導的動作（像是腿推、哈克蹲及腿伸展），因

為這些動作都會高度激發股四頭肌。另外也不能做各種髖關節鉸鏈的運動（比如羅馬尼亞硬舉、背伸展以及早安式體前屈），也不做膝關節屈曲的動作（像是腿彎舉、北歐腿彎舉以及臀腿升體），因為這類運動都會高度激發腿後肌群。

儘管這樣會失去大量的運動選擇，依然有很多可以做：

- **低負重臀肌啟動運動**：很多訓練都可以將訓練焦點轉到臀肌上，而不是股四頭肌跟腿後肌群，你可以也應該做這些訓練。一套典型的臀肌啟動系列動作可能會像這樣：側臥蛤蜊式、彈力帶臀橋、鳥狗式，然後四足跪姿髖伸。
- **髖外旋動作**：綁帶式／負重帶式髖旋轉是最佳選擇，但是你得先學習如何在動作中使用臀肌：固定好軀幹，用後側的臀肌旋轉髖部，而非用腹斜肌旋轉軀幹。
- **髖外展動作**：專注在外增範圍的側臥抬髖、彈力帶站姿髖外展、彈力帶坐姿髖外展、彈力帶走路的變化式、髖外展機。
- **槓鈴臀橋**：跟槓鈴臀推相比，臀橋等變化式會大幅降低股四頭肌的活性。臀橋將會成為你的「財富運動」，也就是你會一直想要變得更強的運動。肌力創造曲線，沒有肌力，臀肌就不會長大。你可以在臀肌上施加雙重負荷，方法是在膝蓋上繞阻力帶。
- **美式硬舉**：比起羅馬尼亞硬舉，這是更好的選擇，因為臀肌激發的程度較高。為了避免腿後肌群進一步拉伸，你最好縮短動作範圍（也就是不要下降得太低）。
- **滑輪髖屈伸、俯臥髖超伸、壺鈴擺盪**：關鍵是確定你有感受到臀肌在做功。
- **腳墊高的臀推**：你可以用單腿或雙腿做這個運動，如果你喜歡，也可以將迷你彈力帶繞在膝蓋上。徒手、啞鈴，或是用彈力帶外加阻力訓練都可以。
- **蛙式泵浦**：三分之二的人偏好蛙式泵浦。如果你也是，就請你將膝蓋打開、腳跟並排，然後全力泵浦。如果你剛好屬於不喜歡蛙式泵浦的那三分之一，就略過吧。

我要如何增大臀部而不加粗腰圍？

如果你用我建議的方式訓練臀肌，也就是操作各式各樣的下半身運動，像是硬舉與深蹲，那你的豎脊肌可能會跟著成長。這對於一些想要擁有翹臀同時保持腰圍與軀幹（豎脊肌、腹肌、腹斜肌）窈窕的女性來說的確令人擔憂。

某些人特定部位的肌肉比較容易生長，假設你也是，那麼應該避開那些會讓你不想變大的部位增肌的運動。這代表你要避開刺激腹肌跟腹斜肌的運動，比方說捲腹跟仰臥起坐。

深蹲跟硬舉不太會把腹肌跟腹斜肌練大（你其實是用橫膈肌來製造腹內壓，但卻經常被誤解為核心激發），不過的確會鍛鍊到豎脊肌。根據個人情況，或許可以考慮減少深蹲跟硬舉的訓練量。

以下是能幫助你練大臀部卻不增加腰圍的六個訣竅：

1. 優先做臀推（不會高度激發核心），並專注保持肋骨下壓（不要過度伸展腰椎）。
2. 深蹲／硬舉的訓練量不要過多。
3. 避免所有的腹肌／腹斜肌運動。
4. 優先做單腿運動（雙側或雙腿的運動會帶給核心較多壓力）。
5. 做徒手、彈力帶、纜繩滑輪機以及腳踝負重的外展運動。
6. 專做高次數訓練以及原始而非變化式的動作。

我希望屁股縮小而非變大，我應該怎麼做？

我從來沒遇到過身材精實的女性嫌棄自己臀肌太多。要是有人說希望臀部小一點，通常是因為髖部堆積太多脂肪，她們真正想消除的是這些脂肪，但做法卻缺乏邏輯：她們停止訓練臀肌，因為認為那會讓臀部變大，另外還開始節食，並且做大量的心肺運動。確實，最終她們減去了脂肪，但身形曲線也消失了。

即使你想要屁股變小，也應該用希望臀肌成長的方式訓練臀肌。因為你該減去的是脂肪，而非肌肉，而鍛鍊臀肌能幫你達到這個目的。再者，如果停止訓練臀肌，你將會失去肌肉，而屁股要有型，靠的正是肌肉。

所以，如果你想要臀部變小一點，而非變大，你可以：

1. 繼續鍛鍊臀部肌群，以保留肌肉與線條。
2. 避免做太多高強度的心肺訓練，這會導致肌肉流失。（一週 3 到 5 次 30 分鐘的低強度恆速心肺運動是沒問題的。）
3. 控制飲食。減少卡路里攝取、確保蛋白質攝取足夠、上健身房盡力維持肌力，這些才是不影響體態的最佳減脂方式。

不過有些人非常瘦，卻嫌棄自己臀部的肌肉過多。如果你屬於這一類人，該怎麼做呢？嗯，這本書可能不完全適合你，因為《臀肌研究所》主要談的是肌力訓練。如果你想要快速縮減臀圍，就不能太過激發臀肌，並且要避免會徹底鍛鍊臀肌的動作。為此，你幾乎要避開本書中提到的所有臀部運動。為了讓臀部變小，你可以持續數個月每天都長時間跑步，同時減少蛋白質攝取量。但如果你想要在縮小臀部的同時讓其他部位的肌肉成長，請維持高蛋白的攝取，不要跑步，避開所有的臀部運動，只練腿伸展、腿彎舉、核心運動以及上半身的訓練。而如果你希望在縮小臀圍的同時保持臀部肌力，請練 3 下臀推（3 組，每組 1 下），這就是所有的臀部訓練。

我相當胖，想要減掉 30 公斤。請問你的建議是什麼？

如果我訓練一名體重 90 公斤的女性，而她跟我說她想要減重，我會問她：「妳理想的體型是什麼樣子？」如果她提到的女性身高相仿、體重約 60 公斤，這意味著我的客戶需要減去 30 公斤。她認為餓肚子、做一堆心肺就可以減重並達成理想體態。但是她夢寐以求的身材是前凸後翹的。我會告訴她，她必須維持肌肉（也許某些部位要增肌）且降低體脂才能達成目標。

棘手之處在於：想減去 30 公斤，她必須長期處在熱量赤字的狀態，這樣很難維持肌肉，更不用說增肌。

怎麼做，才能在減去大量脂肪的同時盡可能維持肌肉呢？要遵循以下四項重要準則：

1. 優先運用漸進式超負荷（見第 102 頁）。換句話說，透過肌力訓練變得更強壯並且增加肌肉。減重後，肌肉會構成你的體型，更不用說重訓和肌力訓練有助於燃燒體脂肪。
2. 攝取充分蛋白質。一般的通則是每磅（約 0.45 公斤）淨體重攝取一克蛋白質。前文所提的女性，淨體重可能只有 120 磅，每天就需要攝取 120 克蛋白質。如果想要更精確的數字，就需要測量體脂率。
3. 保持熱量赤字。這必須交由專業人士根據個人的情況計算。只要燃燒的卡路里大於攝取的卡路里，就可以減重。
4. 漸進式減輕體重。慢慢來有助於維持肌肉。如果你在三個月內減輕 30 公斤，你會失去太多肌肉，無法達成你想要的身材。如果可以的話，在第一個月減去 10 公斤，第二個月 5 公斤，然後在接下來整整 10 個月減 15 公斤。除了更容易達到，也讓皮膚和身體有時間適應身體組成的改變。

孕期的臀肌訓練

許多女性誤以為在懷孕時訓練臀肌、做臀推相當危險。我訓練過許多懷孕的女性，雖然要留意一些原則，但依舊可以訓練臀肌，並做大部分健身運動。在第一孕期，可能有晨吐、感到噁心。在第二孕期，或許會覺得自己像神力女超人，可以回歸正常訓練。在第三孕期，可能會開始感到疼痛，有的訓練日感覺很好，有的很糟。無論如何，盡力而為就好。

孕期時很容易懈怠，但休息一年後要回到原本狀態卻很辛苦，尤其在生產之後。此外，有了新生兒，日子會變忙，睡眠時間也會減少。若中止訓練，不僅要加倍努力才能回復身材，也必須在更緊湊的行程表擠出時間重新培養訓練習慣。

懷孕時訓練安全嗎？

在孕期訓練不僅安全而且有益健康。但是聆聽身體的聲音相當重要。不要強迫自己做懷孕前可以做但現在做起來卻感到棘手或不舒服的動作。而且，在整個孕期中，令妳舒適與不適的動作也會改變。妳不必因為覺得訓練有危險就避開訓練，而應該聰明地留意身體釋出的訊號。妳有許多健身運動可以選擇，所以請繼續維持訓練。妳與寶寶都會因此受益。

孕期的訓練該如何調整？

有些女性必須調整或是避開讓自己感到不適的特定運動，而有些女性做所有孕前的動作都感覺良好。這大多取決於妳每一天的感受，以及妳的身體對於訓練刺激的反應。幾乎毫無例外，絕大多數女性必須隨著孕程降低負重。

很顯然，妳的體重會上升，這會增加妳訓練時的負重。因此，我會建議較輕的負重、高反覆次數，尤其是孕程後期。意思不是妳不能或不該舉大重量，而是說妳必須小心，因為越大的負重會對關節施加越大的壓力。

關於訓練量與訓練頻率，則無需改變太多。假設妳習慣每週四練、每次一個小時，只要感覺還不賴，依舊可以繼續。但我再重申一次，妳或許會需要調整運動的變化式以及反覆次數。

懷孕時還可以練臀推嗎？

簡短的答案為：是的，妳在孕期仍可以臀推。有些醫師會建議孕婦避免仰臥姿勢的運動，包括臀推和臀橋等動作模式。但要記住，醫師主要關注的是妳的存活，所以會給妳過度安全的保守建議。若妳認同他們的建議，也對臀推有疑慮，那妳理當聽從他們並避開臀推。但我訓練過的孕婦做臀推（以及一般的臀部訓練）都沒事，也很喜歡做。

此外，我翻閱文獻，發現此事還沒有定論。有份完善的研究顯示仰臥的運動並不會減少胎兒的血流。而最近一份文獻綜述總結說，目前沒有足夠的證據推斷孕期的仰臥運動是不安全的。因此，我並不擔心孕婦每週幾天做數組臀推。

然而，妳需要用下列四種方式調整預備動作與執行臀推的方法：

1. 雙腳跟訓練凳的距離比平常稍遠。
2. 不要下降得跟平常一樣低。
3. 將槓鈴（或是其他負重裝置）放在髖部較靠下的位置，才不會壓迫到胎兒。
4. 將槓鈴往前面的方向推，在槓鈴和腹部間創造出更多空間。

哪些健身運動適合在懷孕時做？

如我前面所述，妳的選擇大多取決於妳的感受。妳或許會發現所有的運動都很好，只是需要進行一些小調整，像是減輕負重，或者改變彈力帶以及／或者槓鈴的位置。如果某些運動感覺不對勁，可以試驗其他變化式。妳可能會發現只要改變步距或微調動作就能繼續做。舉個例子，如果硬舉讓妳感到不適，也不必放棄所有髖關節鉸鏈的動作，可以試試啞鈴羅馬尼亞硬舉或啞鈴直腿硬舉等變化式。

要說到具體的健身運動建議，幾乎所有徒手訓練都可以考慮，除非妳做起來覺得不對勁。之後妳可以從徒手訓練升級，嘗試彈力帶、啞鈴、壺鈴及槓鈴。舉例來說，有些客戶喜歡寬步距的腿推舉、啞鈴相撲深蹲、彈力帶繞膝的臀橋以及彈力帶側走。妳不需要做數百萬種臀部訓練來保持強壯或維持肌肉，只要有五種運動練起來感覺不錯，就夠了。

哪些動作懷孕時該避免？

我希望盡可能謹慎，不要一概而論，因為對女性來說，運動的影響會因人而有很大的差異，尤其在孕期。

我訓練過的孕婦中，有些人無法做單腿訓練，因為那會帶來不適。這可能是由於孕期會分泌一種名為鬆弛素的賀爾蒙，這會使韌帶延展性更高，骨盆因而變得鬆弛而較不穩定，或許是因此導致她們疼痛。但我也訓練過做單腿動作沒有任何問題的女性，所以說這因人而異。

很顯然，我無法說「不要做這個、這個還有那個」。但有些運動會讓妳感覺不對勁，而那些就是妳要避開的運動。由於妳的身體在孕期會出現巨大變化，妳無法預測哪些訓練做起來舒服、哪些不舒服，所以妳必須小心留意，聆聽身體內在的訊號。

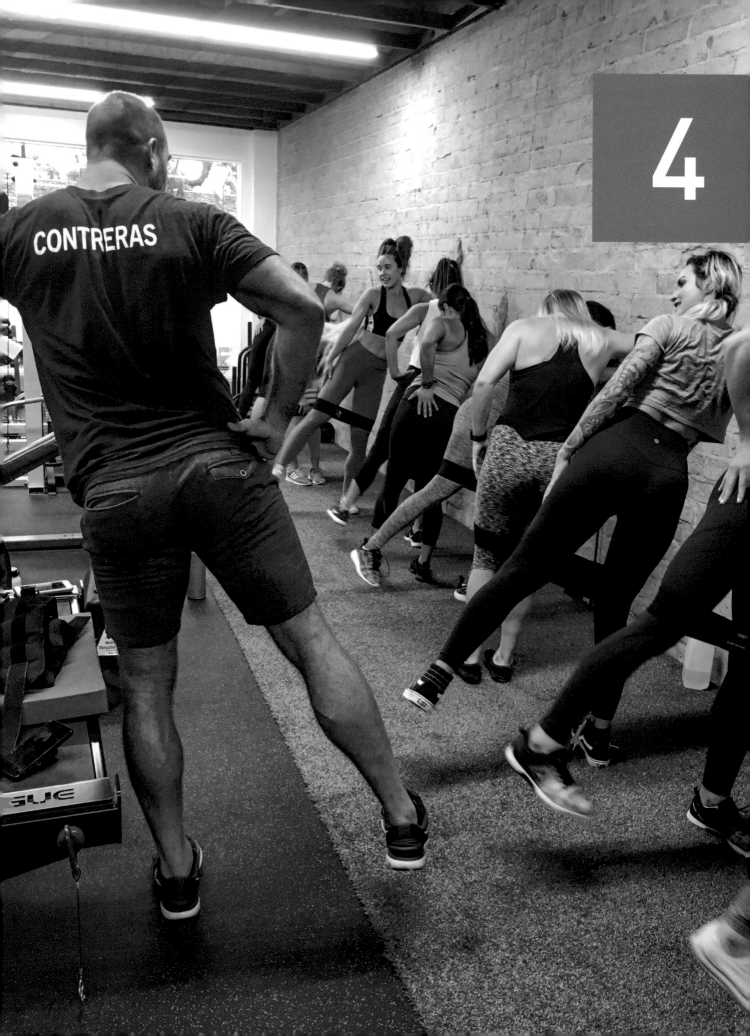

4

週期化與課表

在第三部，我提供了規劃個人化訓練課表所需要的基礎知識。你已經學到制定課表的八大變項，另外還有一些因素如體能程度、飲食以及基因。你也學到了要如何使用三分法則來建立均衡的每週臀肌訓練範本，也就是負重、盡力程度、運動選擇這三者是均衡的。

在這裡，我會更進一步展示我是如何建立全面性的訓練計畫，這手法又稱為週期化。我會解釋我如何為客戶規劃、如何根據動作模式與目標建構長期的訓練策略，以及如何將這些策略編入課表。我也會提供一些關於結構化訓練及分部訓練的範本，這些範本能夠滿足許多偏好，並將臀肌訓練應用於其他的體能活動，像是競技運動、CrossFit、健力、健美等等。

　　雖然我的目標是讓你有工具可以設計個人課表，但有課表範本可以參照也相當有幫助，尤其如果你是正在尋找基礎範本的教練，或者你是肌力訓練或體態訓練的新手，或者你單純想要一份漸進式、逐步式的計畫，且整合了書中的全部方法、原則和技巧。所以我在第 18 章提供了 3 份 12 週的訓練範本，帶著你從初階、中階邁入進階。

　　不論你的背景、目標或經驗為何，不只需要了解如何打造自己的訓練計畫，也要知道有能力這麼做為何很重要，以及好的課表究竟長什麼樣。這正是此部的內容。

週期化

簡而言之，週期化就是規劃，也就是如何以循序漸進的方式，有邏輯地組織與操縱課表設計的各個變項，以達到特定生理效應——可能是增加特定重訓運動的肌力、增加肌肉、減脂、在賽事前將狀態推到顛峰等。可以把週期化想成「規劃出不同的訓練策略與階段（又稱作週期或循環），將達成體適能理想目標的可能性推到最大，同時將過度疲勞及過度訓練的風險縮到最小」。你可以在個別訓練中組織訓練週期的循環或是階段，幾堂訓練可以組合成小循環（通常為期1週），幾個小循環可以組成中循環（通常約為期4週），而幾個中循環可以組合成大循環（通常約16週），最後，大循環可以再組成一整年或是多年的計畫。

想想奧運選手，他得在一整年中數次達到巔峰以迎接世界錦標賽，每四年一次要準備奧運會。為了確保最佳表現，運動員必須要有策略地調節訓練壓力，訓練計畫也要因應所參與的競技運動、每場賽事的時間及個人身體素質來擬定。換句話說，經年累月地做一模一樣的健身運動及訓練是缺乏效能的策略，而這正是週期化訓練的價值所在。週期化訓練是必要的，尤其是當你以特定的體能表現為目標時。

但是有個大問題：週期化訓練中某些根深蒂固的觀念其實來自過時及不完整的假設。此外，週期化一開始是用來訓練奧運選手（這很合理），接著改造成符合健力選手的需要（這也很合理），最後才是健美選手（以傳統觀念來說並不那麼合理）。另外，關於各種訓練目標、不同型態的運動員或個人所應該採取的週期化策略，目前的思索與解釋也並不多。

我的客戶主要都是喜愛肌力與體態訓練的人，而我也一直認為長期的週期化是必要的策略，但專供認真、專精的運動員使用。一般學員可能只會跟著我訓練大約六個月，規劃整年度的週期化訓練計畫並不切實際，也沒有什麼效果。再者，個人學員並不會像奧運選手那樣規律訓練，我不能假設客戶每堂課都出現。然而，教練還有肌力與體態的自主訓練者仍然能使用各種週期化系統的基礎原則來精益求精。

多年來，肌力教練已經借用了運動員與運動教練發展出來的許多週期化策略，以取得最大成果，並將過度訓練的風險降到最低。事實上，假如你創造了一套訓練計畫，或是你試圖改善你訓練的某個面向，就是運用了某種形式的週期化，不論你有沒有意識到這件事。基於此理由，了解有關週期化的基礎知識跟術語是重要的，如此你才能認識不同的系統、了解運作的原理，並且學會如何運用這些知識創造出有效且成功的訓練計畫。

在本章我會細細拆解週期化的各種名詞、原理、策略、階段，以及解釋要如何

針對肌力與體態訓練的需求，整合這些設計的變項來創造全面且系統化的訓練計畫。簡單來說，你會學到我獨特的週期化手法，而這也能夠幫助你釐清第 18 章中 3 份 12 週訓練計畫的結構與組成。

週期化策略

週期化很複雜。要創造最好的訓練計畫，你不僅需要考慮所有設計的變項，還有你的目標、訓練經驗、體能程度、生活方式、年紀以及基因。

另外，週期化的形式或系統很多，例如線性、區塊性、波動性、共軛性、同步性。對於不同的訓練目標，每一種都有其優缺點。更複雜的是，絕大多數訓練計畫都會納入數種週期化策略。

由於這是一本肌力與體態訓練書，或者更準確地說，是臀肌訓練書，所以我只會探討令肌肉更大、更精實、更強壯的週期化。換句話說，我的目的在於說明週期化的幾種主要形式，以及要如何使用週期化來創造全面的肌力與體態訓練計畫。

我用來規劃訓練計畫的週期化策略有四種：線性週期化、波動週期化、共軛週期化、區塊週期化。

線性週期化是以線性的方式推進體適能或是訓練壓力

傳統上，線性週期化會隨著時間減少動作反覆次數，同時增加負重。以蹲舉跟臥推而言，你可能第一個月是 3 組 12 下 60 公斤，下個月推進到 3 組 8 下 70 公斤，再接著是 3 組 4 下 80 公斤。這是線性週期化的經典方式。不過除此之外還有許多規劃線性週期訓練的方式。

舉例來說，所有結構高明的訓練計畫都會使用漸進式超負荷，而漸進式超負荷就是一種線性策略，因為你是嘗試隨著時間線性增加訓練量、負重或是動作範圍。假設你想在一個月內每週都增加訓練量，你可以多做一下、一組，或者是多舉 2 公斤，這都是增加訓練量的線性策略。你也可以隨時間線性地增加動作範圍，例如做架上拉或是高箱深蹲兩週，接著硬舉或平行箱上深蹲兩週，再接著做赤字硬舉或低箱深蹲兩週。

波動週期化是策略性地讓訓練壓力有高有低

在訓練計畫中運用波動性的傳統方式是：針對特定健身運動，隨著時間更改組數與反覆次數的組合。比方說：你這個月每週練 3 次臀推，一次是 4 組 8 下，一次是 5 組 6 下，而另一次則是 3 組 10 下。這方法就是日波動週期法。你也可以採用週波動週期法：一個月內每週練臀推 2 次，第 1 週與第 3 週都做 4 組 8 下，第 2 與第 4 週練 5 組 6 下（臀肌研究所的客戶常使用這樣的策略）。

訓練計畫大多有波動的元素，因為在週間的訓練中，你會用組數與反覆次數的

不同組合做類似的運動。例如星期一練大重量的硬舉或蹲舉，星期四練低重量的直腿硬舉或高腳杯深蹲，這就是一種波動性策略。另外，假設你使用漸進式超負荷、練到力竭，並隨著時間增加訓練重量，那麼你的動作反覆次數可能也會波動。即使你的目標是線性增加，但真實世界中事情不會如此發生。以臀推為例，某一週你或許可以臀推 100 公斤 12 下、9 下然後 7 下；隔週，你可以做到 105 公斤 10 下、8 下、7 下；再一週，你依然舉 105 公斤，然後能做到 12 下、10 下、6 下。假設你每一組真的都做到力竭，動作反覆次數絕對不會像練 3 組 8 下一樣俐落達成。（我不是說你每一組都該練到力竭，重點在於肌力的適應從來都不是完美的線性。人類的生理不是這樣運作的。）

共軛週期化是在訓練週組合多種訓練法

假設有份課表每週包含了許多不同的反覆次數區間，就屬於共軛週期化，而大部分課表都是這樣。舉例來說：你可能會在某天做大重量軍式肩推（5 組 3 下），另一天做啞鈴肩推（4 組 8 下），再另一天做輕重量高次數啞鈴側平舉（3 組 15 下）。在上述情境中，你在一週內鍛鍊到了三角肌的肌力、肌肥大以及肌耐力。你也很可能定期轉換健身運動，這也是共軛策略。

區塊週期化是在一段特定時間內關注不同的訓練特質

區塊週期化其實很難定義，因為它涵蓋了許多類型的訓練。大體上，區塊週期的安排，要能讓訓練者產生持續、正向的適應。每個階段或說每個區塊的持續時間，一般來說是 3 到 6 週，但我通常會安排 4 週，或是一個月，這部分我稍後會再說明。

現在你已經熟悉了基礎的週期化策略，那就讓我們來談談怎麼將課表設計的變項融入這些週期化系統，以盡可能打造最佳的訓練計畫。

週期化課表設計的變項

雖然週期化通常會著重於調整組數、反覆次數及負重，但我想要強調所有的訓練及課表設計變項都可以策略性地操縱調整，這也正是我對主流週期化形式最大的批評：那些課表太過一般化、缺乏新意，僅僅調控幾個變項，通常只有訓練量、負重以及盡力程度，而沒有一併考量八大課表設計變項，也就是沒有考慮訓練頻率、運動選擇、運動順序、節奏、組間休息。

在為熱衷於肌力及體態訓練的人安排全面的週期化課表時，你可以波動每週的盡力程度：連續幾週漸進式增加訓練的硬度，然後放鬆一週（也就是減量週）。你可以在動作選擇上發揮創意：漸進式地做更困難的運動變化式，比方伏地挺身三週，接著雙槓撐體三週，然後倒立撐體三週。你也可以調整運動順序：前兩週將深蹲擺在訓練末段疲勞的時候，中間兩週安排在訓練的中段，最後兩週則是訓練剛開始精力充沛時。你也可以週期化動作節奏：第一週做離心強調，隔週用暫停法，接著下週使用恆定張力法。也或許你可以連續四週都使用一樣的組數、次數及負重，但是縮短組間休息時間，以此增加訓練密度。

如你所見，採用週期化的原則後，將課表的設計變項週期化的方式就有無窮可能。重點在於創造訓練計畫時要考慮所有變項，而不僅僅只是其中兩三種。此外，如果將所有訓練變項都納入考量，則會有無限種創造課表的方式。

然而，有些策略在實際測試中的表現會比其他策略優越。儘管週期化在肌力教練之間相當熱門，運動員訓練也廣泛使用一些經典方案，但基於幾項原因，研究文獻仍舊廣泛批評週期化。這不表示週期化訓練沒有效益，但由於要公允地研究週期化需要相當長的時間，運動員也個個不同，因此週期化非常難研究。

舉例來說，在最大化肌力上，研究明白指出週期化訓練有其優點，但若是要最大化肌肥大，週期化在目前看來似乎並非必要。這有可能是因為受試的訓練者在訓練期間大多會努力變得更強壯，因此都會進行漸進式超負荷，而漸進式超負荷正是一種線性週期化，同時也是週期化訓練的核心。換句話說，這些訓練者其實早已週期化了他們的訓練，卻由於並未遵循一套預定計畫，因此被認為「非週期化」。

即便到了 2019 年，還是沒有任何研究檢視不同形式的週期化訓練對於臀肌生長有何影響。所以我想要你記住的重點是：只要有考量課表設計的所有變項，並且整合前文所列週期化策略的原則，任何形式的週期化訓練都是有效的。秘訣在於根據情況判斷該用哪套系統、要改變哪個變項。而這也是週期化複雜的地方，因為你不僅得考量個體差異及訓練目標，還得了解循環到循環之間或是階段到階段之間要如何調整。

臀肌研究所的訓練階段

如果你是新手，或者單純想要一份周全的、特別重視先前所提及的所有變項及週期化原則的臀肌訓練課表，那麼本書稍後提供的訓練計畫會是很好的起點。但你若是教練或是想要根據自身目標、經驗、喜好規劃專屬課表的人，就得採用有系統的方法來進行週期化，不僅要考量先前提及的所有策略與變項，還得知道如何建構各階段的訓練。

舉例而言，除非有人需要特別鍛鍊某個重訓運動或專注於發展身體特定部位，不然我偏好每個月都轉換課表以增加多樣性。以下舉我為線上課表規劃平台「Booty by Bret」編排課表的方式為例：

第一個月，我可能會請你執行一週練三天的全面課表：第一天優先做蹲舉，第二天是臀推，第三天則是硬舉。下個月，課表可能會著重蹲舉。再下個月，或許會著重臀推，也就是每週的三次訓練都優先鍛鍊臀推，蹲舉跟硬舉則只在其中一天練，而且排在臀推之後。舉個例，假設你正在進行臀推的日波動週期化訓練（也就是在一週內練某項運動多次，每次都改變組數與反覆次數的組合），那麼你的課表可能看起來會像這樣（我在中階課表中有安排這樣的組數與次數）：

臀推日波動週期化訓練

第一天		
組別	反覆次數	負重
1	10	~75%
2	10	~75%
3	10	~75%
4	盡可能多下	~75%

第二天		
組別	反覆次數	負重
1	6	~85%
2	6	~85%
3	6	~85%
4	6	~85%
5	盡可能多下	~85%

第三天		
組別	反覆次數	負重
1	15	~65%
2	15	~65%
3	盡可能多下	~65%

如果我安排客戶進行臀推日波動週期化訓練，這套課表的執行時間會長達六週，並且我會試著讓他們以漸進式超負荷的方式推進（在這個情況下主要是次數或是負重）。之後的下一個月（或是另一個階段），我可能會針對硬舉規劃，然後下個月可能專攻單腿訓練。

我具體選擇的計畫，大部分取決於運動員的目標，但我發現以上所述是相當通用的藍圖，對於打造肌力與發展臀肌非常有效。在 Booty by Bret 中，我們幾乎每四週都會用以下的順序來更改訓練的焦點：從全面性訓練到蹲舉，再到臀推，再到硬舉，再到單腿，然後重新來過。你一直在做蹲舉、硬舉、臀推、跨步蹲、外展運動，但是會隨著要加強的動作或是運動類型而格外偏重某種運動、順序、訓練量。我每個月也都會納入一項要著重的上半身運動。研究顯示，增加肌力很難，要維持卻相對簡單，所以，在努力加強某項動作時暫且擱置其他動作，其實很合理。事實上，

長期來說，我認為這可能是增加全身肌力與肌肉量最棒的方式。以下就是 Booty by Bret 的週期化循環：

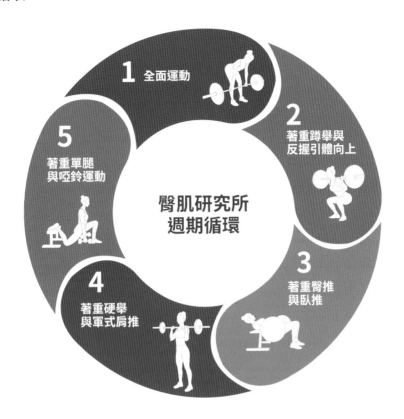

1 全面運動

2 著重蹲舉與反握引體向上

3 著重臀推與臥推

4 著重硬舉與軍式肩推

5 著重單腿與啞鈴運動

臀肌研究所週期循環

　　這種型態的週期化會轉換訓練焦點，而不是保持一樣的運動，也不是只調整訓練量與強度（其實就是負重與盡力程度，但「強度」是主流的用詞。我不喜歡這個詞彙，因為「強度」可以代表負重或是盡力程度，因而顯得不夠明確），我明白這並不常見。但就我來看，這是比較高階的規劃型態，因為：一、從心理學來說，這能保持訓練的趣味性；二、自然而然地避免過度訓練的傷害；三、能全面發展下半身力量，並完整發展上下臀肌。但要注意，每個月的訓練焦點不是隨意亂排的，而是經過周密規劃，比方說：蹲舉一個月後，你會很想換成臀推，因為你的膝蓋可能會需要一段時間的減量期。硬舉一個月後，你的背部可能會需要一段時間的減量期，於是之後一個月可以著重單腿運動。

　　那麼，你真的需要每四週變換訓練內容，是吧？絕對不是，理論上，你可以連續多年做一樣的訓練而獲得很棒的成效，不過可能會產生過度使用的傷害，除非你很了解你在做些什麼，並且能好好承受你所做的那些動作。然後最重要的是，你很有可能會覺得無聊，最終無法再享受訓練，而當你不再從訓練中獲得樂趣，你會更容易放棄訓練。所以目標是持續訓練，並保持強壯一輩子。

　　基於這些理由，更換訓練內容是重要的，但再次強調，你可以而且也應該保持訓練內容的相似性，即便是新階段也不該與上一階段天差地別，具有完全不同的運動、訓練分部、技巧。我喜歡「同中求異」的哲學，你會不斷練習臀推、蹲舉、硬舉、

跨步蹲、背伸展、腿後踢以及外展運動，但是會以不同的順序、選擇不同的變化式，並調整組數、反覆次數與節奏，以防止過度訓練的傷害，並加強你著重的動作與肌肉、避免習慣化、保持訓練的熱情，從而得到最大的訓練成果。

將訓練壓力的波動納入考慮也很重要。許多訓練者一年 52 週都上健身房，每次訓練都挑戰極限。這類練法常會虎頭蛇尾，最終導致受傷或過度勞損。因此，你不能每次甚至也不能每週都把自己操到精疲力竭。

如我先前所提，我喜歡 4 週的訓練循環，但是 3 週、6 週或 8 週的循環也能獲得不錯的成果。每次循環的頭一週是減量／預備週，這段時間是用來讓你培養新運動的感覺、練習技巧，並決定下一週要用多大的重量。你依然可以進行扎實、良好的訓練，只是所有動作都不要做到力竭，當然，也絕不要試著刷新個人紀錄。如果整體盡力程度滿分為 10 分，把這週想成 7 分。第二週，訓練升溫，整體盡力程度來到 10 中的 8 分，仍然專注於動作形式。第三週，再加把勁，目標是整體盡力程度到達 10 分中的 9 分。接著，第四週，你全力以赴（10 分中的 10 分），努力刷新一些重要的個人紀錄。本週的動作形式可以稍微變形（最多只能崩壞 10%），以突破一些個人紀錄。四週結束後，你應該會覺得有點疲乏了，並開始期待下個階段的減量／預備週。整體來說看起來像這樣：

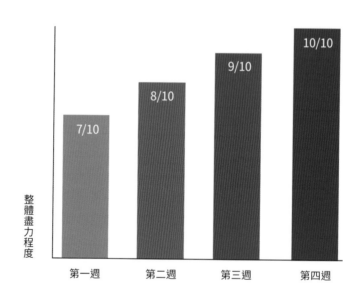

這只是眾多方式之一，但效能絕對比每週都拚到 10 分中的 10 分然後不斷受傷、生病、精疲力竭要高多了。我希望你能用這種方式來操作第 18 章的課表。

本書提供的課表（以及我的線上訓練平台 Booty by Bret 的一些招牌課表）都遵循本章描述的原則與總體指引。使用這些課表，你可以確保課表設計的所有變項都有經過精心考量，並且聰明地週期化。我期望我已經將建構個人課表所需的必要工具都傳授給你，但我想強調，擬定堅實的逐月週期化訓練計畫雖然有好處，卻不是必要，如果是知識及經驗都很豐富的自主訓練運動員就更是如此。

輪換你的每月訓練重點

當初我偶然閱讀到研究文獻顯示維持肌力並不難時，其實不太相信，然而當我開始在健身房實驗後（我在我的部落格中發表了許多關於這些實驗的文章），就發現的確如此。

事實是，增進肌力相當困難，尤其是當你已經正確地練了數年，但是維持肌力很容易。由於你全身的相對肌力會強烈影響你的體態，所以好好利用肌力容易維持的這種現象，優先訓練一、兩項重訓運動，便顯得相當合理。

換句話說，別想著同時增加蹲舉、硬舉、臀推、跨步蹲、臥推、上斜臥推、軍式肩推、雙槓撐體、反握引體向上、划船等等動作的肌力。反之，請挑選一或二種運動（或其變化式），在每次訓練中優先做，並搭配較多的訓練量。其他處於維持模式的運動則搭配較少的訓練量，並記住往後也會輪到這些運動先做。

把先前所提的十種運動想像成你雜耍時拋接的十顆球，每顆球都對應一種主要運動，全部集合在一起就代表全身力量。在最初，所有的球都很小，所以每一顆都有辦法拋接，也就是，你正在學習這些運動，並且很可能不會舉得太重。但隨著肌力增加，你開始舉得更重，每顆球也就變得更大。現在你開始嘗試拋接更大更難控制的球，在某一刻，你將無法同時拋接所有的球，你的進步會停滯。所以，與其一次練所有的大型運動，不如一整個月只專注練兩種運動，其他運動一週只做幾組。再次強調，這是因為維持肌力並不難。一個月後，換掉原先那兩個運動，並且著重另外兩個運動一個月，其他運動則採取維持模式。假如你能夠有策略地不斷這麼做，成效將會更棒，你將能持續增進肌力並且改善體態。

這便是我在 Booty by Bret 計畫中採用的方法，成效絕佳。這種週期化方法還有建立平衡體態的附加效益，而這也能避免過度訓練的傷害。假設我二十年前就有這樣的觀念，並且發展這套訓練系統，所獲得的成果絕對會更好。現在就去把球做大吧！

直覺式訓練

許多人想知道規劃不同階段的訓練是否為絕對必要？答案是：不一定。假如你有豐富的訓練經驗，也有不錯的直覺，是可以憑直覺去訓練。也就是，只要你的訓練仍具備某種結構（比方遵循三分法則），並運用漸進式超負荷，那麼，根據當天的感受及想鍛鍊的部位來決定訓練內容，依然可以獲得良好成效。事實上，如果是訓練經驗超過十年、能聰明地閱讀與訓練，並在訓練時進行實驗的人，純粹的直覺式訓練很可能是最好的方法。不過這樣的訓練系統對一般新手來說有害無利。不論你如何規劃你的訓練，你永遠得傾聽身體，並即時調整訓練。而在這之前，你必須練到「無招勝有招」，才能捨棄正式的規劃，在健身房內即興發揮。

下一章會列出幾種訓練分部，可以作為指引你訓練的範本。無論採直覺式訓練或是想要規劃週期化訓練，訓練分部都能夠為每次的健身與訓練階段提供結構與組織，讓三分法則更為完整。

○○○○●○ TRAINING SPLITS

分部訓練

早年的健力與健美運動通常會在單堂訓練中鍛鍊全身。古典時代的大力士會做全身性的訓練，甚至老派的健美選手，比方說阿諾史瓦辛格，也會從「黃金六項訓練」這樣的課表開始，包括背蹲舉、臥推、反握引體向上、過頭推舉、彎舉、仰臥起坐等，每週訓練三次。

然而隨著時間推演，健美選手與健力選手開始認為若能分部訓練，成效可能更好。健力選手開始分開訓練上下半身，或是每天專攻一項主要的重訓運動，然後搭配幾項輔助訓練；健美選手也開始根據肌群跟身體部位來分部訓練。但時至今日，哪一種訓練策略最為有效仍莫衷一是，爭論不僅熱烈，有時還很粗暴。究竟是全身性訓練比較好，還是根據推及拉的肌群或者是身體部位及肌群來分部訓練比較好呢？

事實是，這些訓練方式都有效，而且都很棒。但由於每個人都需要獨特的訓練策略和方式，因此你必須知道這些訓練法該怎麼運用才適合你。現代健美運動員幾乎都遵循身體分部訓練，而私人教練大多規劃全身性訓練。

這個主題的相關研究其實不多。我的同事布瑞德‧匈費德和我曾進行一項研究，發現全身訓練在增肌方面略優於身體分部訓練，但所有參與者以前都一直在做身體分部訓練，所以這可能只是新的刺激因素在起作用。無論如何，我相信嘗試各種訓練方式和理念對任何人都是有益的。

如果你是訓練新手，我建議先遵循一套或多套為期 12 週的課表，課表請見第 18 章。課表能讓你接觸到所有主要動作模式以及一些基本的週期化策略。有了一些經驗並熟悉動作之後，你可以嘗試本章介紹的各種分部訓練。你會看到，每種分部訓練我都提供了一份為期一週的計畫範本，你可以在一個月內重複操作，同時遵循前面提到的方案，也就是從減量（輕鬆）週開始，逐步增加每週的盡力程度和負重，到了第四週會是最艱難的。

試驗不同的分部訓練會使你更了解自己的喜好。也許你喜歡全身訓練，或者你喜歡變換。關鍵是，如果不嘗試各種訓練策略，就永遠不知道自己喜歡什麼，也不知道如何做直覺式訓練。分部訓練能給你不同的選擇，幫助你挑選最適合自己的訓練策略。如李小龍所言：「吸收有用的，摒棄無用的，再增添專屬於你的。」

訓練分部方案

肌力與體態訓練有數種訓練分部方案可以遵循。

身體部位分部法

健美選手廣泛使用身體部位分部法，其內涵是根據身體部位來安排訓練日，舉例而言：胸／三頭肌日、背／二頭肌日、腿／臀肌日、肩膀日、手臂日。健美選手一整週大多會頻繁訓練，不過也有些人只訓練三或四次，若你是後者，可以將胸肌與背肌搭配在第一天訓練、股四頭肌與臀肌在第二天、三角肌與手臂在第三天、腿後肌群與臀肌在第四天，如同下方的範例一。如果你想堅守身體部位分部法，但又真的很想打造臀肌，那麼我建議每週訓練五或六天，並在不同天鍛鍊臀肌三次：一天臀肌搭配股四頭肌、一天臀肌搭配腿後肌群、一天專門訓練臀肌（見下一頁的範例二）。

範例一：身體部位分部法並著重臀肌：四天，其中兩天訓練腿

第一天：胸肌與闊背肌	
臥推	3組5下
寬握滑輪下拉	3組8下
啞鈴上斜臥推	3組8下
胸部支撐划船	3組8下
雙槓撐體	2組盡可能多下
反向划船	2組盡可能多下
滑輪飛鳥	2組12下
直臂滑輪下拉	2組12下

第二天：股四頭肌與臀肌	
背蹲舉	3組5下
腿推舉	3組8下
啞鈴行走跨步蹲	2組16下
槓鈴臀推	3組10下
腿伸展	2組20下
坐姿髖外展	2組20下

第三天：三角肌與手臂	
軍式肩推	3組5下
啞鈴直立划船	2組8下
側平舉	2組10下
俯臥三角肌後舉	2組12下
反握引體向上	2組5下
錘式彎舉	2組10下
窄握臥推	2組5下
訓練繩三頭肌伸展	2組10下

第四天：腿後肌群與臀肌	
硬舉	3組5下
啞鈴背伸展	3組12下
俯臥腿彎舉	2組20下
坐姿腿彎舉	2組20下
蛙式泵浦	2組50下
外增範圍側臥髖外展	2組30下

範例二：身體部位分部法並著重臀肌：五天，其中三天訓練腿

第一天:臀肌	
槓鈴臀推	3組8下
臀部後踢腿機	3組10下
徒手背伸展	3組20下
纜繩站姿髖外展	3組10下
坐姿髖外展機	3組20下

第二天:胸肌／肩膀／三頭肌	
槓鈴上斜臥推	3組6下
槓鈴軍式肩推	3組8下
伏地挺身	3組盡可能多下
啞鈴側平舉	3組12下
訓練繩三頭肌伸展	3組10下

第三天:股四頭肌與臀肌	
前蹲舉	3組6下
腿推舉	3組10下
啞鈴跨步蹲	3組8下
腿伸展	3組10下
捲腹	2組20下
懸吊抬腿	2組10下

第四天:背部／後三角肌／二頭肌	
反握引體向上	3組6下
胸部支撐划船	3組8下
單臂划船	3組10下
俯臥三角肌後舉	3組10下
彎曲槓彎舉	3組10下

第五天:腿後肌群／臀肌	
傳統硬舉	3組6下
負重背伸展	3組10下
抗力球	3組8下
俯臥腿彎舉	3組10下
提踵機	2組10下
坐姿提踵機	2組20下

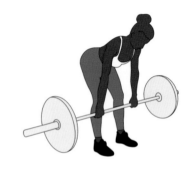

上／下半身分部

　　這種分部法在肌力教練與健力選手之中相當流行，其內容是將訓練日分成上半身肌肉日與下半身肌肉日。大部分遵循此訓練計畫的訓練者會一週鍛鍊四日，下半身練兩次，上半身也練兩次。我做過一份超過 13,000 人參與的問卷調查，發現這是我的追蹤者中最流行的訓練形式，令人訝異。

上／下半身：四天全身範本

第一天:上半身	
臥推	3組5下
反握引體向上	3組5下
雙槓撐體	3組8下
反向划船	3組盡可能多下
側平舉	3組10下

第二天:下半身	
背蹲舉	3組5下
單腿硬舉	3組8下
槓鈴臀推	3組10下
啞鈴跨步蹲	3組8下
側臥抬髖	3組10下

第三天:上半身	
窄握臥推	3組5下
引體向上	3組盡可能多下
軍式肩推	3組8下
胸部支撐划船	3組12下
俯臥三角肌後舉	3組10下

第四天:下半身	
硬舉	3組3下
前蹲舉	3組5下
臀腿升體	3組12下
啞鈴背伸展	3組20下
坐姿髖外展機	3組20下

你通常用哪一種分部法訓練？

回答：13,675

略過：39

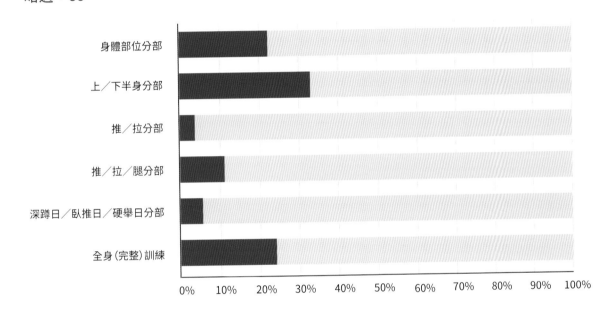

推／拉分部法

　　這種訓練計畫絕大部分用於運動員與健力選手，其內容是將訓練日分為上下半身的推與上下半身的拉。遵循此訓練計畫的訓練者大多一週鍛鍊四日，推的動作練兩次，拉的動作也練兩次。

推／拉：四天全身範本

第一天:推	
背蹲舉	3組5下
臥推	3組5下
槓鈴臀推	3組8下
軍式肩推	3組8下
彈力帶坐姿髖外展	2組50下

第二天:拉	
單腿硬舉	3組8下
寬握滑輪下拉	3組8下
啞鈴背伸展	3組15下
坐姿划船	3組15下
滑輪側平舉	2組10下

推／拉：四天全身範本

第三天:推	
前蹲舉	3組5下
窄握臥推	3組5下
槓鈴臀推	3組12下
握把伏地挺身	3組盡可能多下
滑輪站姿髖外展	2組12下

第四天:拉	
硬舉	3組5下
反握引體向上	3組盡可能多下
臀腿升體	3組12下
反向划船	3組盡可能多下
坐姿臉拉	2組15下

深蹲／臥推／硬舉／肌肥大分部法

這是另一種流行於健力選手間的分部法。一天著重深蹲,一天著重臥推,一天著重硬舉,最後一天則是全身的肌肥大。當然,在深蹲日、臥推日、硬舉日也需要做額外的運動。(第 276 頁有另一套著重臀肌訓練的健力訓練範本,也使用這種訓練分部法。)

深蹲／臥推／硬舉／肌肥大:四天全身範本

第一天:深蹲	
背蹲舉	3組5下
行走跨步蹲	2組16下
擺錘直腿後擺	3組10下
單腿羅馬尼亞硬舉	2組16下
彈力帶側走	3組20下

第二天:臥推	
臥推	4組3下
窄握臥推	2組8下
胸部支撐划船	3組12下
單臂划船	2組12下

第三天:硬舉	
硬舉	3組3下
架上拉	2組3下
前蹲舉	3組5下
槓鈴臀推	3組8下
怪獸走路	3組20下

第四日:肌肥大	
負重伏地挺身	5組10下
反向划船	5組10下
擺錘直腿後擺	5組10下
臀腿升體	5組10下
YTWL字母運動	2組10下

整體訓練(全身訓練)

這類型的訓練在過去十年來更加熱門,同時也是我個人的最愛。整體訓練代表在單堂訓練中鍛鍊所有肌肉,不拆開來分次鍛鍊。大多數遵循整體訓練的健身者一週會訓練三次。

整體訓練：三天範本

第一天:中等負重	
前蹲舉	3組8下
啞鈴上斜臥推	3組8下
羅馬尼亞硬舉	3組8下
坐姿划船	3組8下
單腿臀推	3組8下
彈力帶側臥蛤蜊式	3組12下

第二天:輕負重	
彈力帶繞膝臀推	2組15下
啞鈴過頭推舉	2組15下
啞鈴反向跨步蹲	2組15下
反握滑輪下拉	2組15下
啞鈴背伸展	2組15下
側平舉	2組15下

第三天:大負重	
相撲硬舉	4組3下
窄握臥推	4組3下
暫停法背蹲舉	4組3下
離心反握引體向上	4組3下
暫停法槓鈴臀推	4組3下
彈力帶站姿髖外展	3組12下

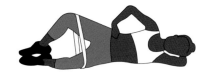

複合式／健身哥訓練（bro）

　　這種形式的全身訓練會輪流練兩種訓練日，其中一種是對身體負擔較大、負重較重的複合式動作，另一種則是對身體負擔較少、負重較輕的複合式動作或是單關節動作。舉例來說，你可以每週做三次典型的全身性訓練，中間夾著兩次健身哥訓練（主要專注於大腦肌肉連結及獲得肌肉泵感）。另外一種範本是：一天推、一天拉、一天健身哥、一天整體訓練。

複合式／健身哥訓練：四天範本

第一天:推	
高槓背蹲舉	3組5下
窄握臥推	3組5下
腿推舉	3組10下
軍式肩推	3組10下
彈力帶繞膝臀橋	3組20下

第二天:拉	
單腿硬舉	3組8下
反握引體向上	3組盡可能多下
背伸展	3組30下
反向划船	3組盡可能多下
北歐腿彎舉	3組3下

複合式／健身哥訓練：四天範本

第三日：健身哥	
側平舉	4組15下
三角肌後舉	3組12下
啞鈴彎舉	3組10下
訓練繩三頭肌伸展	3組10下
錘式彎舉	2組10下
蛙式泵浦	4組50下
彈力帶坐姿髖外展	2組30下

第四日：整體訓練日	
金字塔式槓鈴臀推	10／8／6／15
上斜臥推	3組8下
反握滑輪下拉	3組8下
啞鈴行走跨步蹲	2組20下
伏地挺身	2組盡可能多下
單臂划船	2組10下
臀腿升體	2組15下

複合式／健身哥訓練系統

　　許多人和我一樣健身成癮，如果能多休息幾天或是分部訓練，成果可能更好，但你就是熱愛重訓，而且喜歡一次練全身。幾年前，我發展出一套複合式／健身哥系統，給那些沉迷於健身但又希望能獲得良好成效的人。

　　方法是在第一、三、五天（例如星期一、星期三、星期五）執行低到中等反覆次數（1到10下）的複合式運動，組間休息久一點（3分鐘）。在第二、四天，及／或第六天（例如星期二、四，以及可自由選擇星期六是否訓練）做更針對性、單一肌肉的動作，並搭配中高反覆次數（10到30下）與較短的組間休息（1到2分鐘）。

　　我在下頁圖表中提供了非常全面的運動清單，當然還有很多動作可以做。這套系統的主要目的是在每次訓練中鍛鍊全身，但是會交替進行高負擔（複合式動作）與低負擔（單一肌肉動作）訓練。

　　盡力程度也是另一項重要考量。在複合日將自己逼緊一些，而健身哥日則多保留幾下的力氣。在健身哥日要追求燃燒感與泵感，不要做到力竭，也不要嘗試漸進式超負荷，請以嚴格的動作形式結合大腦肌肉連結。

　　如果你在健身哥日練得太拚命或是太痠疼，下一個訓練日的訓練品質就會打折，使你無法變得更強壯或是增肌。掌握這套訓練系統要花上幾週，因為你要學會對你來說最棒的運動，還要知道精確的盡力程度，如此訓練隔日才能依然保有充足體力。

　　我在執行複合式／健身哥課表時，會做蛙式泵浦、外增範圍側臥髖外展、俯臥腿彎舉、滑輪側平舉、俯臥三角肌後舉、臉拉，如此我能獲得不錯的臀肌、三角肌泵感，而隔天依然能夠舉起大重量。全身性的訓練是非常累的，絕大多數人都會因為練過頭而搞砸。這套系統能讓你進步，同時滿足每天都想舉重的衝動。

複合式／健身哥
系統

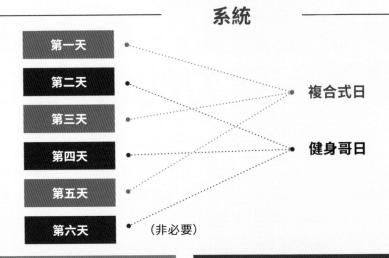

| 第一天 |
| 第二天 | → 複合式日 |
| 第三天 |
| 第四天 | → 健身哥日 |
| 第五天 |
| 第六天 | （非必要） |

複合式日：
選擇4項運動，每項做3到4組

以下動作或其變化式：

槓鈴蹲舉	軍式肩推
槓鈴硬舉	臥推
槓鈴臀推	反握引體向上
槓鈴臀橋	滑輪下拉
腿推舉	上斜臥推
負重分腿蹲	伏地挺身
負重登階	雙槓撐體
槓鈴早安式體前屈	划船

健身哥日：
選擇6項運動，每項做2到3組

以下動作或其變化式：

徒手蛙式泵浦	徒手俯臥髖超伸
徒手交叉跨步蹲	滑輪後踢腿
臀腿升體／北歐腿彎舉	外展／內收運動
彈力帶繞膝臀橋	腿彎舉／腿伸展
徒手登階	蝴蝶機／飛鳥／胸前交叉
低負重高腳杯深蹲	仰臥拉
低負重壺鈴硬舉	直臂滑輪下拉
啞鈴單腿羅馬尼亞硬舉	臉拉
壺鈴擺盪	三角肌後舉
雪橇訓練	側平舉
彈力帶臀推	前平舉
滑輪髖屈伸	彎舉
徒手背伸展	三頭肌伸展

　　遵循以上任何一種訓練範本都可以得到良好成效。每一種分部法都各有優劣，舉例來說，身體各部位分部法能讓你鍛鍊到各種角度，然而訓練頻率就必須降低。全身訓練的代謝壓力最高，但你可能無法把你喜愛的所有運動都納入。我個人偏愛全身訓練（嚴格說來這不是分部訓練），因為只要我將課表打造成針對臀肌的訓練計畫（我也的確這麼做），就能讓我用更高的頻率、更大的多樣化性來練臀肌。事實上，第18章的三套課表全都是全身訓練。

　　再次強調，除了確立目標外，你也必須考慮什麼是你樂在其中的。沒有任何系統是完美的。我在一整年的訓練中經常變更訓練法，並嘗試納入數種分部法。當我執行全身訓練法時，我會想念三角肌日；當我執行其他分部法時，我會懷念每次訓練都能練到全身的感覺。只要訓練量足夠、遵循三分法則，並且一週至少鍛鍊臀肌兩次，基本上就能選擇你最喜歡的分部法，並獲得良好的成效。

○○○○●●○ GLUTE TRAINING FOR SPORTS, CROSSFIT,
BODYBUILDING, AND POWERLIFTING

針對競技運動、CrossFit 、健美、健力的臀肌訓練

如果你依循我的臀肌訓練系統，有很大的機會在達成理想體態的同時也增進運動能力。然而，鍛鍊身體的方式很多，如果臀肌訓練不是你的主要目標也無妨。無論你是運動員、競技運動選手，或者比較偏好其他形式的肌力訓練，像是 CrossFit、健美以及健力，你都可以特別訓練臀肌而不犧牲原有訓練。運用臀肌主導的訓練動作，以嶄新而獨特的方式打造以及強化臀肌，還可能進一步提升你的運動能力、肌力以及體態。

針對競技運動、運動表現（運動員）的臀肌訓練

鍛鍊臀肌後，你的肌力與運動表現也非常有可能進步。我在我指導的運動員、臀肌研究所裡各種領域的運動員身上全面地看到了這點。即使是只對體態訓練有興趣的女性也告訴我，她們在健身房外做運動或是其他活動時，感覺變得更好也更加強壯。

然而，如果你是為了運動表現而訓練，要做的事情就與肌肥大訓練不同。如果你單純為了增大臀肌而訓練，你可以專注於用彈力帶燃燒組及高反覆次數的運動來大幅增加訓練量。此外，你可以而且也應該練到力竭，或者接近力竭。若是為了提升運動表現而訓練，每一下都要做得比較快，所以不要做太多磨人的、緩慢的動作。集組訓練法和速度依循（velocity-based）訓練法在運動員的重訓室大受歡迎，原因就在此。所以說，與其練彈力帶燃燒組並做到力竭，不如運用不同負重，然後每一下都做得夠快，以模擬競技運動中的動作（在絕大多數情況下）。

做不同向量的訓練也相當重要——水平、垂直、側向／旋轉（各個向量更詳盡的描述詳見第 10 章），以及混合大重量、中重量以及輕重量，配合奧林匹克舉重、深蹲跳、雪橇訓練，當然還有衝刺跑、敏捷性訓練、增強式訓練和彈震式訓練。

換句話說，在運動中會用上的各個向量或方向上——前後、上下、側向以及旋轉，你都要變得更強壯、更有爆發力。你必須練習在這些方向上對抗阻力，才能在做各種運動時產生力量。以科學術語來說，你要把力量—速度的曲線整體往右往上移動，這樣就可以在每一個速度級別產生更多力量，也在每個力量級別生出更快的速度。

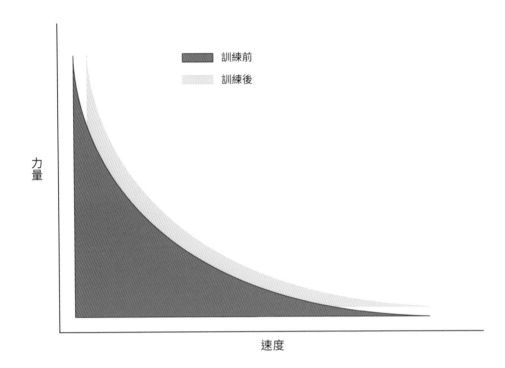

在以下的圖表中，你可以任選 Y 軸上的一點（力量），然後向右看；或者 X 軸上的任一點（速度），並且向上看，你會發現「訓練後」的值比「訓練前」更大。此時你的肌力在任何速度下都變強了、速度在任何負重下都變快了。

執行有效的訓練課表後，力量—速度曲線圖的轉變

最後，你應該優先在健身房內進行大重量和爆發力的訓練。如果你是田徑運動員或者從事體育競賽，速度訓練會是關鍵要素——你必須練衝刺跑，並從事增強式訓練。此外，在訓練的一開始、體能最充沛的時候就要先鍛鍊速度和爆發力。如果你同時還想打造更大更強壯的臀肌，也應該納入針對臀肌的訓練動作。不過，由於腿後肌群可能是最重要的短跑肌（臀肌大概是其次），你也應該優先練腿後肌群，也要練北歐腿彎舉，這有助於避免腿後肌群拉傷。

然而，如果你試圖以衝刺跑及增強式訓練來打造更大的臀肌，是在浪費時間。這些爆發性的動作實在太快，肌肉橫橋的鍵結數量不足以使臀肌產生最大張力，因此無法有效促成肌肉成長。衝刺跑者確實有強大的臀肌，但這主要受基因與阻力訓練的影響，而非在他們在田徑場上從事的活動。

運動員會做各種訓練，但大多依循全身性訓練方案。以下提供的課表範本結合了大重量與爆發力訓練，而這是大多數運動員都需要的。這份課表預設運動員一週訓練 3 次，且在完成衝刺跑、增強式訓練、敏捷度訓練及藥球運動後進行重訓。

你也許記得我說過臀部要做 16 組的精實訓練，但你若是運動員，可以練更多，因為肌力訓練（每一天的前兩項訓練）並不那麼消耗體力，不需要以高反覆次數練

到力竭，此外還要額外練較輕鬆的輔助運動（髖屈曲和腹肌運動）。只要是在淡季，這份課表就不太會超出負荷。

第一天	
六角槓深蹲跳	4組3下
大重量盪壺	3組8下
背蹲舉	3組6下
槓鈴臀推	3組6下
窄握臥推	3組6下
胸部支撐划船	3組8下
滑輪髖屈曲	2組10下
健腹輪	2組10下
側平板	2組30秒

第二天	
大負重雪橇	3組20公尺
爆發性45度背伸展	3組8下
啞鈴保加利亞分腿蹲	3組8下
箱上拉	3組6下
上斜臥推	3組8下
負重引體向上	3組3下
北歐腿彎舉	3組3下
核心抗旋轉	2組10下
懸空身體支撐	2組20秒

第三天	
跨步跳躍	3組6下 (左右腿各跳三次)
單臂瞬發抓舉	3組5下
背蹲舉	3組6下
槓鈴金字塔式臀推	10／8／6／20
窄握臥推	3組6下
啞鈴俯身划船	3組8下
腳踝負重站姿髖屈曲	2組12下
RKC平板支撐	2組20秒
農夫走路	2組20公尺

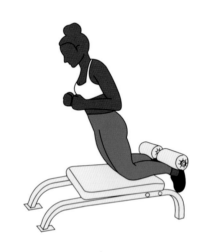

　　如你所見，這份運動課表可以打造臀肌並強化其肌力，進而讓臀肌在競技運動中產生不可思議的力量和爆發力。課表中每一天都有兩項爆發性運動（例如跨步跳躍）、一項膝關節主導的運動（背蹲舉）、一項髖關節主導的運動（臀推）、一項上半身推（窄握推舉）、一項上半身拉（引體向上），並且混合幾項輔助運動，例如多方向核心穩定（像是核心抗旋轉）、髖伸展（滑輪髖屈曲），以及／或離心腿後肌群運動（北歐腿彎舉）。如果你偏好奧林匹克舉重（例如瞬發上膊），你可以用這些取代上述的爆發性動作。

對競技運動最有幫助的臀肌訓練是哪一項？

　　這個問題並沒有單一解答，而取決於競技運動的種類和分工位置。如前所述，大多數競技運動都要做全身性訓練。很顯然，我偏好臀推，且我認為臀推、深蹲以及硬舉的動作模式對所有運動員都很有幫助。但最重要的是，你要加強運動的專項動作並改善軟弱的部位，以關照全身。

　　在絕大多數情況下，改善運動表現的最佳方法是練習運動中會用到的動作。這就是專項性的原則。在最基本層面上，這指的是，假設你從事格鬥，最佳訓練就是格鬥訓練。假設你從事游泳，就需要訓練游泳。其他的一切都僅是輔助，在設計肌力與體能訓練的課表時要審慎考量。如果在重訓室中做的訓練沒辦法增進運動表現或避免運動傷害，你很可能只是在浪費時間。

　　進一步說，何者為最佳健身運動，取決於個人，意思是每個人都不一樣。舉個例子，假設你一輩子都在蹲舉，從來沒有練過硬舉，也沒做過多少髖關節鉸鏈動作。在這種情況下（雖然不太可能發生），練硬舉的效益最大，因為執行這種新的動作模式會使你受益良多，而且也能轉換為運動表現。臀推也一樣，如果你只練蹲舉和硬舉，而未曾做過臀推這類臀肌主導的動作，就會過度依賴股四頭肌和腿後肌群，那麼練習臀推的動作模式，就很有可能獲得巨大成果。此外，你如何做健身運動也相當重要。以競技運動來說，通常需要避免練到力竭、保持反覆動作的爆發力，並嘗試集組訓練法和速度依循訓練法。

　　除此之外，近期許多研究指出，做健身運動時，你可以依據自己的力量—速度曲線設定特定負重，以獲得最大效益。以力量為導向、非常強壯的運動員可以從較小重量的爆發力運動中獲得更多效益，而以速度為導向、非常敏捷的運動員則可從較大重量的訓練中獲得更多效益。至於何種健身運動最適合改善哪些特定技巧和動作，以及這種訓練法應該要施行多久，目前還需要更多研究才能判斷。舉例來說，運動員應該用理想負重練一個月、一年或是一輩子？又應該於何時在負重訓練中加入更多的多樣性？

　　我希望我可以提供適合所有競技運動和運動員的全面性處方，但事實是你必須找出自身的弱點，選出最佳的健身運動以彌補這些缺點，而且最重要的是，要為你自己、你從事的競技運動和分工位置量身定制一份課表。雖然有越來越多的肌力教練開始採納臀肌訓練，但我相信許多運動員的肌力訓練計畫都漏掉了臀肌主導的動作模式。

針對 CrossFit 的臀肌訓練

CrossFit 無疑是健身界最大的趨勢之一，深刻影響了人們的訓練方式。文獻研究及世界各地都顯示 CrossFit 改善生理的效果相當強大，而且，就安全性而言，CrossFit 與健美、舉重等流行的訓練系統相比，受傷機率也一樣低。然而，我相信 CrossFit 若能稍微改進課表設計，成效會更好。

CrossFit 的基本信念之一是：CrossFit 是獲得優異生理成效最棒的方法。問題在於，CrossFit 的每日訓練（WODs）很少包括特定的臀大肌運動，像是臀推、槓鈴臀橋以及水平背伸展。儘管其中有深蹲、髖關節鉸鏈的變化式、奧林匹克舉重、推雪橇、美式盪壺，但這些和前述的臀肌運動就是不一樣。

還有一個問題：CrossFit 的標準範本無法以最大限度增進水平的肌力和爆發力。但衝刺跑（在 CrossFit 的每日訓練中相當常見）或在競技運動中推開對手時都需要水平的肌力和爆發力。我的研究指出臀推比背蹲舉更能發展最大水平推力。

此外，CrossFit 無法使臀部完全發揮肌力和肌肉質量的增長潛能。臀部的肌力對於各個方向的加速和移動都相當重要，包括垂直、水平、對角線、側向和旋轉的向量。最後，我想全世界所有 Crossfiter 都會很樂意看到自己的臀肌發展達到生平高峰。當臀部變得又圓又翹，自己不會不知道，而這也帶來自信。

值得注意的是，就臀肌發展而言，CrossFit 做對了很多事。CrossFit 有一點很棒：會做許多深蹲和髖關節鉸鏈的動作模式（如你所知，這可以打造強壯的臀肌），只是這大多都是髖屈曲的姿勢。若要改善臀肌發展，Crossfiter 僅需要在課表中加入臀肌主導的臀推和臀橋等動作模式及外展動作。除了可以打造更大更強壯的臀肌，也可以減輕在深蹲與鉸鏈動作中因過度伸展導致的下背痛。我曾指導許多 Crossfiter，而我發現，當我指定更多臀推、臀橋和外展動作時，他們的下背痛通常會自行痊癒——不僅僅是因為臀部肌力增加了，也是因為這些動作在髖伸展的動作末端會促使骨盆後傾，這讓他們學會在穩定動作時骨盆不要前傾。

最棒的部分在於你可以高強度安全地做臀肌主導的運動，尤其是臀橋和臀推，原因是這些動作相當穩定、平順，所以在高強度下也相當安全。換句話說，和硬舉或深蹲的變化式相較，在疲憊狀態下做臀推或臀橋比較不會受傷。

就體態訓練的觀點，將臀肌主導的訓練加進 CrossFit 也有助於臀肌成長。有些從事 CrossFit 的女性會向我抱怨股四頭肌和腿後肌群太過發達。這很合理，因為她們大量訓練股四頭肌和腿後肌群主導的動作。有些人或許會聲稱自己不怎麼在乎體態，只在意功能性。然而，強壯的臀肌與均衡發展的身體會讓你更有功能性。如果你的身體沒那麼多疼痛，你會更有功能性。如果你的身體發展均衡，且能用各種想得到的動作模式與向量做出動作，同樣的，你會更有功能性。

如果你是 Crossfiter，或者你有學員在練 CrossFit，就有必要知道，只要課表設計得當，納入專攻臀肌的動作並不會讓 CrossFit 的表現變差。專攻臀肌的動作應該會使你更強壯、更迅速且更有韌性，只是你的訓練量不能過高，僅需要將幾組臀肌主導和外展的動作加入肌力訓練的段落中（通常在每日訓練之前）。又或者，你可以做你常規的 CrossFit 課表，但是每週新增兩天著重臀肌的訓練。以下是兩份範例：

CrossFit 每日臀肌訓練範本

範本一	
下列動作各練3回：	
槓鈴臀橋	12下
圓背背伸展	20下
彈力帶繞膝髖外展	10下配合3秒暫停

範本二	
下列動作各練3回：	
槓鈴臀推	8–12下
蛙式泵浦或彈力帶繞膝臀橋	50下
外增範圍的側臥髖外展	20下

針對健美的臀肌訓練

所有健美選手都有自己獨特的練法，但大多堅持分部訓練。我們來想像一下偏好身體分部訓練但臀肌相當不發達的重訓者。脫離常規訓練對他可能是有益的。他可以每週訓練下半身三次、上半身二或三次，例如第一天（星期一）練臀、第二天（星期二）練胸／肩膀／三頭肌、第三天（星期三）練股四頭肌和臀肌、第四天（星期四）練背／後三角肌／二頭肌、第五天（星期五）練腿後肌群和臀肌。如此一來，臀肌在三天下半身的訓練中都能有效練到。假設這名重訓者是在典型的商業健身房裡訓練，那麼有效的一週臀肌訓練看起來應該會像這樣：

第一天：臀肌	
槓鈴臀橋	3組12下
滑輪後踢	3組15下
俯臥髖超伸	3組30下
彈力帶側走	3組20下
彈力帶坐姿髖外展	3組30下

第二天：胸／肩膀／三頭肌	
啞鈴上斜臥推	3組8下
坐姿肩推	3組12下
伏地挺身	3組盡可能多下
滑輪側平舉	3組12下
V槓三頭肌伸展	3組12下

第三天：股四頭肌及臀肌	
背蹲舉	3組8下
哈克蹲	3組12下
史密斯機反向跨步蹲	3組12下
腿伸展	3組20下
捲腹	2組20下
側捲腹	2組20下
懸吊抬腿	2組10下

第四天：背／後三角肌／二頭肌	
滑輪下拉	3組8下
坐姿划船	3組12下
反向划船	3組盡可能多下
反向蝴蝶機	3組12下
交替二頭肌彎舉	3組12下

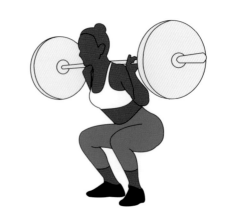

第五天：腿後肌群及臀肌	
羅馬尼亞硬舉	3組8下
單腿背伸展	3組12下
滑盤腿彎舉	3組12下
坐姿屈腿	3組20下
提踵機	2組10下
坐姿提踵機	2組20下

　　如你所見，這份課表每週訓練臀肌三次。第一天會讓臀肌承受大量的張力和代謝壓力，第三天是中等張力和大量肌肉損傷，第五天是中度張力和代謝壓力。此外，臀肌上部和下部都有狠狠練到，尤其在第一天。

　　重訓者甚至還可以在每個下半身訓練日的動態暖身中做低負重的臀肌啟動運動（詳見 152 頁的範例），並且在第三天和第五天腿部訓練的最後加上臀推和彈力帶側走，這樣就可以增加臀肌的訓練量。當然，第二和第四天可以不練肩膀和手臂，並新增第六天（星期日）的課表，單獨練這兩個部位。

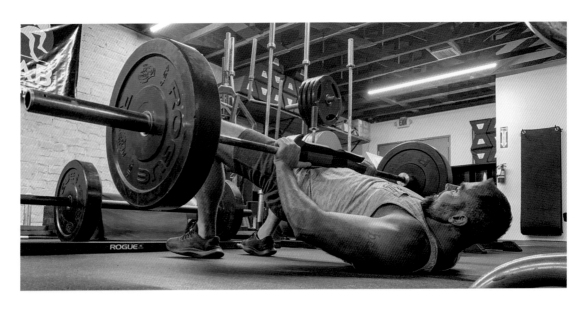

那瑜伽、飛輪以及皮拉提斯呢？

　　只要你喜歡且不至於受傷，各種訓練形式我都非常支持。是的，我有自己的想法。我認為有些人被誤導了，尤其是體態方面的訓練目標。舉例來說，如果你想要增肌，只練瑜伽和飛輪是不會如願以償的。此外，如果你把這些活動當作「雕塑」身體的方法，那你就被誤導了。

　　肌力與體能訓練界花了數十年試圖消除雕塑的迷思。世上並沒有特別的神經肌肉適應可以達到雕塑。你做的事情有三種結果：讓肌肉能夠成長、不太能成長、完全不成長。

　　舉個例子，假設有個人想要大胸肌。最佳策略是以各種複合式與孤立式運動、漸進式地每週訓練兩次。另一個不錯的策略是每週練數次伏地挺身和雙槓撐體。而差勁的策略是練瑜伽或拳擊心肺，以為這樣會長胸肌。臀肌也是這樣。請以健美的方式訓練，或像肌力／力量運動員那樣練，不要像長跑選手那樣練。

　　雕塑的神話是市場行銷所造就。那些行銷活動利用了女性的恐懼——她們看到健美運動員的照片後，唯恐自己變得太壯。問題在於，如果你天賦異稟，擁有長肌肉的基因，每週可能只需要做 40 分鐘的全身訓練就可以得到理想體態。但若你屬於大多數人，要達成理想目標就只能透過阻力訓練。若你有目標，就應該選擇最有效的訓練方式。

　　如果你的首要目標是一週賺 2,000 美金，卻選了時薪 30 而非 100 的工作，就很蠢。體態訓練也是如此——阻力訓練可以讓你在短時間內達成目的。

　　不要誤會。我喜愛所有形式的運動，也鼓勵大家從事自己喜愛的活動。瑜伽和皮拉提斯都很棒，對整體健康也很有幫助。但請明白，阻力訓練是練出好身材最棒的方法，且只要每一組都努力做，無論是做高反覆次數或低反覆次數，都可以得到相同的肌肉量。

　　簡而言之，如果你喜歡瑜伽或飛輪課，覺得練起來很棒，那麼你就應該去練。但若你的目標是長臀肌，你還是要做我推薦的訓練——除非你是那 0.1% 擁有不可思議臀肌基因的人。

　　所以，關鍵是在你的目標與喜好的活動之間找到平衡。當然，你會說我有偏好，說得沒錯，但我真心相信臀肌訓練對每個人都是有益的，無論他們偏好哪一種訓練方式。

　　要知道，瑜伽、飛輪、皮拉提斯這些對臀肌生長都沒有太大幫助。如果這些訓練方式有助於臀肌生長，我一定會推薦並排進課表。另外，訓練過量會適得其反。如果你喜歡瑜伽、飛輪或任何活動，請盡量去做，但小心不要練過頭，而且要確保肌力訓練排在最前面。意思是先做肌力訓練，而且要吃得好、休息夠、有充足的動力，至於你喜歡的任何活動，都排在之後或休息日做。

針對健力的臀肌訓練

　　健力運動員，尤其是打算參加比賽的人，需要格外著重三項主要運動：蹲舉、臥推和硬舉。設計課表時要優先考量這些運動。輔助訓練（許多健力運動員都會做）就可以練臀肌主導的運動，像是臀推和髖外展運動。健力運動員一直以來都是先練主要運動，接著做輔助訓練。

　　健力運動員很喜歡早安式體前屈、保加利亞分腿蹲、45 度背伸展、俯臥髖超伸、滑輪髖屈伸、臀腿升體、推雪橇及盪壺訓練。現在已有許多健力運動員在暖身時使用彈力帶（像是翹臀圈）。而我對健力運動員唯一的建議是：不要排斥臀推、臀橋、擺錘四足跪姿髖伸（在俯臥髖超伸機下方做），以及圓背的背伸展（在臀腿升體訓練器上方做），因為這些可以改善蹲舉和硬舉的肌力與功能。

　　有很多方法可以有效訓練健力的肌力。為了簡單起見，假設一位健力選手的訓練安排是第一天（星期一）做蹲舉、第二天（星期三）做臥推、第三天（星期四）做硬舉、第四天（星期六）練肌肥大。繼續練蹲舉和硬舉也可以打造臀肌，尤其是男性。但假設這名重訓者對臀肌的發展程度並不滿意，下面的課表就可能會很有幫助：

第一天：深蹲	
背蹲舉	5組5下
槓鈴臀推或槓鈴臀橋	3組10下
槓鈴背伸展或擺錘四足跪姿髖伸	3組10下

第二天：臥推	
臥推	5組5下
軍式肩推或窄握臥推	3組10下
胸部支撐划船或坐姿划船	3組10下

第三天：硬舉	
傳統硬舉或相撲硬舉	5組5下
啞鈴前蹲舉或啞鈴保加利亞分腿蹲	3組10下
單腿臀推或擺錘四足跪姿髖伸	3組12下

第四天：肌肥大	
滑輪下拉	2組10下
啞鈴臥推	2組10下
反向划船	2組10下
側平舉	2組10下
錘式彎舉	2組10下
滑輪三頭肌伸展	2組10下
俯臥三角肌平舉	2組10下
彈力帶側走	2組20下
蛙式泵浦	2組50下

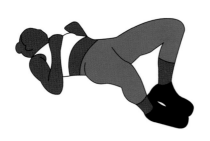

　　一如健美選手的課表，這份健力計畫也是每週訓練三次臀肌。星期六的鍛鍊會額外為上下臀部注入更多的血流，但不會影響身體恢復，下週一依然可以做蹲舉訓練。此外，若要增加臀肌訓練量，可以在星期一和星期四的動態暖身時做臀肌啟動訓練。

○○○○●○ GLUTE TRAINING PROGRAMS

臀肌訓練課表

遵循課表是很棒的事，理由有好幾個：可以協助你持之以恆、確保你執行的是高明的結構化訓練（前提是你的課表符合你的目標和經驗）、讓你接觸到你可能永遠都不會做的運動，且幫助你在日後做直覺式訓練或設計自己的課表。

在本章我提供三份強調臀肌鍛鍊的12週全身課表，由初學、中階再到進階訓練。簡而言之，課表會依據先前的基礎，再加入更多複雜的變化式。如果你是肌力訓練的新手，先由新手課表開始，再依序完成中階與進階課表。如果你已經有經驗，從中階或進階課表開始都可以。

你選擇的課表可能也取決於你有什麼器材可以用。舉個例子，如果你想要在家訓練且沒有什麼設備，那麼即使你是進階老手，也可以用新手課表且獲得不錯的成果。不過，你必須調整課表，做更具有挑戰的變化式且努力鞭策自己完成所有組數（詳後）。

這三份課表的目的是融合本書涵蓋的多種訓練法、訓練策略及健身運動，為你打下扎實的基礎。完成訓練後，你可以用使用分部訓練作為課表的模板來嘗試設計自己的課表，或是考慮從我的健身房眾多的課表（包含客製化菜單及線上訓練平台Booty by Bret）中挑選一份來用。

重點是，每份課表都包含客製化的元素。在每次課程的尾聲，你有十分鐘的時間可以做任何你想做的訓練（詳見第280頁）。這很重要，因為每個人都有想要特別著重的東西，而這可能不包含在課表內。無論是想鍛鍊特定身體部位或是真心喜愛某項運動，你都能依據個人喜好調整課表。所以說，千萬別因為看到課表裡沒有你最喜愛的運動，就認定它不適合你。你可以在課表末段自行加入。如果你相信訓練有用，且保有一定的自由去做想做的事，就更可能持之以恆，信心也會提升，成果也會更好。

接下來你會學習到如何遵循、客製化為期12週的課表範本，並獲得最大成效。所以我強烈建議你在開始之前，先好好閱讀以下的問答集。

訓練指南常見問答集

開始遵照預先排好的課表訓練時，心存疑惑是很正常的。人們找我設計課表以及遵照我的線上課程 Booty by Bret 時最常提出的問題，我將在以下一一回答。我很確信你在使用本章稍後提供的 12 週訓練計畫時，心中也會浮出這些疑問。

這裡涵蓋的內容大多擷取自先前的章節。因此，這既是 12 週訓練計畫的指南，也是本書所提到的訓練法與教學的回顧。

我是否該完全遵照課表操作？

每份課表都該循序漸進地進行，意思是你應該按部就班地做完 12 週，然後再進階到下一份課表，不過，你可以而且也應該換掉你無法承受的運動。如果深蹲時你的膝蓋會痛，或許可以用登階或其他股四頭肌主導的運動替代。但盡全力訓練也很重要，這樣成效才會最大。舉個例子，你應該增加整個月中每一天頭幾項運動的負重或反覆次數，因為這些通常是大型運動，可以練到較多的肌肉。你可以用同樣的負重練更多下，或者相同的次數練較大的重量。然而，不要企圖每週、每項運動都破個人紀錄。在訓練的尾聲，請追求訓練的質而非量。你不需締造個人紀錄就可以高度激發臀肌及製造適應性的刺激。

這些訓練太過簡單，我的程度是不是太高了？

絕大多數人不知道要如何在健身房自我鞭策，因而從來沒有逼出自己的全部潛能。如果你覺得訓練太簡單，很可能是你沒有竭盡全力練每一組。

我在訓練生涯早期剛開始試驗高強度訓練時，也犯過這樣的錯誤。我的身體和心靈都已經適應了用單一肌肉去做好幾組及好幾項運動。我從未想過只練單項運動（或是只做一組）就足以獲得肌力並增肌，而許多人也這麼覺得。我現在不是要建議你每項運動都只練一組力竭組，雖然這的確可能對你有益（依狀況而定）。我的意思是不必每項運動都練到 5 組。當你習慣練 5 組之後，少練一點都會讓你覺得有問題，因為你已經適應更多的訓練量。在你心中，你認為要練更多組，像是一個肌肉或一種動作模式練多項運動，才會覺得自己有好好鍛鍊。其實只要練到接近力竭或是已經力竭，就無需這麼多訓練量。事實上，訓練量少一點、盡力程度高一點，對增進肌力與肌肉同樣有效，額外還有縮短訓練時間的好處，可能也可以減少過度訓練的傷害與過度疲勞的風險。

事情是這樣的：你需要耗費一些時間才有辦法練到力竭，原因是，要練習某項技巧數週甚至數月更久，才能了解力竭的感受究竟為何。只要發展出力竭的技巧與體適能，你就會發現訓練量少一些、盡力程度高一些，成效其實更好。

我習慣做更多的訓練量，這些課表能讓我進步嗎？

正如我說過的，許多重訓者，尤其是女性，訓練量實在太多了。研究已經證實，訓練量有個「甜蜜點」，過多或過少對肌肉適應而言都不夠理想。練越多成果越好是常見的誤解，實情並非如此。根據我的經驗，對多數重訓者而言，甜蜜點是一天12到20組。當然還有許多因素的交互作用會影響訓練量，包括健身運動的選擇、負重、盡力程度、頻率、體能程度，尤其還有基因。無論如何，身為私人教練，我避開瘋狂的大訓練量，改採中等訓練量，並以隨著時間增長肌力和突破個人紀錄為目標，因而取得成功。許多客戶接受我的指導並減少訓練的種類與組數之後，效果隨即立竿見影。所以請相信課表的安排，更重要的是，要專注在動作形式上，竭盡全力，並且依據自身情況安排負重。

我該如何暖身？

課表不包括暖身，所以你要自行在每次訓練前做好準備。我在第152頁列舉了一份暖身範例，很適合搭配任何12週的訓練課表，但我想要強調：暖身相當因人而異。有些人僅需要5分鐘，有些可能會需要或者偏好45分鐘。我多數客戶的暖身運動類似第152頁的範例，或是再多做以下一項：跨步蹲、高腳杯深蹲、背伸展、啞鈴直腿硬舉、高抬腿、股四頭肌伸展、腿部擺動、彈力帶側走，有時做一些滾筒按摩，大約花費5分鐘。

若是在早上而且天氣很冷，跟更晚且天氣較熱的時候相比，暖身時間可能會更長一些。有時候可能需要根據你的感受增減暖身時間。如果你僵硬且緊繃，你會需要一些輕量的動態伸展。若你覺得放鬆，在開始加上負重之前，可能只需要些微暖身。話雖如此，在你開始特定的暖身動作前，最好還是進行一些整體的暖身，像是動態伸展（見154頁）。

要記住，暖身，顧名思義，僅僅只是暖身而已。很多人誤將暖身當作訓練的一部分。你可以參照訓練要做的動作來暖身。如果你這次的訓練動作以深蹲為主，用輕量的深蹲或使用同肌群的類似動作模式來暖身是很合理的。然而，要做多久取決於當日的感受、要做的運動、課表中的動作順序、肌力與體能程度、組數與反覆次數的組合，還有個人的生理狀況。

舉個例子，如果當天的第一項運動是大重量蹲舉，我可能會花上一段時間暖身。我或許會做2組10下的徒手深蹲、3下60公斤、2下100公斤、1下125公斤，然後是1下165公斤，然後再正式開始我的訓練組。

至於硬舉，我可能會先做3組10下的徒手深蹲，接著140公斤1至3下，180公斤1下，225公斤1下，然後我就可以開始了。

臀推我會先做10下徒手深蹲2組，然後140公斤3下，225公斤1下，接著

開始正式訓練。

假設我同時練大重量蹲舉、硬舉和臀推，我會做上述的深蹲暖身動作，接著正式練蹲舉。之後，因為我已經暖身過，所以硬舉前我只會做 1 下 185 公斤的暖身。硬舉訓練組結束後，我可以直接開始臀推，不需要再暖身。

至於上肢的暖身，我也依循類似方案，也就是根據要練的運動和感受選擇暖身動作。舉個例子，我從來都不覺得練划船動作需要任何暖身。至於引體向上，暖身時我會做 2 組滑輪下拉，之後是單槓懸吊。而臥推的話，我會花多一點時間。我會推空槓 5 下，然後 60 公斤 5 下、100 公斤 2 到 3 下、125 公斤 1 下，然後才開始我的訓練組。至於之後的「小」重訓運動，因為我的身體已經熱了，所以之後不再需要任何暖身，可以直接練。

我希望這可以提供你一些概念，讓你知道個人化的暖身可以如何進行。我鼓勵你規劃出適合自己以及當天感受的暖身。

這些是週期化課表嗎？我該如何適當減量？

本書所提供的課表具有策略與方法。以 4 週為一個階段，第一週是減量週。這不是說那個星期停練，而是指不必太費力，並練習特定運動，並且決定下週要用多少的負重。普遍而言，減量週的盡力程度是課表最後一週的 60 到 70%、第二週是 70 到 80%、第三週是 80 到 90%、第四週則是 90 到 100% 的盡力程度。

這具體上要怎麼做呢？其實你不必想太多。第一週不要練到接近力竭。不過這也不代表你不能做任何費力的訓練，只是說你在這階段應該輕鬆地抱持平常心。

硬舉消耗的能量比其他動作還高，所以在第一週千萬不要做太硬的硬舉。蹲舉、臀推、臥推和引體向上相較之下就沒那麼累，可以稍微逼得更緊，但還是不要練到力竭。單關節的運動，像是側平舉、腿彎舉以及彈力帶側走等等，並不會造成太多負擔，可以盡全力做。

接著，在第二週，你可以做更典型的訓練，但是一樣不要練到力竭。第三週，可提高盡力程度並且練到力竭，但不要操爆。第四週，全力以赴並嘗試突破個人紀錄吧。請不要把減量等同於遜咖。有太多重訓者在訓練時缺乏策略，無法自我控制，以致總是看不到成效。減量訓練可以達成幾個關鍵的任務：可以使荷爾蒙和神經傳導物質恢復正常濃度，讓身體得以修復那些惱人的小傷，且提供心理上的緩衝，同時你還能磨練技巧，並讓肌肉準備好迎接未來的成長。

我想增加身體特定部位的訓練量，可以額外多練嗎？

沒有人喜歡毫無彈性的課表。不僅如此，每個人想要花時間加強的身體部位及健身運動也都不同。因此，我在訓練的尾聲都安排了 10 分鐘的選擇性訓練。假設你

想多練一點三角肌，做完課表後，也許可以再做幾組側平舉、前平舉以及後三角肌平舉。又或許你可以多做一些核心運動，因為你就是很享受狂練腹肌的滋味。10分鐘的自由時間就是用來做這些：讓你得以針對特定的身體部位，或者強化你喜愛但課表沒列上的運動。

然而，有幾個重點需要考量。首先，自由時間不要超過每次10分鐘、每週40分鐘。之所以有10分鐘的限制，是因為我訓練的女性大多很樂意多練4小時，儘管我告訴她們這樣做會適得其反。而且，若我告訴你可以選擇一到兩項運動而非設定一段時間，你很有可能會花上30分鐘做額外訓練。所以，無論你選什麼運動，要確保時間控制在10分鐘之內，以免練太多而阻礙復原。

其次是不要做複合性的大重量訓練和高強度間歇訓練，因為這類訓練會運用多組肌群，也可能對身體造成負擔。請改做不會使你過於疲憊的孤立式運動，像是腿伸展、腿彎舉、提踵訓練、捲腹、二頭肌彎舉、三角肌平舉、三頭肌伸展等等。舉例來說，如果你想要做更多腿部訓練，可以做3組腿伸展和腿彎舉的超級組，大約做10分鐘。

第三點，不要額外做大重量的臀肌訓練，像是槓鈴臀推、槓鈴臀橋或是背蹲舉。課表已經有加強臀肌訓練，10分鐘是留給你認為需要留意的其他部位。不過你可以練臀肌的燃燒組，這我稍後會介紹。

最後我想要強調：10分鐘的額外訓練可做可不做。我有些客戶十分賣力訓練，也沒有利用10分鐘的自由時間，原因是他們已由計畫的課表中獲得充分刺激。所以，如果你覺得做完課表已經夠了，那10分鐘也不是非練不可。

我可以在訓練結束後加上臀肌的燃燒組嗎？

如果你想要增加3分鐘的燃燒組，這也屬於那10分鐘的範圍。假設你想要多做一些核心訓練（或是加強身體的其他部位），然後才開始狂練臀肌，就要確保腹肌訓練不超過7分鐘、臀肌的燃燒組不超過3分鐘。還有件事也同樣重要：請選擇徒手訓練和彈力帶臀肌訓練，像是臀橋、彈力帶側走和律動深蹲。要進一步知道如何規畫臀肌燃燒組，請見第213頁。

課表上並沒有太多腹肌訓練，我可以自己加一些嗎？

這是事實。課表的許多運動中都納入了腹肌訓練。線條分明的腹部跟變得精瘦比較相關，跟練出大塊腹肌則不那麼相關。然而，直接訓練腹肌確實可以讓腹部更強壯、更發達。所以說，若那是你的目標，當然可以在訓練後的10分鐘自由時間多練腹肌。我建議可以每週兩次、做兩組不同的腹肌運動。訓練量不必多，因為課表中已有腹肌訓練。

我可以在大重量訓練後加上燃燒組嗎？

假設課表有 3 組 6 下的背蹲舉，而你 3 組 6 下都練了 70 公斤，之後或許可以降重量至 40 公斤做燃燒組。這有點複雜。一方面，在那個當下，這可以提升訓練效果，你的肌肉會疲勞，並出現燃燒感。然而也可以退一步顧全整週的訓練：假設每週練 3 次蹲舉，再多做蹲舉會讓你無法在下次訓練前復原。

在決定如何訓練或是否偏離預定計畫時，永遠要以大局為重。雖然計畫都需要不時調整，但在課表中增添內容時，應該要比縮減內容更加小心。

我可以將額外的訓練加進你的課表嗎？

一般來說，不可以。千萬不要加進任何大型運動，像是蹲舉、硬舉、臥推、引體向上、軍式肩推，甚至大重量臀推。但若你只是想額外做一些臀肌訓練，只要不是太過瘋狂，都可以放心去做。舉個例子，你當然可以每週一兩次多做幾組臀橋、蛙式泵浦或是彈力帶側走，這不會影響你隔天的訓練。永遠要把下一次訓練放在心上，並確保你能及時恢復。如果你的肌力不增加，你不會進步。如果你無法從訓練中恢復，你的肌力也不會進步。

我可以同時做瑜伽或其他體能訓練嗎？

如同我在第 275 頁所提，我支持且鼓勵你從事任何你喜愛的活動。然而，你也需要顧及你的目標。想要有更大更強壯的臀肌，就要思考這些額外活動是否會妨礙接下來的訓練。如果不會，就儘管做吧！瑜伽有很多種，有些難度特別高，所以，盡量只做放鬆而非劇烈的那種。而我個人比較偏好快走而非高強度間歇運動，因為後者負擔較大，會影響後續訓練。也許對你來說斜坡跑步機、腳踏車、盪壺或是推雪橇不會痠痛或疲累，但是健行、增強式訓練、登階、衝刺跑卻會累垮你的屁股，讓你無法增進肌力。簡而言之，你可以繼續做你喜歡的事，但要記得傾聽身體的聲音，且不要做任何可能會影響肌力訓練或阻礙你達成體態目標的事。

我應該做多少心肺運動？

如果你喜歡做心肺運動，你可以也應該加進一些。但就如同瑜伽和其他體能訓練一樣，心肺運動也可能干擾訓練。耐力訓練是否會干擾肌力訓練？相關研究目前還未有定論，但可以確定，你沒辦法同時跑出馬拉松最佳成績又保持最強壯的狀態。

很顯然，如果你給身體混雜的訊號，告訴身體要擅長兩件相反的事情，身體會無法達到最佳狀態。所以，不要狂練心肺運動。做「輕鬆」的心肺活動，不必破紀

錄，也不必把自己逼得太緊。慢跑會比騎自行車和快走還要干擾肌肉適應。如果你不喜歡心肺運動，在生活中活動量也已經很夠，就不需要強迫自己做大量心肺運動。平時的走動、非運動性熱量消耗（例如打掃房子和雜務）以及重訓，就能讓心臟保持健康。與其做心肺運動，你可能更需要訂定每日步數目標，例如一萬步。

我希望你可以將心肺運動限制在每週3次、每次30分鐘內。但有時你可能會想要來趟比較長程的健行，或者參與競賽，這時請調整訓練計畫。舉個例子，不要在參加20公里障礙賽的隔天挑戰硬舉的個人紀錄，這是不可能達成的！

如果你納悶是否該為了減重做心肺運動，請見第219頁的詳細討論。

我可以每天運動嗎？

這有點棘手。是的，為了健康起見，我們每天都應該活動。多數人的生活都過於靜態，運動量嚴重不足，無法維持最佳健康狀態。然而，許多讀者（用本書課表來訓練的人）反而處於光譜的另一端。當你努力挑戰最大重量，並且依照我們的方法去做，你的訓練就不是健康與體能機構會建議的那種類型。

大多數人從事的走路、慢跑、一般的心肺運動、循環訓練和舉重都不太激烈。如果不是漸進式加重，這些活動可以也應該每天進行。然而，漸進式阻力訓練和高強度間歇訓練對身體來講是不小的壓力，如果你沒有規畫休息日和週期化訓練（我們以減量日和漸進式訓練來進行），你的生理機能會很容易變差。

我數不清我合作過的比基尼選手中，有多少人和運動（以及食物）有著不健康的關係。他們沉迷於訓練，且會感到罪惡與焦慮，以至於一天都無法休息。這並不好，身體其實需要休息才能復原。

舉大重量時，肌肉會出現微小裂傷，肌腱、韌帶和筋膜也有微小損傷。大腦的負擔也增加了。就心理層面來看，你每一年有幾次重訓時是真正完全清醒的呢？絕對不是365次，很可能只有52次。這表示你的多數重訓會介於中間，有些很棒，而有些則糟透。這就是身體運作的方式。若想要發揮身體全部的潛能，千萬不要讓荷爾蒙失調。你要做的是對你的生理最好的事，而非一廂情願地埋頭亂練。

你要自制，並且堅持訓練策略。每週至少休息一天完全不訓練，成效會更好。許多人每週練2到4天就成果斐然。本書的課表之所以安排一週4練，單純因為這是多數人想要的訓練天數，而且適合大部分的人。如果你偏好不同的訓練頻率，可以參考第三與第四部提及的原則和指引來設計自己的訓練計畫。

組間應該休息多久？

「大型」運動，像是蹲舉、硬舉、臥推、引體向上、臀推，可以休息2到3分鐘。當要挑戰最大重量時，休息時間或許需要多於3分鐘。而「中型」的運動，像是划船、

伏地挺身、背伸展，可以在組間休息 2 分鐘。至於「小型」的運動，例如二頭肌彎舉、三頭肌伸展、側平舉、彈力帶側走，可能只需要休息 1 分鐘。但也不必使用碼表計時或對時間過於嚴格。研究指出，依據感覺休息的成效最佳。若你傾聽身體的聲音，你將會知道你何時恢復並已準備好做下一組。關於組間休息與訓練組數間的安排，詳見 181 頁。

我該採用怎樣的訓練節奏？

再次說明，節奏指的是你在重訓時的節律。有時候你會見到 4 / 1 / 2 / 0 的說法，意思是以數 4 秒的時間降下重量、停頓 1 秒、以 2 秒的時間舉起重量，接著馬上開始下一次反覆動作，不要休息。動作間不要刻意想著節奏，那只會使你分心。只有在做暫停法或是離心強調法時，我才會希望你注意節奏。這時我會詳細說明節奏，並指示你要做什麼。動作不要做得超級慢。你需要爆發性的向心收縮，以及有良好控制的離心收縮。你永遠都需要好好控制重量，且流暢地舉起重量。有些運動的動作範圍較大，因此操作時間會比較久。

我是否能以超級組或者循環訓練的方式練這些運動？

有時候可以採用超級組（見第 213 頁），意思是做了一項運動後，馬上進行下一項，然後才休息。有時這能加快訓練的速度而不影響表現，只是要確保超級組內的運動不互相衝突。例如蹲舉和臥推可以組成超級組，臀推和划船也可以，但你不會想要這樣組合硬舉和引體向上，因為兩者都大量使用闊背肌，此外，都用到三頭肌的軍式肩推和雙槓撐體也不適合這樣組。

我並不建議一連串動作組成的循環訓練（一項運動做完接著下一項，盡量不休息）。想有效增肌與鍛鍊，就需要在組間休息，並且是舒適自在的休息（這一點對於訓練成果很重要）。臀肌循環訓練某些時候可以作為單獨的鍛鍊，但不適合當作課表中的主要訓練。

那緩和運動呢？

如果你喜歡伸展或是走路等緩和運動，就去做吧。但那不是必要的。訓練一停，你的身體會自然緩和下來。

我這個月都沒有破任何個人紀錄，十分沮喪。這代表課表沒有效嗎？

不是，這是適應的正常現象。身體的運作原本就是起起伏伏。進步從來都不是線性的——肌力不會、減重不會、減脂不會，肌肉生長也不會。你要適應停滯期，了解這也是訓練的正常現象。

我覺得某項運動沒有效，我應該換掉還是保留呢？

有些運動或許不會讓你「感受到」身體任何部位。舉個例子，我其實不知道硬舉時我哪個部位「感受」最強烈，就只覺得都很吃力。此外，我蹲舉時股四頭肌最有感，大重量臀推時股四頭肌及腿後肌群的感受幾乎跟臀肌一樣強烈。但是這些動作我都會練，因為我知道，這些大型重訓運動練得更有力，肌肉就會更發達。話雖如此，不要僅因為你覺得某個運動必須要練，就堅決不放棄。如果覺得不對勁，就不要練。或許日後再練，或許就永不再練。沒有任何運動是強制非做不可的。世上有大量很棒的運動，當你捨棄某項運動時，請改做包含類似動作模式且／或練到相近肌群的其他運動。

我要如何執行你指定的某項運動？

在下一章，我將詳細說明所有臀肌訓練的運動。至於本書未涵蓋的上肢運動，我建議你參考我的 YouTube 頻道 Glute Lab。如果你是訓練新手，我強烈建議你找經驗豐富的教練指導，或是以本書提供的課表循序漸進操作。如你所見，課表一開始只有徒手運動，接下來幾週會加入更具挑戰的變化式。

我這個月要出門旅行，怎麼辦？

首先，請好好享受你的旅程，別為訓練憂煩。維持肌力不難，保持肌肉量更是容易。絕大多數人出門時會吃更多，所以請儘量多動、多走，以防止體重增加（當然，這裡假設你沒有打算增重）。如果你有餘裕去健身房，就太棒了。盡可能完成課表指定的訓練，必要時可以換成其他運動。

若你無法去健身房，就做深蹲、伏地挺身、保加利亞分腿蹲、跨步蹲、蛙式泵浦、單腿臀推、蛙式俯臥髖超伸、側臥抬髖以及外增範圍的側臥髖外展等徒手訓練。如果有人可以幫忙壓住你的腳踝，就可以練北歐腿彎舉和背伸展。如果你的夥伴夠強壯、拉得住你，還可以做搭擋划船（partner rows）。若你有迷你彈力帶，就做各式側向的彈力帶臀肌運動吧！

在理想狀況下，你每週至少要去健身房一次，這可以讓你維持重訓的肌力和協

調性。你可以每週做 3 到 5 次、每次 20 分鐘的快速徒手訓練,以維持肌肉的基本狀態。若你想享受旅程,完全不想運動,盡量將旅行安排在堅實訓練的下一週(最好是訓練階段的第 4 週)。這被稱作功能性過度訓練,也就是你知道身體有時間復原,所以刻意地/策略性地過度訓練。

請翻到第 239 頁,以了解在度假時你可以做些什麼。

我每一週應該要進步多少?

這很難評估,需要依據性別、年齡、現在的肌力與體能程度、基因,還有運動的種類來決定。我只能告訴你,你無法連續每星期負重都增加 5 公斤,大多數負重運動也無法連續每個月增加 2.5 公斤,這相當於每年 30 公斤。在蹲舉、硬舉和臀推這類大重量訓練上,也許可以在第一或第二年取得這樣的進步,但是這絕不會永遠持續,否則你十年內就會變成超人了。在相同重量下,反覆次數無法每週都增加一下。大多數的負重運動,反覆次數無法每個月都增加一下。

以引體向上為例,做 10 下引體向上很困難,而且很多人永遠做不到,即使重訓多年的人也可能如此。引體向上的進步很緩慢,臀推就比較快,幾個月內 60 公斤從 10 下進步到 30 下很正常,但你終究會遇到瓶頸。關於如何克服瓶頸,請見第 234 頁。

遵循本書提供的課表(或任何課表)訓練時,請試著隨著時間逐漸增加負荷——這裡多加 2.5 公斤、那裡多做一下。如果你某項運動共做 3 組,可以考慮 3 組的總次數或是負重。例如蹲舉,假設第二週的訓練做了 60 公斤 3 組 5 下,在第三週時,你或許可以試著做 60 公斤 6 下、5 下、5 下。你應該要以這樣的成就自豪,因為你破了個人紀錄。然後在第四週,也許你可以做 60 公斤 3 組 6 下。若完成了,就是很大的進步。這些小小的進展日積月累,會大大改變肌力與體態。

你沒有指定要用 1RM 的百分之幾,我怎麼知道要舉多重?

如果你是肌力訓練的研究者或見多識廣的私人教練,你會注意到,在 1RM 的某個特定百分比上,人們可做的反覆次數會相差很大。舉例來說,最近我請 12 名女性以 50% 的 1RM 重量做最多次數,結果落在 16 到 29 下,也就是相同的相對負重,有受試者做了 16 下,有人做了 29 下。在某項運動中,同樣是 80% 的 1RM,有些受試者做 5 下,有些可以做 10 下。假設我指定以 80% 的 1RM 做 3 組 6 下,第一名受試者根本無法達成,而其他受試者可能覺得太簡單。所以我在課表上不規定百分比。僅需要設定起點,接著逐漸增加即可。

舉例來說,假設你的負重偏低,就應該試著增加最後一組的反覆次數(像是在這一組做盡可能最多下),然後在下一週增加負重。如果你的負重偏高,無法達成總反覆次數,下一週就要減輕負重。

我需要完全遵照課表上組數和反覆次數的組合嗎？

簡單來說不用。你不必永遠照課表上預定的次數及組數做。把那當作是建議，用來衡量你的訓練量，並且努力朝那些數字前進。

舉例來說，假設某項訓練要做 3 組 8 下，有三種執行方案。

第一種方案是每一組負重都相同（我稱之為直落組），這給你兩種選項。選項一是以你只能做到 8 下的重量來訓練，這樣所有訓練組都會力竭，所以你的第一組會練 8 下到力竭，接著第二和第三組可能分別練 5 下和 4 下。在這個選項中，組數與反覆次數的組合會一直參差不齊，原因是負重沒有變，因此第二、三組會基於疲勞而無法做同樣多下。第二個選項是選一個可以練 10 到 12 下的重量。如此一來，你的前二組會比較輕鬆，只有最後一組會力竭。在這個狀況下，你最後可能會練到 3 組 8 下。

第二種方案是調整負重，每一組都練到力竭。這就是所謂的遞減組，每一組都必須減低重量。假設課表需要練 3 組 8 下的背蹲舉，而你想每一組都練到力竭。如果你背蹲舉 8 次反覆的最大重量是 70 公斤，那你第一組的負重就是 70 公斤。為了在第二和第三組也練到 8 下，你必須降重量，所以第二組負重可能會是 66 公斤，而第三組可能是 61 公斤。

方案三，是每一組都增加負重，這和遞減組相反，因此又稱為遞增組。延續前例，如果你背蹲舉 8 次的最大重量是 70 公斤，那第一組的負重可能就是 61 公斤、第二組 66 公斤、第三組 70 公斤。這樣訓練，只有第三組會力竭。

你必須根據運動種類、當天的感受以及你在哪一輪訓練週期來選擇訓練方案。如果你想要努力鞭策自己，就選擇以相同重量，每一組都練到力竭。若你感到疲憊，或是想要建立自信，可以在第三組練到力竭就好。總而言之，如果課表要求練 3 組 8 下，你並不需要完全照做。只要至少有一組練到力竭，就可以算有依循課表的建議，有獲得提高肌力與增長肌肉的充分刺激。

組數、反覆次數和負重的選項	
直落組（所有組都力竭）	70公斤8下、70公斤5下、70公斤4下
直落組（最後一組力竭）	63公斤8下、63公斤8下、63公斤8下
遞減組（所有組都力竭）	70公斤8下、66公斤8下、61公斤8下
遞增組（最後一組力竭）	61公斤8下、66公斤8下、70公斤8下

若我可以在最後一組練更多下，是該遵照課表，或繼續練到力竭？

我在前一題有稍微提及。這最後一組稱作「盡可能多下」，是把雙面刃。一方面，這可確保你力竭且全力以赴，因而理論上可以徵召肌肉內所有的運動單位。然而，文獻指出，力竭對於肌肉生長的效果差強人意，意思是，要獲得良好成效，不必每一組都做到力竭。更糟的是，如果你訓練得很頻繁，「盡可能多下」這一組可能會讓你過於疲憊，直到下次訓練都還無法復原，你會因此無法好好訓練，也無法突破個人紀錄。

我應該每次都力竭嗎？

當然不是。還記得三分法則（見第 198 頁）嗎？你應該把約三分之一的組數練到力竭、三分之一保留一到兩下，而剩下的三分之一則遠遠不到力竭。

我應該在哪幾天鍛鍊？

這必須根據你的訓練頻率和生活方式而定。本書提供的訓練包含每週四練的課表，必須將這四天拆開，才不會連續練四天。我喜歡在星期一、二、四和五訓練，然後放鬆享受週末。有些人偏好在週間休息，在週末辛勤訓練。如果你會在週末喝酒，我不建議在隔天訓練。請記住，宿醉是無法突破最大重量紀錄的。在星期一、二、四和五訓練是不錯的安排，其他平均分配訓練日的組合也可以。

安排訓練課表時要盡量有策略。例如，假設要練硬舉，前一天最好休息，才有充足的體能及復原。

每次該練多久？

這要根據你訓練的運動項目數、種類、負重、偏好的組間休息時間、暖身多久、暖身動作的數量而定。大致而言，訓練需要 50 到 90 分鐘（包括 10 分鐘輔助訓練）。

我覺得身體既僵又痠。我該休息一天、調整訓練，或是硬撐過去？

我在第 223 頁和第 226 頁詳細談過不適、痠痛及受傷時可以如何訓練，建議你參閱。簡單小結：謹慎為上。有疑慮的時候，就休息吧！事後來看，這件事會很清楚：幾乎每一次在訓練中受傷時，我的身體都試著要告訴我些什麼，但我太固執了，沒聽進去。我就是前車之鑑，請仔細聆聽身體傳達給你的訊息。許多時候，暖身後感覺會更好、更能投入訓練，但狀態不好時別欺騙自己感覺很棒。你的身體應該大多數時候都感覺良好，而不是覺得快散掉了。你永遠都可以也應該依據自己的感受調整訓練課表，不要勉強忍受「惡性」疼痛。直覺會告訴你什麼是正常的，什麼不是。有時儘管我已經暖身了，感覺還是很糟，最後只做了輕鬆的臀肌、三角肌之類的訓練就結束。

維持目標不變本身就是一種目標。如果你受傷了，新目標就會變成復健和回到起點。

我如果漏練一天，怎麼辦？

首先，不要擔心！這種事難免發生。如果因為忙得焦頭爛額而錯過一次訓練，你可以不做任何調整，直接做下一次。但是比較好的策略是把漏掉的課表與接下來的課表結合。或許我不該用「結合」這兩個字，因為你絕對需要減少一些動作。課表中如果有大型運動如蹲舉、臥推、硬舉、引體向上和臀推（不是每個人都可以、都要做這些運動），每週至少要練一次。所以如果你錯過星期一的訓練，而蹲舉又安排在那天，可以在下一次訓練做蹲舉，但要扣掉一個不那麼重要的動作。

如果事先知道某一天無法訓練，你可以先調整。假設你星期五無法練，且那天的主要動作是硬舉，可以先在星期三硬舉，但是請略過課表上其他髖關節鉸鏈的動作，例如啞鈴 45 度背伸展或是直腿硬舉。硬舉是三個運動中最重要的，應該優先鍛鍊。再舉一個例子，假設原先預定星期一、三和五都要練 15 組，但你星期一沒練，調整後，或許可以在星期三和五各練 18 組來彌補，也就是一週練 36 組，而非原先計畫的 45 組。別在星期三和五練完 45 組，因為這樣會過度訓練。然而，若你是因為過度疲勞而休息一天，那就休息吧！在重新全力以赴前，可以先嘗試練一些輕鬆的課表。

如果你因為出差或度假而錯過一整週的訓練，可以直接從中斷的地方接著練。若你受了傷或者陷入懈怠期，錯過了好幾週的訓練，或許要考慮從頭開始。

我在非訓練日該做些什麼才比較有益？

十年前我會覺得一定要做些什麼來幫助恢復：泡熱水澡、冷熱交替淋浴、三溫暖、泡冷水澡、按摩、滾筒按摩、輕度伸展、動態恢復等等。

但當你運用漸進式訓練時，非練習日就不需要做更多運動，你需要好好休息。別想著要做「動態恢復」。當你活動、到處走動、做家事、享受性愛（幸運的話），就有足夠的「動態恢復」。許多的恢復方法都被高估了，即使沒有做伸展或者沒有用滾筒按摩，也完全不用有罪惡感。應該把這些當成錦上添花，適度進行即可。這些處置主要作用於神經系統，而非如你所想的那樣改變肌肉組織（關於恢復的方法請見第 151 頁）。

你知道還有什麼需要復原嗎？你的大腦。漸進式負重會產生壓力。別低估這個事實。大多數時候，非訓練日所能做最棒的事就是多睡一點，並做些喜愛做的事。整週保持良好的心靈狀態對肌肉和身體都有好處。所以，請睡個午覺、看場一直想去看的表演或電影、沈浸在想讀的書裡，或是與想念的家人朋友出門玩。雖然在肌力與體能訓練的領域裡沒什麼人講這些，但這很重要。

如果我只想訓練臀部而非全身，該怎麼做？

只要刪除上半身的運動就可以了。

有些運動在本書找不到。我能在哪裡找到，又該怎麼做呢？

本書中的所有動作在我的 YouTube 頻道 Glute Lab 上都有示範影片，你可以看到五次由不同角度示範的動作。頻道上運動的名稱和本書中所列舉的一模一樣。

新手課表

新手訓練課表中，第一和第三、第二和第四天的內容都一樣，這是為了讓你練習動作模式。雖然這個訓練策略不像每天都做新動作那麼令人興奮，但更有利於進步，原因是動作模式需要不斷的練習與重複。我希望你可以從一開始就將動作模式練到熟透，這在未來幾年將帶來回報。做徒手訓練時，你可以藉由更高的反覆次數及更進階的動作變化式來獲得進步，從一個階段推到下一個階段。如果你購買本書是為了直接投入訓練，但現在還沒有健身房的會籍，或者沒有健身器材，你的願望依然可以實現。

第一輪四週訓練的課表都是徒手訓練，讓你更習慣用自身體重來作為負重，而這正是絕大多數基本動作的基礎。這樣一來，你也會有更多時間去加入健身房，或

購買翹臀圈、啞鈴、臥推椅、吊環、引體向上槓（以完成 12 週訓練計畫）之類的器材。

第二輪四週的訓練建立在第一階段的基礎上，包括稍微進階的變化式，且納入一些基礎的器材。要記住，單腿訓練永遠要從比較弱的那一側開始，之後反覆次數要跟較強的那一腿一致。

最後一輪四週訓練又更上一層樓，且額外添加了一些基礎設備。此時，你的協調度會更好，且準備好進行更進階的訓練。再次提醒，每個階段的第一週都是用來學習動作，剩餘三週則是更積極的訓練，以達成漸進式超負荷的主要目標。

我想給予一些額外的建議，這對於你的成功相當重要。我希望你可以將課表上的組數和反覆次數當作大致目標。要知道，當你肌力增加並致力於突破個人紀錄時，你一定會超越這個目標。假設你在第一週練了 3 組 20 下的箱上深蹲，下一週你的目標可能會是 3 組 22 下，再下一週則是 3 組 25 下。此外，在第九週時，你也許有辦法也或許沒辦法做全關節活動度的徒手伏地挺身或引體向上，如果做得到，那就太好了。不行的話，也很正常，盡你所能就好了。請繼續訓練離心收縮的徒手伏地挺身和引體向上，但每次都以更嚴格控制的方式讓身體下降，這樣會練得更扎實。或是買條長的彈力帶，做彈力帶輔助的伏地挺身和引體向上。關鍵在於，你可以一直做符合你體能程度的適當變化式，也可以一直漸進式地增加肌力。

課程需求

這份課表的前八週僅有徒手訓練，所以在前兩個階段不需要任何器材，第三階段（第 9 到 12 週）則需要啞鈴和彈力帶。我建議使用兩個輕量啞鈴（臥推及硬舉時不至於太勉強的重量）、一個較重的啞鈴（用於臀推、高腳杯深蹲）。至於彈力帶，可以在我的網站上買翹臀圈，網路上也有許多選擇。

至於翹臀圈的尺寸，重訓者大多偏好 S ／ M 尺寸的常規強度（regular）翹臀圈。如果大腿比較粗壯，或者比較喜歡大步距和寬站姿的相撲姿勢，也許適合使用 L ／ XL 的常規強度。強力／超強力的翹臀圈適合進階重訓者。有些人喜歡以 S ／ M 練臀推和臀橋的動作模式，以 L ／ XL 練深蹲和四足跪姿的動作模式。所以，也許你可以考慮兩者都買。最後，104 公分長的阻力圈（又被稱作長阻力圈）也可以考慮，這可以用來練彈力帶輔助的正握和反握引體向上。

第 1-4 週

第一和第三天	
腳墊高的徒手臀橋	3組20下（腳放在沙發上）
身體墊高的徒手伏地挺身	3組10下（手撐在平台上）
徒手箱上平行蹲	3組20下（坐在矮桌上）
徒手反向划船	3組10下（使用兩張椅子）
徒手側臥蛤蜊式	3組20下
徒手側平板式	2組20秒

第二和第四天	
徒手臀橋	3組20下
徒手跪姿伏地挺身	3組10下
徒手中等高度登階	單腿3組10下（使用一張椅子）
徒手屈體YTWL字母運動	3組10下
徒手側臥髖外展	3組20下
徒手平板撐體	2組40秒

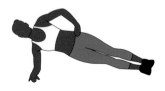

第 5-8 週

第一和第三天	
徒手彈力帶繞膝臀橋	3組20下
徒手離心伏地挺身	3組5下（下降階段4秒鐘）
高腳杯箱上平行蹲	3組20下
徒手反握的離心引體向上	3組3下（下降階段4秒鐘）
彈力帶坐姿髖外展	3組30下
徒手側臥平板式	2組40秒

第二和第四天	
徒手臀推	3組20下
站姿啞鈴肩推	3組10下
徒手反向跨步蹲	單腿3組10下
啞鈴單臂划船	3組10下
徒手外增範圍的側臥髖外展	3組20下
徒手RKC平板撐體	2組20秒

第 9-12 週

第一和第三天	
單腿臀推	3組10下
徒手伏地挺身	3組3下
高腳杯全深蹲	3組20下
徒手反握引體向上	3組1下
啞鈴羅馬尼亞硬舉	3組10下
彈力帶坐姿髖外展	3組30下
徒手側平板式	2組1分鐘

第二和第四天	
啞鈴臀推	3組20下
啞鈴臥推	3組10下
徒手保加利亞分腿蹲	單腿3組10下
胸部支撐啞鈴划船	3組10下
啞鈴單腿羅馬尼亞硬舉	3組10下
徒手側臥抬髖	3組10下
徒手RKC平板撐體	2組30秒

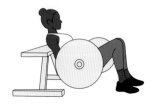

中階課表

現在，你已經習慣了主要動作。你一直在進行推、拉、橋式／臀推、深蹲／跨步蹲、髖關節鉸鏈和外展的動作，是時候開始加碼，以更大的負重執行這些動作了。在這 12 週，你需要跟槓鈴好好相處。和新手課表不同，中階課表每週需要執行四份訓練菜單。

每一階段都包含所有主要的動作模式。但是第一輪四週訓練會著重臀推和軍式肩推，第二輪四週是深蹲和反握引體向上，而最後四週則是硬舉和臥推。請留意這就是我在第 256 頁所提的臀肌研究所週期化訓練策略，每個月都會轉換訓練目標，我在線上訓練平台 Booty by Bret 也使用相同的編排（只不過我也會納入全面訓練月和單腿訓練月）。

如果你跟我一樣，絕對會想要往後翻，先瞄一眼進階訓練的課表，甚至會想直接從進階課表開始，以為這樣會比較快看到成效，即使你的程度還不到。千萬別這麼做。雖然進階課表包含很多精采的訓練法，但是進階訓練未必比基礎課表優越（如同 216 頁的詳盡討論）。強健的重訓者絕對會因為新刺激而愛上進階課表，但是在中階訓練的過程中變得更強壯，比什麼都重要。

請將中階訓練當作你的主要訓練計畫，你大多數時間練的都是這些。舉個例子，假設你想要用本書傳授的指引一直訓練下去，你執行了新手、中階還有進階課表，連續 36 週。此時，你可能會想要加入 Booty by Bret 的計畫、嘗試其他訓練計畫，或者本節提到的策略。然而最終，你還是需要回歸中階和進階的課表，只是在修改課表時，要確保以同一類動作替換（見第 123 到第 129 頁的分類），並且依據體能程度調整訓練的組數和反覆次數。

課程需求

執行中階的訓練計畫需要以下器材：

- 槓鈴與槓片
- 翹臀圈
- 可調式臥推椅
- 深蹲架
- 引體向上槓
- 吊環
- 啞鈴
- 45 度背伸展機
- 滑輪訓練機

第 1-4 週

第一天	
槓鈴臀推金字塔訓練法	1組10下、1組8下、1組6下、1組15下
軍式肩推金字塔訓練法	1組10下、1組8下、1組6下、1組15下
背蹲舉	3組6下
反握引體向上	3組盡可能多下
滑翔腿彎舉	3組10下
彈力帶側走	2組20下

第二天	
彈力帶繞膝徒手臀橋	3組30下
伏地挺身	3組盡可能多下
啞鈴直腿硬舉	3組10下
坐姿划船	3組12下
徒手高登階	3組10下
彈力帶消防栓式	2組12下

第三天	
彈力帶繞膝恆定張力槓鈴臀推	3組20下
軍式肩推	3組6下
暫停法前蹲舉	3組5下(暫停1秒)
反握滑輪下拉	3組10下
啞鈴45度背伸展	3組 12下
彈力帶站姿髖外展	2組20下

第四天	
暫停法槓鈴臀推	3組5下(暫停3秒)
坐姿啞鈴過頭推舉	3組12下
椅間啞鈴深蹲	3組20下
反向划船	3組盡可能多下
早安式體前屈	3組8下
怪獸走路	3組20下

第 5-8 週

第一天	
背蹲舉	3組5下
反握引體向上	3組盡可能多下
單腳墊高的單腿臀推	3組10下
上斜臥推	3組8下
彈力帶蛙式泵浦	2組30下

第二天	
啞鈴赤字反向跨步蹲	3組30下
對握離心引體向上	3組5下(下降階段3秒)
羅馬尼亞硬舉	3組10下
伏地挺身	3組盡可能多下
彈力帶繞膝髖外展	2組30下

第三天	
高腳杯深蹲	3組10下
反握離心引體向上	3組5下(下降階段3秒)
槓鈴臀橋	3組12下
離心強調的推舉	3組6下(下降階段4秒)
蛙式俯臥直腿後擺	2組20下

第四天	
前蹲舉	3組6下
對握引體向上	3組盡可能多下
窄站距相撲硬舉	3組6下
暫停法窄握距臥推	3組10下(暫停1秒)
滑輪站姿髖外展	2組12下

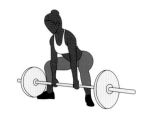

294

第 9-12 週

第一天	
硬舉	3組5下
暫停法臥推	3組5下（暫停1秒）
啞鈴保加利亞分腿蹲	3組8下
單臂划船	3組10下
外增範圍側臥髖外展	2組20下

第二天	
低槓箱上平行蹲	3組8下
啞鈴臥推	3組10下
暫停法啞鈴45度背伸展	3組8下（暫停3秒）
反握引體向上	3組盡可能多下
彈力帶恰恰	2組20下

第三天	
動態訓練法硬舉	3組5下
臥推	3組8下
死停法腳墊高的單腿臀推	3組8下
啞鈴屈體划船	3組10下
彈力帶仰臥髖外展	2組20下

第四天	
休息—暫停法槓鈴臀推	3組10下（6／2／1／1）
握把伏地挺身	3組盡可能多下（手放在啞鈴上）
啞鈴深蹲	3組8下
寬握距滑輪下拉	3組10下
外展鷹姿俯臥直腿後擺	2組20下

進階課表

　　你完成了新手課表，也完成了中階課表，現在你已經準備好要進入進階課表了。你會以更大的負重、更艱巨的組數及次數做相同的動作模式。這份課表涵蓋了第13章大多數的進階訓練法，並搭配合不同節奏，且囊括了健身房常見的機械與設備。

　　如果你是重訓老手，光是這份課表提供的新刺激，就會令你愛上。你會學到一些新的訓練法，像是遞減組、預先疲勞法、集組訓練法、超級組、階梯訓練等等。這類訓練計畫的效果立竿見影，但是在大重量訓練上運用直落組和金字塔訓練法來進行最基本的漸進式超負荷，雖然不花俏也不性感，卻永遠都能打好基礎，讓體格更強壯、肌肉更發達。所以說，不要認為進階課表就比中階課表好，而應該要將這兩者想成是互補且相輔相成的。

　　進階課表在訓練生涯中隨時都可以重溫，將臀部運動中的某些動作換掉，並且提高訓練組數和反覆次數。但第一次訓練時仍要依照書上的課表進行。研讀本書以及在健身房裡試驗後，你會成為自己身體的專家，且能有效地設計自己的訓練課表。

課表需求

這份課表需要到健身房做。

第 1-4 週

第一天	
槓鈴臀推遞減組	2組10／10／10下
軍式肩推	3組10下
啞鈴屈膝禮跨步蹲	3組10下
反向划船	3組10下
美式硬舉	3組10下
彈力帶站姿核心抗旋轉	2組10下

第二天	
六角槓硬舉	3組6下
窄握距握推	3組4下
滑輪跪姿屈膝後踢	3組12下
寬握距滑輪下拉	3組10下
吊環輔助槍式深蹲	3組10下
超級組：RKC平板撐體／盪壺	3組20秒／20下

第三天	
預先疲勞法北歐腿彎舉／腿伸展	3組8下／20下
重置法彈力帶繞膝槓鈴臀推	3組10下
臥推	3組6下
等長維持跨步蹲	2組30秒
胸部支撐划船	3組8下
站姿夾臀	3組10下（夾5秒停3秒）

第四天	
背蹲舉	5組3下
上斜臥推	3組8下
1¼槓鈴臀推	3組8下
反握引體向上	3組8下
臀肌主導的徒手背伸展	3組30下
雪橇訓練	3組20公尺

第 5-8 週

第一天	
傳統硬舉	3組10下
站姿啞鈴單臂過頭推舉	3組8下
離心加強槓鈴單腿臀推	3組6下（2腿上1腿下）
單臂滑輪下拉	3組8下
1¼腳跟墊高的高腳杯深蹲	3組8下
負重腰帶滑輪髖旋轉	2組10下

第二天	
槓鈴臀推	5組5下
暫停法臥推	5組3下（暫停3秒）
滑輪髖屈伸	3組20下
反握引體向上	3組盡可能多下
啞鈴赤字屈膝禮跨步蹲	3組12下
彈力帶站姿髖外展	2組20下

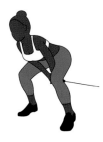

第三天	
集組法：硬舉70%1RM的重量5下，1分鐘內完成（EMOM）	5分鐘
啞鈴上斜臥推	3組8下
彈力帶跪姿臀推	3組20下
啞鈴單臂划船	3組12下
律動法高腳杯深蹲	2組30下
彈力帶45度腿後踢	3組20下

第四天	
暫停法前蹲舉	3組5下（1秒停頓）
軍式肩推	3組6下
核心繃緊單腿羅馬尼亞硬舉	3組10下
窄握距對握滑輪下拉	3組10下
暫停法槓鈴臀推	3組5下（3秒停頓）
彈力帶繞膝臀橋／仰臥髖外展階梯式訓練	12／11／10／…3／2／1

第 9-12 週

第一天	
彈力帶臀推	3組20下
臥推	3組3下
直腿硬舉	3組8下
負重離心反握引體向上	3組3下
啞鈴椅間深蹲	3組20下
彈力帶站姿髖外旋	2組12下

第二天	
雙重彈力帶臀推	3組10下
腳墊高伏地挺身	3組盡可能多下
槍式深蹲	3組盡可能多下
離心加強反握引體向上	3組3下（下降階段盡可能慢）
囚徒單腿45度背伸展	3組10下
外增範圍側臥抬髖	3組10下

第三天	
三重彈力帶臀推	3組8下
暫停法臥推	3組6下（3秒停頓）
北歐腿彎舉	3組6下
腳墊高反向划船	3組盡可能多下
側平舉	3組10下
超級組：滑輪腿後踢／髖外展	3組12下／12下

第四天	
槓鈴臀推	5組5下
阿諾推舉	3組10下
背蹲舉	3組10下
T槓划船	3組10下
臀肌主導的啞鈴背伸展	3組12下
燃燒組	3分鐘不休息的彈力帶繞膝臀橋／髖外展

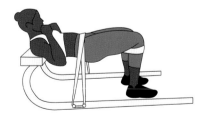

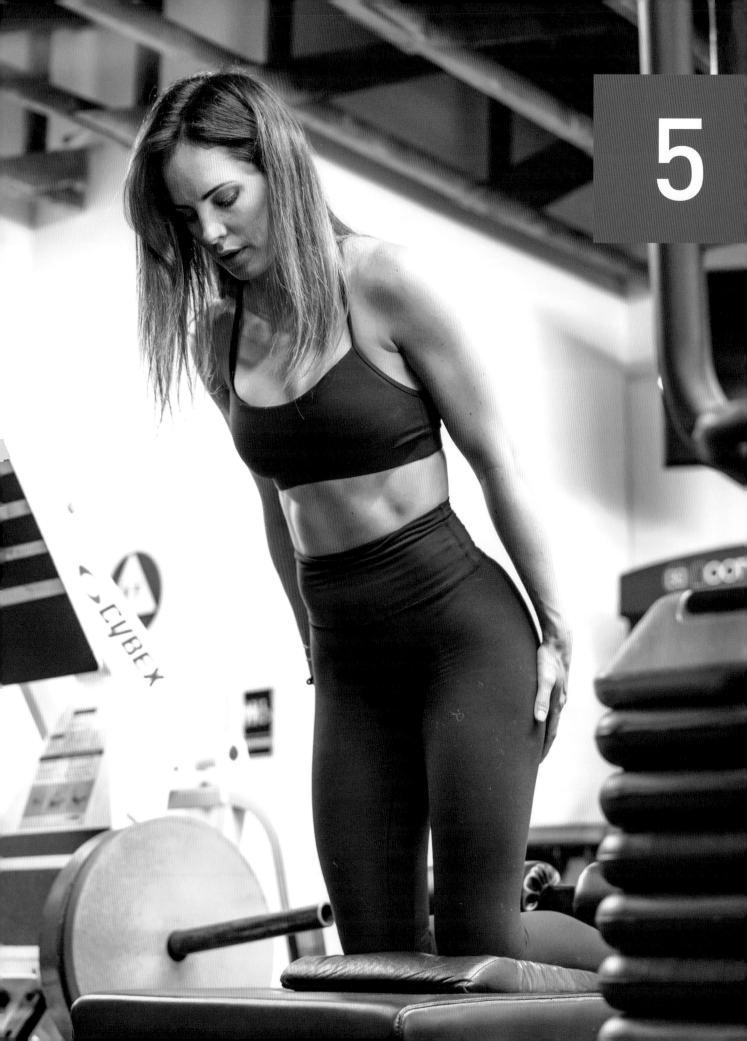

5

EXERCISES
健身運動

為了使這一部涵蓋的動作技巧易於搜尋，我將內容分
為三章：臀肌主導的運動、股四頭肌主導的運動、腿
後肌群主導的運動。

如第 10 章所述，髖伸展運動有數種分類法，最精確與最全面的方法是檢視阻力線與
身體的相對位置（即負重向量，詳見第 116 頁）和膝關節活動（膝蓋維持彎曲如臀
推、保持筆直如背伸展、稍微移動如直腿硬舉、屈曲如臀腿升體、以全動作範圍伸
展如深蹲）。

　　雖然檢視負重向量與膝關節活動可以告訴你為何特定運動鍛鍊臀肌的效果比其
他運動更有效，以及如何藉由姿勢與負重來鍛鍊特定肌肉部位，但很難用這些方法
將技巧分成幾個大類別。因此，我會根據在運動中作用的主要肌群來分章節。舉個
例子，臀推和臀橋的變化式主要由臀肌進行，因此被認為是由臀部肌群主導的運動。
深蹲和跨步蹲的變化式主要由股四頭肌進行，因此被認為是股四頭肌主導。硬舉和
其他髖關節鉸鏈的變化式主要由腿後肌群進行，因此被認為是腿後肌肉群主導。有
一點很重要：主導的肌肉並非健身運動中唯一活化的肌肉，其他肌肉（稱作協同肌）
的作用也很重要。例如，即使臀推被視為臀肌主導的運動，但股四頭肌和腿後肌群
在臀推時也高度活化。即使深蹲和髖關節鉸鏈的動作分別由股四頭肌和腿後肌群主
導，但臀肌在這兩種運動中也相當活化。簡而言之，所有髖伸展運動都會或多或少
鍛鍊到臀肌。

　　接下來我會回顧每一類運動如何以獨特方式鍛鍊臀肌。現在你只需要了解，根
據主導的肌肉，健身運動可以簡單分成幾種廣泛、大致的類別。

　　然而，我也想要強調這並非完美的分類系統。基於膝關節活動、身體姿勢以及
執行方式，有些運動會同時屬於兩個類別。舉例來說，做高槓蹲舉時，如果腳跟墊

高、軀幹挺直，此時股四頭肌會就練得多一些（膝關節主導）；而在做低槓背蹲舉時，軀幹會明顯前傾，腿後肌群的作用就比較多（髖關節主導）。但這兩者都是深蹲的變化式，理論上都屬於股四頭肌主導的類別。直腿硬舉與六角槓硬舉也是如此：前者為髖關節主導，而後者是膝關節主導。若想根據動作和想要鍛鍊的肌肉部位瀏覽各種健身運動，請翻到第 124 頁和 125 頁的臀肌運動分類。

從髖關節主導到膝關節主導

硬舉

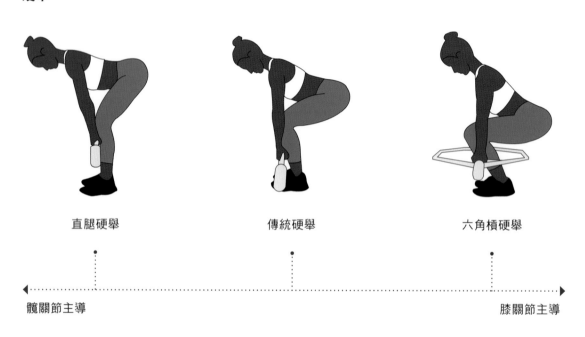

直腿硬舉　　　　　　　傳統硬舉　　　　　　　六角槓硬舉

髖關節主導　　　　　　　　　　　　　　　　　　　　　　　膝關節主導

　　只將健身運動分為三大類是不夠的，這還有另一個理由：世上還有不同類型的動作（臀橋、臀推、髖外展運動），且每個動作都還有雙腿與單腿的變化式。簡言之，在以主導肌肉來分類的框架下，還有無數的運動和動作變化式。

　　為了進一步區分運動的變化式，我還根據動作模式來分類。舉個例子，臀肌主導的運動包含以下動作模式：臀推、臀橋、腿後踢、直立式臀推、四足跪姿髖伸、髖外展、髖外旋。每種動作模式都會在〈臀肌主導的動作〉這一章中自成一節。股四頭肌和腿後肌群主導的那兩章也是如此。

臀肌主導	股四頭肌主導	腿後肌群主導
臀推	深蹲	硬舉
臀橋	分腿蹲	早安式體前屈
四足跪姿髖伸	登階	背伸展
腿後踢	單腿深蹲	俯臥髖超伸
直立式臀推	雪橇訓練	壺鈴擺盪
髖外展運動	＊膝關節伸展	直腿臀橋
髖外旋運動		膝屈曲運動
骨盆後傾		

＊膝關節伸展的運動只能在膝關節伸展訓練機上進行，因此本書並未收錄。然而，這些運動屬於股四頭肌主導的類別，應被視為孤立訓練股四頭肌的有效輔助運動。

在進行運動變化式（也就是相同運動的不同執行方式）的分類時，我會看四件事：

- 參與的肢體數目（或是站姿）
- 動作範圍
- 負重位置（重量放置在身體何處）
- 器材設備

正如我在接下來的詳述，雖然你做的仍是同樣的動作模式，但只要改變站距、動作範圍、負重位置或者器材設備，你就能執行稍微不同的變化式。

參與的肢體數目

在臀肌訓練中，參與的肢體數目指雙腿（雙側）、單腿（單側）以及 B-stance 前後腳變化式。

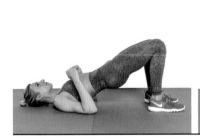 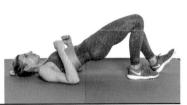

雙腿　　　　　　　　　　單腿　　　　　　　　　　前後腳

動作範圍

你可以藉由改變動作範圍來調整某項運動。例如做臀橋時可以雙腳著地或是把腳架在跳箱上，此外你也可以練直腿硬舉或赤字直腿硬舉（後者的動作範圍更大）。

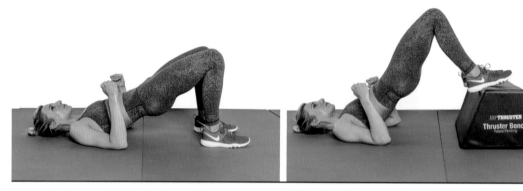

臀橋　　　　　　　　　　　　　　　　腳墊高的臀橋

負重位置

負重位置指的是重量位於身體何處。例如蹲舉時可以把重量放在上背（高槓或低槓背蹲舉）、手臂彎曲處（澤奇蹲舉），或者掛在髖部（腰帶深蹲）。

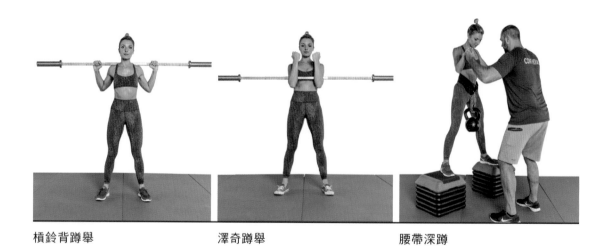

槓鈴背蹲舉　　　　　　澤奇蹲舉　　　　　　　腰帶深蹲

器材設備

相同的動作模式，你也可以用不同的器材創造獨特的動作變化式，例如用槓鈴或啞鈴執行前負重深蹲，兩者提供不同的刺激。在這一部，你將學會用各種器材創造變化式，包含自由重量、彈力帶和機械。

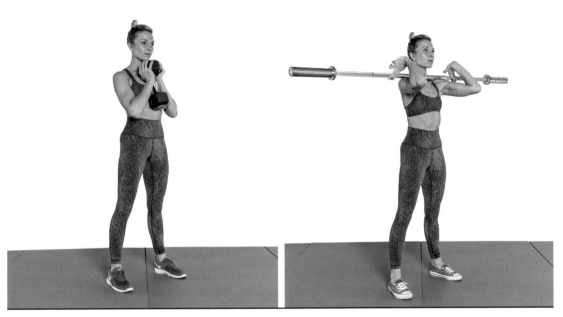

高腳杯深蹲   槓鈴前蹲舉

如你所見，你有許多選項。若要充分利用這一部的內容，我強烈鼓勵你閱讀本章與各節的前言，尤其是「指引與提示」的部分，這些都可以運用在所有變化式。從中你可以了解每種變化式有何不同、有什麼好處，以及該如何正確執行。

我知道海量的技巧可能會讓人不知所措。但就如同先前所說，你隨時都可以翻回第 18 章，選擇一份課表，接著依照要執行的動作，瀏覽該動作的技巧。但是想要有最佳成果，就要以不同技巧試驗並且找出哪些動作的變化式對你最為有效。擁有廣泛的技巧資料庫之所以如此重要，原因就在這裡——你因而得以選擇最適合你的情況、目標與解剖構造的變化式。

添購器材

我不太願意提供具體的器材建議，因為每個人各有喜好的品牌與供應商。此外，有些人比較節省，喜歡尋找最划算的交易，有些人則不計代價只想買最好的器材。你可以在Amazon、Craigslist、二手商品店或是運動用品店找到本書列舉的多數器材，價格也不貴，但你可能會買到瑕疵貨或劣質品。就我個人而言（我的意思不是你也得這麼做），我偏好多花一點錢買耐用且評價良好的產品。

以下列出我喜歡的網站，在上面你可以買到給不同階段的推薦器材。在我看來，這些網站賣的是最好的肌力訓練與舉重器材。

· Bretcontreras.store, EliteFTS.com, Performbetter.com, Roguefitness.com, Sorinex.com

○○○○○● GLUTE-DOMINANT EXERCISES

臀肌主導的運動

在鍛鍊臀大肌與促進臀大肌發展的運動中，臀肌主導的動作是王者。本章介紹的運動在整個動作範圍中臀肌都有恆定張力，因而被認為是臀肌主導的運動。恆定張力不僅可以最大化臀肌的收縮，也可以把血液留在肌肉內，製造燃燒感與泵感。燃燒感除了可以讓你感受到臀肌腫脹，也與代謝壓力相關，咸認能進一步幫助肌肉發展。

相反的，當你深蹲或硬舉時，臀肌有段時間會相當活化且充滿張力，有段時間則不然。當血液從肌肉中泵出，臀肌獲得休息，代謝產物（肌肉疲勞的分子副產品）就無法累積，肌肉也不會腫脹。若你曾納悶深蹲或硬舉時臀肌為何都沒有泵感，原因就在此。我不是想讓你遠離深蹲和硬舉，這些動作對於臀肌的發展、功能以及表現仍至關重要，但若你的目標是促進臀肌成長、增強肌力，最好優先考慮本章介紹的臀肌主導運動。

結構與組織

這一章分為八節：臀推、臀橋、四足跪姿髖伸、腿後踢、直立式臀推、髖外展運動、髖外旋運動、骨盆後傾運動。做臀推、臀橋和四足跪姿髖伸時，背部都要打直、膝蓋保持彎曲。腿後踢的動作則不屬於臀推的動作模式，因為腿必須伸直才能執行動作，但由於這動作仍大量鍛鍊到臀肌，因此仍舊屬於臀肌主導的運動。

臀推之所以排在最前面，是因為做這運動時肩膀墊高了，髖關節的動作範圍因此變大。臀橋的動作模式類似臀推，但是肩膀位於地面，因而縮減了髖關節的動作範圍。四足跪姿髖伸和腿後踢的動作很容易學習，在任何地方都能操作，所以適合當作啟動訓練，並透過高反覆次數來增肌。直立式臀推其實就是臀推的站姿與跪姿變化式，雖然不如臀推那麼有效，但很適合用來增加訓練的多元性。髖外展運動適合作為燃燒組，並用來發展臀肌的上部。髖外旋運動對運動員來說是必要的，尤其是需要做旋轉動作的棒球或網球選手。最後，骨盆後傾運動是用於診斷或評估，目的在於發展適當的骨盆傾斜動作、最大化臀肌收縮。

臀肌主導的運動

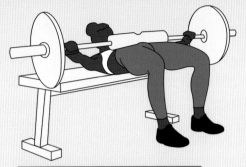

臀推 - 第 306 頁

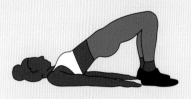

臀橋 - 第 340 頁

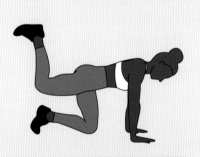

四足跪姿髖伸 - 第 357 頁

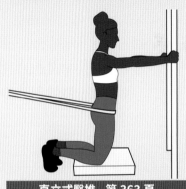

直立式臀推 - 第 363 頁

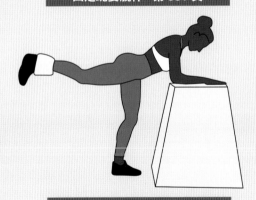

後踢腿 - 第 370 頁

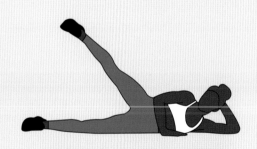

髖外展運動 - 第 378 頁

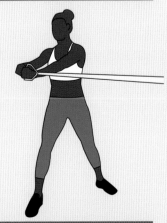

髖外旋運動 - 第 397 頁

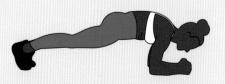

骨盆後傾 - 第 401 頁

臀推

很難想像在 16 年前臀推根本不存在。那之前大家如果想用負重運動訓練臀肌，除了深蹲、硬舉或分腿蹲，別無選擇。而現在，從頂尖的形體選手、健美選手、健力選手、專業競技運動團隊到名人與精通多項運動的人，各式各樣的人都常以各種設備練臀推。說臀推是現今訓練界裡成長最快的運動，並不誇大。

臀推為何大受歡迎呢？自負讓我想將所有功勞往自己身上攬，但真正的原因並不是我。雖然一開始是由我大力推廣臀推，但臀推快速的成長與普及是拜訓練效果之賜。大家寄給我的前後對比圖中的脫胎換骨，大多得歸功於臀推。這些人除了多練臀推，沒有做任何改變，體態就改善了。

雖然這些轉變對於驗證臀推的成效很有幫助，但臀推不僅只能改善體態。首先，正如本章前言，臀推是可以用大重量操作的臀肌動作模式，因此有兩大優勢：

● 由於動作穩定、學習曲線短、可以舉大重量，所以有利於漸進式超負荷。
● 舉大重量有助於增加肌肉張力，而張力是肌肉生長和肌力發展的機制（見第二部，第 80 頁）。

其次，訓練能夠增加負重，你就能制定肌力目標，進而具體衡量自己的進步。目標明確（像是能做一組 10 下、100 公斤的臀推），可以幫助你循序漸進、持之以恆的訓練。相反的，若只是練出好看的外表或實現審美目標，就很難評估效果。因為體態的評價相當主觀，而且可能會拿別人來跟自己比較，並不公允。這可能會阻礙訓練、摧毀你的動力。所以，即使是為了改善體態，也要訂立肌力目標以追蹤自己的進程。數字不會說謊，但眼睛可能會，而且通常對你沒好處。

第三，臀推很容易做。你的雙腳踩地，背靠訓練凳，一共就有三個接觸點，姿勢因而穩定且安全。動作越穩定，學習與操作起來通常就越安全且越簡單。這表示，對於不熟悉深蹲和硬舉這類需要更多協調性、更難學的動作的初學者，你也能提供簡單、安全且有效的臀腿訓練。

除了學習曲線較短外，臀推的動作由於更為穩定，因此能讓臀肌獲得最大活性。

確切而言，在整個動作範圍裡，由於膝蓋保持彎曲，進而抑制了腿後肌群，避免腿後肌群完全啟動。意思是，大腦雖然會收縮腿後肌群，但不會到最大程度，因為大腦知道這不是最適合這個動作的肌肉。所以，膝蓋彎曲做臀推時，中樞神經系統會徵召臀肌完成動作。臀推的動作模式就是因此被歸類為臀肌主導的運動——腿後肌群的作用變低了，臀肌承擔了絕大多數工作。換句話說，和膝關節伸直（如直腿硬舉或背伸展）或膝關節先屈曲再伸直（如深蹲或是滑輪髖屈伸）相比，膝蓋彎曲並伸展髖關節時，臀肌的收縮會更強烈。

　　臀推能有效增長臀肌，另一項原因是強調了髖關節伸展的末端範圍，而臀肌正是在這一區最為活化。臀大肌在收縮的位置下達到最大激發，而在臀推的動作最高點，也就是你鎖住或說完全伸展髖關節的時候，臀肌會強烈收縮。

　　最後，臀推讓你得以用完整的動作範圍移動髖關節。背抬高靠在訓練凳上可以讓髖部在動作最低點也就是起始位置更彎曲（髖屈曲）。於是在抵達動作最高點也就是結束的位置時，和臀橋相較，你必須以更大的動作範圍將髖部抬起。正是較大的動作範圍與在動作最低點維持的張力，讓臀推成為出色的臀肌訓練運動。

練臀推的十個理由

　　我已經解釋過臀推為何適合用來發展臀肌。在這裡，我列出簡明且全面的十大理由說明臀推為何如此有效：

1. 對臀肌施予恆定張力。
2. 能大範圍移動髖部。
3. 臀肌頂峰收縮時有高度張力（髖關節伸展的末端）。
4. 膝關節彎曲的姿勢可以減少腿後肌群的參與，並增加臀肌的做功。
5. 姿勢穩定，技巧簡單，容易學習與操作。
6. 和某些熱門的訓練動作不同，臀推適合所有體型。
7. 可以舉大重量，所以可運用各種負重、組數和反覆次數的組合。
8. 是最安全的下半身大重量訓練，正確操作下，下背會很輕鬆。
9. 可運用高負荷訓練，適合用來建立女性與初學者的信心。
10. 是很靈活的運動，可用不同站距、負重和器材進行訓練。

指引與提示

槓鈴臀推

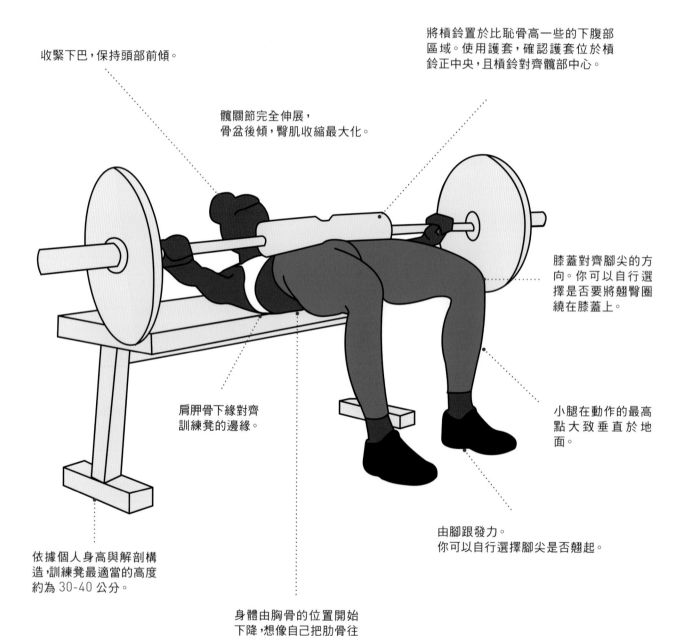

收緊下巴，保持頭部前傾。

髖關節完全伸展，
骨盆後傾，臀肌收縮最大化。

將槓鈴置於比恥骨高一些的下腹部
區域。使用護套，確認護套位於槓
鈴正中央，且槓鈴對齊髖部中心。

膝蓋對齊腳尖的方
向。你可以自行選
擇是否要將翹臀圈
繞在膝蓋上。

肩胛骨下緣對齊
訓練凳的邊緣。

小腿在動作的最高
點大致垂直於地
面。

依據個人身高與解剖構
造，訓練凳最適當的高度
約為 30-40 公分。

由腳跟發力。
你可以自行選擇腳尖是否翹起。

身體由胸骨的位置開始
下降，想像自己把肋骨往
下放。

你馬上會看到（或者你早就知道），依據你身體的位置和使用的器材，臀推又可以分為幾種，包括槓鈴臀推、雙腳墊高的徒手臀推、啞鈴徒手臀推（僅略舉一二）。稍後將詳盡介紹所有動作的變化式，但我想要先談談可以運用於所有變化式的重要指引與提示。可將以下內容當成通用的藍圖，用來練出臀推的完美技巧。

訓練凳的高度：將肩胛骨的下緣對齊訓練凳的前端

臀推的獨特之處在於肩膀會抬離地面。一般原則是將背靠在訓練凳上，肩胛骨下緣對齊椅凳前緣。

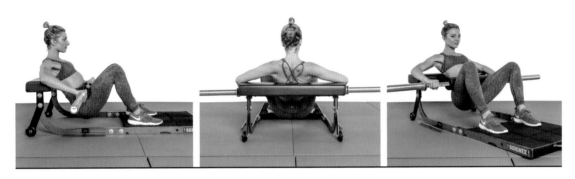

訓練凳的邊緣對齊肩胛骨下緣，這對大多數人來說是最佳的設置。

要做臀推，你需要臀推機、一張訓練凳，或者是有氧踏板搭配加高墊。臀推機是專門為臀推的動作模式所設計，但我知道大多數人無法取得，不過這不成問題，因為幾乎所有健身房都有訓練凳或有氧踏板。重點在於找出適合你的設置。

理想的訓練凳（或踏板）高度約略是 14 吋（35.5 公分）。如果身高較高，也許可以試試看 15-16 吋（38.1-40.6 公分）。如果你比較矮（例如 157 公分，或者更矮），或者你的腿相對比較長、軀幹相對較短，你可能需要把高度降到 12 吋（30.5 公分）。如果健身房的訓練凳都太高，你依舊可以練臀推，但是必須把腳墊高，讓肩膀、髖部和膝蓋在動作最高點呈一直線。椅子若太高，訓練時股四頭肌對動作的感受可能會比臀肌強烈。若太低，訓練時你可能會彎曲背部，而非髖部。

依據你的身高、訓練凳的高度、屁股下是否有墊子，你的屁股可能會在下降的過程中觸碰到墊子或是地板，或者懸空，以後者較為常見。

以下我會介紹臀推的四種設置。首先是臀推機的最佳設置。接著，我會告訴你如何設置平板訓練凳、可調式臥推椅、有氧踏板搭配加高墊。如果你想知道怎麼設置槓鈴，本章末有詳述。至於現在，我希望你能專注在正確的起始位置。

臀推機

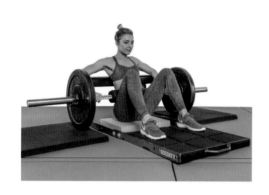

臀推機的高度大約 35.5 公分（高度 40.6 公分再加上 5 公分厚的地墊）。如果椅子太高、邊緣高於你的肩胛骨，請試著像圖片那樣利用墊子來調整，這樣能稍微墊高臀部，使背部處於恰當位置。在極少數的情況下，35.5 公分的高度會太低——不過我身高 193 公分，也沒問題，但若這個高度對你來說太低，使用高一點的椅子是最佳解方。

平板訓練凳

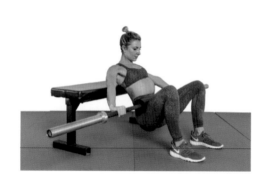

大多數的平板訓練凳高度為 40.6 公分，甚至更高，這對大部分人來說太高了，即便坐在地墊上也還是太高。有些人會調整雙腳位置並讓臀部懸空。如果你要做槓鈴臀推，也許需要不同的設置（詳見第 334 頁）。此外，務必固定好平板凳，確保椅凳不會往後滑或翻倒。這有幾種方法，其中最安全、我最推薦的方法是椅凳緊靠牆壁或深蹲架。你也可以用大重量的啞鈴抵住椅凳、請人坐在椅凳上或請他由後方抵住，但這些都不夠安全有效。

可調式臥推椅

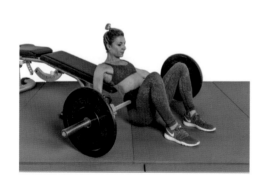

可以往下傾斜的可調式臥推椅是另一個熱門選擇，優點是可以依據身形調整高度、相對穩固、下斜的角度可能會讓背比較舒適，且多數商業健身房都有這項器材。

有氧踏板

有氧踏板搭配加高墊是不錯的選項，因為你可以
將高度調整到適合你的身高。只要加高墊是放在橡
膠地板上，整體就相當穩固，而健身房大都不難找到
橡膠地板。即便如此，我還是建議讓踏板靠著牆壁，
這樣更為安全。許多人喜歡踏板彎曲的邊緣靠在背上
的感受，但多數人會需要鋪上瑜伽墊或毛巾以保護背
部，如圖片所示。最常見的配置是兩邊各五個加高墊
（這樣的高度和臀推機相同）。比較矮的人可以使用
四個，比較高的人可以使用六個。

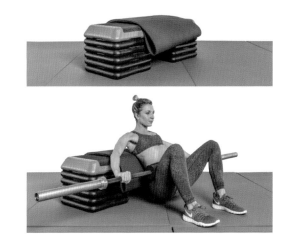

美式臀推

　　美式臀推中，背靠在訓練凳的位置會較高（訓練凳的邊緣會抵在背部中段而非中上
段），所以你的腳會更靠近屁股。與傳統臀推相較，這個動作變化式可以啟動更多的腿後
肌群及較少的股四頭肌。對於練臀推時感覺背部太用力的人，我通常會指定這個變化式。
如果你的背部會痛、有下背痛的病史，或者你練臀推時感到背部張力過高，請試試美式臀
推，或許你會喜歡。

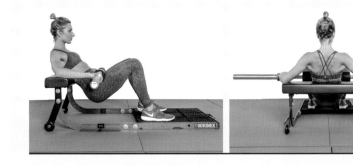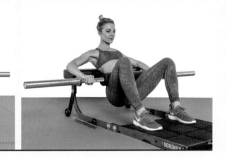

站位＊：小腿大致垂直於地面

　　現在你已經知道背部的位置，下一步是決定腳的位置。肩膀、髖部、膝蓋先對齊，
進入臀推最高點的姿勢是決定雙腳位置的好方法。你或許會需要在鏡子前就預備姿
勢、從側面錄影，或是請朋友確認你的姿勢是否有確實對齊。

　　首先，背靠在訓練凳上，凳子的邊緣對齊肩胛骨下緣。接著伸展髖關節，讓軀
幹約略和地面平行。從這個姿勢開始調整腳的位置，直到小腿大約垂直於地面，這
就是你的起始點。

＊　本書中，雙腳之間的距離、腳與訓練凳或上半身的距離均以 stance 表示，為免讀者困惑，前者譯為站距，
　　後者譯為站位。──編注

在練習動作時，你可以前後調整腳的位置，並仔細留意臀肌激發的程度。你也許會發現你適合膝蓋比小腿靠後的長站位，或者適合膝蓋比小腿靠前的短站位。一般而言，站位越長，腿後肌群的感受越強烈，反之則股四頭肌的感受更強烈。

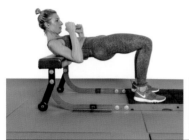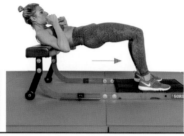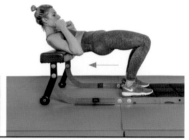

小腿約略垂直於地面　　　　　　　長站位　　　　　　　　　　短站位

站距與腳板壓力：由腳跟發力

一但你決定了適合的站位，接下來就是試驗腳板外開的程度與站距。我個人偏好腳與肩同寬，並保持腳尖朝前、膝蓋向外張開，因為這個姿勢可以最大程度啟動臀肌。但我的學員中也有許多人喜歡窄站距、腳尖朝前，或是喜歡寬站距、腳尖朝外。所以，請儘管試驗，並且採用感覺最棒的姿勢。你或許會覺得某個站距最能鍛鍊臀肌（這正是訓練時應該優先採用的站距），又或許你覺得所有站距都差不多。若你屬於後者，就選感覺最舒適的那一個吧！

雖然雙腳位置可能因人而異，但每個人展開動作的訣竅都一樣：由腳跟發力。以蹠骨球發力，則會將張力轉移到股四頭肌，然後通常還有腿後肌群，不符合訓練目標。

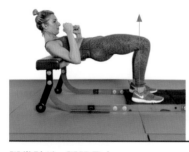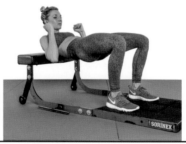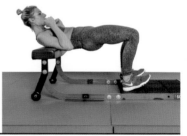

腳掌貼地、腳跟發力　　　　　　　　　　　　　　　腳尖離地

你可以讓腳掌貼地，或是腳踝背屈使腳尖離地。請採用感覺比較舒適且最能啟動臀肌的姿勢。

膝蓋位置：膝蓋往外打開

在伸展髖關節的同時將膝蓋往外打開，不僅可以增加臀肌的活性，也可以讓膝關節處於最佳位置。無論是臀推、深蹲、跨步蹲或硬舉，你的膝蓋通常需要對齊第三腳趾。

如果在動作最低點時膝蓋內夾，不僅會使臀部的張力下降，還會對膝關節造成壓力。然而，如果在動作最高點膝蓋稍微向內，不一定有問題，可能只是你特殊的髖關節及臀肌附著的解剖構造形成的自然動作。

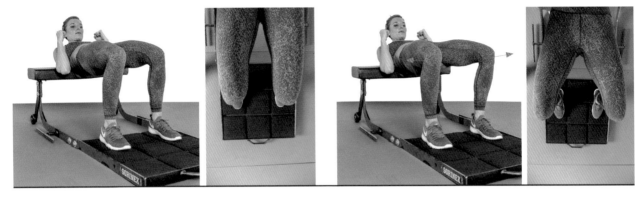

在伸展以及下降髖部時，膝蓋向外推，保持雙腳牢牢踩地。

髖關節位置：髖關節完全伸展

臀肌在髖關節完全伸展時達到最大活性。同樣，目標是讓你的肩膀、髖部以及膝蓋呈一直線。想像一下縮緊臀肌，直到髖關節完全伸展，並且在動作最高點暫停片刻。這一秒的停頓可以增加肌肉承受張力的時間，而且確保動作有適當的節奏與受到控制。不要為了做更多下而忽略了動作範圍。如果你無法完全伸展髖關節，請結束這一組，並重新開始。

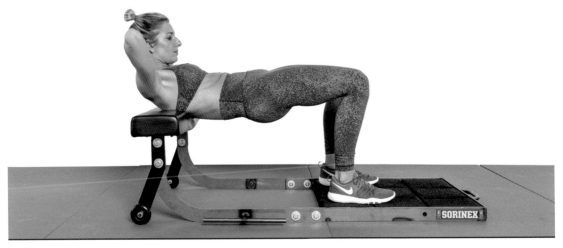

當髖關節完全伸展時，你的膝蓋、髖部、肩膀應大致呈一直線。

脊椎的力學：由胸骨往下降

　　我剛開始傳授臀推時，在脊椎一骨盆姿勢上並沒有給予任何提示，導致某些人的下背疼痛。為了解決這個問題，我研究出美式臀推，並且嘗試不同的脊椎一骨盆策略。我發覺，當大多數的人以肩胛骨的下端為鉸鏈、並維持頭部前傾的姿勢時，臀肌可以得到最大激發，下背痛的發生率也較低。於是，我便採用「頭部前傾」與「肋骨下壓」的動作提示。

　　雖然這些提示成效良好，但一些客戶在訓練凳上來回起落時仍有下背痛。所以最近我開始使用另一個提示：「由你的胸骨往下降」。這個提示可以帶來更多的骨盆運動，更精確而言，是在動作最高點的骨盆後傾，這可降低豎脊肌的激發、幫助人們在訓練時更強烈感受到臀肌，且避免下背痛與不適。儘管這個提示對多數人似乎都有效，你仍應該嘗試第 317 到 319 頁所列的脊椎一骨盆策略，並採用最適合你的選擇。

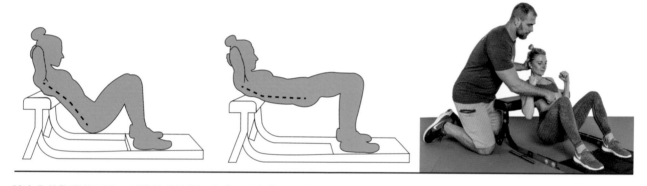

請由你的胸骨往下降，以使骨盆後傾。你也可以想像成在伸展髖關節時，胸廓保持下壓。

頭部擺位：收緊下巴

　　頭部前傾的姿勢不止可以讓你的身體正確對齊，也能讓臀肌承受張力，而非豎脊肌和腿後肌群。其運作方式如下：

選擇一：頭向前看／收緊下巴

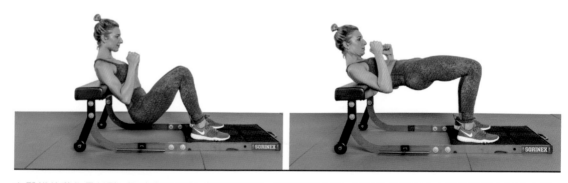

在臀推的動作最低點，眼睛直視前方。抬起髖部時，保持目光向前，所以你的脖子會在動作過程中屈曲向前。你也可以在過程中提醒自己伸展髖關節時下巴往胸前收。

　　雖然我未曾聽過任何人因為收緊下巴而受傷，但有人認為屈曲頸部有害、會導致受傷。不過你的脖子並未負重，所以其實不需要擔心。然而，若你感覺不對，就在整個動作範圍內維持頭頸部中立。如照片所顯示，採用此方法時，你的臉會在臀推的最高點朝上看。除非動作中或結束後你感到疼痛，否則這姿勢就沒有錯，僅是一種變化式。我的顧客中可能有十分之一偏好這個方式。

選項二：頭和脖子維持中立

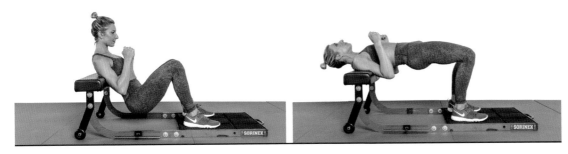

眼睛向前看。抬起髖部時，保持頭部和脊椎中立。

繃緊：繃緊核心肌群

　　繃緊核心可以增加脊椎的穩定度，避免脊椎過度伸展，並且讓你有更好的表現。方法很簡單：在動作的最低點深吸一口氣，接著繃緊腹肌、腹斜肌還有橫膈肌來「鎖住」脊椎。

臀推器材的演進

　　臀推在過去十年不斷發展，其訓練設備也是。起先是 Skorcher，然後是臀推機，而現在選項更多，包括翹臀機、臀部訓練機以及諾德士臀舉機。

　　其實臀推僅需要一張穩定的椅凳。所以，千萬別認為一定要花費數千美元才能舉臀。然而，這些設備畢竟是專為臀推所設計，可以使動作前的準備與執行更簡便。

　　我無意向你推銷任何一種設備，再次強調，不用這些機器也能臀推。但每一種設備都有優缺點，若你想自己買一台，或者你的健身房有這些機器，那麼多了解一些可能會有幫助。

SKORCHER

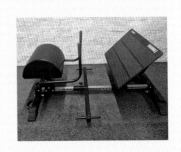

　　Skorcher 依舊是我最喜愛的臀推訓練機器。因為它很舒適、使髖關節有最大的運動範圍，把手又提供了額外的穩定度，做單腿和雙腿的臀推都超級棒。缺點是只能以彈力帶增加阻力，而且機器不是為槓鈴所設計，所以你能做的會有限。

臀推機 Hip Thruster

　　和其他更新穎的機械相較，臀推機或許最不酷炫。但它最便宜、最不占空間，而且可以進行各式各樣的臀部訓練，像是槓鈴和彈力帶臀推、髖外展訓練、保加利亞分腿蹲、彈力帶硬舉等等。只有一點需要注意，就是槓鈴設置起來有些麻煩，比較理想的做法是將槓鈴滾到架高的表面上，以讓髖部就定位。但是臀推機功能多、尺寸小、價格低，所以成為家庭健身室和大多數健身房的最佳選擇。

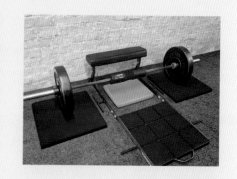

翹臀機 Booty Builder

　　翹臀機是最昂貴但使用起來最順暢的機器。在臀推前，你先將皮帶扣在腰際，並且以配重片上的插銷調整負重，這使得翹臀機成為最方便調整重量的機械。你也可以利用彈力帶練滑輪跪姿臀推。只是翹臀機相當昂貴、占空間，且功能有限，意思是它是專為臀推設計的。

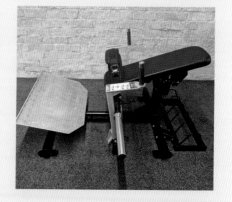

臀部訓練機 Glute Builder

　　臀部訓練機有如臀推機器中的瑞士刀。臀推機可以練的動作，臀部訓練機都能做，除此之外還可以練各種四足跪姿髖伸和俯臥髖超伸，此為這個機器的獨到之處。而且臀部訓練機內建槓鈴架，很容易裝載重量。價格和尺寸則為中等。

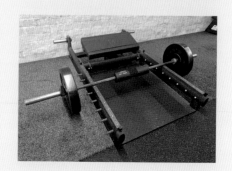

諾德士臀舉機 Nautilus Glute Drive

　　這種臀舉機容易裝載重量，且設計符合人體工學，讓你能維持良好姿勢。諾德士公司將臀舉機的外形設計得相當適合放在健身房。然而，它的設置並不適合每一個人。有些人在訓練過程中股四頭肌感受太強烈，也有許多人抱怨護墊會陷進髖部。但是動作執行起來相當流暢，且相當安全，所以是很棒的設備。就如其他機械，臀舉機既笨重又稍貴，若要放更多備用槓片，也需要相當的擺放空間。

　　我的臀肌研究所有上述所有的臀推機器，且基於不同理由，它們也都很有價值。有趣的是，在我這裡訓練的人並沒有明顯偏好哪一部。

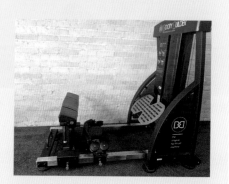

脊椎 ── 骨盆訓練策略

關於臀推，其實並沒有舉世通用的正確執行方式。多數人遵循臀推的指引和提示就能操作，但有些人也許需要試驗不同的策略才能得到想要的效果：最大化激發臀肌而不傷害身體。

你可以從本節概述的脊椎 ── 骨盆訓練策略（脊椎和骨盆的位置）中挑選。每個策略都有優缺點，且每個人適用的策略也不同。你也許會發現舉起髖部時若稍微超伸展脊椎，可以最有效地激發臀肌。如果你沒有感到疼痛或者身體磨損，或許這正是最適合的策略。一如我提供的動作變化式，我建議你嘗試不同的訓練策略，找出最適合你獨特體型與動作力學的那一種。

脊椎中立

也許最普遍、最多人傳授的脊椎策略是保持脊椎與骨盆中立：頭、胸廓以及髖部呈一直線。但這是我最不喜歡的選項，因為使用這個策略表示髖關節完全伸展時，頭會向後傾斜，而根據我的經驗，這樣的姿勢幾乎必然會讓你在做到最後幾下時過度伸展脊椎，採用此技巧的舉重者在快要力竭時常拱起胸膛。但許多教練會傳授脊椎中立的策略，所以我覺得有必要在這裡介紹。

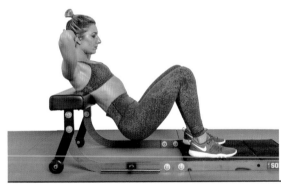
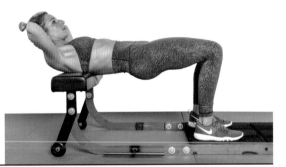

脊椎中立：動作最低點　　　　　　　骨盆後傾：動作最高點

在動作最低點脊椎中立，在動作最高點骨盆後傾

另一選項是在動作最低點保持脊椎和骨盆中立，接著收起下巴，這樣當你抵達動作最高點或說髖關節完全伸展時，骨盆就會稍微後傾。沒錯，脊椎會在動作最高點略為屈曲，但那是因為你縮緊臀肌。縮緊臀肌，便可穩固與保護下背，且使你的豎脊肌關機，如此可以大量減少壓迫性負荷，而這也能保護脊椎。此外你還能最大化激發臀肌，而這正是臀推的主要目的。但你也不該過度骨盆後傾，僅需要些微後傾、胸廓下壓即可（此時常需頭頸前傾、眼睛盯著前方）。我推薦這個策略給下背易疼痛的人。

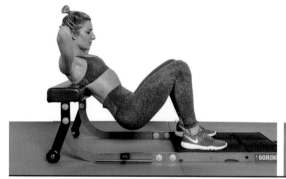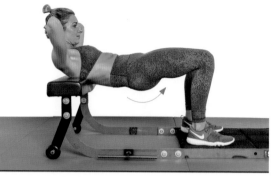

脊椎中立：動作最低點　　　　　　　　　　骨盆後傾：動作最高點

在動作最低點與最高點骨盆後傾

　　你也可以在整個動作範圍都維持骨盆後傾。方法是些微捲腹、收下巴，所以動作過程中目光會由往下變成往前。在動作最低點時下壓胸廓，保持些微圓背，然後維持這個姿勢，將髖部抬升至動作最高點。這個策略適用於部分客戶，但並非我的最愛。

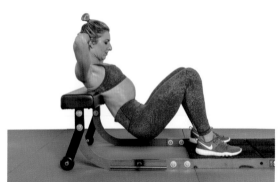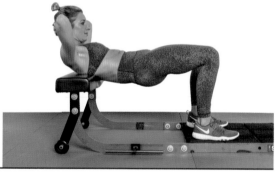

骨盆後傾：動作最低點　　　　　　　　　　骨盆後傾：動作最高點

在動作最低點骨盆前傾，動作最高點骨盆後傾

　　這是我最愛的策略，可能也是最受歡迎的。我和大多數客戶都以這種方式臀推。在動作最低點，你稍微伸展脊椎且前傾骨盆，接著在動作最高點反過來，些微屈曲脊椎且後傾骨盆。

　　多數人都可以妥善承受這個策略。研究顯示這個方法可以讓人舉更重，因為髖關節在深度屈曲時最為有力，而骨盆前傾就類似髖屈曲（一如骨盆後傾近似髖超伸），但你仍需要以臀肌的力量鎖住髖關節好完成動作。要以此動作模式做臀推，可以想像自己在動作最低點挺胸、在最高點下壓胸廓。你也可以想像由你胸骨以下的部位發起動作。

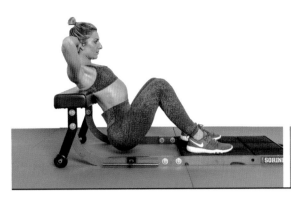 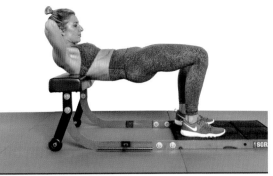

骨盆前傾：動作最低點　　　　　　　　　　骨盆後傾：動作最高點

錯誤與修正

　　只要依循上述指引，就可以避免許多常見的錯誤。然而，了解個別錯誤為何不盡理想、如何修正，這件事也很重要。你同樣也需要知道如何調整站位及姿勢，以使臀肌得到最大激發，還有訓練時如何繞開傷痛部位及避免疼痛。

錯誤：脊椎過度伸展

　　脊椎過度伸展（也就是過度弓背），會將張力從臀肌轉移到下背肌肉。這常發生在骨盆前傾又伸展髖關節時，也就是骨盆的前端下降而後端上升的姿勢。試圖舉起超乎自己臀肌能力的重量時，經常會犯這種錯誤，這時有些人不是用臀肌完成動作，而是以下降骨盆且過度弓背的方式嘗試鎖住髖關節。之所以如此，可能是因為臀肌虛弱、生物力學或技巧不良。

錯誤	正確
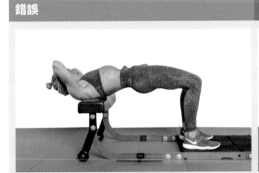	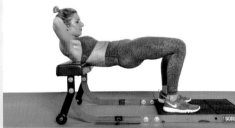

注意保持胸廓下壓，維持骨盆後傾，當動作穩定時，軀幹與地面大致呈水平。

骨盆前傾：動作最高點　　　　　　骨盆後傾：動作最高點

錯誤：在訓練凳上下滑動

　　在訓練凳上就預備動作時，若位置太高或太低，訓練過程中常會上下滑動。這可能會將張力從臀肌轉移至股四頭肌。

修正：
背靠在訓練凳上，肩胛骨下緣對齊訓練凳邊緣，且在過程中保持這個位置。

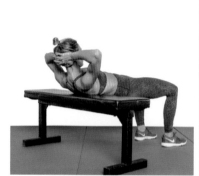
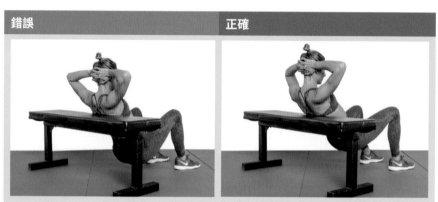

錯誤　　　　　　　　　正確

錯誤：髖關節伸展不足

　　舉太重或反覆次數太高時，常會無法鎖住髖關節。每一下都必須完全伸展髖關節，這很重要，因為這樣才可以最大程度啟動臀肌。

修正：
減少負重，在髖關節完全伸展時停頓一秒鐘，專心縮緊臀肌。如前所述，肩膀、背部、膝蓋應該與軀幹保持一條線，並和地面平行。無法完成完整的動作範圍時，就停止訓練。

錯誤：股四頭肌的感受太強烈

　　如果你覺得股四頭肌的張力過大或者臀大肌張力不足，請嘗試以下的修正方法。

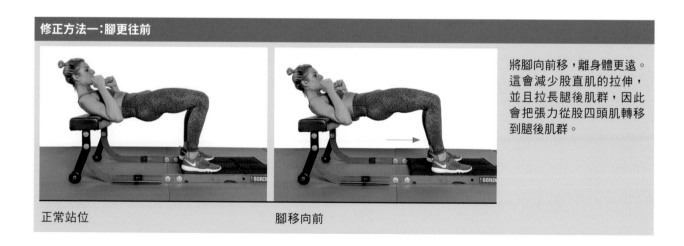

修正方法一：腳更往前

將腳向前移，離身體更遠。這會減少股直肌的拉伸，並且拉長腿後肌群，因此會把張力從股四頭肌轉移到腿後肌群。

正常站位　　　　　　　腳移向前

修正方法二：用迷你彈力圈或阻力帶繞住雙膝

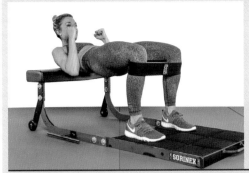
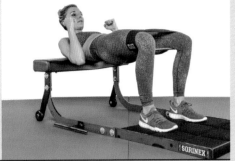

以迷你彈力圈或阻力帶（翹臀圈）繞在膝蓋下方或上方。如此並不會減少股四頭肌的張力，但能增加臀肌張力。

翹臀圈繞在膝蓋下方　　　　　翹臀圈繞在膝蓋上方

修正方法三：腳跟發力

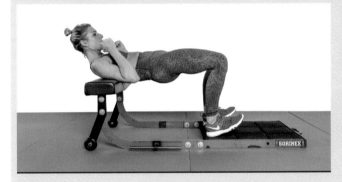

專心用腳跟發力。你可以藉由背屈踝關節來抬起腳趾，以促使腳跟發力。

腳踝背屈

修正方法四：使用較矮的訓練凳

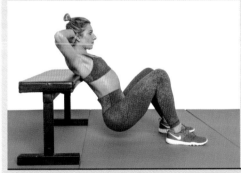
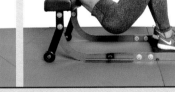

降低訓練凳的高度大有幫助，這樣腿就不用出太多力來穩定身體。如果訓練凳太高，你就要更用力抵住背，而這會增加股四頭肌的張力。

訓練凳（較高）　　　　　臀推機（較低）

修正方法五：髖超伸時眼睛向上看

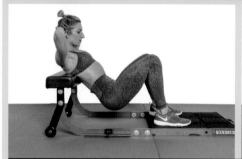

中立姿勢

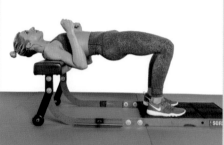

髖超伸時往上看

對有些人而言，往上看更能激發臀肌。此技巧每5-10名客戶約有1人奏效，通常是臀推時股四頭肌感受太強烈的人。

修正方法六：做美式臀推

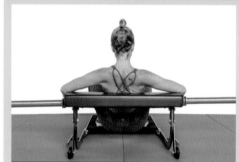

臀推

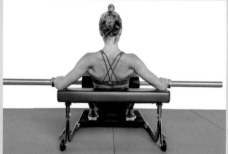

美式臀推

將背部往訓練凳上方移，做美式臀推（第311頁），這會縮短槓桿，而由於上半身會自然而然地前傾，這會變得更像是骨盆傾斜的運動。

錯誤：腿後肌群的感受太強烈

若臀推時覺得腿後肌群出力太多，基本上就要把「股四頭肌感受太強烈」的修正方法反過來做。

修正方法一：雙腳更靠近髖部

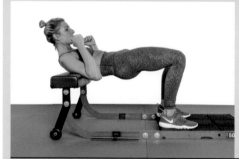

正常站位

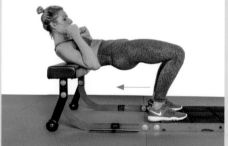

腳向後移

腳更靠近你的身體，會把張力從腿後肌群轉移到股四頭肌，對某些人而言這樣更能感受到臀肌的激發。

修正方法二：用迷你彈力圈或阻力帶繞住雙膝

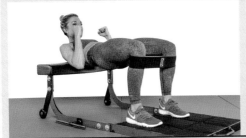

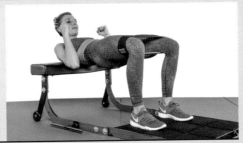

翹臀圈繞在膝蓋下方

翹臀圈繞在膝蓋上方

以迷你彈力圈繞住膝蓋，如前所提，這會增加臀肌的張力。

修正方法三：整個腳板踩地發力

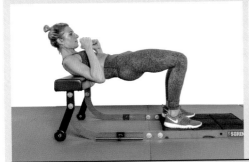

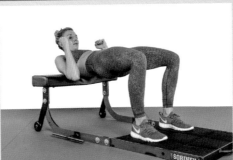

整個腳板踩地

以整個腳板（包括腳趾）而非腳跟踩地發力。（當然，不要背屈踝關節或翹起腳趾。）

修正方法四：使用較高的訓練凳

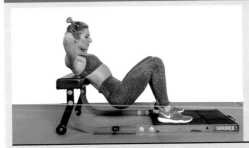

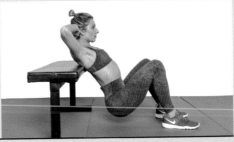

臀推機

訓練凳

增加訓練凳的高度，可以將張力從腿後肌群轉移到股四頭肌。

修正方法五：骨盆後傾且眼睛向前看

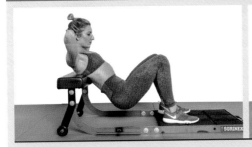

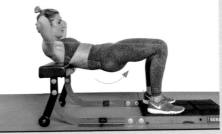

中立姿勢

骨盆後傾且眼睛往前看

對大多數人，尤其是臀推時腿後肌群的感受常更強烈的人，這是最佳方法。

繞開疼痛部位的訓練

下背痛

下背會痛，幾乎都是因為在動作最高點時脊椎過度伸展與骨盆前傾。通常只要維持脊椎中立或稍微後傾骨盆就可以改善。學著在臀推的最高點眼睛向前看、胸廓保持下壓，並且收好下巴。

薦髂關節疼痛

薦髂關節痛相當棘手，因為用以強化臀肌的運動像是臀推和臀橋，理論上應該有助於預防薦髂關節痛，卻也常使疼痛加劇。這又是必須傾聽身體訊號的時候。若臀推會使疼痛發作，請考慮休息數週。回歸訓練時，請避開使你疼痛的動作範圍，慢慢來，不要操之過急。隨著時間過去，臀肌肌力增強後應該可以改善長期的薦髂關節疼痛，但要拿捏好中間的平衡，不要過度訓練臀肌。

膝蓋疼痛

臀推時膝蓋如果會痛，原因大多不是姿勢錯誤（甚至和膝蓋內夾也無關），而是股四頭肌高度活化的間接結果。解決之道是採取多樣化訓練，並且降低大重量臀推的次數，例如做槓鈴臀橋或 B-stance 前後腳臀推。要降低股四頭肌的張力，你可以減輕負重、把腳墊高、調整站位、用彈力帶繞住膝蓋、改採用臀橋的變化式。

頸部疼痛

臀推時脖子會痛，原因通常是脖子無力。許多人不知道臀推時收下巴或眼睛向前看其實相當費力，這並不是因為這麼做會拉傷脖子，而是因為要維持脖子的姿勢相當累人。因此許多人的疼痛其實是肌肉痠，而非源自不良動作力學的疼痛。如果你每次臀推時脖子都會疲勞，可能需要考慮做些強化脖子的運動。然而，如果收下巴或導致急性疼痛（有些人真的會這樣），試著往上看、將頭往後傾斜或維持中立姿勢。保持無痛絕對是首要任務，調整姿勢後仍能好好鍛鍊臀肌。

上背刮傷

上背刮傷幾乎都是因為訓練凳的襯墊不夠厚。如果你試圖以增強式跳箱或其他堅硬的平面做臀推，背部就會擦傷、瘀青。這就像臀推時不使用槓鈴護套，我們並不推薦這麼做。很顯然，使用訓練凳並搭配足夠的襯墊較為理想，並且就能解決此問題。如果沒有訓練凳，你也可以用瑜伽墊或是平衡墊做為襯墊。

手腕疼痛

手腕疼痛較常見於槓鈴臀橋，因為身體在動作最高點時會呈現下斜的角度。但這偶爾也會在臀推時發生。在這兩種情況下，疼痛都是因為腕關節過度伸展所致。解決方法相當簡單：維持手腕中立的姿勢。

髖部疼痛

髖部疼痛幾乎都是因為沒有使用槓鈴護套，或預備姿勢沒做對。

臀推安全守則

為了確保臀推時安全無虞，你必須留意以下幾點安全守則：

- 確保訓練凳穩固。不穩定的訓練凳相當危險，尤其是舉大重量時。如果凳子往後傾斜或滑動，就可能導致受傷。你可以將訓練凳靠著牆壁或深蹲架來固定。
- 確保訓練凳的襯墊夠厚，以保護上背部。
- 在做臀推的槓鈴變化式時，為了保護骨盆，請使用槓鈴護套或其他較厚的墊子，例如瑜伽墊。
- 下背不適是臀推最常見的問題。試驗第 317 到 319 頁的脊椎—骨盆策略很重要，不過大多數人保持下巴收緊且胸廓下壓即可避免下背疼痛。
- 設置臀推專用的區域，裡頭備齊所有設備與配件。這尤其適用於執業中或擁有健身房的教練，以及有家庭健身室的人。除了確保安全外，擁有臀推的專用區域，也可以讓這項訓練更容易進行。反過來說，如果每次想練臀推時都必須整理所有設備，你就更不可能去練了。更糟的是，由於架好所有設備需要多道步驟，最後你的訓練很有可能不盡理想。

臀推的種類

　　依據腳的位置，臀推共分為五種。以下介紹的是徒手變化式。之後我將說明各類臀推如何以不同的設備增添阻力與負重。

　　選擇臀推動作的變化式需要考量許多因素：你的目標、你可以使用的設備、你當天的感受等等。你可以從下列類別中挑選。如果你剛起步，想要學習正確的臀推方法，或者你想要舉大重量，那麼請選擇雙腿臀推。如果手邊沒有任何重量器材，單腿臀推或許是最佳選擇。若你想將張力由股四頭肌轉移至腿後肌群，可以採取腳墊高的變化式。

雙腿（雙側）臀推

　　這是最容易執行的變化式，對於舉大重量來說最為理想，且最能激發臀肌。你的雙腳著地，背靠訓練凳。因為有多個支點，動作相當穩定且安全。

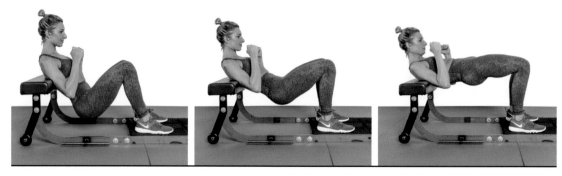

首先，請先確認訓練凳牢靠、不會向後滑。坐在地板上，上背靠著訓練凳。肩胛骨下緣對齊訓練凳的前緣，然後調整你臀推的站位。如果只是徒手訓練，則彎曲你的手臂、三頭肌緊靠在椅子上、雙手握拳。接著，以腳跟發力，膝蓋往外推，並在收縮臀肌的同時將髖部往上舉起。想像用臀肌把髖部向上抬，所以動作發生在髖關節，而非脊椎。髖關節完全伸展時，專心以最大力氣縮緊臀肌一秒鐘。保持背部與手臂牢牢靠在椅子上，在做下一次之前，穩定地控制身體下降至最底點。

單腿（單側）臀推

　　這個變化式稍微難一些，因為你在地面只有一個支點，只能以一腳來穩定身體。這種臀推相當棒，因為用較低的負重與反覆次數就能獲得良好訓練。雖然與雙腿臀推相較，臀肌活化程度略低，但單腿臀推仍舊值得納入課表。

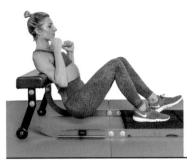
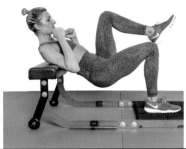
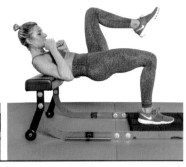

動作前準備跟雙腿臀推一樣：確認訓練凳夠穩固，不會往後滑。上背靠在椅子上，彎曲手臂，三頭肌緊靠在椅子上並且雙手握拳（或者讓手臂呈T字狀）。肩胛骨下緣對齊訓練凳前緣，雙腳就你臀推的站位，並靠攏對準身體中線。以膝蓋往胸部靠攏的方式抬起一條腿。請注意，你可以如圖所示保持膝蓋彎曲，或者將腳伸直，這隨個人喜好而定。執行動作時，請由腳跟發力，將髖部抬至大略與膝蓋和肩膀呈一直線，且在到達最高位置時縮緊臀肌。

B-stance 前後腳臀推

前後腳臀推基本上是單腿與雙腿變化式的混合。腳不必抬離地面，而是雙腳在地板上稍微一前一後，以提供平衡與穩定。因為對於協調性的要求比單腿變化式還低，所以動作更容易執行。關鍵在於伸得較長的那隻腳只能用來平衡與穩定。伸展髖關節時，後腳（較靠近身體的腳）應該出 70%的力，而前腳則是 30%。我推測當你舉得更重，例如做大重量前後腳槓鈴臀推時，前腳無可避免會更出力來平衡重量，如此一來便違背了盡可能以單腿承重的目的。所以前後腳臀推最好以低負重訓練，和單腿臀推一樣。

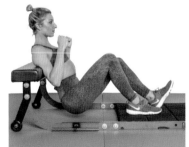
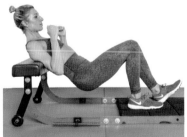
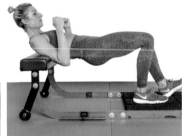

肩胛骨下緣對齊穩固的訓練凳前緣，雙腳就你的臀推站位。接著一腳往前伸，腳跟放在另一腳前方，腳趾保持翹起。執行動作時，請以靠近身體那一腳的腳跟發力將髖部抬起。請謹記，前腳只是用來平衡與穩定，換句話說，伸展髖關節時，前腳不要主動用力推地。

蛙式臀推

　　蛙式泵浦，如同我在第 348 頁所介紹，是熱門的臀肌運動，執行時通常背部著地。然而，你也可以將肩膀或腳墊高，以增加髖關節的動作範圍。如果墊高肩膀，就變成臀推的動作模式，所以這個動作稱為蛙式臀推。和其他臀推變化式比起來，我不常指定客戶做蛙式臀推，因為無法添加太多負重，且有些人做起來股四頭肌的感受太強烈。所以，請把蛙式臀推及其變化動作當作偶一為之的訓練，用來增加變化性。我推薦使用較小的訓練凳（照片中的臀推凳高度為 30.5 公分），並做低負重、高反覆次數。

彈力帶繞髖的蛙式臀推　　　　　槓鈴蛙式臀推　　　　　　　啞鈴蛙式臀推

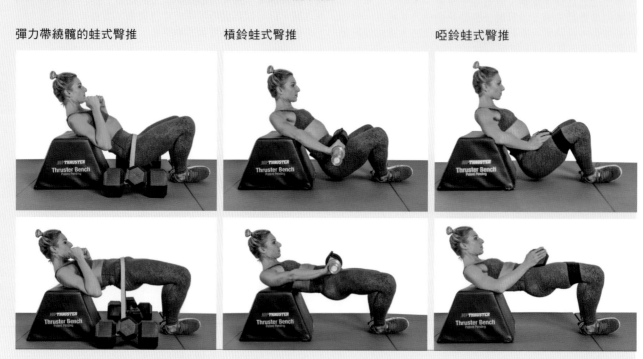

雙腳墊高的臀推

　　把腳墊高，放在跳箱、踏階、椅子或者訓練凳上，可以使髖部動作範圍增加近一倍。如此也更能激發腿後肌群，並且降低股四頭肌的活性。若你的股四頭肌在訓練過後擠不出力氣來，希望將張力轉離股四頭肌，或是你想增加動作範圍，就很適合採用這個變化式。採取徒手訓練或使用輕量的啞鈴及彈力帶訓練會是最棒的方法。

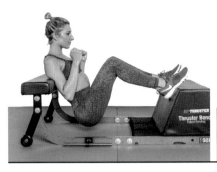
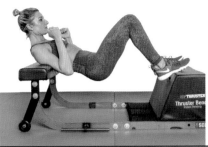
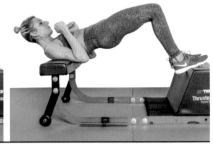

取一穩固跳箱。你做臀推時，腳趾通常會踩在地板的哪個位置，跳箱就放在哪裡，然後就臀推的預備姿勢。你可以用腳掌中央抵住邊緣，這樣會更多練到臀肌，或者將腳跟放在跳箱頂部、腳趾朝上，如此會更多練到腿後肌群。調整跳箱的前後位置，使膝關節在動作最低點時角度略大於 90 度。做的時候以腳跟或腳掌中央發力，將髖部往天花板推，直到髖關節鎖住。髖關節完全伸展時，用力縮緊臀肌一秒鐘。

單腳墊高的臀推

　　一如雙腳墊高的臀推，此種單腿變化式會增加髖關節的動作範圍，並且將張力轉移至腿後肌群。然而，由於穩定度的需求更高，此動作挑戰性會更大。為了追求最佳訓練效果，最好維持低負重，並且專注在正確的動作形式（大腦肌肉連結）。

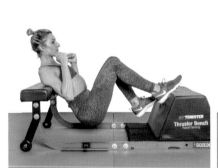
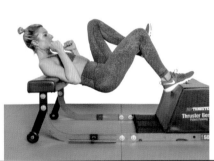
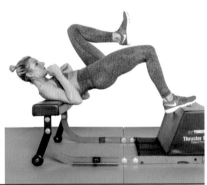

在訓練凳或是跳箱前進行動作準備，前方再放一個跳箱。跳箱的邊緣應該要在你做臀推時腳通常會踩在地板上的位置。你可以用腳掌中央抵住邊緣，這樣會更多練到臀肌，或者將腳跟放在跳箱頂部、腳趾朝上，如此會更多練到腿後肌群。接著，雙腿靠攏，對準身體中線。抬起其中一條腿，將膝蓋往胸部靠攏。請注意，你可以如圖所示保持膝蓋彎曲，或者將腿伸直，隨你的喜好而定。讓肩胛骨的下緣對齊訓練凳的前緣，手肘向後抵，以腳跟發力，伸展髖關節。在動作最高點時縮緊臀肌，並且穩定地控制回到最低點的動作。

負重與設備的變化式

你可以在五大類臀推中，以啞鈴、彈力帶、槓鈴創造各式變化。就如不同變化式可以提供些許不同的動作刺激，不同器材也會替臀推增添不同元素。

你不需要擁有全部列出的配件與器材，但這些設備能提升臀推的訓練體驗，且讓你有更多選擇，這一點也很重要。舉個例子，你或許每週練臀推三天，但是其中一天你使用槓鈴訓練，而另外兩天則是用彈力帶或啞鈴。

彈力帶繞膝的變化式

若要增加臀推的臀肌張力，彈力帶（翹臀圈）是我最喜歡的工具。在膝蓋上方或下方繞上彈力帶後，就得使力將膝蓋往外打開以抵抗彈力帶向內的阻力，這樣會增加臀肌的活性，尤其是臀肌的上部。

彈力帶繞膝臀推

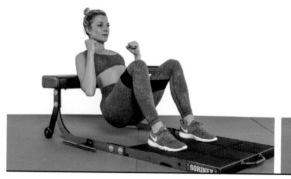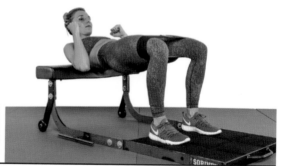

雙腳墊高的彈力帶繞膝臀推

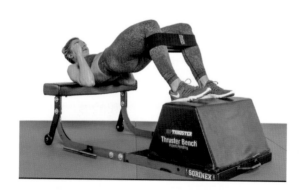

要訓練雙腿彈力帶繞膝的徒手變化式，僅需將彈力帶繞在膝蓋上方或下方，雙腳就舒適站位，膝蓋撐開彈力帶。膝蓋繼續抵住彈力帶，接著伸展髖關節，在完全伸展時用力縮緊臀肌。將髖部下降至地板時，膝蓋持續往外打開撐住彈力帶。

單腿彈力帶繞膝臀推

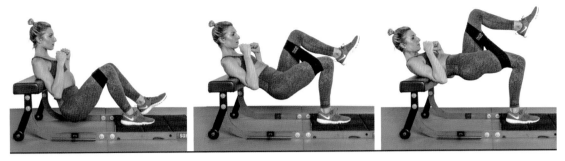

你也可以用彈力帶來為單腿臀推增添阻力。在執行這個變化式時，將彈力帶繞在膝蓋上方，接著抬起一腿以拉長並撐開彈力帶。腳抬得越高，彈力帶就被拉得越長、越難撐開。關鍵在於整個動作範圍都要讓彈力帶保持相同長度。正是拉開彈力帶的這個動作，增加了臀肌的活性。

　　有件事也很重要：彈力帶可以搭配啞鈴、槓鈴、髖部彈力帶一起訓練。增加臀推負重後，有時你的股四頭肌和腿後肌群會感受到較多張力，這不是因為臀肌沒有啟動，事實上，臀肌啟動的程度更高，只是額外的負重促使腿部其他肌肉更加用力。若有此情形，在使用啞鈴、槓鈴、髖部彈力帶時，可以再用一條彈力帶以進一步激發臀部。彈力帶與其他形式的阻力並用的好處是，無需使用過多重量或執行多次反覆次數，即可得到不錯的泵感與燃燒感。然而，假設你想要追求 1RM，或是想做出更高的反覆次數，就最好不要用彈力帶。

彈力帶繞膝的啞鈴臀推

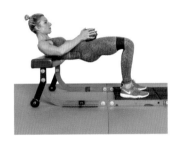

啞鈴的變化式

　　啞鈴應該是新手增加臀推負重的第一站，從輕重量開始，然後逐步增加。當你熟悉了這個動作，就可以嘗試槓鈴的變化式。一般來說，我會建議以啞鈴臀推訓練高反覆次數及燃燒組。請確保啞鈴對齊髖部中央，以正確執行啞鈴臀推的變化式。在抬升與下降髖部時，啞鈴也都要固定在骨盆上。抬起髖部時，可能會需要稍微把啞鈴往前滾，而在下降時需要往後滾，保持重量位於骨盆中央。如果你練的是雙腿臀推，請握住啞鈴外側。若是單腿臀推，請將握把放在踩在地面那一腿的髖屈肌上。

啞鈴臀推

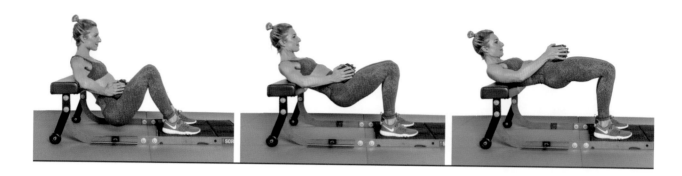

雙腳墊高的啞鈴臀推

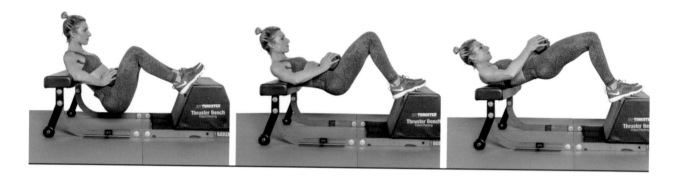

單腿啞鈴臀推

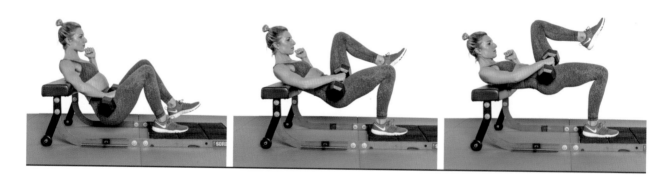

B-stance 前後腳啞鈴臀推

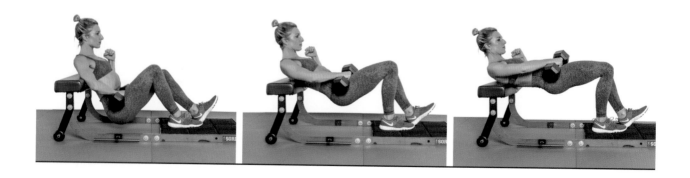

單腳墊高的單腿啞鈴臀推

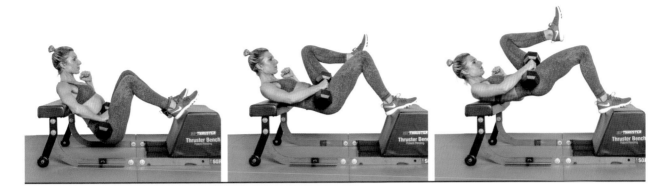

槓鈴的變化式

槓鈴臀推是挑戰肌力以及增加臀推負重的絕佳方式。設置法有數種,取決於你的身高及臥推椅的高度。如果你沒有理想的設備,像是高度 35.5 公分的臥推椅或者適合你身高的器材,那麼一開始要將槓鈴擺到正確位置便有點棘手。不過一旦掌握訣竅,並且假設你有正確的設備,槓鈴臀推就不會比把槓鈴由深蹲架取下來得困難。

放置槓鈴

做槓鈴臀推時,槓鈴的理想位置是恥骨稍微往上的下腹部。我建議使用槓鈴護套、漢普頓槓鈴護套(Hampton bar pad)或是平衡墊。如果你無法獲得以上任一種,也可以摺疊瑜伽墊,只是效果就沒有那麼好。如果槓鈴依舊讓髖部感到疼痛,你可能需要搭配其他材料來加厚護套。另一個重點是確保護套放在槓鈴中央,使槓鈴對齊你的髖部中央。

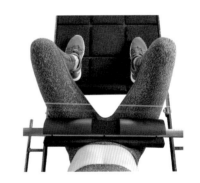

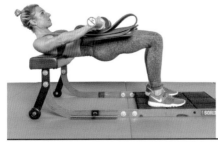

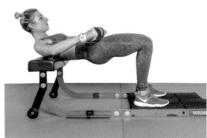

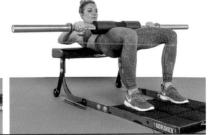

雙重護墊:槓鈴護套+瑜伽墊　　　　單層護墊:槓鈴護套或臀推護墊

滾至正下就位法

滾至正下法是讓槓鈴就定位最常見的方法。第一步是讓肩胛骨下緣對齊訓練凳前緣。接著採取坐姿，手向前伸，把槓鈴滾過大腿，直到位在髖部上。如果訓練凳過高，你可以坐在平衡墊上，讓背部處在理想的位置。然而，將髖部墊高也可能使得槓鈴更難滾過大腿。可以將槓鈴放在兩片橡膠墊上（3.8 公分厚的墊子最為理想）或是使用專門的槓片（臀推槓片），讓槓鈴能落在正確位置。如果你沒有墊子或槓片，也許要將槓鈴稍微抬起，再將腳推到正確位置。要退出時，僅需要坐下，然後把槓鈴推離你的腿。

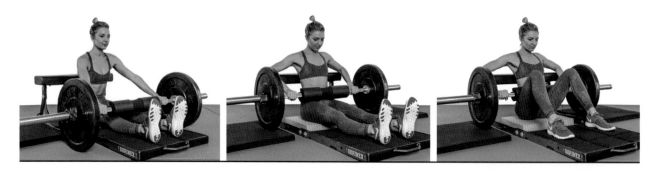

若沒有專門的槓片（臀推槓片）——這種器材在健身房仍不多見，你可以將槓鈴拉至包膠槓片或 3.8 公分厚的墊子上。這對於股四頭肌壯碩、需要把槓鈴抬高的人是必須的，這樣他們才可以就良好的臀推位置。

下至上就位法（高臥推椅的第一種選擇）

在臀推機成為商業健身房的必備器材之前，一張平坦、穩固的多功能臥推椅一直是最普遍的選擇。關鍵是——這點至關重要，要讓椅凳穩穩靠著牆壁或深蹲架，防止椅凳滑動或向後傾斜。在不牢固的椅凳上臀推將釀成災難。

許多臥推椅都堪用，但對於這個運動而言，仍有不少椅凳都太高了。如果你無法找到高度合適的椅凳，動作前可能要先用手臂撐起髖部，讓背部處於正確位置。

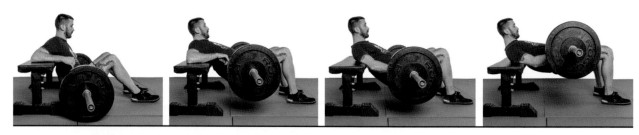

將槓鈴滾過雙腿以及髖部。接著，前臂放在臥推椅上，雙腳往屁股移。雙腳踩地發力，前臂抵住訓練凳，抬高髖部，推動背部，直到肩胛骨下緣靠在臥推椅上。維持髖部抬升，雙手緊握槓鈴，接著做任何必要的調整，就可以開始臀推了。

上至下就位法（高臥推椅的第二種選擇）

　　如果你覺得下至上就位法不適合你，上至下就定位法是不錯的替代方案，尤其是對初學者而言。如同下至上就位法，臥推椅必須靠牆，並且維持「低」負重，所謂的「低」負重，其重量很有可能比滾至正下設置法或下至上設置法要輕很多，原因是你必須先用硬舉的方式將重量舉起來，然後慢慢放低身體，直到就定位，過程中槓鈴都要抵著髖部維持平衡。這個選項主要是給無法使用輕重量包膠槓片，且沒有強壯到足以使用 20 公斤槓片的人。簡而言之，這是使用小槓片或只使用空槓臀推時，讓槓鈴就位的方法。否則，使用滾至正下就位法將槓鈴滾過雙腿會是最佳選擇。

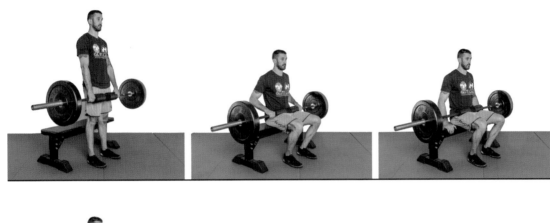

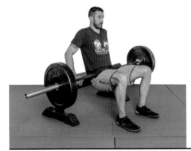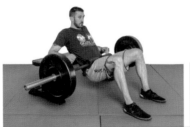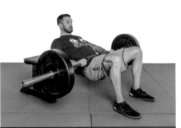

以硬舉的方式把槓鈴舉至直立姿勢。槓鈴抵著髖部維持平衡，坐到椅凳上。雙臂放到椅凳上，利用手臂與腿的力量支撐槓鈴與你的體重，將臀部滑離椅凳，身體下降，直到肩胛骨下緣對齊椅凳前端。背部位置保持不變，接著握緊槓鈴，調整雙腳至合適的距離。現在你可以開始臀推了。做完訓練組後，屁股著地，把槓鈴推離雙腿。

如何操作槓鈴臀推

將槓鈴放好、就定位後，以寬握距握住槓鈴，雙手的距離要足以讓手肘微彎，可能需要調整一下才能找出適當握距。要舉起重量，你必須同時做幾件事：腳跟發力、膝蓋往外打開、髖部向上頂著槓鈴，然後以長凳為鉸鏈，保持頭部前傾、移動的主要是胸骨以下的部位。想像用臀肌把槓鈴往上推，讓髖關節負責動作，而非脊椎。髖關節完全伸展時，專注縮緊臀肌一秒鐘。你可能需要稍微推槓鈴，使槓鈴在髖部上維持置中。背部和手肘牢牢靠著椅凳，在開始下一次的反覆動作前，好好控制住身體下降的動作。

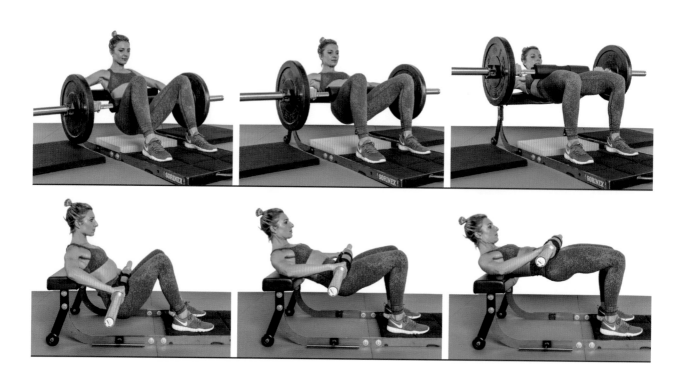

外加短彈力帶的槓鈴臀推

在槓鈴上加掛短彈力帶可以加強髖關節伸展的末端，而這正是多數人較弱的姿勢。雖然動作前準備比較麻煩，但實際的訓練體驗卻相當驚人。隨著槓鈴上起下落，你可以感受到臀肌在最高點激烈活化，比僅使用槓鈴還要明顯。負荷曲線會向上攀升，意思是在動作最低點比較輕鬆，但在最高點當彈力帶拉伸時很費力，所以負荷會逐漸變高。要記住，多樣性是很棒的事，對肌肉生長而言更是如此。

這種變化式的設置是，先在槓鈴兩端繞上短彈力帶或迷你彈力帶。如果你是用臀推機，可以將彈力帶的另一端繞在臀推機的軸柱上。如果你是用訓練凳，可以將彈力帶的另一端繞在較重的啞鈴上。

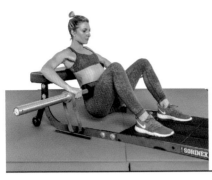
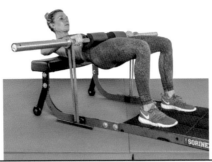
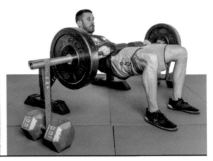

單腿與 B-stance 前後腳槓鈴臀推

　　你也可以用槓鈴進行單腿臀推與前後腳臀推。由於這些變化式對於技巧與協調性的要求更高，所以最好保持輕負重。隨著負重增加，動作形式可能因而走樣，且在訓練過程會更難感受到臀肌。而用過高的重量做前後腳臀推，你將提高伸展的那條腿（前腳）的用力程度，也就違背了單腿訓練的用意。

　　不過，訓練的設置與操作和雙腿臀推相同。首先坐在地上，雙腿打直。你可以將槓鈴滾過雙腿，或是採取其他設置法。接著，確保臀推護套位在槓鈴中央，且槓鈴對齊髖部中央。以寬握距握住槓鈴，雙腳後移，就單腿臀推的站距：雙腿併攏、對齊身體中線。槓鈴保持在髖部上方，抬高一條腿，接著腳跟踩地發力，以髖部舉起槓鈴。如果要做前後腳臀推，將其中一腿向前伸到另一腿前方，抬起前方這條腿的腳趾。再次強調，這條腿只用來穩定跟支持，不該發力。

單腿槓鈴臀推

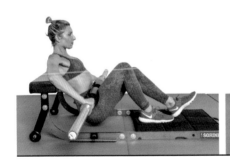
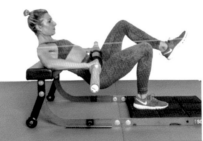
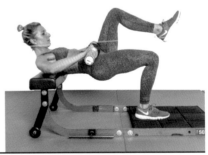

B-stance 前後腳槓鈴臀推

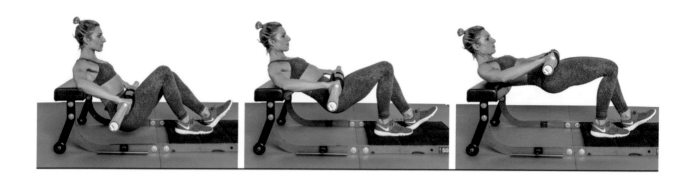

彈力帶繞髖的變化式

髖部彈力帶為臀推提供了獨特的刺激，因為在動作最低點阻力很小、在動作最高點阻力達到最大。相反的，槓鈴從頭到尾到一樣重。假設你舉 85 公斤，則整個動作的負重就固定是 85 公斤。但若使用彈力帶，動作最低點可能是 7 公斤，而最高點是 85 公斤。這意味著肌肉損傷較少，因為在動作最低點肌肉伸長狀態下的負重沒有那麼高，然而你依舊得到大量的肌肉張力和代謝壓力。

髖部彈力帶臀推相當棒，會迫使你專注於鎖住髖關節的姿勢，而你現在已知道，那正是臀肌最為活化的位置，但人們在這時候常會想要省力混過去，尤其是負重增加時。一如蹲舉的負重增加時，人們往往就不會蹲到與地面平行，臀推的負重增加時，人們就不把重量舉到夠高──不到鎖住的位置就停下來。增添彈力帶可以藉由加強鎖住的位置來避免這種情況。

為求最佳成效，請將彈力帶保持在髖部前面。你也許會需要用大拇指勾住彈力帶的兩側，以避免彈力帶在臀推時向後翻轉。

有幾種方法可以固定彈力帶。如果你有臀推機，底座上就有彈力帶掛勾，準備起來很簡單。你也可以把彈力帶勾在深蹲架、史密斯機的腳座或是交叉互疊的大重量啞鈴上。

彈力帶繞髖臀推

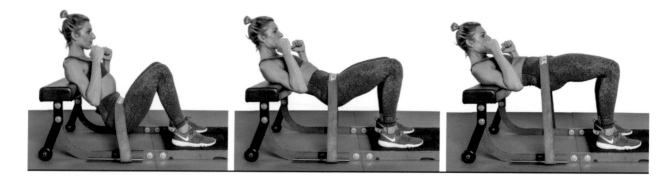

彈力帶繞髖單腿臀推

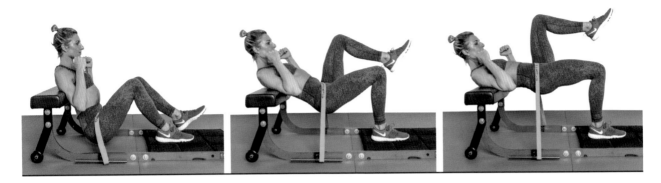

在臀部的發展與改善臀形上，機械式器材有效嗎？還是我應該練自由重量就好？

　　自由重量可能略具優勢，但是機械對於增長臀肌也相當棒。在某些情況下，機械有優勢。就我個人而言，我在訓練中兩種都會使用。如果你的目的是打造盡可能挺翹的臀部，你應該採用所有對你有效的運動，無論是機械或自由重量。

　　我們知道在不穩定的平面上訓練對於打造爆發力並不理想。穩定對於最大化啟動主動肌及發力相當重要。而事實上，固定式機械提供最穩定的阻力訓練，所以若機械訓練的是競技運動的動作模式，會相當適合用來訓練競技運動。裝載槓片的力矩機械就很適合，而單關節器材像是腿部伸展機與腿部彎舉機就不合適。但是自由重量訓練的不穩定性或許也有益處，因為能更好地訓練穩定肌群的協調性。

　　重點在於，你不該因為認定機械訓練是非功能性的，就不練。如果你容易受傷，或是你用槓鈴之類的器材會累壞，則長遠看來機械訓練的成果會比較好，因為你不會受傷。舉個例子，比起槓鈴，許多人更偏好以史密斯機訓練臀推，因為前置準備較簡單，動作也會比較穩定。如果你屬於這類人，就不必認為非得要用槓鈴。你可以持續以史密斯機訓練並獲得良好成效。

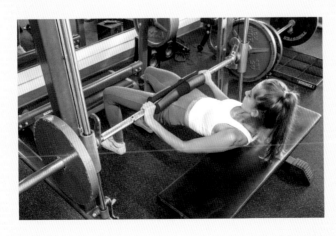

如果你使用的是直立式史密斯機，由任一角度準備皆可。若你用的是圖片中那種傾斜的史密斯機，則必須調整訓練凳位置，如此才能讓你將槓鈴從髖部上抬開。

臀橋

我在 2000 年初期首次注意到臀橋時，並沒有太過關注。儘管臀橋是很棒的臀肌啟動訓練，但是必須做高反覆次數才能好好練到臀肌。那時我以為必須舉超級大的重量才能增肌，因此我主要練槓鈴臀推。但當我了解到高反覆次數訓練增肌的效果和舉大重量一樣好時，我便以全新角度檢視各種臀橋動作。我開始在訓練計畫中採用越來越多臀橋，並且成果良好。之後我也開始試驗，並且想出新的變化式，像是蛙式泵浦，甚至因而獲得更多訓練效益。

現在我將臀橋訓練視為我臀肌訓練系統的基礎，原因有幾個。首先，臀橋很容易執行：背部平躺在地、雙膝彎曲，所以你只需要伸展髖關節。就此而言，臀橋可以為更艱巨的臀推打下基礎。舉例來說，我可能會讓某人先由徒手臀橋開始訓練，接著依據肌力和動作形式，導入更困難的臀橋變化式。如果他們一路都做得很熟練，便可進階到臀推變化式。臀推的動作範圍更大（也因此更有效），因此更難。

其次，臀橋是極佳的低負重啟動訓練，意思是，臀橋能讓臀肌做好準備，面對更吃力的動作，像是背蹲舉和硬舉。如同沒有預熱烤箱，蛋糕就會烤不好，沒有預熱主要肌群就直接做大重量訓練，可能會使訓練表現打折扣。對於臀肌因活動不足而萎縮的人來說，臀橋的訓練技巧尤其重要。如果你的肌肉一整天都不活化，例如大半天都坐著，又沒有定期做針對臀肌的運動，臀肌往往會變得衰弱。而一般人的臀肌可以說都不活化，因而導致臀肌萎縮。執行臀肌啟動運動例如臀橋，不僅可以改善大腦激發臀大肌的能力，還可以在進行涉及臀肌的複雜動作時，讓臀肌以最佳方式優先啟動。

第三，你可以用高反覆次數或大重量進行臀橋訓練，以達成增肌。由於適合以高反覆次數訓練的變化式比較多，而能操作大重量的變化式只有幾種（像是槓鈴臀橋和雙啞鈴臀橋），因此增肌的臀橋訓練大多採用輕負重、20 到 60 下的反覆次數。但是這因人而異。關鍵在於著重訓練品質而非訓練量。

如果你剛起步，20 下的徒手臀橋對你來說可能有點挑戰。在這種情況下，可以繼續做徒手臀橋，然後循序漸進地操作本章的變化式。但是要記住，目標是在訓練過程中好好感受臀肌做功。如果你覺得太簡單，且沒有專注在肌肉的啟動，你可能感受不到臀肌出力。這對可以毫不費力做 50 下徒手臀橋的人來說很常見。假若你或者你指導的學員屬於這類人，可以使用彈力帶、啞鈴或槓鈴來增加阻力，且著重動作控制，而非速度或是負重。如果做的太快或舉太重，動作形式會變形。如果你感

到背部、股四頭肌或腿後肌群的張力太大，你也許需要放慢速度、調整預備動作，或是改做其他變化式。

最後，臀橋可以最大化啟動臀肌而不讓股四頭肌負擔過度。臀推雖然因為肩膀離地而增加動作範圍，但也因此啟動了更多股四頭肌。不過這不會降低臀推在臀肌訓練中的地位，而只代表過程中必須啟動更多的股四頭肌。相反的，臀橋由於身體的角度（由水平而向下傾斜），且不需抵住訓練凳維持穩定，所以股四頭肌的啟動程度較低。若想降低股四頭肌的啟動，無論是因為股四頭肌還在痠痛，或者是你想要把張力移出該區域，臀橋對你來說或許會是較好的選擇。

儘管我在教練生涯早期輕忽了臀橋，但是我後來花費很多時間研發新的技巧與動作變化，以發揮最大的訓練效果，這些你都可以在本章讀到。我也將這些變化動作廣泛運用在自己與客戶身上。

指引與提示

臀橋

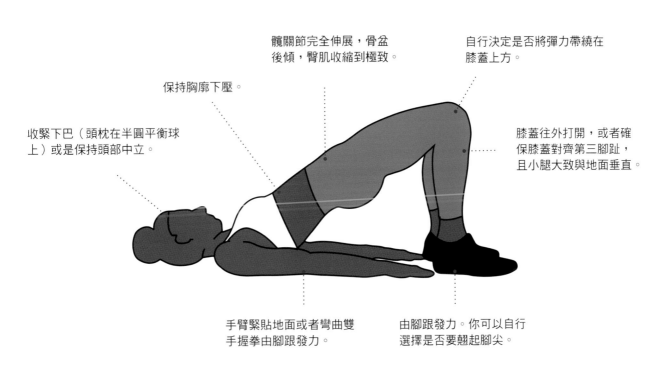

收緊下巴（頭枕在半圓平衡球上）或是保持頭部中立。

保持胸廓下壓。

髖關節完全伸展，骨盆後傾，臀肌收縮到極致。

自行決定是否將彈力帶繞在膝蓋上方。

膝蓋往外打開，或者確保膝蓋對齊第三腳趾，且小腿大致與地面垂直。

手臂緊貼地面或者彎曲雙手握拳由腳跟發力。

由腳跟發力。你可以自行選擇是否要翹起腳尖。

蛙式泵浦

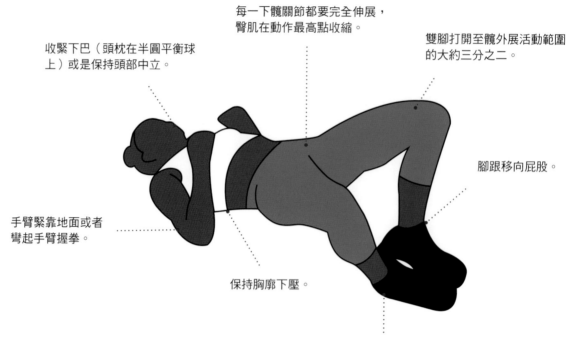

每一下髖關節都要完全伸展，
臀肌在動作最高點收縮。

雙腳打開至髖外展活動範圍
的大約三分之二。

收緊下巴（頭枕在半圓平衡球
上）或是保持頭部中立。

腳跟移向屁股。

手臂緊靠地面或者
彎起手臂握拳。

保持胸廓下壓。

腳跟併攏，由腳掌外緣發力。

　　接下來我會傳授臀橋通用的規則，你可以應用在每一種臀橋變化式。簡而言之，完成這些步驟後，你就可以掌握臀推運動的基礎。

預備：髖部、肩膀及膝蓋呈一直線

　　雖然頭、腳以及手臂的位置能個別調整，但動作最高點的姿勢對大部分人來說幾乎都一樣，也就是髖部、肩膀及膝蓋對齊呈一直線。這可幫助你決定腳要離身體多遠。

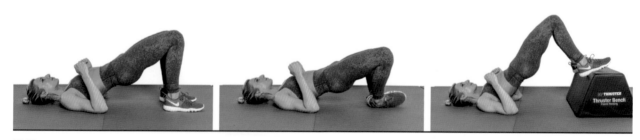

臀橋

蛙式泵浦

腳墊高的臀橋

注意髖部、肩膀及膝蓋大致呈一直線。這是多數人最合適的姿勢。

調整站位，以最大程度激發臀肌

　　要決定雙腳與髖部的距離，直接進入動作最高點是好方法。如同臀推，如果做臀橋時股四頭肌的感受太強烈，試著讓腳離身體遠一點。如果腿後肌群的感受太強烈，試著讓腳離身體近一點。

　　你也可以嘗試不同的站距和腳掌角度。有些人喜好窄站距並且保持雙腳朝前，而有些人偏好寬站距且腳掌外開。站距的寬窄與腳掌角度很大程度取決於你髖部的解剖構造以及個人喜好。我的一些客戶喜歡非常寬的站距且腳掌往外打開，還有一對夫婦過去幾年來都喜好窄站距且腳掌稍微往內。這兩種姿勢都不適合我，我比較偏好中等站距且膝蓋朝外，而這引出了下一點。根據上述變項，你可以選擇膝蓋向外打開的幅度。你應該嘗試不同站位及站距，選擇感受最良好的姿勢。

由腳跟發力

　　決定理想站位及站距後，接著你可以嘗試雙腳踩地或腳尖翹起。許多人喜歡雙腳踩地，但有些人翹起腳尖運動時臀肌更有感覺。對此，一般的推論是：腳平放會將張力轉移至股四頭肌，而翹起腳尖則會將張力轉移到腿後肌群，但是情況並非總是如此。許多人以腳趾發力時腿後肌群會更有感。不過，如果你的股四頭肌在腳平放時感受到大量張力，請試著只讓腳跟著地（或跳箱表面，如果做的是腳墊高的變化式），然後看看臀肌會不會更加活化。

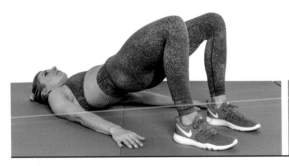 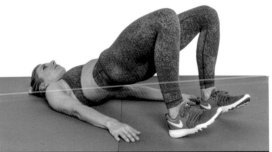

腳平放　　　　　　　　　　　　　翹腳尖

手臂平放在地或是彎臂握拳

　　臀橋有兩種常見的手臂位置。第一種是雙臂放在身體兩側，手掌貼地。第二種則是雙手握拳，手臂彎曲。兩種都試試，選出比較舒適的方式。

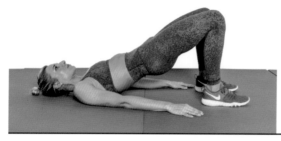

手臂伸直

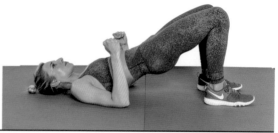

手臂彎曲

頭部位置：收下巴或頭部中立

　　關於頭部位置，可以選擇頭平放在地上、頸部肌肉用力將頭抬離地面，或是用半圓平衡球、瑜伽磚、平衡墊來墊高頭部。這依然取決於個人喜好。

　　就我個人經驗，收下巴、抬起頭有兩個優點。首先，你可以保持胸廓下壓，且有助於避免過度弓背。所以，如果在背部感受到張力而非臀部，收起下巴會是不錯的選擇。第二個優點是防止向後滑動。將半圓平衡球或者任何物品靠在堅固的牆上，可以防止你執行動作時在地板上滑動。在堅硬平滑的地板上做臀橋時，會有滑動的問題。若你的腳滑開，離身體更遠，張力會轉移到腿後肌群。更重要的是，不斷調整站位也很惱人。在瑜伽墊上訓練、用椅子卡住肩膀，或用同伴的腳抵住也可以解決此問題。

避免滑動的四種選項

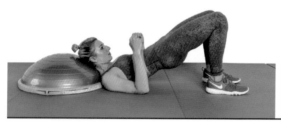

半圓平衡球

瑜伽墊

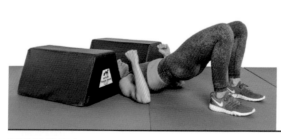

雙臀推凳組合

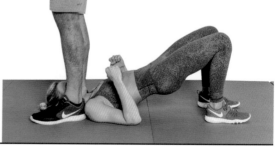

同伴協助

錯誤與修正

錯誤：脊椎過度伸展

這個錯誤發生於髖關節伸展至最高點時過度伸展下背。這個問題是不該出力的背部肌肉太過出力。你應該伸展髖關節（且一點點髖超伸）而非過度伸展脊椎。如果你過度弓背，會感受到豎脊肌的張力，而臀肌的張力則會下降。這樣不僅豎脊肌會過度疲乏，而且可能還會引發與過度伸展相關的下背痛，這是沒有必要的。

一般人都偏好將髖關節伸展到極致，柔軟度不錯的人甚至能將髖部挺得比膝蓋與肩膀的連線還高。不過這額外的伸展並不總發生在你的髖關節，也可能在你的脊椎。多數人膝蓋彎曲時髖關節可以有 10 度的超伸展，但個體差異很大，由 0 到 50 度甚至更多。因此，做臀橋時維持脊椎在相對中立的區域就很重要，如此可確保每次超伸展的都是髖關節而非脊椎。

做槓鈴臀橋時，這個錯誤尤其危險，因為軀幹在動作最高點向下傾斜時，你必須用手防止槓鈴滑落。如果負重極大──像是 145 公斤，而你過度伸展關節，則不僅是下背，你的手腕也會為了撐住槓鈴而承受極大壓力。

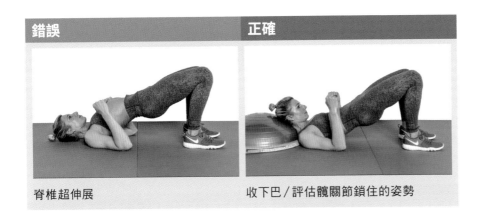

錯誤	正確
脊椎超伸展	收下巴／評估髖關節鎖住的姿勢

修正：
把頭靠在半圓平衡球或其他器材上以收起下巴，有助於保持胸廓下壓、防止下背過度伸展並保持脊椎穩定。你也應該由側邊錄影以評估動作鎖住時的姿勢。請確保在髖關節達到動作範圍極限時就停止伸展。這很容易發現，因為如果你繼續伸展，背會向上拱起、胸廓會張開且離骨盆較遠。

錯誤：以腳趾發力

腳的位置太靠近身體或以前腳掌發力，會使肌肉張力由臀肌轉移至股四頭肌，甚至是腿後肌群。

修正：
試著翹起腳尖（踝關節背屈）且專心以腳跟發力。

臀橋的種類

有兩種方式可以創造臀橋的變化式，第一種是調整姿勢，將在本節闡述。而第二種則是使用不同設備，會在下一節介紹。

所有臀橋變化式的姿勢都很相近：背部著地，雙腿保持彎曲。改變你的站位及站距就能創造不同變化式，無論是雙腿、單腿、前後腳或是蛙式泵浦；或者將腳放在地面或架高的表面。

臀橋如同臀推，每一種變化式都有特定好處，且能滿足特定的目標與體型需求。就像是要試過所有的技巧才能知道哪一種最適合你，試做各種變化式也很重要，因為它們提供的刺激都稍有不同。舉例來說，如果想最大化肌肉張力，也許可以執行雙側槓鈴臀橋，或者，你也可能會發現單腿或蛙式泵浦的變化式更能啟動臀肌。

你選擇的運動種類也會依據情況而改變。如果你外出旅遊，沒辦法使用重量器材，也許可以選擇單腿臀橋的變化式或把腳抬離地面。

請用徒手訓練試驗不同種類的運動，以獲得最佳成果。

臀橋

將雙腳置於地面的變化式是相當穩定的，你可以舉大重量以製造更大的肌肉張力。穩定也意味著容易執行。換句話說，對協調性的要求並不高，因為你有數個支點，使得臀橋成為臀推的絕佳降階選擇。

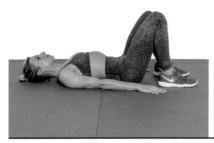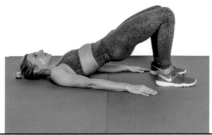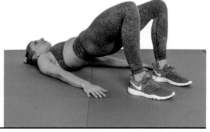

仰臥，就舒適姿勢。以腳跟發力，在不弓下背的前提下盡可能抬高髖部。到達動作最高點時用力收縮臀肌，接著逐漸放低臀部，直到臀部著地（或至少讓槓片著地）以盡可能增加動作範圍。

單腿臀橋

這個變化式原則上更具挑戰性，因為你只能用單腿穩定身體。單側變化式的好處在於任何地方都可以做，且徒手訓練的效果就相當棒。

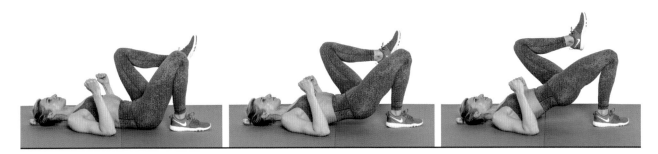

仰臥，手臂就定位：手掌平放在兩側地面上，或者如圖所示彎臂握拳。雙腳併攏，對齊身體中線，並抬高一條腿。抬高的那條腿可以彎曲或伸直，請選擇對你來說更好發力、更能啟動臀肌的方式。接著，以腳跟發力，抬高髖部，直到與膝蓋和肩膀大致呈一直線。

B-stance 前後腳臀橋

前後腳臀橋本質上是單腿臀橋，但是腳沒有抬離地板，而是比另一腳稍微靠前，並且翹起腳尖。這能提供多一點的穩定度，執行起來比較容易。可以將前後腳臀橋視為單腿和雙腿臀橋的混合。靠前的那條腿不主動使力，而是用來保持平衡。想像大約 70% 的體重落在參與訓練的後腿，30% 在前腿。

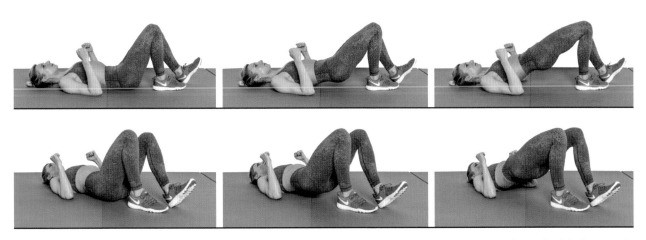

仰臥，就舒適姿勢。雙腳併攏，對齊身體中線。一條腿移向前，腳跟靠在另一腳前方。執行動作時，以靠近身體那一腳的腳跟發力，並抬起髖部。要記住前腿只是用來平衡與穩定。

蛙式泵浦

　　蛙式泵浦與其他運動不同之處在於雙腳腳底要相交（尤其是腳跟），這提供了不同的刺激。和傳統臀橋相比，許多人在做蛙式／蝴蝶式時，臀肌會因為髖外展和外旋而有更高程度的活化。

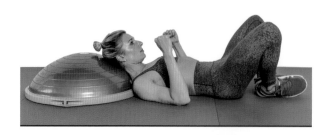

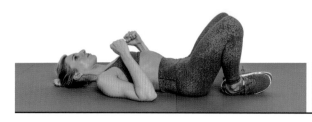

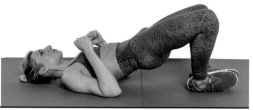

仰臥，腳跟併攏。站位與膝蓋角度會有一個甜蜜點：腳離身體太近或太遠都不好，膝蓋著地或直直朝上也不理想。我建議將頭枕在半圓平衡球上，以保持下巴收緊。執行動作時，膝蓋和腳的位置保持不變，以腳跟（或是腳跟外側）發力，然後抬高髖部，到達最高點時用力縮緊臀肌。

臀橋行軍

　　臀橋行軍混合了雙腿與單腿臀橋。如你在照片中所見，先執行雙腿臀橋，保持在動作最高點，然後一次抬高一條腿。臀肌研究所會用臀橋行軍暖身，或當作單腿臀推的降階訓練（每一腿各 2 組 10 下，或是 20 下單腿臀橋行軍）。假設你擅長雙腿臀橋，但是還沒準備好做單腿臀橋，就可以利用臀橋行軍來培養單腿臀橋的技巧與協調性。你也可以採用二上一下的方法：以雙腿臀推的方式開始，再用單腿下降，每一下換一條腿。

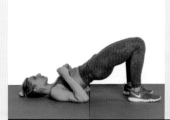
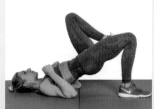
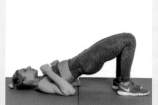
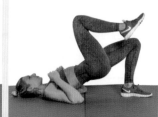

雙腳墊高的臀橋

在進行這個動作時，請將雙腳（或腳跟）墊高，像是放在跳箱、踏板、椅子或是訓練凳上。這會將張力轉移到腿後肌群、增加髖關節的動作範圍，並降低股四頭肌的活性。如果你想要降低股四頭肌的張力，或者增加腿後肌群的張力，這就是很棒的變化式。

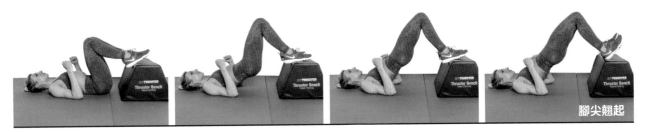

仰臥在增強式跳箱或是訓練凳前。你可以把腳掌中央踩在跳箱邊緣，或者將雙腳腳跟放在跳箱頂部，腳尖翹起。前後調整與跳箱的距離，使膝關節在動作最高點大致呈90度。將髖部往上推，以腳跟或腳掌中央發力，直到背部中央到膝蓋呈一直線。髖關節完全伸展時，用力縮緊臀肌一秒鐘。

單腳墊高的臀橋

如果單腿臀橋對你來說有點挑戰性，這個動作又更難一些，因為動作範圍更大，對於穩定度的需求更高。如同腳墊高的雙腿臀橋，這個變化式會將張力由股四頭肌轉移到腿後肌群。

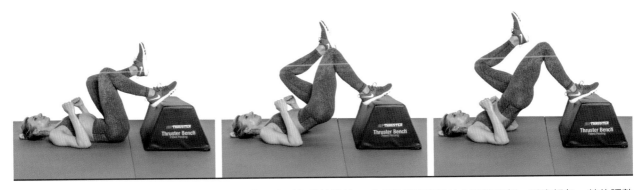

仰臥在增強式跳箱或是訓練凳前。你可以把腳掌中央踩在跳箱邊緣，或者將雙腳腳跟放在跳箱頂部，腳尖翹起。前後調整與跳箱的距離，使膝關節在動作最高點約略大於90度。接著雙腳靠攏，對準身體中線，然後抬起其中一條腿。注意，你可以讓腿保持彎曲，或者將腳伸直，請選擇對你來說更好發力、更能啟動臀肌的方式。接著以腳跟或腳掌中央發力，抬高髖部，直到髖關節完全伸展。最後好好控制身體下降的動作。

負重與設備的變化式

　　臀橋的設備基本上與臀推一樣，可以使用阻力帶（翹臀圈或是迷你彈力帶）、啞鈴、槓鈴或是髖部彈力帶。由於臀橋與臀推的動作模式相當類似，因此彈力帶繞膝、啞鈴、槓鈴的操作方法幾乎都與臀推相同。

彈力帶繞膝的變化式

　　做臀橋時加上阻力帶能在你的臀肌上施加雙重負荷，代表必須加倍做功才能完成動作。繞住膝蓋的彈力帶將雙膝往內拉時，臀肌不僅需要施力伸展髖關節，還得用力對抗彈力帶的阻力以打開雙膝，如此會製造更深層、更快速的燃燒感。

　　彈力帶可以繞在膝蓋上方或是下方。以我個人經驗，繞在膝蓋上方更能活化臀肌，但許多人的感受不一樣。如同所有變化式，請選擇最能活化臀肌的方式。有一點值得注意：在不同運動中，你偏好的彈力帶位置可能也不同，做彈力帶繞膝深蹲或是髖外展的變化式時，請將這點銘記在心。

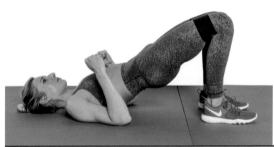 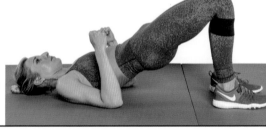

彈力帶繞在膝上　　　　　　　　　　　　　　彈力帶繞在膝下

彈力帶繞膝徒手的變化式

　　要操作彈力繞膝變化式，先將彈力帶繞於膝上或是膝下，採取舒適的站位，接著用膝蓋撐開彈力帶。保持膝蓋打開的張力並伸展髖關節，在髖關節完全伸展時用力縮緊臀肌。在髖部下降到地板的過程中，膝蓋持續外開對抗彈力帶阻力。

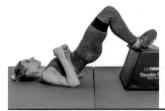 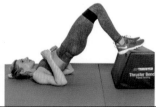 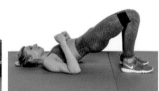 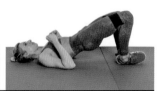

腳墊高彈力帶繞膝的　　腳墊高彈力帶繞膝的臀橋　　彈力帶繞膝的臀橋　　彈力帶繞膝的蛙式泵浦
蛙式泵浦

單腿彈力帶繞膝的變化式

你也可以使用阻力帶來做單腿變化式。如同照片所示，你使用上方那條腿來控制阻力，也就是腿抬得越高，彈力帶就拉的越長，你就得更費力伸展髖關節。所以光是雙腿分開就能增加髖伸動作的阻力。關鍵在於在抬高與下降髖部的整個動作範圍中，保持阻力帶的張力一致。

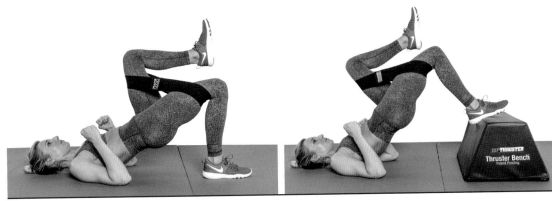

單腿彈力帶繞膝臀橋　　　　　　　　　　腳墊高的單腿彈力帶繞膝臀橋

彈力帶繞膝啞鈴／槓鈴的變化式

你也可以做彈力帶搭配啞鈴或槓鈴的變化式，好處在於不用使用那麼大的重量或是做那麼多次反覆動作，就能獲得良好的泵感與燃燒感。

然而，阻力帶鍛鍊臀大肌上部多於臀大肌下部。理論上，這會減少你可以操作的總反覆次數，所以臀大肌下部得到的刺激較差。最近有一份研究顯示阻力帶並不會減少總反覆次數（該研究針對深蹲），不過我不相信此結論適用於所有運動。

如果你想增加上部臀肌的啟動，使用阻力帶永遠都是好辦法，但如果你想要挑戰槓鈴臀橋的 1RM，或是想要增加反覆次數以加強臀大肌下部的訓練，那麼你可能有時不需要使用阻力帶來訓練。

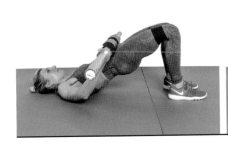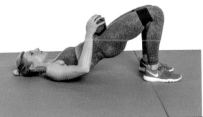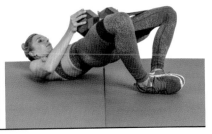

彈力帶繞膝槓鈴臀橋　　　　　　彈力帶繞膝啞鈴臀橋　　　　　　彈力帶繞膝啞鈴蛙式泵浦

啞鈴的變化式

做臀橋時增加臀肌挑戰的最佳方式就是在髖部增加阻力，方法是使用啞鈴或槓鈴。啞鈴通常比較小、比較輕、便於掌控，因此是在進入槓鈴臀橋之前不錯的過渡器材。我通常會讓學員先練啞鈴臀橋，然後才進展到槓鈴的變化式。這也不是說只有新手才用啞鈴，我為自己客戶規畫的訓練常常就有啞鈴的變化式。如果徒手臀橋太簡單，你做到第 50 下才感受到臀肌，那麼就試著把啞鈴放到髖部上，看看感受如何。

如此的用意是以更大阻力執行高反覆次數。你應該會在 20 下左右（或是之前）獲得燃燒感，使用的重量應該要讓你無法做超過 60 下。如果你能超過 60 下，請考慮提高重量，或是改做蛙式泵浦，因為後者的髖關節動作範圍較短，是我們唯一會做到 100 下的運動。

單啞鈴的變化式

要操作啞鈴臀橋的變化式，請在髖部上放一支啞鈴，你可能會需要調整一下才能找到適當的位置。雙手抓握啞鈴的外側，以足跟發力，打開雙膝，然後髖部將啞鈴往上頂。髖部抬高時，用手將啞鈴稍微向前滾，使啞鈴保持在骨盆正上方。在動作達到最高點的同時，縮緊臀肌。髖部下降到地面時，用手將啞鈴稍微往後滾動，以保持啞鈴位在髖部正上方。

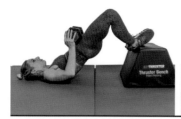 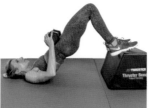 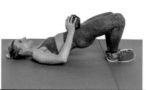 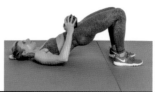

| 腳墊高的啞鈴蛙式泵浦 | 腳墊高的啞鈴臀橋 | 啞鈴蛙式泵浦 | 啞鈴臀橋 |

雙啞鈴的變化式

你也可以用一對啞鈴操作臀橋和蛙式泵浦。無法取得大重量啞鈴時，這是不錯的替代方案。舉例來說，你想要做 35 公斤啞鈴臀橋，但健身房裡沒有那麼重的啞鈴（飯店的健身中心經常如此），此時你就可以用兩支 18 公斤的啞鈴替代。

但一次使用兩支啞鈴也有一些問題：有些人會覺得不舒服、在動作中不好保持穩定，而且難以維持啞鈴的位置，特別是當啞鈴太重時。

儘管如此，我仍推薦用雙啞鈴的變化式來操作臀橋與蛙式泵浦，原因是動作中不會有大範圍的髖關節活動，執行動作時就更能掌握啞鈴。如下圖所見，你應將啞鈴分別置於髖部兩側的髖屈肌上。

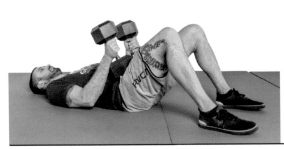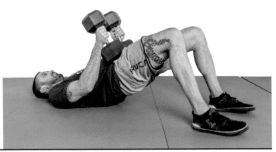

單腿啞鈴的變化式

要操作單腿啞鈴的變化式，雙腳先對齊身體中線，並將啞鈴置於腳踩地的那一側。以下圖為例，將啞鈴置於右邊髖部，左手臂彎曲並且握拳。啞鈴就位後抬起腿，你可以如圖所示彎曲膝蓋，或是將腿朝天花板伸直。右下臂將啞鈴維持在髖部的位置，以足跟發力並伸展髖關節。動作達到最高點時，縮緊臀肌，左手肘抵住地面以幫助穩定。

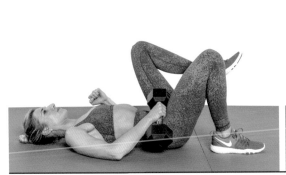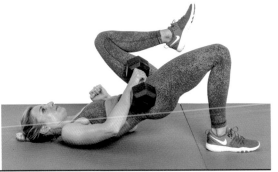

槓鈴的變化式

大家經常問我，槓鈴臀橋與槓鈴臀推何者更能打造碩大健壯的臀部？正如同我先前所說，臀推是最佳翹臀運動，原因是髖關節動作範圍較大。但是做槓鈴臀橋時，你的身體能夠舉起更大的重量（假設兩者的練習量差不多），或許能更激發臀肌。基於上述理由，兩者皆納入課表中才是明智的選擇。換句話說，請優先執行臀推，然後偶爾躺在地板上，以理想的預定次數盡可能以大重量做臀橋。

為了確保安全，你需要用摺起的毛巾、瑜伽墊來保護骨盆，或是用更好的選擇——槓鈴護套。否則槓鈴會陷進髖部，讓你無法盡情發力，並且限制你可以舉的重量。將槓鈴放在髖部正上方，抵著恥骨，但稍微摸索才能找到確切位置。每個人的甜蜜點不同，要花一些心力才會找到你的最佳位置。重點在於做起來不會痛。如果你把槓鈴放在髖部正上方時（這是理想位置），會因為槓鈴重壓骨盆而疼痛，那麼兩害取其輕，請調整槓鈴的位置，或是用兩層護墊（例如瑜伽墊加槓鈴護套）。請記得，要是運動時會痛，你的臀肌是無法盡全力的。

另一項有用的訣竅是使用較小的 10 公斤槓片，而不是較大的 20 公斤槓片。前者高度較接近地面，所以在動作最低點髖部與槓鈴之間不會有空隙。假如使用大槓片，那麼可能會有一到兩吋的空隙，你就需要先抬高髖部才會抵住槓鈴。使用較小的槓片就不會有空隙，且髖部從動作一開始就有張力，如此可以在較大的動作範圍中撐住槓鈴。

抓握槓鈴的方式取決於軀幹與手臂的長度，一般原則是以微彎的手肘確保抓握舒適，如下圖所示。

槓鈴臀橋

要做槓鈴臀橋，先雙腿打直坐在地上，然後將槓鈴滾過雙腿，或是請訓練夥伴將槓鈴放在你的髖部。要確保槓鈴護套位於槓鈴正中間、槓鈴中心對齊髖部中央。接著以寬握距握住槓鈴，雙手距離要寬到足以讓手肘微彎。可能需要調整一番才能找到適當握法。握好之後，腳朝身體縮回，就臀橋的預備姿勢。槓鈴維持在髖部正上方，腳跟踩地發力，用髖部將槓鈴向上推。髖部上升時，手臂施力讓槓鈴留在原本位置。髖關節完全伸展時縮緊臀肌。髖部下降時，雙手持續推抵槓鈴，使槓鈴保持在髖部中間。

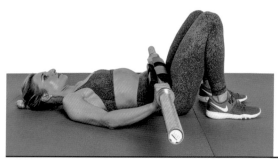
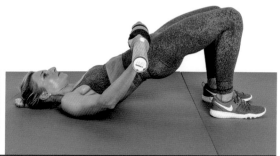

蛙式槓鈴臀橋

　　大體來說，一項運動越需要技巧及協調性，激發臀肌的效果就越低。單腿槓鈴臀橋對平衡的要求相當高，較難規律地進行反覆動作。基於此理由，我較不常指定單腿槓鈴臀橋。雖然這運動依然能鍛鍊臀肌，但是程度不如其他變化式，我反而比較喜歡蛙式槓鈴臀橋。請使用低重量、高反覆次數訓練。如同槓鈴臀橋，我建議使用較小的槓片，例如12公斤或者更輕，才不用預先抬高髖部以抵住槓子。

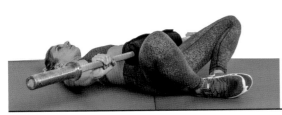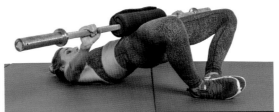

彈力帶繞髖的變化式

　　彈力帶繞髖的變化式主要用於臀推，但你也可以用於臀橋或是蛙式泵浦。如臀推一節所提，彈力帶在動作最低點阻力較小，在動作最高點阻力變大，因此能提供獨特的運動刺激。想避免肌肉痠疼但增加代謝壓力，這就是相當棒的選擇。就像大多數彈力帶的變化式，我通常會將這些運動保留到每次訓練的最後，作為高反覆次數的燃燒組。

　　彈力帶繞髖槓鈴臀橋要有最佳效果，最好在訓練凳上操作。如果在地面執行，很難從彈力帶獲得足夠張力，而使用訓練凳能繃緊彈力帶，在起始位置就獲得張力。困難之處在於動作前準備，在 Instagram 上這運動看起來很不錯，但是你常看不到運動前要正確就定位有多困難。

　　要正確執行，需要將訓練凳置於槓鈴架的中央，把彈力帶勾在槓鈴架的腳上，然後人移動到彈力帶下方，將彈力帶放在髖部正上方。由於彈力帶有張力，所以移動到彈力帶下方相當麻煩。彈力帶繞過你的髖部後，就臀橋站位，將髖部抬高抵住彈力帶，髖關節完全伸展時，用力縮緊臀肌。

　　最後，還有兩種技巧能改善彈力帶繞髖臀橋的訓練體驗：首先，你就躺在臥推椅上，然後請訓練夥伴幫你勾好彈力帶並繞過你的髖部；第二點就是使用較寬的訓練凳，且墊子要硬些。

　　如果你沒有槓鈴架可用，也可以將彈力帶勾繞在較重的啞鈴上。在這種情況下，我會建議使用阻力較輕的彈力帶，並做較高的反覆次數。你也可以將腳抬到短訓練凳或跳箱上，然後執行腳墊高的臀橋或蛙式泵浦。

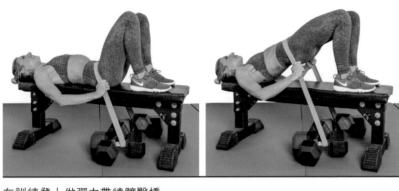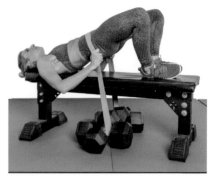

在訓練凳上做彈力帶繞髖臀橋　　　　　　　　　　　　在訓練凳上做彈力帶繞髖蛙式泵浦

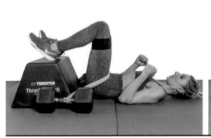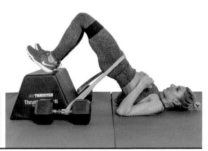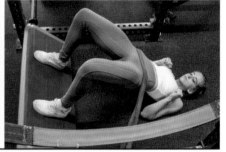

腳墊高的彈力帶繞髖臀橋　　　　　　　　　　　　　　腳墊高的彈力帶繞髖蛙式泵浦

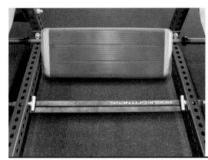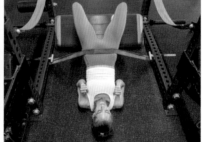

運用槓鈴架的設置方式

EXERCISE

健身
運動

3 四足跪姿髖伸

四足跪姿髖伸是最簡單的翹臀運動之一，但是千萬別讓簡單這兩個字給誤導了。大家有時候會假定簡單的運動不具功能性，或者若某項運動只針對一塊肌肉，就會棄之如敝屣。

　　如前所述，你應該學習如何操作複合式動作，而絕大多數人的訓練也應該以複合式動作為主。但用孤立式運動來鍛鍊特定肌群也很重要。如果你想要針對臀肌而不鍛鍊到其他肌群，該怎麼做？或者你左右不平衡，需要特別練身體某一側；又或者你想要暖身或是激發臀肌以面對更激烈的運動。這些都是四足跪姿髖伸這類臀肌的孤立式運動值得操作的理由。

　　請將本節列出的技巧視為精準的臀肌運動。大約有十篇研究測試了四足跪姿髖伸運動時臀肌的活性，每一篇都顯示活性極高，表示四足跪姿髖伸是相當棒的臀肌精準訓練，如果搭配強烈的大腦肌肉連結與額外負重，也能夠打造肌肉。然而，許多肌力訓練者卻因這些動作很簡單、只針對臀肌、沒辦法用大阻力，就視之為雕蟲小技。但正因為上述理由，我認為四足跪姿髖伸是打造臀肌的出色運動，不過你得學會如何做進階訓練，這正是接下來的內容。

　　雖然可以使用彈力帶、啞鈴或是腳踝沙包來增加四足跪姿髖伸的阻力，但此動作模式一般認為屬於徒手運動，所以相關變化式通常用於暖身、高反覆次數的燃燒組或是建立大腦肌肉連結。比方說我正在訓練一位沒辦法在動作中好好感受到臀肌的客戶，我會讓他做幾下徒手四足跪姿髖伸，他馬上就能感受到臀肌被激發。除了能幫助臀肌迎接更激烈的運動，四足跪姿髖伸也能創造大腦肌肉連結，也就是客戶知道臀肌全面啟動是什麼感覺。這很有用，原因有二：

　　首先，許多人其實不知道全力啟動臀肌的感覺是怎麼樣。有可能他們過著相當靜態的生活，沒用到臀肌；也可能他們一直以來都依靠股四頭肌與腿後肌群，所以臀肌與大腦的連結相當差。在這兩種情況下，四足跪姿髖伸都能幫助重新建立連結並增加大腦對臀部肌群輸出的訊號。

　　第二，你可以將這種感覺帶入臀肌主導的其他運動，像是臀橋跟臀推。假使你做臀推與臀橋時股四頭肌與腿後肌群感受太強烈，操作徒手四足跪姿髖伸就能讓你知道臀推時臀肌激發該有的感覺，試驗臀橋跟臀推的變化式時便可以參照這種感覺，找出最能活化臀肌的方式。

　　總結來說，四足跪姿髖伸的變化式易於操作，很能活化臀肌，如果加上負重並

做到接近力竭，也可以用於增肌。我把這些動作稱為「無負擔訓練量」的運動，因為這類運動不會帶來太多全身性壓力，也不會損耗關節，只增加臀肌的訓練量，不會影響身體恢復。

四足跪姿髖伸、俯臥髖超伸、滑輪後踢腿都屬於無負擔訓練量的運動。我通常將這類運動穿插於某堂訓練的中段，至少一週一次（比如3組20下）以增加多樣性。不要設定個人紀錄，只要努力達到良好的燃燒感與臀肌的泵感即可。

指引與提示

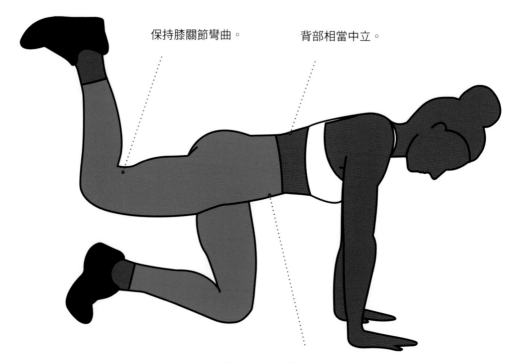

保持膝關節彎曲。　背部相當中立。

臀肌緊縮，髖關節完全伸展。

因為四足跪姿髖伸運動易於操作，所以你只需要留意幾件事。

預備：膝蓋位在髖關節下方，手掌位在肩關節下方

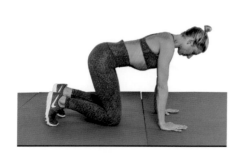

手掌與膝蓋的預備動作相當簡單，不需要提示，學員通常就能做對。他們的手掌跟腳通常會放在正確位置，或者會自動調整至感覺舒適的位置。如果你想要知道起始位置，那麼膝蓋請跪在髖關節正下方，雙手的手掌微微打開，相距大約比肩膀寬一些。然後做幾下反覆動作，調整姿勢，確保動作時不會痛，臀肌也獲得最大的激發。

脊椎力學：保持在中立區域

雖然應該保持脊椎中立、背部打直，但腿向後踢時可能會稍微弓背，這對絕大多數人來說完全沒問題。只要下背不會痛、豎脊肌張力不過大，在動作最高點稍微弓背或骨盆前傾就沒關係。如同所有運動，原則是保持背部中立。

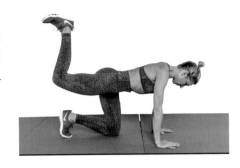

膝蓋軌跡

執行四足跪姿髖伸時，膝關節要保持大約 90 度彎曲，並將腿往後踢。有些人的膝蓋會往外開一些，這沒關係，主要是髖關節的解剖結構及臀肌參與並作用在髖部上的動作使然。我不會加以矯正，因為小幅度的外展與外旋或許才理想。

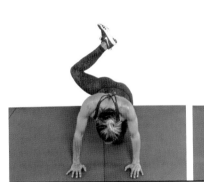 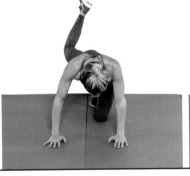 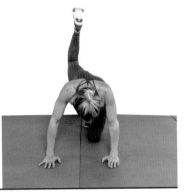

膝蓋打開　　　　　　　　膝蓋輕微打開　　　　　　　筆直向後

錯誤與修正

錯誤：脊椎過度伸展

四足跪姿髖伸不太容易出錯，唯一較常出現的是過度弓背。如同上述，一定範圍的弓背可以接受，但若過度，就會讓下背承受不必要的壓力與張力。

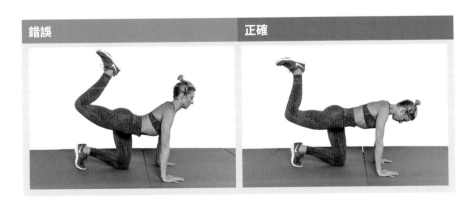

錯誤　　　　　　　　　　　　正確

修正一：

最簡單的修正方法就是腿不要抬那麼高。過度伸展發生於動作末端，所以只要降低腿的高度，並且留意姿勢，應該就不至於過度伸展。專心縮緊後踢腿那一側的臀肌，並且留意努力保持背部一定程度的打直。

修正二：

如果你覺得維持脊椎中立有困難，不妨試試將訓練凳放在腹部下，這樣有助於提醒你腿後踢時不過度伸展。

四足跪姿髖伸的變化式四足跪姿髖伸的變化式

四足跪姿髖伸運動有兩類操作方法：在地板上以水平姿勢進行，或是在臥推椅上以傾斜姿勢進行

水平四足跪姿髖伸

水平指的是身體相對於地面的姿勢。此類變化式易於操作，而且任何地方都能做。水平四足跪姿髖伸比較難負重，不過依然可以用彈力帶增加阻力，成為優秀的暖身及燃燒組運動。

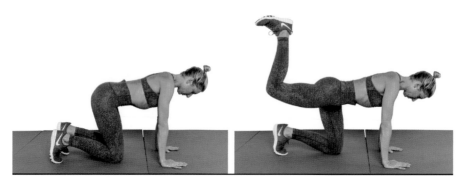

四肢著地，雙膝在髖部下方，雙手掌在肩膀下方。背打直、膝關節彎曲，將腿向後伸直到髖關節完全伸展。確保你有縮緊臀肌，並且在終止姿勢中支撐一秒鐘。髖伸展時你的腿或許會外展（向側邊移動），這沒關係。再次強調，髖外展的程度很大部分取決於髖關節的解剖結構。

彈力帶繞膝四足跪姿髖伸

彈力帶是增加四足跪姿髖伸阻力的好方法。跟其他彈力帶的變化式一樣，動作最低點較輕鬆，越接近動作最高點越費力。

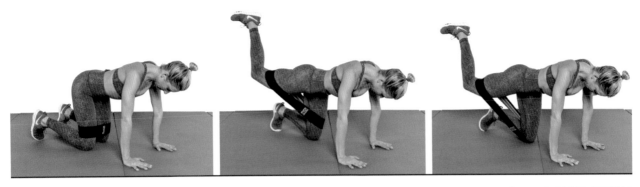

將彈力帶繞在膝蓋上方，接著向後踢腿，並同時保持膝關節彎曲或是微彎。如果想要增加阻力，或是用了比較長或彈性較佳的彈力帶，可以將彈力帶壓在著地的膝蓋下方，如上面第三張圖所示。

腳踝沙包的變化式

　　腳踝沙包是另一種增加四足跪姿髖伸阻力的好方式。你可以將沙包繞在腳踝或是膝蓋下方。

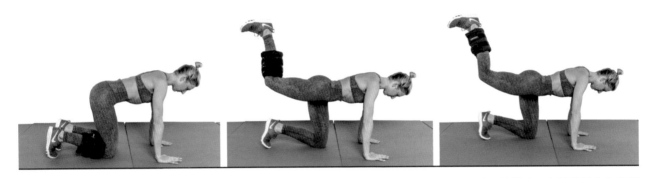

將沙包繞在膝蓋下方或腳踝，做好四足跪姿髖伸的預備姿勢。接著腳向後踢──過程保持膝關節彎曲，在髖關節完全伸展時，用力縮緊你的臀肌。

俯臥髖超伸機（擺錘四足跪姿髖伸的變化式）

　　毋庸置疑我最喜歡的四足跪姿髖伸負重方式就是待在俯臥髖超伸機（特別是西岸槓鈴俱樂部［Westside Barbell Club］那種老式的俯臥髖超伸機）底下，然後往上踢擺錘。雖然腳踝沙包跟彈力帶繞膝的變化式都不錯，但能增加的負重不多，而且阻力的感受不佳，俯臥髖超伸機就不會這樣。除了能在動作範圍中提供恆定、流暢的張力，你還可以加上可觀的負重。不過，我還是建議使用較輕的重量、做中到高反覆次數，然後專注於大腦肌肉連結。

　　問題在於健身房幾乎都沒有俯臥髖超伸機，更麻煩的是，你使用的方法違背機器設計的本意，因此會讓動作前的設置變得有點棘手。真正的俯臥髖超伸是在器材上方做，並用腿拉動重量，而這個變化式是在機器下面往上踢重量套管，如同下頁圖片所示。

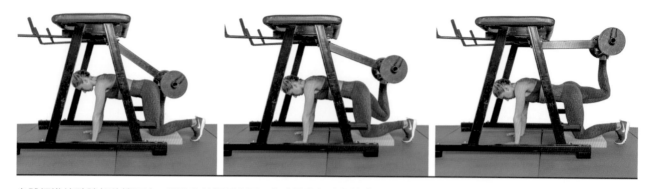

身體探進俯臥髖超伸機下方，屁股位於擺錘之下。我建議跪在瑜伽墊或是平衡墊上以保護膝蓋。接著，足弓抵著重量套筒，稍微向後踢，把擺錘往後推，接著向後頂起，直到伸展腿的小腿大約垂直於地面。現在，透過足部發力，將重量套筒直直往上推。請小心控制下降動作，防止膝蓋直接砸向地面（所以不應該用太大的重量）。

上斜四足跪姿髖伸

此變化式需使用上斜臥推椅。此臥推椅能夠改變身體的角度，有助於身體利用阻力。你可以將啞鈴或是腳踝沙包置於膝後來操作此變化式。如果在平地做這個動作，啞鈴會從腿後肌群滾落，影響發力。

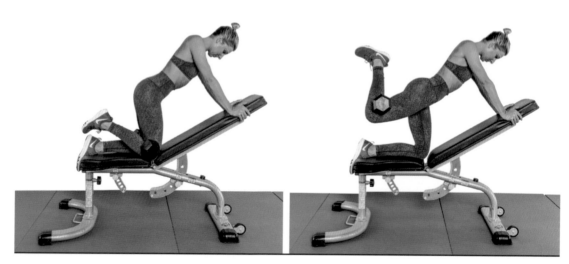

把臥推椅擺成往上斜約 45 度。將一腿膝蓋放在臥推椅上，讓另一腿的膝蓋垂放於另一側，再將啞鈴放在此側膝蓋的彎曲處，並保持此腿彎曲。雙手抓握臥推椅的外緣以穩定上半身。保持背部平坦，膝蓋稍微往前越過髖部（此為起始姿勢），然後向後伸展腿，直到髖部完全伸展。同樣的，收縮臀大肌，並在結束姿勢維持至少一秒鐘。有節律地進行並控制好反覆動作，以防止啞鈴晃動。

EXERCISE 健身運動 4 直立式臀推

如果我對所有客戶進行意見調查，要他們選出最喜歡的臀肌運動，答案會五花八門。有些人喜愛傳統臀推，有些人則偏好滑輪髖屈伸這類直立式臀推的變化式。這點相當耐人尋味，因為我絲毫不愛這運動。並非因為這運動打造臀肌的效果不彰，而是因為我對傳統臀推情有獨鍾。

　　體適能業界通常認為站立式運動的價值勝過平躺式運動，許多人可能就是因此被直立式臀推吸引。儘管直立式臀推是有效的臀肌運動，還是有其限制：你無法使用太大的負重，而且阻力加得越多，像是厚重的阻力帶或是滑輪機的大配重片，平衡的需求就越高，而運動對平衡與穩定性的需求越高，臀肌活化的程度就越低。

　　我們終究還是需要多樣性，而混和不同元素正是直立式臀推的專長。如果直立式臀推是你最喜愛的臀肌運動，那麼我建議在訓練課程剛開始或是中間時操作，頻率為每週一或兩次。

指引與提示

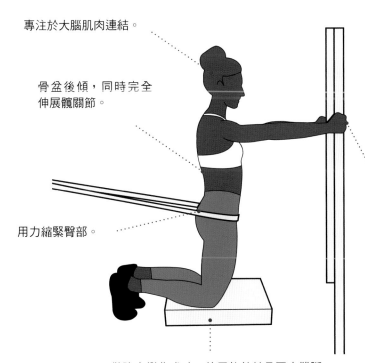

專注於大腦肌肉連結。

骨盆後傾，同時完全伸展髖關節。

用力縮緊臀部。

抓握於某物上以求穩定（抓著別人的手或穩固的物體）。

做跪姿變化式時，使用軟墊並且固定雙腳。

　　直立式臀推包含兩種運動類型：負重帶繞髖直立式臀推，需使用雙槓撐體的負重帶；以及滑輪髖屈伸，需使用三頭肌訓練繩。這些運動有相同的動作模式，鍛鍊到一樣的肌肉，但操作方式因設備而有些微差異。

　　在下面照片中，你會注意到滑輪髖屈伸會需要在雙腿間拉動重量，而在做負重帶繞髖的直立式臀推時，阻力則集中在髖部，比較類似傳統臀推。這兩種運動你都可以採站姿或是跪姿。

　　不論你做的是負重帶繞髖的變化式或是滑輪髖屈伸，採站姿或是跪姿，運動前準備以及執行方式大致相同。

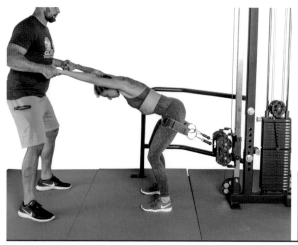

站姿直立式臀推

站姿滑輪髖屈伸

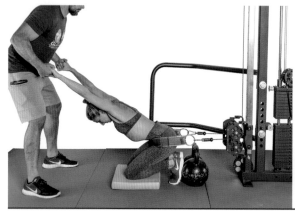

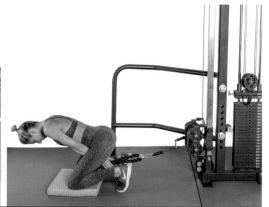

跪姿直立式臀推

跪姿滑輪髖屈伸

起始位置：髖部向後坐

　　開始實驗這兩種變化式之前，必須了解身體如何擺出正確姿勢。正如照片所示，軀幹要向前傾斜，髖部向後坐——這是關鍵。想像你在操作羅馬尼亞硬舉（請參見第 514 與 515 頁）：背打直、髖部在後、膝關節微彎、小腿幾乎垂直於地面（假設你操作的是站姿變化式）。正確操作時，你會感受到髖部的張力與臀肌的拉伸。這便是你的起始位置。

專注在大腦肌肉連結

如前所述，直立式臀推的動作不太穩定，也就是說施加的阻力越大，就越不好平衡。更精準來說，施加於髖部的阻力會將你的身體向後拉，要抵銷向後的拉力並保持平衡，你得讓軀幹向前傾。

但前面也說過，當你試著拉動越多的阻力或是重量，你就越難保持平衡，而這會降低臀肌激發。所以說，與其拉大重量，或是以漸進式超負荷增加阻力，還不如使用輕重量，然後專注於大腦肌肉連結，也就是說，每一下動作都專心讓臀大肌盡可能收縮到極限。

如同所有的運動，負重有個理想的折衷：阻力不足，就需要大量反覆次數才有訓練效益，但阻力過大就容易失去平衡，臀肌因而無法充分活化。所以值得再次提醒，做直立式臀推的時候，不要著重大重量，而是要讓每一下動作的張力都達到最大。這需要一些時間摸索。試試不同的下肢姿勢（跪姿或站姿）、不同的器材（彈力帶、滑輪、三頭肌訓練繩、雙槓撐體負重帶），以及不同的重量與反覆次數組合，然後持續練最能鍛鍊臀部肌群的變化式跟阻力。

緊抓穩固的物體（負重帶繞髖的直立式臀推的變化式）

做負重帶繞髖的直立式臀推時，阻力可以大一點，因為你的雙手是空的，可以抓住朋友的手、深蹲架或任何穩固的柱子，如此能讓身體更穩定，大大增加訓練效果。所以我希望你能找到穩固的物體來抓握。但即便以這種方式操作，直立式臀推還是有缺點：訓練者經常用雙手把髖部往前拉，而非臀肌。簡而言之，握力是用來維持平衡，而不是用來伸展髖關節，也不是用來讓身體直立。

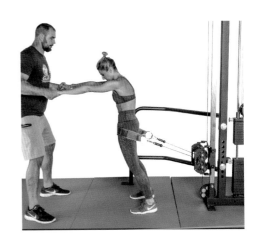

抵住雙腳，雙膝打開（跪姿直立式臀推的變化式）

做跪姿直立式臀推時，先在膝蓋下放置墊子，並用兩個大重量壺鈴抵住雙腳。墊子可以避免雙膝直接跪上硬地板，而壺鈴可以防止髖關節伸展時腳向後滑。

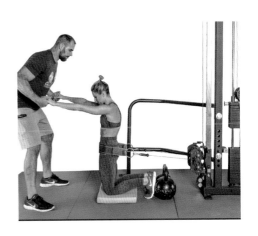

錯誤與修正

如果你已經閱讀過其他動作技巧的章節，就知道按照指引、提示及動作技巧的描述來操作能避免許多錯誤。直立式臀推的變化式尤其如此，因為其動作前準備與執行特別有挑戰性。

直立式臀推最常見的錯誤是纜繩或腰帶的位置太高或太低、阻力太大，以及軀幹向前傾但髖部沒有向後坐。要避免並修正這些錯誤，請試驗看看最適合你的纜繩或是腰帶高度，使用較輕的負重，並在軀幹向前傾時留意髖部有沒有往後坐。

彈力帶的變化式

直立式臀推另一種增加阻力的方式是使用彈力帶。彈力帶不如纜繩滑輪機有效，因為於動作一開始時沒有什麼阻力，也就是說臀肌拉伸時較不用出力，只有髖關節完全伸展時才有顯著張力。你可以嘗試各種鬆緊程度的彈力帶，以及與固定物的距離，但除非你有同伴協助，否則嘗試的範圍會受限於硬體設備。例如，若使用槓鈴架做直立式臀推，彈力帶繞在後柱，你抓著前柱支撐自己，就無法調整姿勢或移遠一點以增加張力。所以如果能抓握同伴的手會比較好。這動作很適合運用暫停法，可以暫停 1 至 3 秒。你可以採跪姿或是站姿訓練。

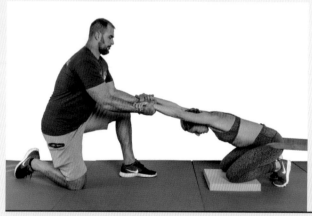 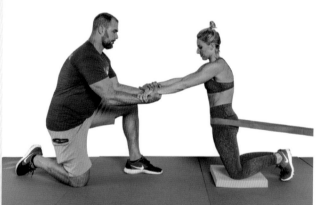

直立式臀推的變化式

你可以使用雙槓撐體負重帶（負重帶繞髖直立式臀推）或是附握把的訓練繩（滑輪髖屈伸）來做直立式臀推。以跪姿或是站姿執行都可以。

站姿直立式臀推

此種變化式最容易做，因為大多數人的站姿都比跪姿穩定。最好在髖伸展時抓住槓鈴架或是其他人的手，以增加平衡與穩定性。若沒有夥伴或是可以抓握的物體，請使用較輕的重量做高反覆次數。身體必須前傾到一定程度才能抵銷將髖部向後拉的力量，當你變得更強壯、使用更重的重量時，更是如此。雙槓撐體或大力士負重腰帶（臀肌研究所使用 Spud 這家公司的負重腰帶）很適合做這個變化式。使用雙槓撐體負重帶時，請記得移除腰帶上的長鐵鍊，這樣身體才能靠近纜繩滑輪機。

有些人喜歡以彈力帶或翹臀圈繞膝，然後在往後坐時分開雙腿，讓臀肌有更大的張力。如果你在訓練時沒有感受到臀肌，而是感受到腿後肌群，請嘗試跪姿。

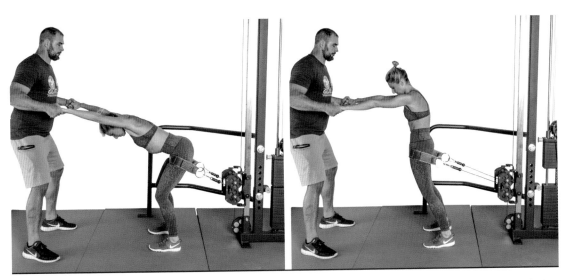

在動作最低點，彈力帶或纜繩應稍微低於髖部或是大約跟髖部一樣高，這就是彈力帶或纜繩的適當位置。將負重腰帶或大力士腰帶戴在腰上，對齊髖部（剛好繞著恥骨）。接著向前走，來到起始位置，腰帶一繞好就要繃緊，如此才能在動作一開始就有阻力。雙腳打開大約與肩同寬，髖部向後坐，身體向前傾（負重越大就要越向前傾），髖部使力把腰帶往前拉，髖關節完全伸展時，用力縮緊臀肌。假設你有物體可以抓握，比方說教練的手或是槓鈴架，那麼，只將握力用於維持平衡，並避免身體過度前傾。簡而言之，不要用手臂來拉動身體打直。髖關節一達到完全伸展，就想像著軀幹往下壓，髖部更往後坐。我會告訴客戶「用屁股把門撞到關起來」，以藉此強調髖部向後坐，這招很管用。

跪姿直立式臀推

跪姿直立式臀推是最接近傳統槓鈴臀推的運動。動作前準備比較難，但很多人偏好跪姿勝過站姿變化式，因為大家覺得臀肌在這項運動出力更多。就像臥姿臀推，你的膝蓋保持彎曲，這會減少腿後肌群的參與，並把張力轉移到臀肌。問題在於你需要額外的裝備——足夠的墊子來保護膝蓋（最好是兩塊平衡墊），另外有些人會需要用物體抵著腳，避免腳向後滑，你可以在腳掌後放置兩個大重量壺鈴。假使你沒有腰帶或是訓練夥伴，那麼使用三頭肌訓練繩做滑輪髖屈伸的變化式會比較恰當。

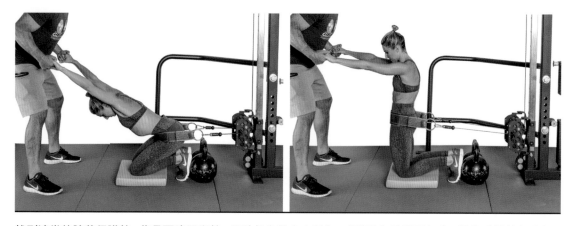

找到適當的膝蓋保護墊，像是兩塊平衡墊、仰臥起坐墊（ab墊），或將瑜伽墊摺疊起來。將負重帶繞在髖部，稍稍高於恥骨。向前走，讓纜繩有張力。跪在墊子上，髖部往後坐。你可以雙膝分開、腳跟併攏，就蛙式／蝴蝶式的預備姿勢，許多人採取此姿勢時臀肌的感受更明顯。軀幹向前傾、背打直，使用臀肌的力量伸展髖部，向前拉動負重帶。軀幹上升時，使用雙手維持平衡，如果你沒有東西可以抓握，也可以將身體的重心些微向前移，以達成直立姿勢。假使你在伸展髖關節的過程中有正確傾轉骨盆，上背部會呈現圓背。

站姿滑輪髖屈伸

要做滑輪髖屈伸的變化式，你需要抓住雙腿間的三頭肌訓練繩或彈力帶。你也可以使用其他握把，但三頭肌訓練繩是最棒的，因為尾端有結，方便你握得更牢。假設你沒有訓練夥伴、沒有合適的設備操作負重帶繞髖直立式臀推，或你只是單純喜歡這個動作，滑輪髖屈伸就是相當棒的選擇。

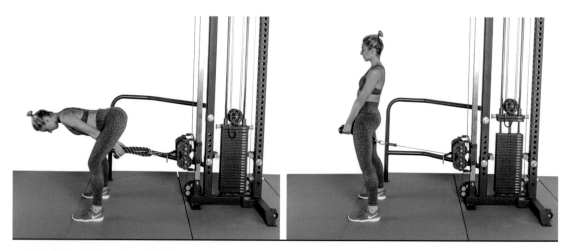

大拇指朝前，掌心相對，緊握著三頭肌訓練繩。向前走幾步，讓滑輪機的纜繩有張力，就預備站距——大部分人會雙腳與肩同寬。接著，髖部往後坐，軀幹向前傾，此時要努力保持背部平直，小腿垂直於地面。接下來，將髖部推向前臂，髖關節伸展時縮緊臀肌。不要用手臂的力量拉動訓練繩，而是以臀肌的力量將髖部向前推。為了最大化臀肌的張力，站直時請保持下巴收緊或是微微低頭，並且骨盆後傾，就像你在背伸展或臀推的動作末端那樣。

跪姿滑輪髖屈伸

　　假如你覺得做站姿滑輪髖屈伸時更多使用到腿後肌群，那麼跪姿的滑輪髖屈伸會是相當不錯的選擇。這運動跟負重帶繞髖跪姿直立式臀推如出一轍，你的膝蓋會保持彎曲，如此能縮短腿後肌群，更加倚重臀肌。但是運動前的準備有點棘手，要有保護膝蓋的墊子、雙腳後方需要以物品抵住，另外纏繩的軌跡會有點奇怪，而且看起來太接近地板。

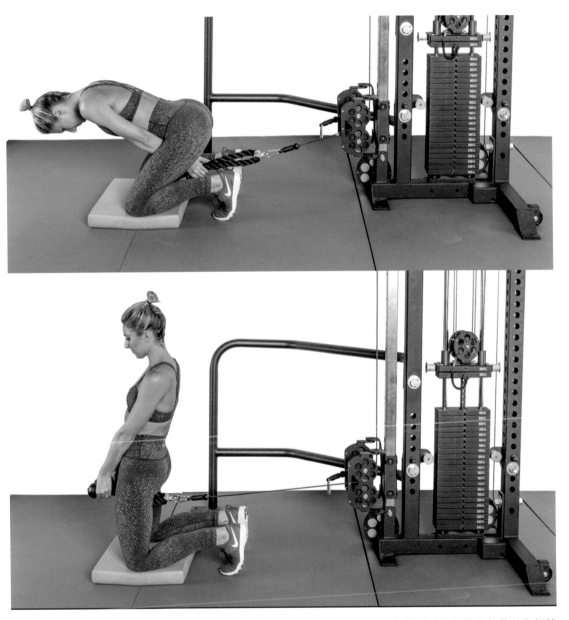

比照負重帶繞髖跪姿的變化式，將兩塊平衡墊或仰臥起坐墊或摺疊好的瑜伽墊（或任何墊子）放在你打算跪著的地方。先讓纏繩有適當的張力，然後大拇指朝前，掌心相對，握住三頭肌訓練繩。接著跪在軟墊上，髖部向後坐，軀幹向前傾，將纏繩從雙腿間穿過。使用臀肌的力量伸展髖關節，把髖部推向前臂，同時保持下巴收緊，骨盆稍微後傾。假設你有適當的後傾骨盆，你的上背在伸展髖關節時會圓背。再次強調，不要用手臂拉動繩索，握緊繩索就好，並且在髖部向前時保持下背平直。

後踢腿

後踢腿的動作模式包括站姿與跪姿的後踢腿，這兩種都屬於無負擔的臀肌運動，也就是說此類運動不會造成過度痠疼，或是給身體太多壓力。在許多層面上這些運動的技巧都相當優異。

　　首先，就是建立或強化臀肌的大腦肌肉連結，通常我會稱為大腦臀肌連結。在訓練課程的剛開始做低反覆次數（不會做到力竭）的後踢腿讓髖肌暖身，能調整好臀肌的狀態，為主要運動做好準備。

　　後踢腿還可以運用在訓練課程的中段。如同四足跪姿髖伸跟滑輪髖屈伸的變化式等臀肌輔助運動，後踢腿的動作方式很適合用來增加額外訓練量。舉例而言，我可能會在臀推或硬舉（主要運動）以及外展運動（訓練收尾運動）之間安插 3 組 20 下的後踢腿，以增加額外的臀肌訓練量。

指引與提示

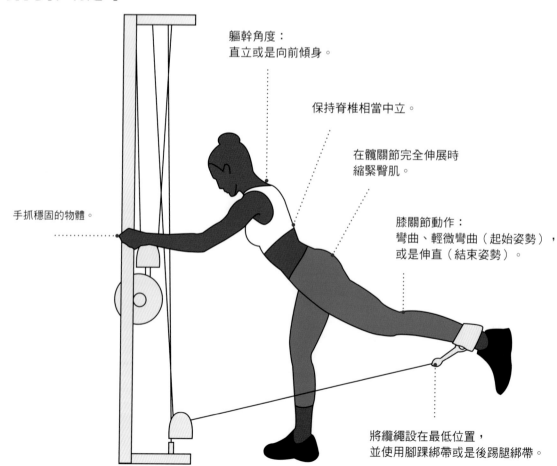

軀幹角度：
直立或是向前傾身。

保持脊椎相當中立。

在髖關節完全伸展時
縮緊臀肌。

手抓穩固的物體。

膝關節動作：
彎曲、輕微彎曲（起始姿勢），
或是伸直（結束姿勢）。

將纜繩設在最低位置，
並使用腳踝綁帶或是後踢腿綁帶。

後踢腿相當容易做，你可以採取站姿或是四足跪姿。以下是四項通用準則，能夠幫助你獲得最大效益。

脊椎力學：脊椎保持在中立區域

往後踢腿時，通常會稍微弓背。稍微過度伸展沒有關係，且對於最大化啟動臀肌可能是必要的。然而，過度伸展會將張力轉移至你的下背，這不理想。你要找出那個臀肌相當活化而背部和腿後肌群只有稍微啟動的位置。簡而言之，請避免過度伸展髖關節，負重與反覆訓練次數也要維持在可以掌握的範圍內。接近力竭與肌肉疲乏之際，請確認你仍可以感受到臀肌的張力。若背部與腿後肌群的感受較強烈，請結束這一組。

抓握穩固的物體（站姿的變化式）

做站姿變化式時，最好能抓住穩固的物體。腿向後踢時，必須將身體的重量移往踏地的那條腿以維持平衡。抓握穩固的物體除了能讓動作更穩定、更易於執行之外，還可以抗衡你部分的重量，並且保持軀幹大致垂直，如此可以讓後踢的動作路徑更流暢，更大程度的激發臀肌，並達到更好的動作力學。絕大多數纜繩滑輪機都有握桿，正是為此用途設計。如果你是操作彈力帶的變化式，請在較高的跳箱、牆壁前、柱子或是深蹲架前設置，才有東西可以抓握。

膝關節動作：膝關節可以保持微彎或伸直

後踢腿運動會因個人及運用的裝備而有相當多可微調的地方。比方說腿可以些微彎曲或伸直，兩種都可以接受。你也可以在向後踢時將彎曲的膝蓋伸直。你可能會發現你更偏好某一種變化式，但你也可能會在不同變化式中採取不同的膝關節動作。

臀肌縮緊：專注於大腦肌肉連結

縮緊臀肌一秒鐘可以說是相當通用的法則，可以套用在所有臀肌主導的動作，尤其是後踢腿動作。如同四足跪姿髖伸，後踢腿時臀肌活性只會短暫出現峰值，而縮緊臀肌一秒鐘能延長受張力的時間，並且幫助你建立大腦臀肌連結。此外，以大負重執行後踢腿必然會犧牲動作形式，所以應該使用較輕的阻力，每一下都要相當緩慢且好好控制。

錯誤與修正

錯誤：脊椎超伸展（用到太多背部與腿後肌群）

　　關於後踢腿運動，特別是站姿的變化式，有一點非常重要：花時間做好動作前準備。絕大多數的錯誤發生於訓練者尚未調整好動作細節，就草率地執行動作。最常見的錯誤是腰椎超伸展，這會增加下背與腿後肌群的張力。如果你覺得運動時用到太多背部與腿後肌群，以下是兩個簡單的解決方法：

修正一：
降低阻力或反覆次數，並且在髖關節完全伸展時，專心縮緊臀肌。

修正二：
不要向後踢太遠或太高。覺得髖關節的動作範圍到達極限時就停下來，忍住，不要將腿盪得更高，因為這通常會導致下背弓背以及骨盆前傾。

後踢腿運動的種類

　　後踢腿時可以採站姿或是四肢跪姿。

站姿後踢腿

　　以站姿變化式而言，腿部在一開始可以伸直、微彎或是彎曲。軀幹可以直立或是向前傾。保持直立代表阻力的向量或是力線是完全水平的，而向前傾則會產生混和的阻力向量或是相對於身體有角度的阻力線，當你在動作最低點的屈曲姿勢時，這更能誘發更高程度的臀肌活性。兩種都做看看，然後選擇你覺得更能鍛鍊到臀肌的方式。就我的經驗而言，「向前傾身」搭配「膝關節彎曲到伸直」的變化式最受歡迎也最有效，因為你會在更大的動作範圍中得到更多的張力。注意：你可以用纜繩滑輪機、彈力帶或是腳踝沙包的方式增加阻力，以中至高的反覆次數操作。

滑輪後踢腿

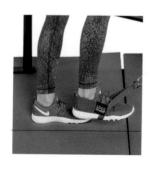

　　我最喜歡用纜繩滑輪機操作站姿後踢腿，因為臀肌能得到恆定張力。要正確執行滑輪後踢腿，阻力線必須位在你腳踝的低處，穿過你的阿基里斯腱。將滑輪設置在最低點，並且使用腳踝綁帶。你可以用握把控制這項運動，但這也可能改變動作力學。在臀肌研究所中，我們會使用專為後踢腿設計、綁住鞋子的腳踝綁帶。

膝關節屈曲

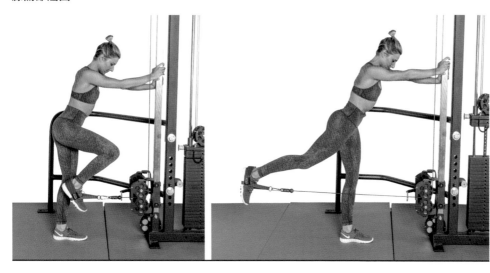

膝關節伸直／微彎

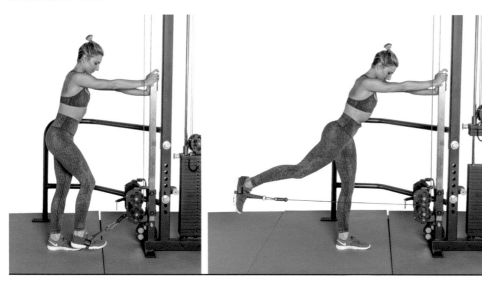

讓柱子上滑輪的高度對齊你的腳背（對大部分纜繩滑輪機來說這是最低高度）。假設滑輪沒辦法降那麼低，請站在平台上。將綁帶繞過你的阿基里斯腱。抬起綁帶那隻腳，放在身體前方，身體向前傾（或是保持直立），並且抓住穩固的物體以保持平衡。將腿直直往後踢，髖關節完全伸展時縮緊臀肌。注意：腿在起始位置可以彎曲、半彎曲或伸直，但是髖關節完全伸展時，腿應該要伸直或是幾乎伸直。

向前傾身

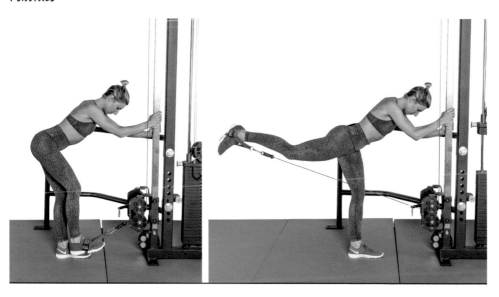

腳踝沙包後踢腿

　　如果你沒有腳踝沙包，我強烈建議你買一組來用。腳踝沙包並不貴，而且是增加後踢腿負重最簡易的方式。

　　使用腳踝沙包做站姿後踢腿時，必須在整個動作範圍內控制動作。換句話說，別用沙包下墜產生的衝力來幫助你做下一次反覆動作，而是要在起始與結束位置暫停，以保持臀肌張力。還有一點也同樣重要：向前傾身，用較高的跳箱、訓練凳或是靠著牆支撐，如此能夠增加動作範圍，並有助於穩定與平衡。

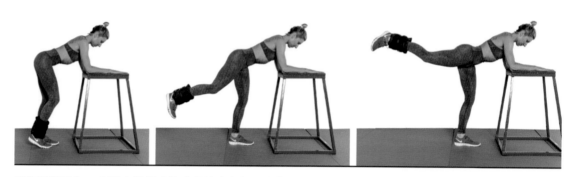

綁好腳踝沙包，身體向前傾（抑或保持直立），手靠在牆上、跳箱上或是抓握穩固的物體，比方說增強式跳箱。接著將重心移往踏地的那隻腳，另一隻腳稍微抬離地面。將腿往後踢，髖關節完全伸展時縮緊臀肌，並且保持脊椎一定程度的中立。

彈力帶後踢腿

　　正如同腳踝沙包的變化式，假設你沒有纜繩滑輪機可用，彈力帶的變化式也是相當棒的選項。關鍵在於使用輕量阻力，這樣腿收回時才不會很狼狽。你也可以將阻力帶（翹臀圈）繞在膝蓋上方。彈力帶後踢腿很適合做高反覆次數（每組 20 到 30 下）訓練組。跟其他後踢腿變化式一樣，請注意在動作末端縮緊臀肌一秒鐘。

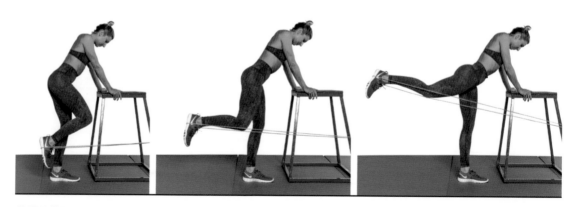

將彈力帶設置在腳背的高度或是略低於膝蓋，然後扶握穩固的物體，比方說增強式跳箱。以直腿後踢來說，請將彈力帶繞在腳踝後方；以腿後踢來說（請見上方照片），請繞在足弓。接著腿往後踢，直到髖關節完全伸展。

四足跪姿後踢腿

四足跪姿後踢腿變化式的技巧提示跟負重選項基本上跟站姿的變化式一樣，鍛鍊臀肌的方式也差不多，但是四足跪姿的變化式有多個支點，動作比站姿變化式更穩定，因此更容易執行。

鳥狗式

鳥狗式是相當經典的臀肌運動，會一併練到肩膀與上背。徒手鳥狗式通常作為暖身運動，而負重的變化式（腳踝沙包和啞鈴）則可以作為臀肌的輔助運動，安排於訓練的中段或是結尾。通常可以從每側／每條腿 2 組 10 到 15 下開始。

徒手鳥狗

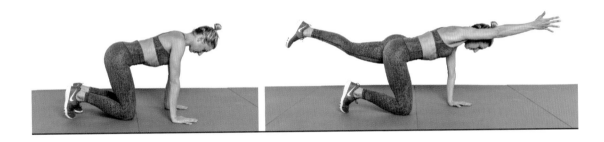

腳踝沙包 + 啞鈴鳥狗

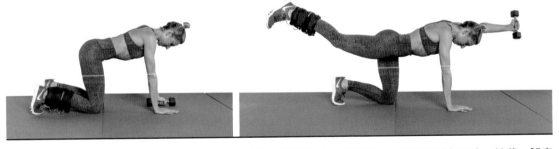

如同其他四足跪姿髖伸運動，雙手的理想位置應該在肩膀下方，而膝蓋的位置則是髖部下方。接著，腿直直向後踢，同時伸直對側手臂。舉起對側手臂不僅能平衡你的重心，還可以一併鍛鍊核心肌群與上背部肌肉。背部保持平坦，同時將手臂與腿部伸直到與地面呈水平。只要你覺得張力是出現在臀肌，而不是下背，髖關節有一點超伸都沒關係。

滑輪四足跪姿後踢腿

如前所述，纜繩滑輪機可提供恆定阻力，並且能讓動作節奏順暢且規律，若要增加後踢腿動作模式的阻力，這是最有效的方式。

膝蓋彎曲

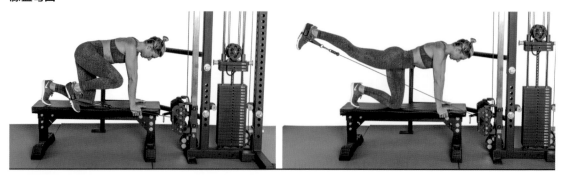

膝蓋伸直／微彎

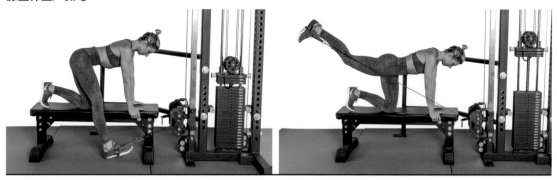

將訓練凳放在纜繩滑輪機前面，滑輪調整至最低位置，並根據你使用的綁帶種類，將綁帶繞在阿基里斯腱或足跟／足弓上。腿在起始位置可以彎曲、半彎曲或伸直。假設一開始是彎的，請在向後踢的同時伸直膝蓋；假設腿一開始伸直，則慢慢將腿向後擺，直到髖關節完全伸展（你可能會覺得這種變化式用到更多腿後肌群）。兩種變化式都要在髖關節完全伸展時用力縮緊臀肌。

彈力帶四足跪姿後踢腿

若沒有纜繩滑輪機可用，彈力帶四足後踢腿會是很棒的選擇，類似站姿彈力帶後踢腿。再次重申，使用輕阻力，以確保動作節奏流暢。

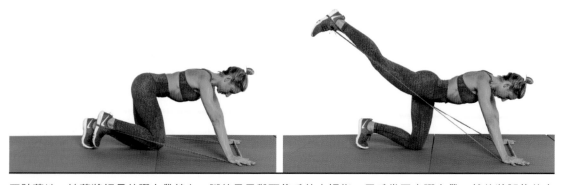

四肢著地，接著將細長的彈力帶繞在一腳的足弓與兩隻手的大拇指。用手掌固定彈力帶，然後將腿往後上方的角度踢。

腳踝沙包四足跪姿後踢腿

腳踝沙包四足跪姿後踢腿類似站姿變化式，都要在動作起始與終止時暫停。這不僅有助於維持恆定張力，還可以防止你用沙包往下墜的衝力擺盪腿部。

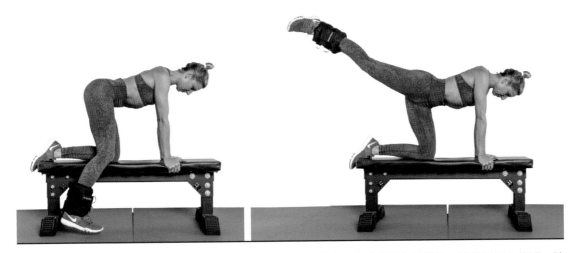

將腳踝沙包綁在腳踝／小腿下方，接著在訓練凳上就四足跪姿，負重腳懸在椅凳外，接著緩慢向後踢，膝蓋可以微微彎曲或是伸直，髖關節完全伸展時，用力縮緊臀肌。

擺錘四足跪姿後踢腿

最後一個後踢腿的選項是在俯臥髖超伸機底下做驢子踢腿。是的，俯臥髖超伸機在健身房中相當罕見，但如果你能用到，不妨試試這個變化式。動作跟擺錘四足跪姿髖伸相當類似，但有兩處些微不同：首先，你的身體相對於機器會比較靠前；其二，你的腿是往後踢而不是往上踢，如此一來可以伸直膝蓋，而不是一直保持彎曲。

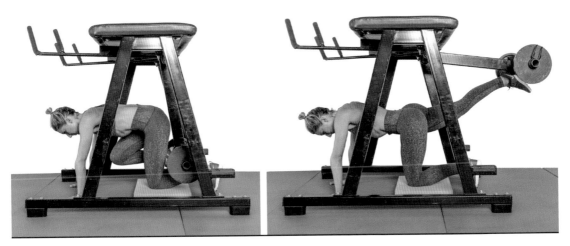

在俯臥髖超伸機底下就四足跪姿。我建議跪在瑜伽墊、平衡墊或其他較厚的墊子上，以保護膝蓋。接下來，一隻腳的足弓往後抵住放槓片的負重桿，讓那條腿達到髖關節與膝關節完全屈曲。接著腿直直往後踢，微微往上。

髖外展運動

說到臀肌成長，我敢大膽猜測約有 85% 來自髖關節伸展運動，比方說臀推、臀橋、蹲舉、硬舉以及跨步蹲。另外 15% 則來自主要針對臀肌上部的髖關節外展運動。

這件事，我是早先在我訓練的比基尼選手身上發現的──有練習外展運動的選手，臀肌上部的發展更出色。所以說，如果你想要打造臀罩（你的上臀肌就是由此從髖部伸出），就得加強並且執行本節的運動。

最棒的是，髖外展動作一般來說不會使你太過疲勞或是肌肉痠疼，所以你可以在不消耗身體的情況下進行良好的訓練。唯一的缺點是難以增加負重，通常需要使用彈力帶、纜繩滑輪機或是髖外展機來增加阻力。所以我通常將外展訓練放在訓練課程的後段，並且以高反覆次數與燃燒組訓練──接連做幾種運動，以讓該部位力竭。

指引與提示

要從髖外展運動中獲得最大效益，得將下列指引謹記在心。

雙腿／雙側之間的休息時間

有些髖外展動作看起來一次只做一條腿，比方說消防栓式、側臥抬髖以及站姿滑輪髖外展，但這些動作其實會同時練到兩條腿，因此練完一側之後需要休息一小段時間。假設你在做消防栓式，做完一條腿後要休息 30 到 60 秒再練另一條腿。你可以這樣想：一條腿做出動作，另一腿則負責穩定，所以說，雖然看起來像是只有一條腿在承擔所有工作，但其實兩側臀肌在外展運動中都會練到。若練完一側後馬上鍛鍊另一側，那麼你可能會因為疲勞而沒辦法做一樣的反覆次數。這原則適用於所有單腿髖外展運動。

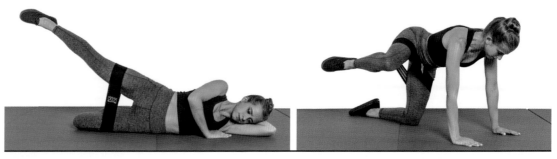

側臥彈力帶繞膝髖外展　　　　　　　　　　彈力帶繞膝消防栓式

腳掌往側邊翻動

這適用於橫狀面的運動，像是髖關節鉸鏈彈力帶繞膝的髖外展運動，以及坐姿彈力帶髖外展的變化式。腳掌往側邊（外側）翻可以稍微增加動作範圍，並且增加張力。事實上，不論你做哪一種變化式，動作範圍都要盡量大，並且每一下都要專心做到極限。

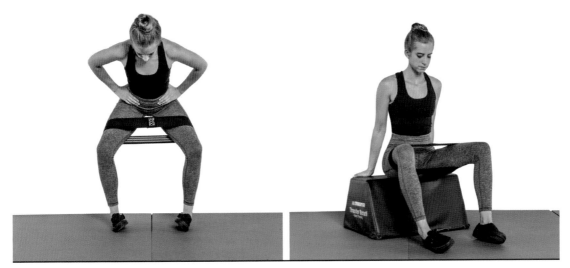

髖關節鉸鏈彈力帶繞膝髖外展　　　　　　坐姿彈力帶繞膝髖外展

腳尖朝前或是稍微往內，膝蓋往外推

這適用於額狀面髖關節外展運動，特別是彈力帶側走。要最大化運動的效益，請將腳尖朝前或是稍微往內，膝蓋往外撐開彈力帶，並且保持髖部雙側等高。換句話說，側走時膝蓋不要向內塌陷、腳掌不要太過朝外，骨盆在踏步時也不要側傾。操作時要用著地那條腿來側推，而不是用踏步那條腿出力往側邊伸出。這個提示看起來不重要，但是你腦中的意圖會影響臀肌的激發與力學。

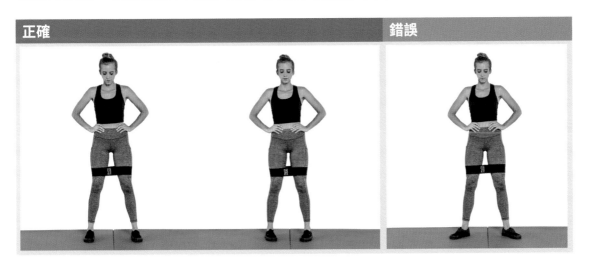

正確　　　　　　　　　　　　　　　　　　　錯誤

錯誤與修正

由於動作範圍有限，阻力也較輕，髖外展運動相當容易操作。然而，這些特性也會令人自滿而輕忽了動作形式，這絕對不是好事。舉個例，人們有時候會用不良的姿勢或是不足的活動範圍來做彈力帶側走或是坐姿彈力帶髖外展。

要避免這些錯誤，請試著想像自己看起來要很矯健，同時保持良好姿勢（避免彎腰駝背），並且每一下都要做到完整的動作範圍。動作也要保持對稱，許多人兩隻腳掌站立的角度會不同，這代表他們沒有認真做。動作技巧很簡單不代表你可以把動作形式拋在腦後或不當一回事。請用心做，千萬別因為沒有舉大重量就低估這些動作。

髖外展運動種類

髖外展運動可以根據身體姿勢分為兩種：額狀面跟橫狀面，前者是髖關節伸展下的外展運動，後者則是髖關節屈曲下的外展運動。

額狀面髖外展

你或許還記得第 10 章提到，額狀面髖外展運動主要是站姿或側臥的側向動作，包含彈力帶側走、站姿髖外展以及側臥髖外展的變化式。請記住，這些是少數完全針對臀大肌上部跟臀中肌的運動。如果你有意刺激臀肌上部生長，請善加利用，並以高反覆次數與燃燒組的方式安排在訓練課程的末段。

彈力帶側走

做彈力帶側走，先將阻力帶或迷你彈力帶繞在膝蓋上方或下方，接著可以朝同一側走，或是雙腿交替來回側走。關鍵在於用著地腿側向使力推，另一條腿則用來跨步。

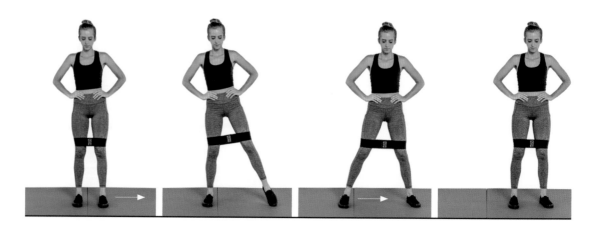

X 型彈力帶走路

你也可以將長型彈力帶繞在腳板外側，越過足弓，在身體前方交叉，這稱為 X 型彈力帶走路。對於增加多樣性來說是相當不錯的變化式，可以偶爾納入課表。

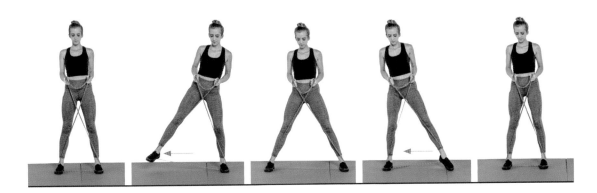

怪獸走路

怪獸走路類似彈力帶側走，只不過是前後移動，而不是側向移動。你可以用寬站距（保持彈力帶的張力）向前移動或向後移動，或是朝對角線移動，走之字型。

寬站距怪獸走路

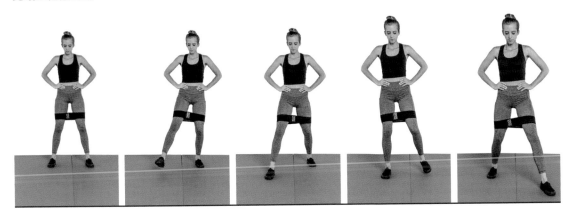

之字型怪獸走路

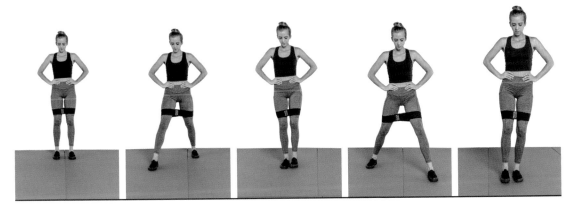

站姿髖外展

　　雖然不用任何器材就能做站姿髖外展，但最好能抓根柱子或是靠牆平衡以增加穩定性。執行此動作時，要先以一條腿撐地，另一腿內旋並且擺在踏地腳稍微前面或是旁邊的位置，接著外展，或是說向外側移動，直到活動度的極限。

　　你可以徒手做站姿髖外展，或是使用彈力帶、腳踝沙包、槓片、纜繩滑輪機來增加阻力，而纜繩滑輪機做起來最流暢，也是我最喜歡的變化式。要做這種變化式，必須將滑輪的高度調到最低，然後將綁帶束在腳踝上。再次強調，你會需要抓住滑輪機的柱子上以保持平衡。腳踝沙包的變化式很不錯，因為腳踝沙包會在髖關節上施加持續阻力，而且任何地方都可以做。不過你得使用較輕的沙包，以免用擺盪或是沙包下墜的衝力來協助動作。你也可以用阻力帶或較長的彈力帶，對於暖身或是燃燒訓練來說很不錯。要點在於使用較輕的阻力，才不會難以外展。

站姿髖外展

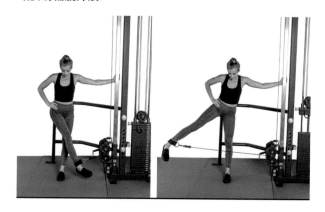

站姿腳踝沙包髖外展

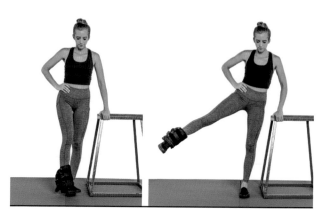

站姿滑輪髖外展

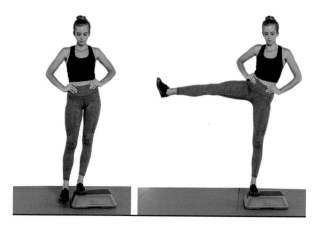

站姿彈力帶繞膝髖外展

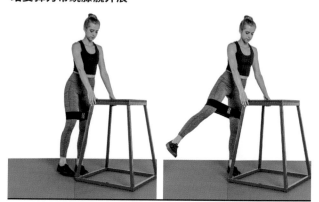

站姿彈力帶髖外展

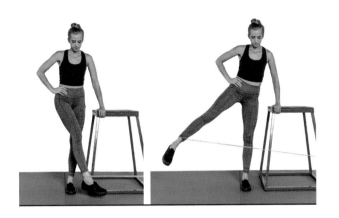

槓片負重站姿髖外展

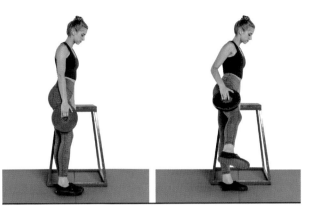

側臥抬髖

側臥抬髖動作前準備：肩膀與手肘著地側臥，下方腿可以隨個人偏好伸直或彎曲。開始執行動作：上方腿內旋，並且擺在下方腿稍微前方的位置，接著外展上方腿同時保持內旋，往上舉到活動度極限，然後腿放下著地，完成一次反覆動作。

你可以使用阻力帶來增加動作的阻力，例如翹臀圈或是迷你彈力帶，也可以用腳踝沙包或是槓片。假設使用彈力帶，為了維持彈力帶的張力，上方腿往下放到一半就必須向上舉，因此會稍微犧牲一些動作範圍，但很適合產生燃燒感。腳踝沙包可以讓臀肌有更穩定的張力，並且能做出完整的動作範圍，這點很理想。如果要增加動作範圍，可以將膝蓋與手肘靠在平坦或上斜的臥推椅上，以執行外增範圍的側臥髖外展。

側臥髖外展

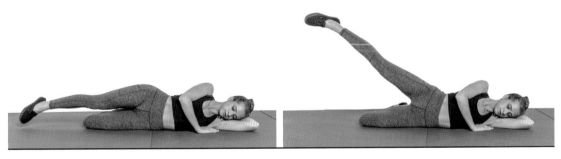

彈力帶繞膝側臥髖外展

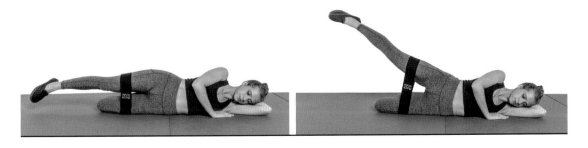

腳踝沙包側臥髖外展

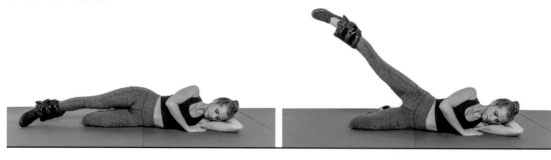

槓片負重側臥髖外展

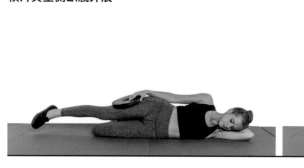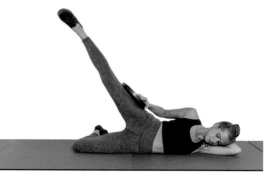

撐體外增範圍的側臥髖外展

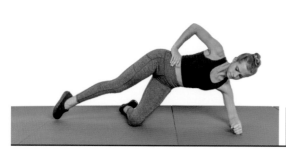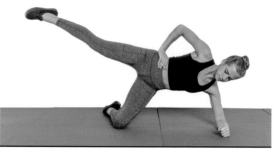

訓練凳上外增範圍的側臥髖外展

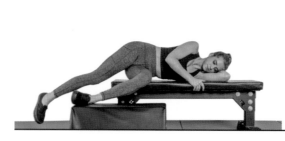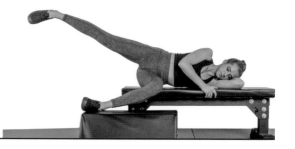

訓練凳上外增範圍的腳踝沙包側臥髖外展

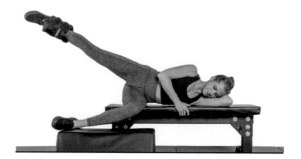

45 度側臥髖外展（後方）

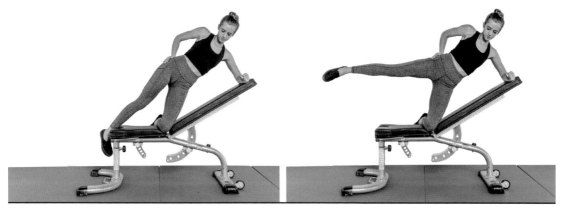

45 度側臥髖外展（前方）

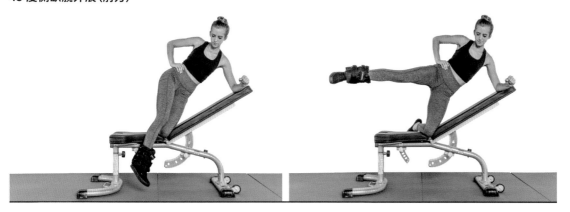

臀橋最高點外展

　　此技巧會以兩種方式鍛鍊臀肌：你得用髖伸展來維持臀橋的最高點姿勢，然後外展你的雙膝，讓臀肌同時做兩種工作：先收縮以維持臀橋最高點姿勢，接著必須更用力收縮才能打開雙膝、撐開彈力帶。以科學術語來說，動作時臀肌同時施展髖伸展與髖外展的力臂，除了能提高臀肌活性外，髖外展會鍛鍊到臀大肌上部，讓臀肌激烈燃燒。你可以先做一組臀橋，接著馬上做一組臀橋最高點外展來徹底燃燒臀肌。要執行這個動作變化式，首先要躺在地上，將彈力帶繞在膝蓋上方或下方，身體呈現臀橋的預備姿勢，接著伸展髖關節。在動作最高點鎖住時，膝蓋盡可能打開，向外撐開彈力帶。

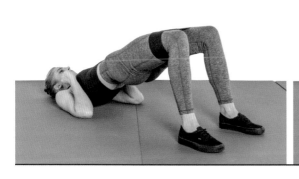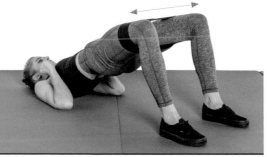

臀推最高點外展

臀推最高點外展的動作特質及技巧與臀橋最高點外展如出一轍，唯一的不同在於肩膀墊高。同樣的，你可以結合臀推與外展來徹底燃燒臀肌，比方說做 12 下彈力帶臀推，接著再 12 下臀推最高點外展。你可以用逐組降次數的方式做階梯式燃燒訓練，傳統的組數與次數也行。

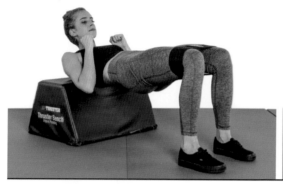 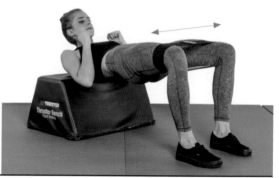

橫狀面髖外展

向前傾身或髖屈曲時腿往側邊移動，就是在做橫狀面髖外展。這類運動主要鍛鍊到上部臀肌，但也會用到下部臀肌，包括側臥蛤蜊式、深蹲走路、坐姿髖外展跟髖關節鉸鏈髖外展。如同額狀面髖外展運動，你可以用高次數燃燒訓練的方式將橫狀面運動安排在訓練課程末段，也可以安排在訓練的一開始，以低次數低重量的訓練方式暖身。

深蹲側走

深蹲側走類似彈力帶側走，都是將彈力帶繞在膝蓋上方或是下方，然後向側邊踏步。但深蹲側走時身體不是直立，而是採深蹲姿勢，這會讓下部臀肌參與得更多。要執行這個動作，首先將彈力帶繞在膝蓋上方或是下方，深蹲後，著地腿使力推動身體，另一條腿側伸踏步。步伐要夠大，才能確實撐開彈力帶。

你也可以採用較寬的站距來做相撲深蹲走路，不過你會沒辦法踏出一樣寬的步伐，但是在整個運動過程中，臀肌會有較多張力。如同其他彈力帶側走變化式，你可以沿著一直線走完幾步後再換方向，也可以原地左右換腳。

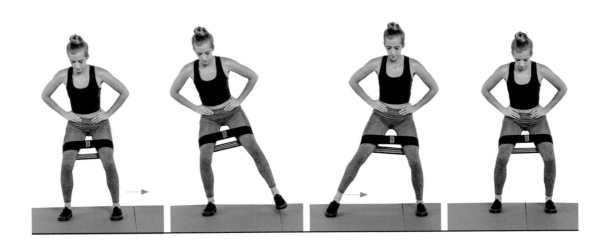

深蹲怪獸走路

　　深蹲走路的方向也可以是前進後退，這種變化式會在更大的活動範圍中鍛鍊臀肌，因為每一步都在變換髖屈曲與髖伸展。不過許多人前後移動時的臀肌泵感或是燃燒感不如側走。

　　如同怪獸走路，行走方式有兩種：你可以採用寬站距，在前進後退時保持彈力帶的張力；或是運用之字型走法，一腿先往身體中線移，然後向外朝斜前方踏出。你可以走一段設定好的距離或步數，或者以兩步前進兩步後退的方式留在原地。

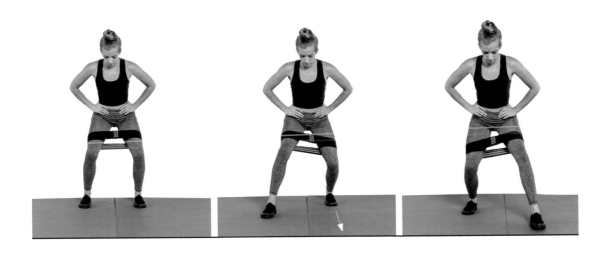

彈力帶恰恰

這運動是我們在臀肌研究所中想出來的，之所以稱為彈力帶恰恰，是因為我們覺得動作很像恰恰舞，但後來才發現其實完全不像，你就知道我們的舞蹈知識有多貧乏。儘管如此，我們還是沿用了這個名字。最好的動作前準備就是抓住增強式跳箱、槓鈴架的柱子，或任何可以抓握的穩固物體。將阻力帶繞於膝蓋上方，雙腳對齊身體中線併攏，屁股向後坐——保持小腿與地面接近垂直，接著將你大部分的體重轉移到一條腿上，然後將非負重腿以 45 度伸向身體後方。你的雙腿對運動的感受會有不同：著地那條腿維持等長深蹲的姿勢，而移動腿則會進行髖外展與些微的髖伸展。我們一般會安排做 2 到 3 組，每組 20 到 30 下，一條腿做完所有的次數後休息，然後換另一腿。

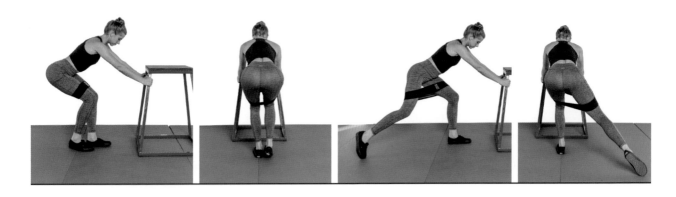

側臥橫狀面髖外展

有些人因為肌肉跟髖部解剖構造，不太有辦法做正常的側臥髖外展。他們很難將動作維持在額狀面，也就是說在執行動作時，上方腿無法保持在下方腿的正上方。這些人通常會喜歡橫狀面的變化式，此變化式強調上方腿下降後要擺在下方腿的前方。簡而言之，此運動鍛鍊到的肌肉及動作前準備都跟額狀面變化式很類似，但執行方式不同：抬高與下降上方腿時，該腿呈些微髖屈曲。

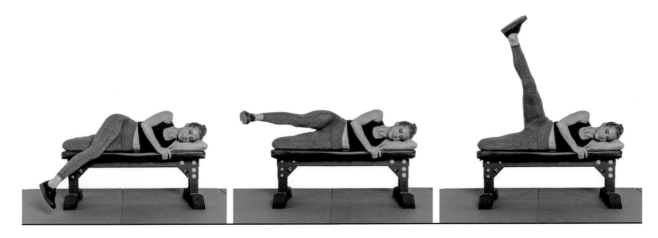

側臥蛤蜊式

　　側臥蛤蜊式的動作前準備類似側臥髖外展，都是側臥，並且以肩膀或手肘撐地。但你的腿不伸直，而是彎曲，同時也屈曲髖關節，你的髖與膝都大約呈約45度。動作前足弓先交叉成十字（請見最底右側圖片），然後舉起或說外展上方腿。

　　你可以將彈力帶繞在膝上，或是把槓片放在大腿上抓住以外加阻力。要操作這類變化式，得以手肘作為支撐，舉起上方腿，同時保持腳掌緊貼。打開雙腿時，髖關節應該完全外展。

側臥蛤蜊式

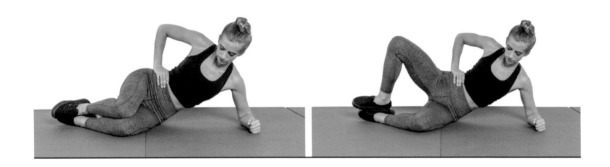

彈力帶繞膝側臥蛤蜊式

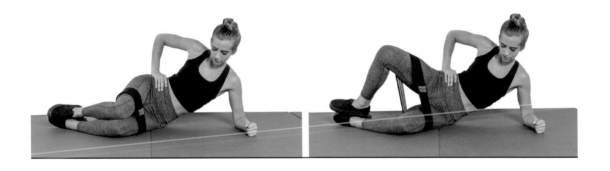

槓片負重側臥蛤蜊式

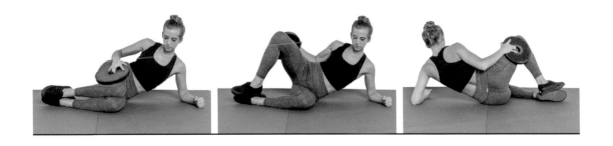

側臥抬髖

側臥抬髖是進階的髖外展運動，類似蛤蜊式，但是需要用到下方腿，並且要伸展髖關節。一開始呈側臥姿勢，以手肘撐地，髖關節與膝關節屈曲。接著，著地的膝蓋發力，將身體撐起。雙側的髖關節同時外展，並將髖部往前推。目標是在動作最高點將髖部打開到極限。下降時，下方的髖部往下沉。如要增加挑戰性，可用平衡墊墊高膝蓋，以增加動作範圍。也可以將彈力帶繞於雙膝的上方。

側臥抬髖

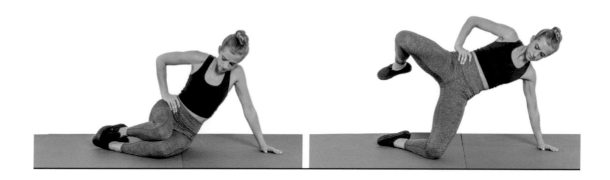

外增範圍側臥抬髖

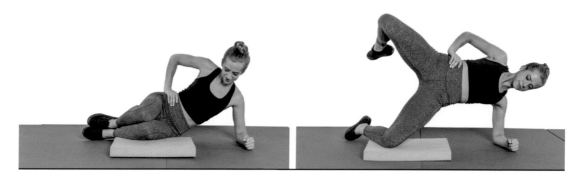

彈力帶繞膝側臥抬髖

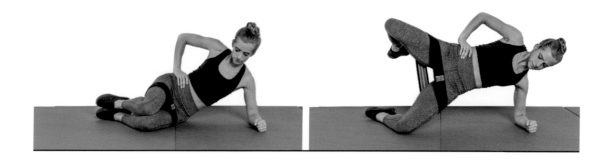

390

消防栓式

　　消防栓式是經典的四足臀肌運動，可以徒手進行、使用彈力帶或腳踝沙包。不論你是徒手操作或有搭配阻力，關鍵都在於維持脊椎中立（不要屈曲也不要伸展），而且腿部外展時，要保持矯健有力的四足跪姿。有些人會扭轉身體以把腿抬得更高，這是錯誤且沒有必要的。

　　假如你想增加動作範圍，可以將髖部移往側邊——將你的重量擺到某側髖關節上，然後當外展或說抬高另一條腿時，髖部再置中。外增範圍變化式有個絕佳好處：地面腿鍛鍊的程度跟上方腿差不多。若要操作彈力帶的變化式，你可以將彈力帶繞於膝蓋上方，或是用地面腿的膝蓋按壓在地，藉此固定（但這要用彈性很好的彈力帶才能做到）。要操作以下圖示的腳踝沙包的變化式，將沙包繞於腳踝或是膝蓋。

消防栓式

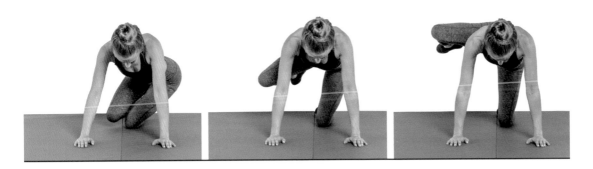

外增範圍消防栓式

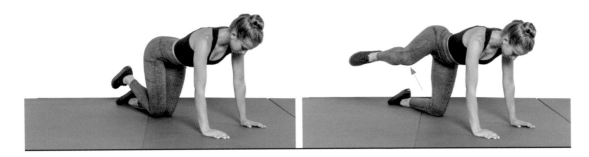

彈力帶繞膝消防栓式

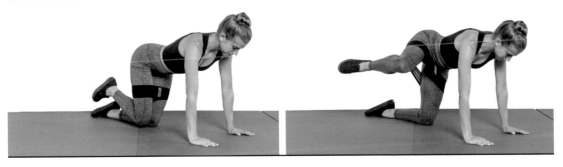

腳踝沙包消防栓式

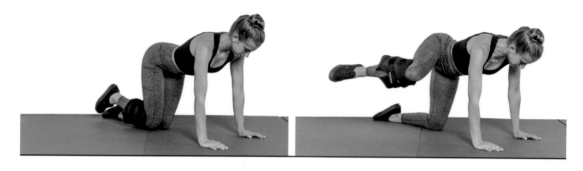

彈力帶繞膝站姿髖關節鉸鏈外展

你可以用站姿、坐姿或是仰臥執行雙重髖外展。所有變化式都需要將阻力帶（迷你彈力帶或翹臀圈）繞在膝蓋上方或是下方。要執行站姿的變化式，請先就舒適的站距——大部分人喜歡雙腳與肩同寬（彈力帶要有張力才不會滑下來）、軀幹前傾，屁股向後沉，小腿大約垂直於地面，如同要做羅馬尼亞硬舉那樣。軀幹向前傾斜大約 45 度、背打直，用膝蓋拉開彈力帶，直到抵達動作極限或是無法再延展彈力帶，然後每一次反覆動作都努力做到這個動作範圍。你也可以在外展時將腳掌翻向側邊，進一步增加動作範圍。

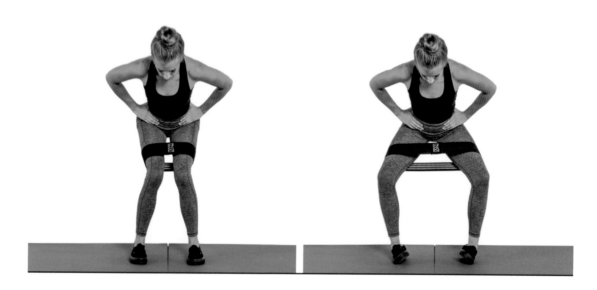

坐姿與仰臥彈力帶髖外展

要執行坐姿與仰臥的變化式，先坐在跳箱、椅子或訓練凳的邊緣，也可以坐在地上，然後膝蓋約呈 90 度彎曲。彈力帶可以繞在膝蓋上方或是下方，用膝蓋將彈力帶拉到最開，如同髖關節鉸鏈變化式。在坐姿變化式中你可以嘗試不同的軀幹角度：如果你坐著，可以微微後傾、坐直或是大幅度向前傾；如果採仰臥，可以上身坐直用手撐地、向後靠用手肘支撐，或是直接背靠地躺平。

你可能會發現某個角度最能激發臀肌，這可能也是你最常使用的角度。然而，我通常會要客戶分配組數，三種軀幹角度都做指定的反覆次數，以求完整鍛鍊臀肌。以下是三種外展雙腿的策略：

- 腳掌向外翻，以增加一點動作範圍。
- 刻意放寬站距，膝關節在一開始外翻（向內塌陷），在最後鎖住時則呈現中立。
- 使用滑盤來最大限度地外張雙腳。

後傾坐姿髖外展

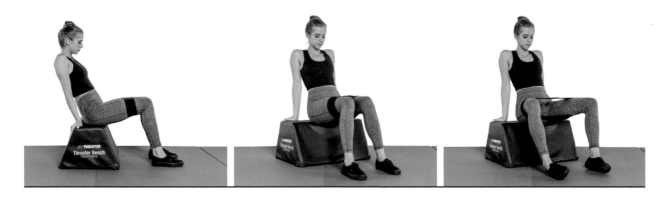

坐直髖外展

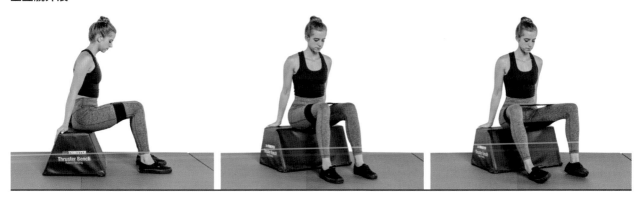

前傾坐姿髖外展

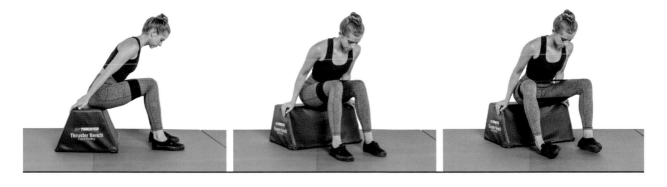

膝外翻坐姿髖外展　　　　　　　　　　　　　滑盤坐姿髖外展

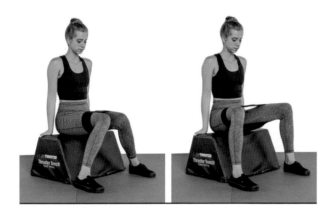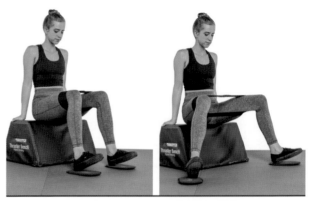

手支撐仰臥髖外展

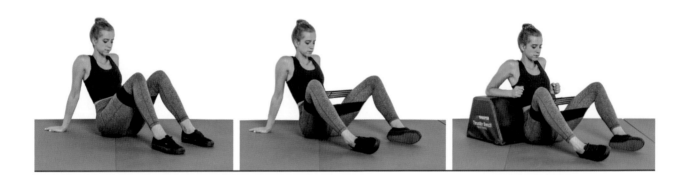

肘支撐髖外展

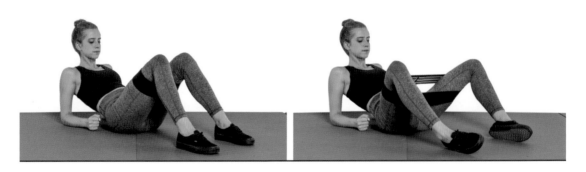

仰臥髖外展

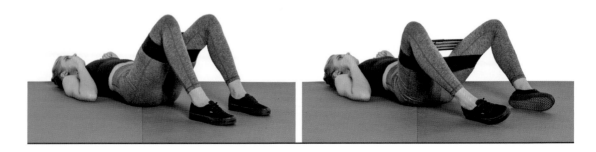

仰臥橫狀面髖外展

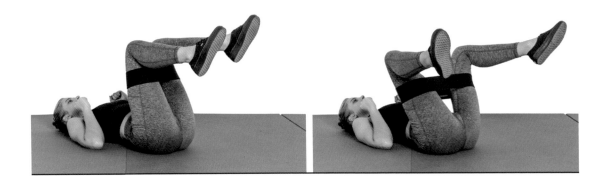

負重與設備的變化式

若想做負重髖外展運動，我推薦兩種極佳的器材：坐姿髖外展機以及 Gluteator。

坐姿髖外展機

坐姿髖外展機在我的健身房相當受客戶喜愛。好消息是幾乎所有商業訓練設施都有這部機器，所以是健身房會員的好選擇。

如同大多數髖外展運動，坐姿髖外展機通常會以高反覆次數（20 或更多）訓練、安排在課程末段，目標是練出泵感與燃燒感。

關於訓練方式，我會採用幾種策略。首先是軀幹角度：可以向後傾、挺直（可以坐著，也可以採深蹲姿勢而屁股懸空）或是向前傾。每一種角度會強化及針對不同的臀肌部位。雖說每一種方式確實都會鍛鍊到上部與下部臀肌，但向後靠會更強調上部臀肌，而向前傾則會讓下部臀肌參與更多，三種軀幹姿勢都做可以確保臀肌全方位的訓練。一份簡單的組數與反覆次數組合可能會像這樣子：三種軀幹角度各一組，共三組，每組重量一樣、反覆次數一樣，為 10 到 20 下。

你也可以採用遞減法訓練，如 2 組的三重遞減。例如做 10 次大重量，接著馬上降重量（將槓片插銷往上移一兩格）再做 10 下，接著再降重量，不休息，完成最後 10 下。

手動式阻力是另一種方法，能加強客戶動作的離心階段，也稱為離心加強法。我會在向心階段出手稍微協助，然後在離心階段用推的施加阻力。

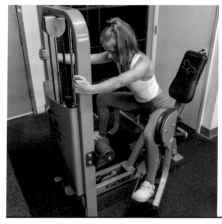
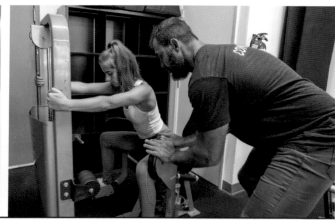

Gluteator

　　我時時確保臀肌研究所擁有無庸置疑的最佳臀肌訓練設備，而我最愛的機械之一就是來自器材研發公司 Dynavec Resistance Systems 的 Gluteator，此機械結合了髖伸展與髖外展。Gluteator 容易負重、做起來動作順暢，並且能產生近乎瘋狂的燃燒感。我第一次使用時做了 3 組 20 下，兩邊各放了 20 公斤的槓片。第二組與第三組之間我必須起身離開座位，因為臀肌實在燒得太激烈。

　　臀肌訓練越來越流行，新的發明以及更好的設備將紛紛問世。我希望 Gluteator 以及各類臀推機能夠成為商業健身房的標準配備。

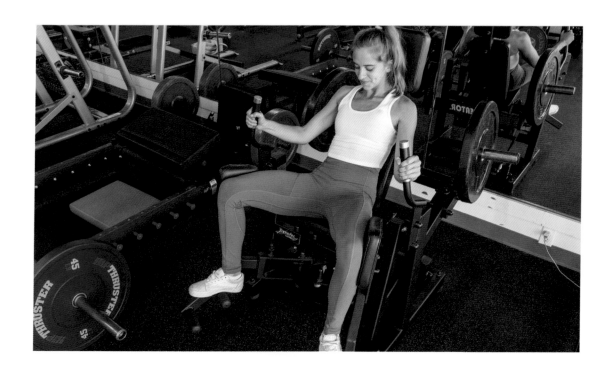

健身
運動

EXERCISE 7 髖外旋運動

我在 24 歲那年跟朋友一起打壘球，我上了打擊區五次敲了五支全壘打，其中一球還越過圍欄大概 46 公尺。我跟朋友都覺得很不可思議，因為我高中的時候運動能力並不出色。所以說，到底是哪裡不一樣了？我已經做了一段時間的大重量訓練，並且變得強壯許多。

旋轉性的力量相當吸引我。在美國職棒的禁藥時期，球員輕鬆大手一揮，球便被轟出球場。肌肉的質量以及力量似乎對於揮棒的爆發力相當有利。

然而換成衝刺與跳躍的爆發力，就未必如此了。肌肉的質量與力量可能有利，也可能有害，視運動員以及競技運動的類型而定。

做深蹲、硬舉、臥推、引體向上，或許也包括大重量腹肌訓練，讓我更會打全壘打。但是爆發力通常需要瞬發性動作才能有更好的發展，如各種藥球投擲，當然也包含直接練習該競技運動。

我一直想知道重訓室的旋轉性運動能否增加旋轉性的爆發力。理論上會，但是這個主題的研究不多。不過，在臀肌訓練計畫中加入零星的髖關節旋轉運動，還是相當棒。髖外旋（及外展）運動除了能發展上部與下部臀肌，對運動員來說也是必要的，尤其旋轉性競技運動如棒球、網球、格鬥。旋轉動作其實結合了由臀部肌群調控的三種動作：髖伸展、髖外展、髖外旋。以揮棒擊球為例，一開始會髖屈曲，轉換姿勢開始揮棒時，髖關節逐漸伸展。身體前傾，靠的是髖外展。接著扭腰，這便需要髖關節外旋。

我要指出的是，髖關節外旋運動能夠整合整個身體，動作時你會感受到腹斜肌群，而後腿的臀大肌感受更是特別強烈。臀大肌是最強而有力的髖關節外旋肌，但許多運動員在一開始卻常做不好髖外旋運動。我測量過自己做站姿滑輪髖外旋時的臀肌活性，發現它達到了最大值。雖然我不認為這類運動適合用來增長臀肌，因為動作範圍有限，但就我的觀點，運動員應該要訓練臀肌的三大功能（髖伸展、髖外展、髖外旋）。

指引與提示

髖外旋運動仿照揮擊及投擲動作，先就預備姿勢，然後運用髖部的力量旋轉身體。這說來簡單做來難，所以客戶若只追求體態，我通常不會教這類運動。然而，正如先前所說，這些髖外旋運動很值得做，對競技運動員而言更是如此。為了幫助

你從這些運動中獲得最大效益，我想要先闡述一項適用於兩種動作技巧的重要指引。

執行髖外旋運動時，不論是纜繩滑輪機或是彈力帶的變化式，中心概念都是在整個動作範圍內保持臀肌張力，而最好的辦法就是控制好旋轉，並且在身體旋轉的過程中外張雙臂。換句話說，要緩慢而穩定地旋轉，並且將纜繩或是彈力帶拉離身體。假設你旋轉過頭，導致纜繩或是彈力帶繞在身體上，你將會失去臀肌張力。

綁帶式／負重帶式滑輪髖旋轉

纜繩與彈力帶髖旋轉是最流行的髖旋轉運動，但如前所述，這些運動不好學也不好教。最近我開始採用一套新的技巧，使用綁帶或是負重腰帶，以及纜繩滑輪機（你也可以使用阻力較小的彈力帶）。如同底下照片顯示，將綁帶、負重腰帶或是彈力帶繞在膝蓋下方，撐靠在跳箱或是纜繩滑輪機的支柱，膝蓋抬至與髖關節同高，接著做腿外展與外旋。雖然傳統的髖旋轉也有效，而且你也應該試著精通該技巧（教練或運動員尤然），但這個新變化式學起來簡單許多。即便你不用像從事競技運動那般大量旋轉身體，也可以有效鍛鍊到負責旋轉的臀部肌肉。比起傳統髖外旋運動，你也會感受到臀肌更大量在做功。若你只想長臀肌，而其他變化式對你來說太困難，只做這個變化式就會有好成效。假設你有參與競技運動，那麼我建議你做本章所有運動。

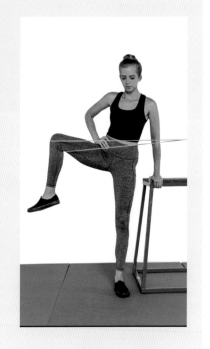

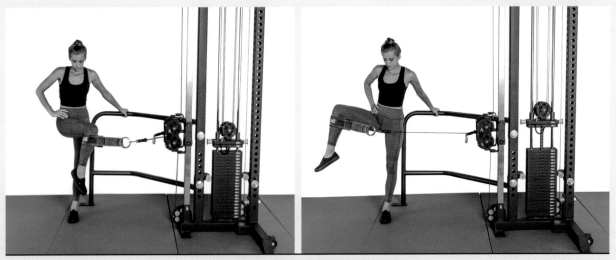

髖外旋的變化式

　　只有兩項髖外旋運動值得訓練，而且都不容易做。假如你的目標是打造更大的臀肌，那麼你不用太介意這些運動。如果操作得當，這些運動能高度激發臀肌，但主要價值在於功能性以及運動表現，而非臀肌生長。如果你有從事競技運動，或是想要增進旋轉能力，那麼在訓練末段安排幾組髖旋轉絕對是好主意。事實上，研究顯示，由於臀肌肌纖維走向為斜對角線，所以臀肌大約有70%的力量能轉換成髖關節外旋。要最大化旋轉的力量，你得知道如何將臀肌當成髖外旋肌來使用，這兩項動作就能協助學習此技巧。

滑輪髖外旋

　　髖外旋運動可以使用彈力帶、纜繩滑輪機上的纜繩握把、庫克槓（Cook Bar）或是彈力棍（Rip Trainer，基本上就是兩端附有彈力帶的棍子）。我個人的偏好是纜繩滑輪機搭配庫克槓（你也可以使用纜繩握把），因為這組合可提供流暢的動作路徑，而且整個動作範圍都能保持恆定張力，更容易控制旋轉的動作。

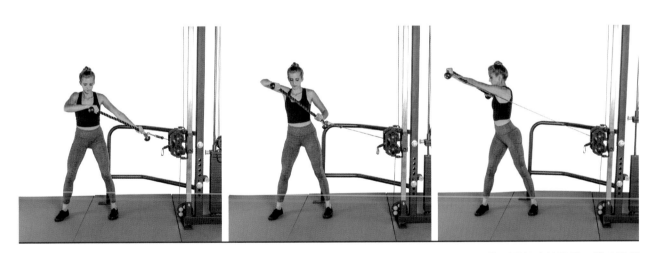

滑輪的位置低於髖部或是大約與髖部一樣高，如果感覺不太對勁，就試看看不同的高度，調整到最舒適的設置。雙手緊握棍子兩端，站在纜繩滑輪機一步外，並且就預備姿勢。接著，請同時做以下動作：以後腿為軸心旋轉髖關節，伸展你的後臂，以45度角越過身體。更精確來說，你的後手越過你身體的中線時，手要往外伸，讓手臂完全伸直，而纜繩不要碰到身體。在終止的位置短暫停留一下，接著慢慢控制旋轉，回到起始位置，完成一次動作。單憑閱讀很難學會這項運動，最好請教練示範，或是側拍自己的動作，並跟上方照片比較動作形式是否正確。

彈力棍／彈力帶髖外旋

　　彈力棍或是彈力帶的變化式做起來其實並不是那麼流暢，因為隨著你達到動作末端，張力會增加，讓旋轉更難控制，而且可能造成動作不穩。有鑑於此，我更加偏愛滑輪的版本。話雖如此，若無法使用滑輪機，彈力棍與彈力帶也是好選擇。運動前準備與執行跟滑輪變化式幾乎一樣。

彈力棍髖外旋

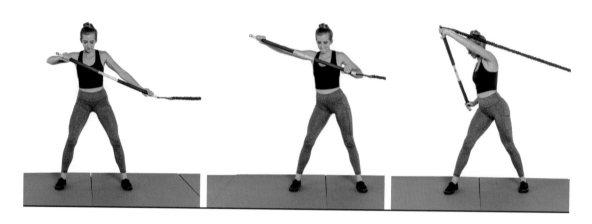

彈力帶髖外旋

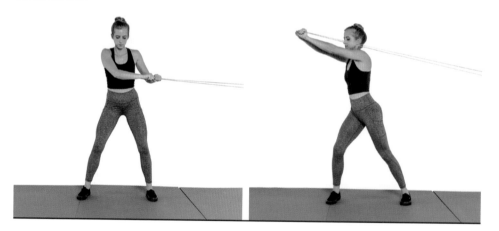

骨盆後傾

關於激發臀肌，不論是坐著、站著、做髖關節鉸鏈動作或深蹲，你都必須要能在各式動作跟任何姿勢中製造並維持張力。你可能正在玩扭扭樂，突然有人說「啟動你的臀肌」，你應該要能馬上就發動臀肌。但這不是每個人都做得到。

　　事實上，我的客戶大約有四分之一不太能在直腿（屈腿則不會）髖關節完全伸展或接近完全伸展時激發／縮緊臀肌，而如你所知，這正是臀肌最高度活化的姿勢。

　　除了無法適當發展臀肌外，這些人硬舉或背伸展時很難鎖住髖關節，在平板撐體或是做伏地挺身時也難以縮緊臀肌。在明白臀肌啟動不良是問題的根源後，我設計出一套簡單的解決方法，我稱為骨盆後傾激發測試，這是一套簡單的運動，目的是測試臀肌活性，並且幫助訓練者發展大腦臀肌連結。

骨盆後傾激發測試

　　私人教練沒辦法花太多時間陪伴客戶，絕大多數教練一週只見客戶一個鐘頭，運氣不錯的話頂多三個鐘頭。這些時間不足以讓教練盯著客戶完成所有訓練內容，為客戶調整技巧，更不用說試驗不同的變化式以找出客戶弱點，並且提供修正方法。而這就是骨盆後傾激發測試的用途。

　　舉例來說，我正在指導一名新客戶或是某個沒辦法好好啟動臀肌的人，與其叫他們做一大堆複雜的動作，我會先教導他們如何後傾骨盆，因為這姿勢能讓臀肌產生大量張力。我會傳授四種技巧：站姿臀肌縮緊、腳趾著地的 RKC 平板撐體、膝蓋著地的 RKC 平板撐體、骨盆後傾臀推。

　　根據客戶活化臀肌的能力，我會指定一項或多項骨盆後傾激發運動，讓客戶回家做。這能讓他們在家增強臀肌張力，如此在健身房我們便能專注做好訓練。

　　舉個例子，我可能會要某個客戶一天做兩次平板撐體，撐 10 到 20 秒。我的目標是讓他們進步到可以執行一分鐘的 RKC 平板撐體，並同時維持臀肌張力。

　　若已經建立臀肌的大腦肌肉連結（又稱作大腦臀肌連結），或已經鍛鍊好一段時間的人，通常可以平板撐體或是站姿臀肌縮緊一分鐘。但是許多初學者沒辦法維持臀肌張力，可能過了 5 秒鐘臀肌就會關機或發抖。理論上，進階運動員能在整整一分鐘的平板撐體中

保持臀肌的活性到最大限度的 80% 以上，然而初學者大概只能保持在 40%。

要將客戶鍛鍊到有能力執行一分鐘平板撐體，我可能會從 3 組 20 秒開始。隨著客戶進步，組數會減少但時間會加長。我讓初學者先做短力臂的 RKC 平板撐體，他們熟悉動作之後，會進階到站姿臀肌縮緊，接著是 RKC 平板撐體，最後才是骨盆後傾臀推。

如果客戶可以做一分鐘平板撐體，並且在期間維持扎實的臀肌張力，我就不用再指派回家作業。換句話說，當客戶的耐力與肌力能夠執行一分鐘平板撐體後，骨盆後傾激發測試就派不上用場了。這同時也顯示他們已經發展出大腦臀肌連結，可以命令臀肌發動，並且排除許多源於臀肌啟動不良的錯誤，比方說感受不到臀肌的張力或是沒辦法正確鎖住髖關節。還有，因為這製造了張力，因此也能夠幫助臀肌生長。當然，平板撐體在增肌上不如負重的臀推有效，但初學者積少也能成多。

骨盆後傾激發測試的運動可以作為激烈運動前的暖身，關鍵在於剛好喚醒肌肉就好，避免產生疲勞。長時間困在椅子上的時候，比方說開車或是長途航班，也可以隨時運用這些運動。你也可以將這些運動安排在燃燒循環之中──臀肌研究所時常使用 RKC 平板撐體，一般來說會支撐 20 秒。總之，使用骨盆後傾運動喚醒臀肌可以減少或有助於避免不良髖伸展力學（過度的骨盆前傾）導致的髖關節疼痛及下背痛。

指引與提示

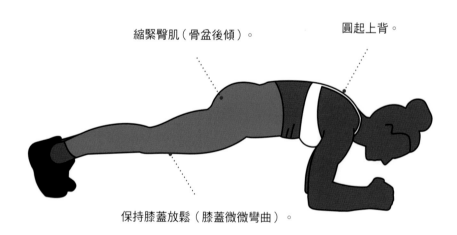

縮緊臀肌（骨盆後傾）。

圓起上背。

保持膝蓋放鬆（膝蓋微微彎曲）。

所有骨盆後傾激發運動都相似：藉由骨盆後傾在臀肌中製造張力，然後維持張力以發展大腦臀肌連結。有項特別的提示能夠幫助你。

先前的章節曾說明收下巴、圓上背能夠誘發骨盆後傾，比方說在做臀推或是臀橋時收下巴，骨盆會在髖關節完全伸展時自然向後翻，大多數人在此時會增加臀肌活性。類似的道理也適用於背伸展：收下巴並且圓上背會減少腿後肌群與豎脊肌的張力，並且增加臀肌張力。我們將同樣的提示用於骨盆後傾激發運動以誘發骨盆後傾。不管你是站著或是正在做平板撐體，你要稍微圓上背、收下巴，並且想著保持胸廓下壓。

錯誤與修正

人們在做骨盆後傾運動時最大的問題是第一次嘗試時無法高度激發臀肌。如前所述，這可能是因為缺乏活動、剛接觸臀肌訓練，或是單純還沒建立臀肌的大腦肌肉連結。如果你能按我所說的一步步練，收縮臀肌的能力將會逐漸進步。

人們會失敗，可能是因為姿勢不正確，也可能是他們才嘗試幾遍就放棄了。如果你想要進步，就得認真、專心做這些運動。如果你是新手，逐步練習這些骨盆後傾運動，並且從 3 組 20 秒開始進展到維持一分鐘，應該會有幫助。一旦你可以維持姿勢一分鐘，就練下一個姿勢。當你每一個姿勢都可以維持一分鐘，並且感受到 80% 的最大臀肌活性，就不需要再練習這一系列運動。除非你長時間不活動，就可以用這些運動來暖身或是喚醒臀肌，又或者是把這些運動當作燃燒訓練。

骨盆後傾運動的種類

骨盆後傾激發運動可以分成四大類。如同上述，重點是循序漸進的練習。從短力臂的 RKC 平板撐體開始，慢慢進展到 RKC 平板撐體、站姿臀肌擠壓，然後是骨盆後傾臀推，以上進展要根據你的熟練度而定——意思是要能支撐一分鐘，期間維持臀肌幾近最大收縮。

骨盆後傾短力臂 RKC 平板撐體

在所有骨盆後傾激發運動中，此變化式最簡單。在大多數情況下，我會先讓學員試試看 RKC 平板撐體、甚至是站姿臀肌縮緊，要是他們不太有辦法收縮、維持臀肌張力，我就會降階到短力臂 RKC 平板撐體。換句話說，假設 RKC 平板撐體時很難執行骨盆後傾也很難啟動臀肌，我會建議你從這裡出發。

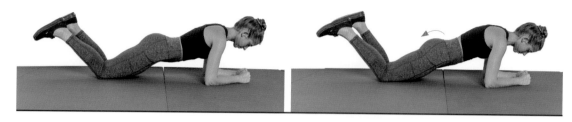

雙手與雙膝撐地，呈現四足跪姿，然後手向前移，直到就伏地挺身的預備姿勢，下背保持平坦，接著雙肘撐地，手臂在肩膀下方。圓上背、收下巴、縮緊臀肌，以達成骨盆後傾。收縮臀肌時應該要感覺到骨盆向後翻。收縮臀肌時可以想像將肚臍拉向胸廓，如此有助於誘發動作。維持張力 20 秒或更久。

骨盆後傾 RKC 平板撐體

傳統上，RKC 平板撐體是發展核心穩定度與力量的運動，但是在這裡你要用這個運動作為激發訓練，以練習骨盆後傾，並讓臀肌學會如何更用力、更持久地收縮，所以必須了解一般平板撐體跟骨盆後傾縮緊臀肌的差異。一般平板撐體的目標是膝蓋打直，但 RKC 平板撐體時可以微彎膝蓋，並且些微圓上背，以協助骨盆後傾與臀肌激發。

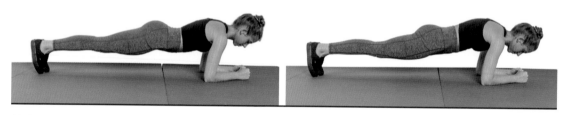

就伏地挺身的姿勢，雙臂在肩膀之下，雙肘撐地，圓上背，收下巴，接著縮緊臀肌。如前，收縮臀肌時，可以想像將肚臍拉向胸廓，以加強骨盆後傾的動作。

站姿臀肌縮緊

站姿臀肌縮緊是測量臀肌活化、強化臀肌作用最棒的方式之一。事實上，我會讓大多數人以此為起點，因為你可感受到臀肌控制的髖關節動作，比方說臀肌強力收縮時，可以感受到髖關節在伸展、骨盆後傾，腳也會感受到外旋的力量。但不是每個人都能有此感受。假設你沒有感受到臀肌活化，請退一階練習骨盆後傾 RKC 平板撐體跟短力臂 RKC 平板撐體，直到你發展出收縮及維持臀肌張力的力量。

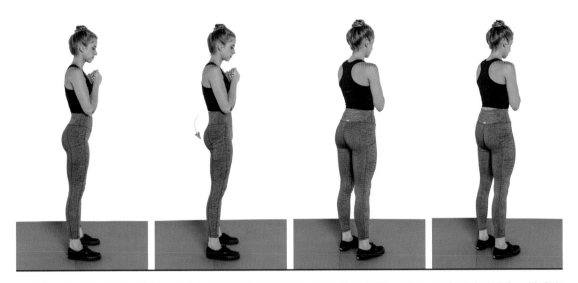

找出自己喜愛的站距，絕大多數人會讓雙腳比肩膀稍寬，並且些微外開。然而，你應該試看看寬一點或窄一點的站距，並且調整腳掌外開的程度，以找出能讓臀肌達到最高活性的站姿。一旦你調到理想站姿，雙肘彎曲，雙拳緊握，然後就收縮臀肌。再次強調，你應該要能感受到髖關節伸展、骨盆在體內翻轉、雙腳承受向外的力量。你可以將重量掛在負重腰帶上，挑戰負重的骨盆後傾。方法是將雙槓撐體負重腰帶繞在髖部，扣環緊貼著屁股，然後呈中立站姿，接著收縮臀肌並且後傾骨盆。做得正確的話，重量會微微升起，雖然動作範圍僅有幾吋，但你可以確實感受到臀肌在移動重量。

站姿負重骨盆後傾

　　站姿負重骨盆後傾考驗負重狀態下後傾骨盆的能力，有助於臀肌的肌肥大，同時也能增強骨盆後傾的動作與髖關節末端伸展。我建議將此運動安排在訓練課程末段，練 2 或 3 組，每組縮緊臀肌 10 下 5 秒鐘。

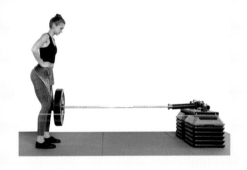

　　運動前準備：將地雷管抬離地板約 40 公分，在槓子另一端加上重量（你得加上一大堆槓片，運動才會有效）。將負重腰帶繞在髖部，扣環緊貼屁股，將鍊子繞在槓子的套筒上，並且用槓鈴扣環固定好。注意：假設地雷管是設置在地上，鐵鍊會將固定槓片的槓鈴扣環拉離槓子的末端。執行這項運動時，首先要直立，並且稍微轉動髖關節鉸鏈，接著縮緊臀肌並且後傾骨盆。假如動作正確，重量會微微升起，雖然動作範圍僅僅幾吋，但你可以確實感受到臀肌在移動重量。你也可以使用負重腰帶搭配鯊魚牢籠機 * 跟纜繩滑輪機。

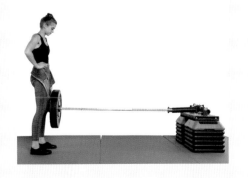

---

* 一種可以幫助練習深蹲的機器，參 449 頁。—譯注

骨盆後傾臀推

　　大多數人（包括我）的臀肌會在骨盆後傾時臀推的鎖住階段達到最高激發。雖然不是每個人都這樣，但要是你在整個動作中無法感受臀肌激發，就值得測試看看，甚至加以練習。你也可以試試第 317 到 319 頁的脊椎－骨盆策略。但在本頁的臀推運動中，你要練的只有動作最高的那一段範圍，也就是髖關節完全伸展與骨盆後傾，以此測試與強化大腦臀肌連結。你可以維持最高點姿勢，或是在 15 公分的範圍內移動。例如有一種測試是維持動作範圍末端的姿勢，而另一種則是在最高點以 15 公分的幅度上下動（下降時，髖關節屈曲、骨盆前傾；上升時，髖關節伸展、骨盆後傾）你也能以阻力帶或是啞鈴增加阻力，讓臀肌更為活化，但千萬別得意忘形使用槓鈴。

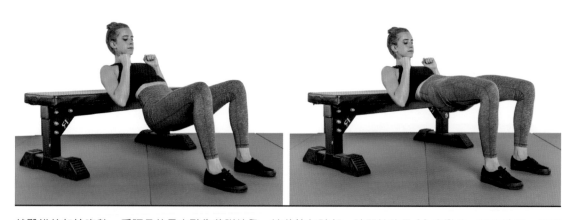

就臀推的起始姿勢，肩胛骨的最高點靠著訓練凳，接著抬起髖部，膝關節約呈 90 度彎曲。再次強調，你不是要做全範圍的動作或是讓髖部下降，而是維持最高點姿勢。在絕大多數情況下，只要縮緊臀肌並且維持最高點姿勢就可以讓骨盆後傾，如果不行，請稍微下降髖部，然後專心確實縮緊臀肌。你應該要能感受到骨盆在體內翻轉。如同其他平板撐體變化式，要保持胸廓下壓、收下巴，以及將肚臍拉向胸廓。若能後傾骨盆，下一步就是在活動範圍的最高點以 15 公分的幅度上下動。

CHAPTER 第20章

○○○○○ ● QUAD-DOMINANT EXERCISES

股四頭肌主導的運動

如我在本書中一再陳述的，要完全開發你的臀肌與身體，你得做相當多樣的運動，並且以不同的角度與負重向量鍛鍊臀肌。在本章中，我會介紹股四頭肌主導的運動，如你所知，這些運動主要針對股四頭肌。然而，這些下半身運動，包含深蹲、單腿深蹲、分腿蹲、登階、推雪橇等等，功能遠遠不只是讓股四頭肌變大、變強壯。就像臀肌主導的運動不只會鍛鍊到臀肌，股四頭肌運動不僅能讓腿部成長，也會以特定方式鍛鍊到臀肌，並且以不同的肌肥大機制使肌肉成長。

　　舉例來說，臀推時臀肌在肌纖維縮短時最為活化，股四頭肌主導的動作則是在肌纖維拉長時活性最高，這對於臀肌成長與全身功能有四種明確的好處。

　　首先，臀肌若在活化時完全拉長，會造成肌肉損傷，意思是在微觀層級，肌肉細胞的結構承受許多撕裂和損傷。雖然肌肉損傷的好處經常被高估，而且若過度痠疼甚至可能產生反效果，但似乎確實有助於肌肉成長。如同我先前所述，你的臀肌成長大約有 85% 來自臀肌主導的運動，另外 15% 則來自股四頭肌與腿後肌群主導的運動。

　　第二，深蹲、跨步蹲、登階等股四頭肌主導的運動，會鍛鍊臀大肌的下部。有

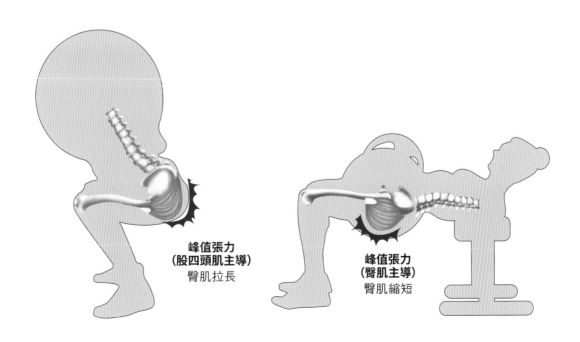

峰值張力
（股四頭肌主導）
臀肌拉長

峰值張力
（臀肌主導）
臀肌縮短

項研究比較了肌肉伸長與縮短下的訓練，結果發現肌肉成長會分布於特定區域，意思是，在張力下伸長肌肉（如股四頭肌與腿後肌群主導的運動），會訓練到肌肉縮短訓練（如臀肌主導的訓練）所徵召不到的肌肉區域。簡單來說，你會以特定方式針對不同的肌肉纖維並鍛鍊到臀部肌群，確保這些肌肉都獲得最大發展。所以說，如果你的上部臀肌過度發達或是你單純想要針對你的下部臀大肌——特別是附著點附近，俗稱為微笑線的地方，那麼請優先訓練股四頭肌主導的動作，這將會完美切合你的目標。

第三，使用本章提供的運動來建構股四頭肌有助於打造更精實的體態。體重不變時，肌肉越強壯，體態就越精實。所以別忽略可以鍛鍊全身大量肌肉的大型運動，像是蹲舉和硬舉。

最後，本章絕大多數的動作都被認定為功能性動作模式，代表這些運動不僅鍛鍊肌肉，也仿照日常生活中的動作。以深蹲為例，如果你了解如何以良好動作形式做深蹲，就可以把這種力學套用到所有需要深蹲動作模式的活動中，比方說從椅子上起身。必須澄清，我不是要你每次都以完美動作形式從椅子上起身，但要是你能掌握深蹲、跨步蹲、登階的力學原理，你便可以用這些技巧來引導健身房以外的動作。

身為私人教練，我的任務主要是幫助別人達成體態目標，但我總認為我所做的不僅僅是讓人擁有好看的胴體。我想要客戶變得更強壯、更有韌性。日常生活的活動往往隱含股四頭肌主導的動作，我相信教導人們如何操作本章的運動（以及下一章腿後肌群主導的運動）能幫助他們更有效率地執行日常生活動作。所以說，即便你的目標主要是獲得更大更強壯的臀肌，也有必要試驗股四頭肌主導的運動，並將之納入訓練計畫。

結構與組織

我會在本章闡述所有股四頭肌主導的運動（也稱作深蹲的動作模式），分為五節：深蹲、分腿蹲、登階、單腿深蹲、推雪橇。深蹲包含背蹲舉、前蹲舉，對大多數人來說都是一週課表中的主要項目。分腿蹲涵蓋了所有跨步蹲變化式，其中保加利亞分腿蹲很適合用來訓練下部臀肌。登階跟單腿深蹲通常放在訓練中段，作為輔助運動。推雪橇則是很好的暖身或是收尾訓練，也可以作為受傷後重建臀肌的工具。

股四頭肌主導的運動

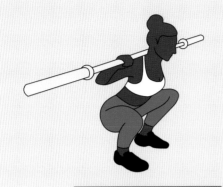

深蹲 - 第 410 頁

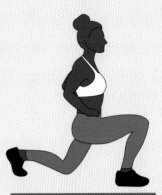

分腿蹲 - 第 451 頁

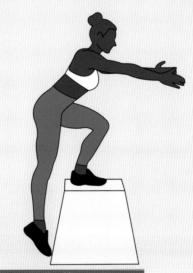

登階 - 第 470 頁

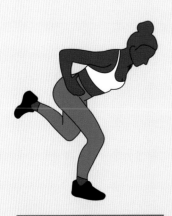

單腿深蹲 - 第 481 頁

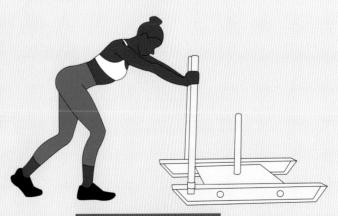

推雪橇 - 第 492 頁

深蹲

深蹲曾是臀肌運動之王。假設你想要打造更大、更強壯的臀肌，以前最普遍的建議是「深蹲就對了」。過去幾年我花了好多時間澄清這句口號，並且強調一些最重要的論點，指出為何「深蹲就對了」對於想全力增長臀肌的人是糟糕的建議。但這不代表深蹲本身是不好的。假使你的目標是最大化臀肌成長，那麼你的確應該優先安排臀肌主導的運動，但你也應該訓練深蹲、深蹲的變化式、髖關節鉸鏈及硬舉的變化式。

我將在本節解析深蹲動作的種類，並且闡述各類的優點、如何正確執行這些動作、如何根據負重的位置與設備來創造變化式。本節可視為駕馭深蹲動作模式的終極指引。

指引與提示

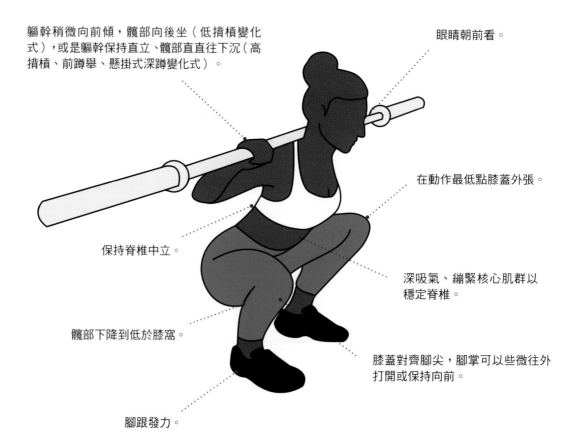

軀幹稍微向前傾，髖部向後坐（低揹槓變化式），或是軀幹保持直立、髖部直直往下沉（高揹槓、前蹲舉、懸掛式深蹲變化式）。

眼睛朝前看。

在動作最低點膝蓋外張。

保持脊椎中立。

深吸氣、繃緊核心肌群以穩定脊椎。

髖部下降到低於膝窩。

膝蓋對齊腳尖，腳掌可以些微往外打開或保持向前。

腳跟發力。

410

深蹲可以根據站距、負重位置、使用的器材進行分類。你可以採寬站距、將槓鈴置於背上深蹲（也就是相撲背蹲舉）。也可以採取窄站距，同時手握壺鈴或啞鈴放在胸前（也就是高腳杯深蹲）。也可以腳踩跳箱，將重量掛在髖部（也就是腰帶深蹲），變化式太多了，在此僅列一二。在深入探究不同種類深蹲（前蹲舉、背蹲舉、懸掛式深蹲等等）之前，先說明可以普遍應用於深蹲動作模式的通則。

站姿及腳掌位置

首先要找到適合個人獨特解剖結構以及訓練目標的站姿，才能做出正確深蹲，並獲得最大訓練效益。問題在於，沒有一個舉世通用的深蹲站姿，而且每種深蹲你可能會偏好不同的站姿。你可能在低槓背蹲舉時偏好稍寬的站距，腳掌朝前，但是在前蹲舉時則喜歡較窄的站距，腳掌朝外。另外，偶爾轉換站姿，以不同動作範圍與姿勢刺激肌肉也很重要（詳後）。

以下我會概述站姿的選項。請好好琢磨不同的腳掌位置，感受不同的站姿，同時參照本節其他指引，找出最適合你的方式。站姿的一般原則是動作時關節感覺良好、不會造成疼痛、能夠完全發揮活動度，並維持良好的動作形式。

腳掌方向

腳掌可以擺直向前、外開呈 45 度，或是介於這兩者之間。如同其他可以選擇不同站姿的訓練動作，你應該試驗一番以找出適合自己的腳掌方向。有些人喜歡直直向前，有些人則喜歡外開一點，而有些人喜歡外開許多。不論選擇為何，兩腳外開的角度必須一樣。常見的錯誤是站姿不對稱，一隻腳朝前、一隻腳朝外，這會造成不平衡與動作瑕疵。請隨時注意雙腳的方向，確保姿勢對稱——除非你的髖部不對稱，而且已經多次試驗（且最好有經驗豐富的教練陪同），確認雙腳位置不同能讓你蹲得更舒服，不過這很少見。

站距

你可以雙腳與髖部同寬（窄站距）、與肩同寬或稍寬（標準站距），或是大於肩寬（寬站距／相撲站距）。大體上來說，比肩膀稍寬的站距能讓你深蹲到底，同時不減損你的肌力，是最普遍、最通用的深蹲站距。

站距較寬能夠讓你舉得更重，很適合只想做平行蹲的人，所以大多數健力選手偏好寬站距，特別是那些使用特製化器材的人。

如果你想要深蹲到底或是低於平行蹲，站距通常要比較窄，但這也因人而異，有些人用寬站距能蹲得更深。

我建議訓練時上述三種站距都用。包括我在內，大多數人主要使用標準站距（稍稍比肩寬）進行深蹲，但我也會使用寬／相撲站距，以求多樣性。不同站距會以些微不同的方式鍛鍊臀肌、刺激肌肉，迫使你的身體適應，並在過程中增進肌力與肌肉成長。

標準站距

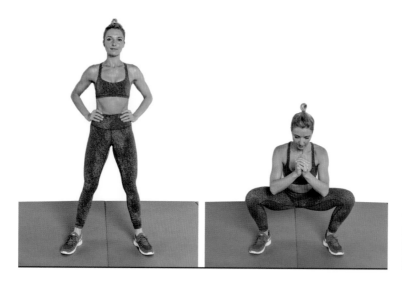

一般來說，雙腳比肩膀稍寬的站距能讓你深蹲到底，同時不減損你的肌力，是最普遍的深蹲站距。

相撲（寬）站距

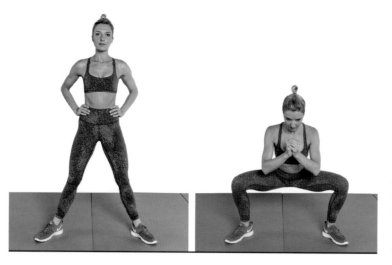

採用較寬的／相撲站距能夠讓你舉得更重，很適合只想做平行蹲的人，所以大多數健力選手偏好寬站距，特別是那些使用特製化器材的人。

窄站距

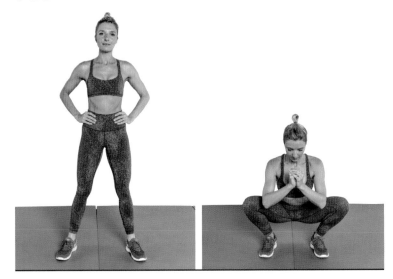

有些人偏好窄站距，原因可能是髖部解剖構造或腳踝的活動度。

B-stance 前後腳站姿

前後腳站姿混和了單腿與雙腿動作。七成的重量壓在前腿，剩下三成則在後腿。一般來說，我會將前後腳站姿用於高槓背蹲舉，但你也可以用於前蹲舉。由於大多數競技運動都常用到這種前後腳站姿，因此這很適合運動員。如果你身體的某一側較弱，可以用前後腳站姿來特別鍛鍊弱側，以求平衡與對稱。

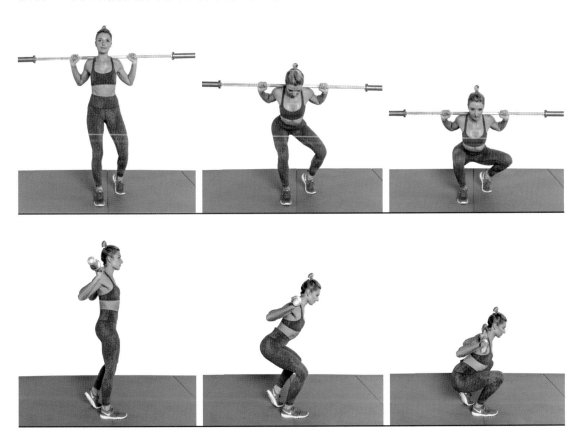

脊椎姿勢：挺起後背，保持挺胸，脊椎維持在中立區域

　　如同多數運動，深蹲時從頭到尾都要盡可能維持脊椎中立，換句話說，脊椎動作越少越好。（關於保持脊椎中立的重要性，請見第 139 頁。）許多人會出現脊椎超伸展或是圓背。要避免這些錯誤，大多數教練會告訴客戶「弓背」或「挺胸」，這是「避免圓背」的另一種說法。

　　但是運用這些提示時必須很小心。這些提示的確有用，特別是對於很難從動作最低點站起來的人，但也可能造成誤解。比方說，有些人聽到「挺胸」或是「弓背」的提示，就會過度彎曲下背，造成脊椎超伸展，使脊椎下部偏離中立區域。不過這情形通常見於脊椎活動度過大的人，只要確實穩定脊椎即可避免。

　　教練也必須小心使用「弓背」（arch your back）的提示，因為初學者可能會以為要圓背。我在私人教練生涯的早期就犯下這樣的錯。有名客戶正在練習箱上深蹲，第一下動作有點往前圓背，所以下一個動作我就叫她多弓一點，結果她竟然更加向前圓背，因為她以為弓的意思是圓拱。不過，對於先前沒聽過這個提示的新手，這的確情有可原。比方說，如果你把弓想像成橋上的半圓拱，那麼就很容易理解其他人可能會以為弓表示屈曲，或是向前圓背。這的確讓我上了一課。教練必須明白客戶或許不知道我們的意思。所以在發出這些提示之前，必須先解釋並示範正確的脊椎力學，以免誤會。

繃緊及呼吸：開始動作之前穩固脊椎

　　深吸一口氣，讓氣進入你的腹部與胸腔（大約到最大肺容量的七成），接著繃緊核心（腹肌、腹斜肌、豎脊肌以及橫膈肌），以穩定脊椎並保持脊椎中立。如果你要執行 1RM，可以整個動作過程都閉氣，到動作最高點才呼氣。或是，從最低點上升並通過黏滯區（動作中因為不易施力而慢下來的部分）時開始吐氣，並在結束動作時再吸氣。更精確來說，抵達最高點後，放鬆橫膈膜，吐出剩餘的空氣。保持你姿勢肌（postural muscles）的張力，以維持脊椎中立，接著再吸入一口氣並收緊軀幹肌肉，以重新繃緊核心。

　　假設你要執行 5-10 下的大重量訓練，也可以每一下動作都閉氣，以最大化脊椎的穩定度與力量，但在每一下的最高點都得重新呼吸，並且在下次反覆動作前重新繃緊核心。如果你要執行高反覆次數訓練，比方說大於 10 下，那麼你可以規律地呼吸，在動作的下降階段（離心階段）吸氣，然後上升階段（向心階段）吐氣。

頭部姿勢：盯著前方看

脊椎的法則也同樣適用於頭部姿勢：頭部與頸部維持中立。更精確的說，不要往上或往下看。

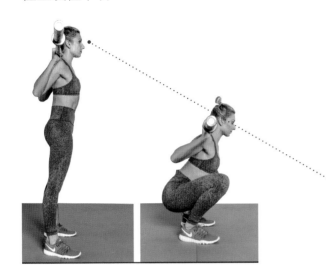

盯著身前約三公尺的點，
並且在整個動作過程保持視線向前。

膝關節位置：將膝蓋往外推

將膝蓋往外推能夠幫助你蹲得更深，並避免膝蓋內塌，而這正是造成膝蓋疼痛與其他傷害的機制（膝關節外翻的錯誤以及如何矯正參見第 141 頁）。

就像有人會誤解「挺胸」跟「弓背」的提示，許多人也以為「膝蓋打開」意思是要站寬一點，所以我經常會說「膝蓋打開」的意思是膝蓋不要往內塌陷，也就是所謂的膝關節外翻。深蹲時另外一種想像膝關節位置的方法就是將股骨（大腿骨）對齊腳尖。

從深蹲最低點站起時，「打開膝蓋」的提示尤其重要。向下蹲的階段膝蓋不太會向內塌陷，但奮力上升的時候，就需要特別注意打開膝蓋。

由寬至窄的膝蓋外開

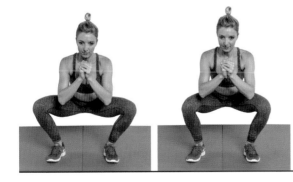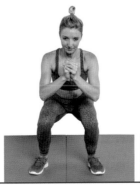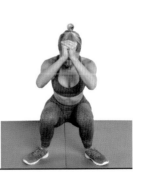

依據個人活動度，膝蓋可以外開至超過腳掌，或者將大腿對準腳趾。在深蹲最低點打開膝蓋能避免膝關節外翻，也就是防止膝蓋向內塌陷。

腳掌壓力：以腳跟發力

　　深蹲時，請想像將體重均勻分布在腳跟，這會在髖部／臀部製造張力，並使你保持平衡。你也可以試試將重量放在腳踝上，或是以整個腳掌發力，但是要避免用蹠骨球施力，因為這會使張力轉移到膝關節／股四頭肌，並且不利於平衡。簡單來說，「以腳跟發力」的意思就是「不要用蹠骨球站起來」。

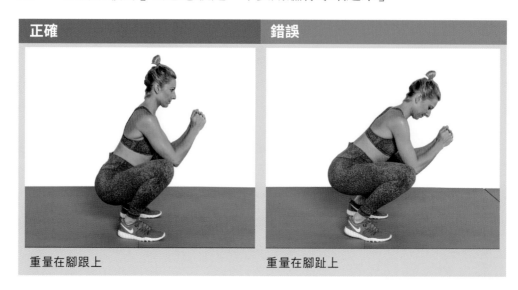

正確	錯誤
重量在腳跟上	重量在腳趾上

深蹲深度

　　要獲得最大的深蹲訓練效益，你得蹲到水平：髖前皺褶（hip crease）下沉到恰好低於膝關節的中心。根據解剖結構及活動度，這可能就是你的深蹲極限。假設你可以蹲更深，動作模式也不至於走樣，那麼蹲到底的深蹲或許是有益的。只要有辦法承受，意思是可以保持動作形式，而且不會感到疼痛，我就相當支持全深蹲。有些人只能夠做半程深蹲，這也沒關係——比起全深蹲，這些人做半程深蹲的成效其實更可觀，因為他們在功能性的活動範圍變得更強壯，同時不會有任何不適。

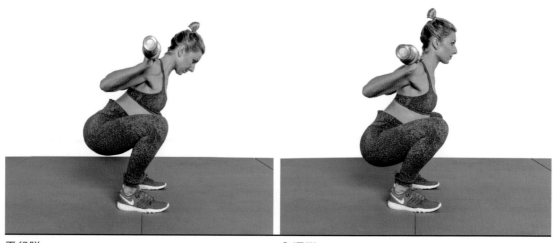

平行蹲　　　　　　　　　　　　　　　　　全深蹲

軀幹傾斜度

　　進入深蹲最低點時，軀幹需要些微前傾，幅度取決於髖關節與踝關節活動度、髖部解剖構造、人體測量學數據（肢體長度）。大多數人不應該前傾超過45度，唯一的例外是股骨相對較長、軀幹相對較短的人。如同第5章所述，股骨較長、軀幹較短的人深蹲時前傾比較明顯，股骨較短、軀幹較長的人蹲下時軀幹通常比較直立。

　　深蹲的方式也會影響軀幹前傾的幅度。只做平行蹲的人通常軀幹前傾較顯著，而全深蹲的人軀幹通常較直立。

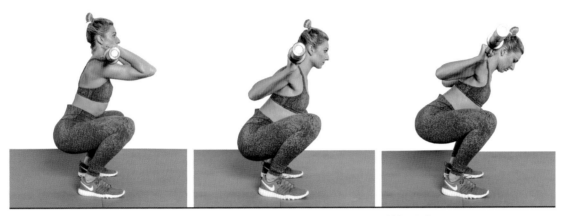

直立深蹲　　　　　　　　　　些微前傾深蹲　　　　　　　　　前傾深蹲

髖與膝同時發動

　　向下蹲時，髖關節與膝關節應該要同時發動（彎曲）。簡單來說，開始向下時，髖部與膝蓋應該要均衡地移動，平行蹲尤其如此。當你下降並且彎曲膝蓋的同時，腦中想著要將屁股往後坐。在全深蹲中，開始往下降時，你是將髖部直直沉入兩腿之間，同時膝蓋打開45度。平行蹲中髖關節鉸鏈幅度較大，而全深蹲中膝關節彎曲較顯著。兩種深蹲都要同時發動髖關節與膝關節。

展開平行蹲

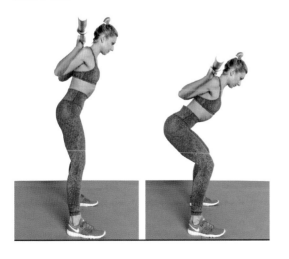

展開全深蹲

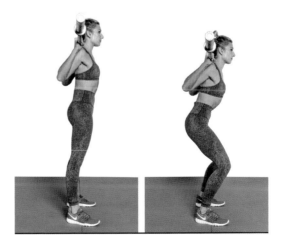

髖關節與膝關節驅動

　　正如下降時髖關節與膝關節的動作要平均，發力上升時也是如此。在上升階段的前半段，軀幹角度應該維持不變，在快要進入最終姿勢時才變得較為直立。

平行蹲

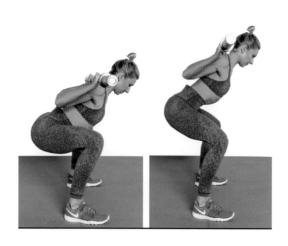

全深蹲

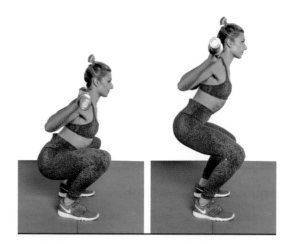

用力縮緊臀肌

　　在接近最高點時，有些人會縮緊臀肌以幫助鎖住髖關節，並穩定脊椎。只要髖部不過度往前推，也沒有偏離動作技巧，就沒有什麼問題。但不要將這當作增進臀肌肌肥大的策略。縮緊臀肌確實可以增加臀肌活性，這是好事，但我很懷疑這樣能增進臀肌成長，尤其是如果你已經有在練臀推跟背伸展。

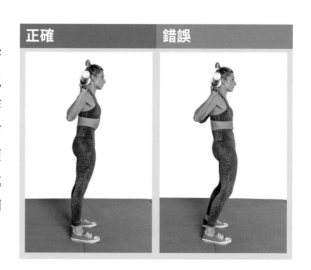

負重均衡地放在腳掌中心的正上方

　　這個提示主要適用於槓鈴蹲舉的變化式，像是前蹲舉、背蹲舉及澤奇深蹲。從側面圖來看，槓鈴應該位於腳掌中心的正上方。如果槓心位於腳趾上方，會對下背施加不必要的壓力；如果槓心向後偏移到腳跟，則容易失去平衡。要確認動作形式是否正確，最好的方法就是請人從側面錄影或是拍照，這樣就能進行必要的調整。

負重均衡地對齊腳掌中心

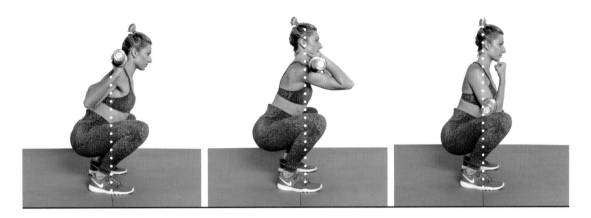

精熟整套程序

正確的深蹲是一項需要認真對待的技巧，而所有技巧都需要精熟整套程序才能順利進行。準備深蹲就像準備籃球罰球或高爾夫球推桿，建立整套程序會讓你更容易達成目標。

觀察老練的訓練者蹲舉，你會注意到每一下反覆動作看起來都一模一樣，每一次都以相同動作形式蹲得一樣深。將槓鈴移出深蹲架時，他們會精準且俐落地移動。雖然每個人蹲舉的固定動作會有些許不同，但大同小異：左右對稱抓握槓鈴，將重量抬離深蹲架，向後退幾步，就深蹲站姿，繃緊脊椎，接著向下蹲，然後以相同動作形式向上站起。

另一方面，觀察新手深蹲，你會發現他們每一下深度都不同，動作形式也亂七八糟。做槓鈴蹲舉時，動作左右不對稱、向後退太多步、髖部晃來晃去，老是在調整站姿，想讓自己舒服些。

你必須研究出整套程序，以準備好用最佳技巧執行深蹲。思索先前提到的所有深蹲指引，然後試驗出正確的動作順序。建立了理想程序後，就以同樣的方式不斷練習深蹲，直到程序變成你的直覺。越不用思考下一步是什麼，你就會蹲得越好，也就會越強壯。簡而言之，精熟整套程序後，你就更能得心應手，並且更能專心完成。

　　許多健身者都想蹲得更深，特別是健力選手。每個人的骨架都不同，而骨骼的大小與形狀強烈影響我們的動作形式。我們可以鍛鍊活動度、做一些能改善關節活動角度的運動，但往往受限於骨骼與韌帶的條件。不論如何，有幾種策略能夠幫助我們蹲得更深，而這些策略都有充分的生物力學原理支持。

　　假如你訓練的目的是改善身材／體態，那麼最好蹲到最適合自己身體的深度。對於某些人來說可能是全深蹲，對其他人來說，可能要略高於水平蹲。然而健力比賽時，你得至少下降到水平——也就是說髖前皺褶必須低於膝關節中心。

　　假如你想增加深蹲深度，請嘗試以下策略，選擇適合你的方法。

髖關節活動度訓練

　　想要蹲低一點，你得讓髖部沉得更深，這就需要足夠的髖關節活動度。這裡只是略舉一二項技巧，所以我建議你多方嘗試不同的活動度訓練法，不論有沒有列在下方。

　　所謂的**動態**，代表你一直在動，並且執行反覆動作或是律動。舉例來說：當你律動時，你會進入你的末端活動度，停留一到二秒，然後稍微退開，如此反覆。例如雙側各 3 組 10 下的暖身。動態活動度訓練能改善僵硬、增加關節活動度，並讓身體準備好做更劇烈的運動，且不會影響力量。

　　所謂的**靜態**，代表你撐在末端活動度一段時間，比方說每側身體 30 秒或是一分鐘。靜態活動度訓練也能夠改善柔軟度，但卻會影響肌力，因此都在訓練課程結束後進行。更多髖關節拉伸可參見第 154 頁。

四足跪姿拉伸

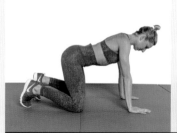

大跨步拉伸

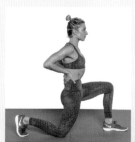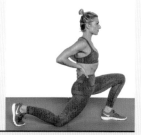

髖外旋拉伸

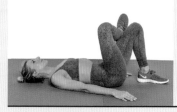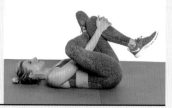

鴿式拉伸

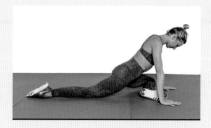

腳踝活動度訓練

　　腳踝活動度對深蹲的深度影響最大。蹲下時需要維持軀幹直立，你的膝蓋往前推時也得順著腳踝的方向。簡單來說，腳踝足背屈活動度要好才能蹲得深，而這些訓練能夠幫助改善足背屈。如同髖關節活動度訓練，你可以在訓練課程一開始做動態腳踝活動度訓練，訓練完後做靜態小腿肌群拉伸。

站姿膝蓋前推　　　　　　　　　　　　　　　　　**跪姿膝蓋前推**

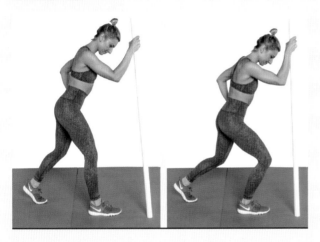 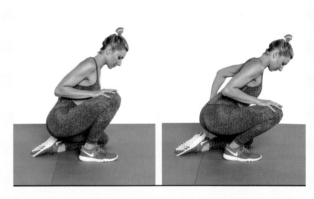

前負重

　　讓負重位於身體前方能幫助你蹲得更低，因為你必須維持軀幹直立。假設你脊椎跟大腿骨的夾角是 40 度，那麼比起身體前傾，如果你能保持上身直立，則這個角度能讓你的髖部降得更深。

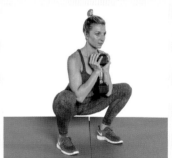

高槓負重

　　就像前蹲舉變化式，高槓蹲舉也會迫使你的軀幹更為直立，讓你的髖部蹲得更深。當你採取低背槓，就必須向前傾身以保持平衡，這也會讓你難以將髖部下降到低於水平蹲。

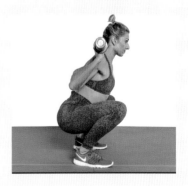

強化股四頭肌

　　軀幹直立下蹲時，股四頭肌必須出更多力才能蹲到底。所以股四頭肌越強壯，越能維持軀幹直立。你可以用深蹲強化股四頭肌，特別是前蹲舉、高腳杯深蹲、高揹槓蹲舉，也可以練保加利亞分腿蹲、腿推舉及腿伸展運動。

墊高腳跟

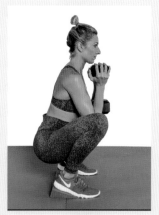

儘管腳踝活動度訓練能夠改善足背屈，從而蹲得更深，但可能需要相當長的時間。更有甚者，有些人因為解剖結構的緣故，不論如何努力拉伸，足背屈活動度就是不足。這時，墊高腳跟就能夠減少足背屈的需求，讓膝關節能夠往前移、髖部降得更深。以下是幾種墊高腳跟的方式：你可以穿腳跟墊高的舉重鞋、站在楔狀物上，或是腳跟踩在 2.5 公斤或 5 公斤的槓片上。這有立竿見影之效，也是我最喜歡的深蹲小技巧。

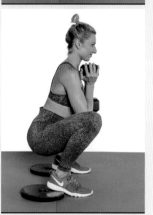

某些教練會說絕對不要墊高腳跟，因為久了會有問題，然而我不這麼認為。以更良好的動作形式深蹲有什麼不好？你可以更直立，動作時感受更佳。奧林匹克舉重選手也會穿腳跟墊高的鞋子，而這些選手一週可是會蹲舉三到五天！

他們的說法是：「你必須要教會學員不墊高腳跟就能深蹲，並要安排腳踝活動度訓練，如此他們才能逐漸培養活動度。」但你其實可以一邊練深蹲，一邊增進活動度。墊高腳跟能以外力增加活動度，不僅更容易直立深蹲，也能鍛鍊股四頭肌。對於腳踝活動度相當不足的人來說，如果想要做全深蹲，就必須墊高腳跟。我自己就這麼做，也這樣指導客戶，成效都很卓越。

啟動臀肌

臀肌收縮時會將股骨頭往後拉。臀肌若沒有好好啟動，或許就會降低髖屈曲活動度，因為股骨頭會撞上髖臼（髖關節窩）。執行臀肌啟動訓練本質上能夠喚醒臀部肌群，讓臀肌全力運作，如此能減少髖關節夾擠，讓你能蹲得更深。以下是一些啟動臀肌的選項，更詳盡的訓練清單以及暖身範本，請參見第 152 頁。

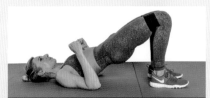

臀橋

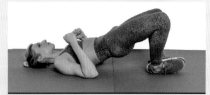

蛙式泵浦

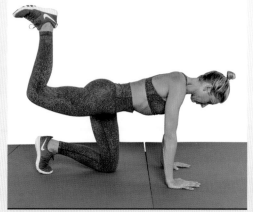

四足跪姿髖伸

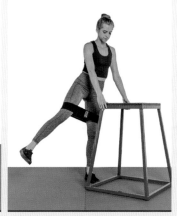

髖外展

422

錯誤與修正

深蹲的動作模式相當需要協調性。以全動作範圍移動髖、膝、踝關節時，身體所有肌肉必須協同一致，以平衡垂直的負重：你必須調整出理想的站距，繃緊並且維持脊椎中立，髖與膝關節同時發動，軀幹前傾但不宜過多，從最低點上升時膝蓋往外打開。期間需要協調大量動作，而且當你開始負重並且嘗試不同的負重姿勢時，挑戰性會更高。

不過只要遵循前面列出的指引，並且研讀本節之後的個別技巧，就能避免可能會帶來危險的錯誤姿勢。然而有一些錯誤是所有深蹲變化式都可能發生的（屁股眨眼、膝關節外翻、過早啟動髖部），值得檢視。如果可以避免這些錯誤，不僅每一種變化式都會變得更強，還可以大幅減少深蹲時受傷或是疼痛的風險。

錯誤：屁股眨眼

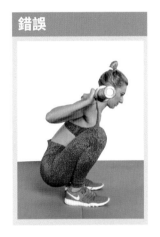

錯誤

「屁股眨眼」指的是在深蹲最低點出現骨盆後傾，這的確會造成下背痛或是傷害，特別是大重量深蹲的時候。屁股眨眼可能出現於深蹲的前段、髖前皺褶降得比膝關節低的時候（低於水平的時候），或是蹲到底的時候，這取決於髖關節解剖構造、身體比例、動作控制以及活動度。

但是屁股眨眼也有一些彈性空間，或是說可接受的區間。所以，最好有一雙深諳訓練之道的老練眼睛協助你訓練。我沒辦法給你一個精準的區間，或是告訴你眨眼多少度以內可以接受，因為每個人都是獨一無二。你得傾聽身體發出的訊號。如果你會微微屁股眨眼，但從來不會感到疼痛，或許就沒關係。但如果你會嚴重屁股眨眼，而且每次深蹲時下背都會痛，那問題就大了。所以不用過度擔憂屁股眨眼，但你仍然要注意動作技巧，並且盡量保持脊椎中立。

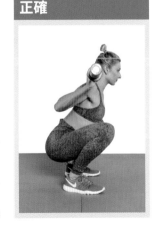

正確

脊椎一處於中立，你便能好好抵禦施加在脊椎上的壓迫（想想核心肌群的收縮及負重）。但是當你骨盆後傾／屁股眨眼，就是在屈曲腰椎。如此一來，你就不是處於應對壓迫力的最佳姿勢，會有椎間盤突出以及下背受傷的風險。

我會闡述屁股眨眼的所有可能原因，讓你了解這為何會發生。你也可以看我 YouTube 頻道上的影片，標題是「Squat Biomechanics and Butt Wink」（深蹲的生物力學以及屁股眨眼）。

髖關節解剖學

骨盆結構決定了在屁股眨眼前你能夠蹲多深，這應該不讓人意外。用更專業的

術語來說，股骨頭如何與髖臼互相關節決定了你能蹲的深度。假設蹲到平行的時候，你的股骨頭會碰撞到髖臼（髖關節窩）邊緣的峭，那麼不論你的活動度或是柔軟度有多好，股骨都沒有任何空間可以向前進了，要繼續下蹲，只能屁股眨眼，也就是必須骨盆後傾，以製造更多髖屈曲空間，這也導致了腰椎跟著圓拱。

修正：

只蹲到你感到舒服、能夠維持良好動作形式的程度。要準確測量你能夠蹲多深，請使用 428 到 430 頁箱上深蹲的技巧

動作控制

深蹲時，大量的肌肉會協同作用：臀肌、腿後肌群、股四頭肌、內收肌、豎脊肌以及腹肌等等。假設你經驗不足，或是還沒學會正確深蹲，那麼你的肌肉或許沒辦法正確協調動作。舉例來說，臀肌活化時會將股骨頭往後拉，如此股骨頭就能在髖關節窩正確置中，這就是我所謂的動作控制。假使你沒有以正確的動作形式移動——沒有穩定脊椎、沒有打開膝蓋、沒有啟動臀肌等等，就可能會造成過度的屁股眨眼。

修正：

循前面的指引，縮短深蹲的動作範圍。先練習箱上深蹲及徒手深蹲，再做更複雜的變化式。

活動度

絕大多數人認為屁股眨眼是因為柔軟度太差，例如有些人說是因為腿後肌群太緊繃，所以肌肉將骨盆拉回，造成屁股眨眼。儘管髖關節活動度（也就是在關節活動範圍內主動移動的能力）不佳的確會造成屁股眨眼，但是活動度受限通常與肌肉緊繃無關。我不是在說拉伸沒有幫助，因為的確有，但是主張腿後肌群、髖屈肌或內收肌造成屁股眨眼並不精確。腿後肌群跟股直肌並不會在蹲下的過程中伸長（太多），所以即使緊繃，影響也有限。另外，部分髖屈肌會在下降的過程中縮短，所以緊繃與否也不會影響深蹲。

然而，要是腳踝緊繃，也就是背屈活動度受限，那麼膝蓋將難以往前移動，而這正是保持重心平衡的重要關鍵。要是足踝背屈活動度嚴重不足，那麼深蹲過程中唯一能保持平衡的方式就是屁股眨眼。在這樣的情況下，增加腳踝活動度確實有幫助，並且還能避免圓下背而造成脊椎屈曲。但拉伸能改善的程度不大，活動度主要還是取決於骨骼解剖構造，不是每個人都能練出優異的足背屈活動度。

修正：

改善髖關節與踝關節活動度。另一選項就是墊高腳跟，可以腳踩在槓片上或是穿腳跟墊高的舉重鞋。請參見第 420 頁到 422 頁的專欄以了解更多選項，並且學習如何蹲得更深。

錯誤：髖部過早驅動

過早驅動髖部發生於髖部太快從最低點彈起。你的膝關節快速伸直，同時髖關節卻維持差不多的角度，這會使深蹲變質成早安式體前屈，而問題的主要原因在於股四頭肌的力量不夠。假設股四頭肌的力量不足以抬高槓鈴，那麼唯一的解決之道就是更依賴髖關節，而髖關節在腿伸直時尤其有力，因為腿後肌群在這個位置會有更強的肌力去伸展髖關節。

許多深蹲專家認為髖部過早驅動要歸咎於臀肌或是背部過早發動，但問題其實在於虛弱的股四頭肌。髖部過早驅動時，即便膝關節會大幅伸展，但槓鈴卻不會上升多少，因為髖關節並沒有伸展，你基本上只是向前傾身，高度不變，直到腿後肌群拉長到髖關節能夠接手並完成動作。這種技巧有一些問題，其一：很醜；其二：下背負擔過大；其三：這會讓原本應該由膝關節主導的深蹲運動，變成髖關節主導的早安式體前屈。

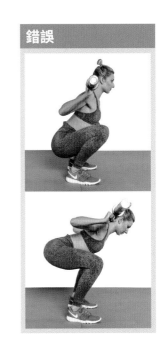

錯誤

修正：

練前蹲舉、高揹槓蹲舉、高腳杯深蹲以及腿伸展運動，強化股四頭肌。隨時留意動作形式，避免養成過早驅動髖部的習慣。你股四頭肌的力量會趕上，而髖關節與膝關節也會同步伸展，讓深蹲的動作模式自然而然更加平衡。

錯誤：膝關節外翻

膝關節外翻（又稱外翻塌陷或內側膝關節位移）發生於膝蓋向內塌陷時，特色是會伴隨著髖內收、髖內旋、腳踝內翻。跳躍著地時若膝關節外翻，問題尤其嚴重，許多人因此撕裂前十字韌帶或造成膝蓋受傷。這樣的嚴重傷害在深蹲中其實不多見，但過度且持續的膝外翻會在膝關節側面造成不必要的壓力，終究導致膝關節疼痛。更有甚者，若身體太習慣這樣的動作模式，做更為動態的活動時，可能造成惡果。簡而言之，深蹲的時候最好避免膝關節外翻。

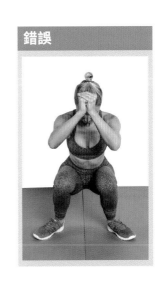

錯誤

如果你是進階運動員，或許可以容許些微的膝關節外翻。例如奧林匹克舉重選手在深蹲最低點抓起重量時，膝蓋有時會稍微向內塌，但他們通常會立即打開膝蓋，回復良好的姿勢。我稱此為「膝內翻抽動」（valgus knee twitch），因為動作既輕微又敏捷。但當初學者這麼做，就不是那麼一回事了，肌力訓練教練稱之為「蠟燭融化症候群」（melting candle syndrome），因為動作會全面崩解：背圓了、膝蓋向內塌了、腳踝塌陷了，而且很少能回到良好姿勢。

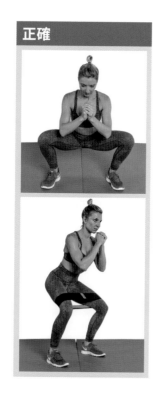

正確

要先學會規則，才能打破規則，指的正是這種情況。初學時，每個人都應該避免膝關節外翻的失誤。進階並且知道利弊得失之後，你就可決定是否要承受更大風險。有時候舉重員願意犧牲動作形式以舉起更大的重量，例如硬舉時圓上背，或是深蹲到底時膝關節些微外翻。

修正 1：
膝關節外翻一般發生於從最低點起身時。矯正策略之一就是錄下深蹲的樣子。我曾有一名客戶嚴重膝關節外翻，我一度以為她已經積重難返。我告訴她「膝蓋打開」，但她就是做不到。所以我開始從正面幫她錄影，但令我意外的是，她很熱衷於觀看那些影片。接著她開始默背、琢磨正確深蹲與膝關節外翻深蹲的關係。她很快就矯正了動作模式，並且能用相當棒的姿勢深蹲，也就是她能在下蹲及起身時打開膝蓋。

修正 2：
假如你很容易膝關節外翻，試試看將阻力帶（比方說翹臀圈或是迷你彈力帶）繞在膝蓋上方或下方，向內的拉力會迫使你將膝蓋往外打開，而這正是我提示「打開膝蓋」時想看到的動作。假如使用翹臀圈，我建議使用 L 號或是 XL 號的尺寸，讓膝蓋有更多空間可以打開。

深蹲的種類和變化式

深蹲的方式有很多：寬站距、窄站距、B-stance 前後腳站姿或是箱上深蹲。你也可以使用不同裝備、改變身體負重的部位來創造變化。比方重量放在背部，那就是背蹲舉；放在三角肌，那便是前蹲舉；如果掛在手掌上／手臂上，並且低於胸口，就是懸掛式深蹲（這是我為了分類深蹲所創造的名詞）。

接下來我會解釋每種深蹲變化式的特色：有什麼好處、適合哪類人、怎麼使用不同設備改變動作。不過，在你開始深入探究每種變化式之前，我想要強調：嘗試所有深蹲變化式很重要，因為不同種類的深蹲可能以不同程度活化臀肌。

當然，所有的深蹲運動活化臀肌的功能都差不多，但有些人可能在做低槓蹲舉時達到最高活性，有些人則是前蹲舉。另外，也有些人的臀肌在採相撲站姿（寬站距）時比起窄站距時更為活化，但也有人相反。所以最適合臀肌增長的深蹲變化式，就是你感覺到臀肌最為活化，並且能安全且舒服地運用漸進式超負荷的變化式。假如全深蹲會讓你的髖部或是下背痛，就不是最好的增長臀肌運動。假如背蹲舉跟箱上深蹲操作時感覺良好，就持續訓練。總而言之，選擇你感覺最好的變化式，並且優先訓練。

負重也是重要因子。我有許多學員覺得使用次大負重，也就是沒有舉自己能力所及的最大重量、沒有做到力竭，而是專注於技巧時，臀肌的感受比舉超大負重還要強烈。這很可能是因為超大重量下動作形式會崩解。我也相信當負重越接近身體中心，臀肌就越活化。比方說高腳杯深蹲通常能引發臀肌高度活化，因為負重通常

較輕，並且位於身體中心。你也可以做彈力帶繞膝的變化式來增加臀肌活化，參見第 446 頁。

再次重申，每個人都有著獨一無二的髖部解剖構造、身體比例以及肌肉結構，哪一種深蹲變化式最適合增長臀肌，都會受這些條件影響。然而，我們不可能確切知道哪一種技巧或負重能最大化臀肌增長，所以霰彈槍模式很重要。也就是說，你得練習各種深蹲、採用不同負重以及盡力程度，然後不斷試驗與琢磨，才能找到效益最高的變化式，也就是感覺良好、不會造成不適，並且符合你目標的變化式。

為了幫助你了解每一種深蹲、負重方式、設備的效果與用途，還有如何以正確方式準備與執行運動，我將深蹲變化式分成六大類，每一類的負重位置以及設備都不相同。

我會由最簡單到最困難分別介紹這六大類深蹲，每種類別也涵蓋不同的設備與負重選項。你也可以將不同站姿（窄站距、相撲站姿及前後腳站姿）運用於所有變化式。

循序漸進學會深蹲

從表面看來，深蹲似乎是簡單、每天都會做的動作：向下蹲然後站起來。但是，如果想要以良好動作形式操作、增加負重、嘗試不同變化式，就需要高度協調性。循序漸進可以讓人更容易學會深蹲。要幫助新手發展協調性，讓他們能以良好的動作形式執行深蹲，我會運用以下順序。

我會從徒手箱上深蹲開始，教導客戶如何將屁股向後坐，同時雙手前伸作為平衡。我會將跳箱的高度設定在約莫平行蹲的位置（膝蓋的高度），以此測試客戶的動作範圍。一旦他們可以用良好的動作形式深蹲，我會根據他們的技巧、活動度、年齡、經驗決定下一步——如果能做好徒手箱上平行蹲，我會把跳箱降到最低，然後看他們是否能全深蹲。假設他們能維持良好動作形式，接下來我就會將箱子移開，請他們在沒有深度基準的情況下執行動作。所有深蹲變化式都可以用箱子作為深度基準，但終究要移除箱子，這樣他們才會知道臀部懸空時要如何起身往上。然後，假設動作外形和他們的感覺都很好，我會引入高腳杯深蹲，測試他們負重深蹲的能力。一旦他們可以順利執行動作，我便會讓他們嘗試更複雜的變化式，比方槓鈴前蹲舉及背蹲舉。

必須一提：有些人可以在試過箱上深蹲後直接跳到高腳杯深蹲，有些人則要持續練習箱上平行蹲，以琢磨動作力學。簡而言之，每個人進步的速度都不同。可以使用我提供的順序作為學習與指導的範本，一旦你能安全且有效地執行動作，就可以練習下一種動作。

箱上深蹲

　　我已經訓練過數千人，而每一個人都能做到某種程度的深蹲。但有人主張不是每個人都有辦法深蹲，理由包括糟糕的活動度、髖關節窩的方向與深度、股骨的長度等等。我同意這些特質會影響深蹲，但只限於全範圍深蹲。除非身體有特別問題，不然我訓練過的每一個健康的人，做箱上深蹲都可以蹲到膝蓋的高度或是稍高。

　　如前所述，以良好的動作形式深蹲並且知道要蹲多低確實有點挑戰，不過如果有參照點，就會簡單許多。你不用想著要在蹲到一半臀部懸空時起身，可以像就座一樣往下坐，這時箱上深蹲就是一項能夠幫助設定深蹲深度並且克服恐懼的工具。

　　試想，大多數訓練動作都有起點與終點。以臥推為例，你將槓鈴下降到胸膛，接著再往上推。或是硬舉，一開始槓鈴在地上，接下來抓著槓鈴站起。但是深蹲就不一樣了，終點是動作形式開始崩解的位置，所以更複雜，更需要協調性。箱上深蹲的用處在於提供了一個終點，你不必思考何時反轉動作，箱子會告訴你。於是你可以專注在動作力學，並且隨著技巧精進逐漸降低跳箱的高度。

　　這就是所謂的漸進式距離訓練，也是一種漸進式超負荷，但你是隨著時間增加動作範圍而不是重量。漸進式距離訓練的重點是以動作形式作為指標：假設你的動作符合之前提到的指引，並且感覺不錯，那麼就可以增加動作範圍。但如果動作形式開始瓦解——可能是向前圓背、下背超伸展或是膝蓋向內塌陷，那麼你或許會需要使用高一點的跳箱。我較年長的客戶可能要訓練一整年才能做平行蹲（髖前皺褶與膝關節同高），但這完全沒問題。事實上，我訓練過眾多只能平行蹲的進階重訓者，而他們臀肌發展的程度不下於那些能夠蹲更低的人。

　　重點是：每個人的進度不一樣。只要持續練習，你必定會進步。一旦你能協調且控制好深蹲動作，就可以移除跳箱，並且嘗試沒有輔助的深蹲。但這不代表箱上深蹲就此淘汰，因為即便最進階的舉重員都會將箱上深蹲融入訓練。事實上，箱上深蹲的執行方式眾多，每一種都有獨特效用。以下介紹所有箱上深蹲的技巧，從最基本的變化式開始。

坐上箱深蹲（Sit-to-Box Squat）

　　骨盆結構決定了在屁股眨眼前你能夠蹲多深，這應該不讓人意外。用更專業的術語來說，股骨頭如何與髖臼互相關節決定了你能蹲的深度。假設蹲到平行的時候，你的股骨頭會碰撞到髖臼（髖關節窩）邊緣的嵴，那麼不論你的活動度或是柔軟度有多好，股骨都沒有任何空間可以向前進了，要繼續下蹲，只能屁股眨眼，也就是必須骨盆後傾，以製造更多髖屈曲空間，這也導致了腰椎跟著圓拱。

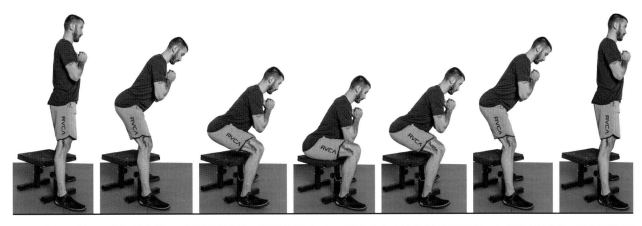

使用增強式跳箱、附襯墊的箱子或是深蹲跳箱，並且調整高度，讓箱子高度恰好低於膝關節。如果你是新手，可能要比膝蓋還高。接著，調整跳箱的角度，讓箱子的某一角位於兩腳掌之間。就深蹲站距，向後退，直到腿碰到箱子，然後繃緊脊椎。你的雙手可以抱胸、往前伸，或者在蹲下時舉起。以髖關節鉸鏈及彎曲膝關節讓屁股下降到箱子上，同時背部盡可能打直，開始深蹲。如果是箱上平行蹲，請將屁股向後坐，小腿垂直於地面。假如你是做全深蹲，屁股沿著兩腿中線幾乎直直往下坐（請參見低槓與高槓背蹲舉變化式）。不管是箱上平行蹲或是全深蹲，關鍵是穩定、有控制地下降，不要重重跌坐到箱子上。臀部接觸箱子時即刻反轉動作，並且透過伸展膝關節、髖關節以及軀幹流暢地起身。簡單來說，屁股一碰到箱子就站起來。

訓練凳深蹲

　　你可以使用訓練凳來代替跳箱，或許能讓你蹲得更舒服。做這種變化式時，雙腳跨在訓練凳兩側，讓自己可以看到椅面，這樣展開深蹲時會比較有安全感。不過這種變化式還是有一些限制：首先，訓練凳的高度較難調整。假設你個子很高，或許就適合訓練凳的高度，但對於大多數人來說這通常過高。或許可以加上地墊、包膠槓片，或者調高訓練凳，以調整高度，但我一般不建議這麼做，因為不安全。如果訓練凳不穩固，或者你誤判了高度，就很容易受傷。你得使用穩固的訓練凳，基座也要夠寬，才不會翻倒。但這樣又造成一個問題，就是最結實穩固的訓練凳通常椅面也很寬，而這會強迫你採取寬站距。所以說，儘管訓練凳是不錯的選項，但需要很多條件配合。

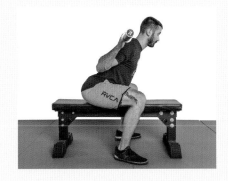

跨步站在訓練凳中央的上方，要能看到訓練凳的前端，才能評估深蹲的深度。接著，就如同之前所描述執行深蹲。

暫停法箱上深蹲

做暫停法箱上深蹲時，你會坐下，之後放鬆腿部與髖部的肌肉，暫停一或二秒鐘，然後才站起來。雖然你主動放鬆了腿部肌肉，但還是要保持脊椎穩定，姿勢肌也要出力。更確切來說，豎脊肌要啟動以維持挺背，並且藉由維持軀幹與上半身的張力以繃緊脊椎。如果是槓鈴變化式，我建議從輕量負重開始。不過，跟做背蹲舉比起來，有些人做箱上深蹲確實能變得更強。

就我所知，還沒有任何一篇研究指出此變化式對於增長肌肉或肌力特別有用。理論上，這個變化式或許能改善你從動作最低點發力起身的能力，因為你沒辦法使用反彈的力道。研究顯示，比起背蹲舉，箱上深蹲會有較佳的起身加速。我只能說，這個變化式是練習深蹲動作模式的有力工具。請記住，做各種訓練不僅能以各種獨特的方式鍛鍊肌肉，對於發展和磨練技巧也很重要。以略有不同的方式執行相同的運動模式，會有更強烈的動作意識，並迫使身體適應新的刺激，從而促進適應、成長及技巧。

搖擺箱上深蹲（Rocking Box Squat）

搖擺箱上深蹲類似暫停法箱上深蹲，但不是只有坐下站起，而是在坐下之後軀幹稍微後傾坐直，然後再向前傾，接著才站起。這就是搖擺的動作，你會利用前傾的衝力從最低點起身。這是我最喜愛的箱上深蹲變化式，因為正確執行時，有種令人愉快的節奏。然而許多教練不喜歡這運動，因為學員經常無法保持脊椎繃緊，而且傳統背蹲舉也沒有這種搖擺的動作。即便如此，這仍是另一種有用的箱上深蹲變化式，有助於用深蹲的動作模式增進肌力及技巧。如同暫停法箱上深蹲，最好使用輕量負重，並且要特別注意維持脊椎中立。用大重量時，在跳箱上圓背或是過度弓背都有危害，所以必須很小心，並且專心維持良好的動作形式。

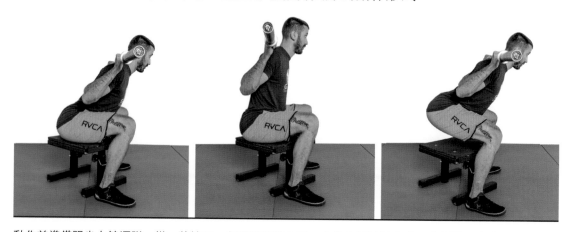

動作前準備跟坐上箱深蹲一樣，將箱子一角置於雙腿之間，向後走到箱子上方。坐到箱子上之後，不要直接站起，先讓軀幹後傾坐直，接著向前傾然後站起。當你後傾時，所有肌肉都不要放鬆，特別是豎脊肌必須一直出力，這樣才不會圓背。向後坐以及從最低點起身時，請保持胸腔挺起、繃緊並穩固脊椎（稍微弓背或保持直背）。

徒手深蹲（無負重深蹲／空蹲）

如果你可以輕鬆執行箱上深蹲，也能用髖部啟動深蹲，就可以移除跳箱，開始練習懸空起身。如果你有用跳箱充分訓練過，身體會記得要蹲多低。不管有沒有箱子，大部分深蹲老手每次都能蹲到一樣的高度，而這就是你的目標。跳箱能幫助你熟悉深度，但只做箱上深蹲是無法真正精熟深蹲的，你終究必須做徒手深蹲。初學者以徒手深蹲（又稱做無負重深蹲或是空蹲）發展肌力與協調性，不過一旦熟稔技巧，就應該以徒手深蹲作為暖身、高次數燃燒或是培養體能的訓練。

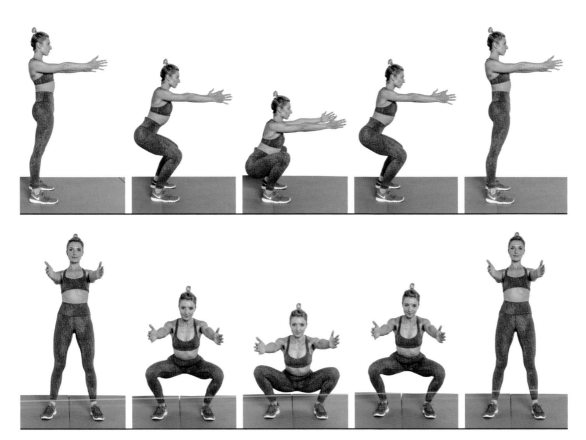

就深蹲站距，寬、適中或窄皆可，站直時背部務必打直，頭部中立，目光直直朝前或是盯著前方大約三公尺處。一開始你的雙手可以抱胸、放在身體兩側，或者是像木乃伊般向前伸直，以平衡身體的重量。如果做平行蹲，請屁股向後坐、向前傾身、彎曲膝關節，並且盡可能保持小腿垂直於地面。如果你是做全深蹲（如同上面照片所示），屁股請從兩腿之間直直坐下，下降的過程中，膝蓋順著腳尖方向往前移。不管平行深蹲或是全深蹲，屁股坐下並且膝蓋彎曲的過程中，膝蓋都要往外打開。假如你的雙手垂放在身體兩側，蹲下時雙手往前舉。蹲到理想深度時，流暢地伸展髖關節與膝關節，腳跟發力，反轉蹲下的動作，過程中保持膝蓋往外打開。當你要站直並且回到起始姿勢時，稍微縮緊臀部肌群。

前蹲舉

　　這個類型包括所有需要穩定身體前方負重的深蹲，可能是胸膛或肩膀。因為負重位於身體前方，你的姿勢必須更直立以維持平衡，股四頭肌因此會有更多張力。然而，根據我的肌電圖研究，負重相同時，一般人做前蹲舉時臀肌的活化程度與背蹲舉差不多（有時甚至更高）。

　　每一種前蹲舉都有獨特之處，你可能會用其中一種增進肌力（例如槓鈴前蹲舉），另一種作為針對臀肌的訓練（例如高腳杯深蹲），因此有必要學習並且練習所有變化式，並且挑選最適合自己目標的項目。注意：你可以任意使用窄、中或寬站距（相撲站姿）來執行前蹲舉變化式。如果你的腳踝活動度不好，或是難以保持軀幹直立，我建議使用槓片或是楔狀物墊高腳跟，詳細說明請參見第 422 頁。

高腳杯深蹲

　　高腳杯深蹲由舉世聞名的教練丹‧約翰（Dan John）發明，是我教導學員從徒手深蹲進階到槓鈴蹲舉時必做的運動。有些學員還沒準備好做槓鈴蹲舉，但是很適合練習高腳杯深蹲。我特別喜歡高腳杯深蹲可以自我修正的特性，因為當你往下蹲到最低點時，手肘必須穿過雙膝之間，這就會迫使雙膝打開，避免膝蓋內塌的錯誤。

　　除了對初學者相當有用之外，高腳杯深蹲也很適合進階訓練者。我到現在仍然會做高腳杯深蹲，也會讓進階客戶定期在訓練末段做高次數的彈力帶繞膝高腳杯深蹲。我的女性學員絕大多數都喜歡高腳杯深蹲，而且臀肌的增長驚人，特別是做彈力帶繞膝的變化式的時候。

　　有趣的是，在所有站姿深蹲變化式中，有些人做高腳杯深蹲時臀肌最為活化，即使負重不大。根據我的肌電圖研究，負重離身體中心越遠，臀肌活性就越低。高腳杯深蹲的負重相當靠近身體，可能因此導致最高活性。我測試過一名客戶，她做 23 公斤的高腳杯深蹲時，臀肌活性甚至大於做 93 公斤的背蹲舉。

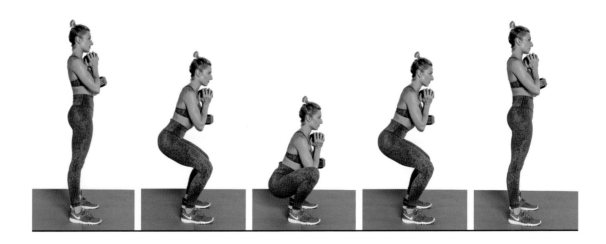

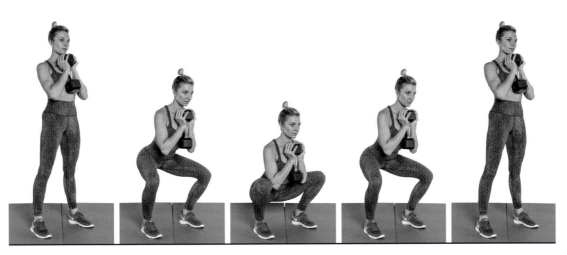

你可以使用啞鈴或是壺鈴來做高腳杯深蹲，請注意抓握方式有點不同。兩種都試看看，琢磨抓握方式，選擇感覺最佳的那種。做高腳杯深蹲時，先就深蹲站姿，接著將重量舉到胸膛前方，保持雙肘貼著身體，讓重量與胸膛同高，然後屁股直直下降，蹲低的同時打開膝蓋。軀幹維持直立，重量靠緊身體，以保持平衡。蹲下時，雙肘從雙膝之間穿過。接著反轉動作，保持膝蓋打開，同時以腳跟發力，站立起身。

滑輪高腳杯深蹲

　　你也可以使用纜繩滑輪機搭配 V 字把手來做高腳杯深蹲。做起來的感覺會跟壺鈴或啞鈴有點不同，因為你得稍微往後傾以抗衡纜繩滑輪機的拉力，這能讓你更容易維持直立姿勢，這也是許多人喜愛此項運動的原因。可以把滑輪高腳杯深蹲視為眾多深蹲技巧中的一件利器，用來打破一成不變的整套深蹲動作，又或者你就是喜歡這種運動做起來的感覺。

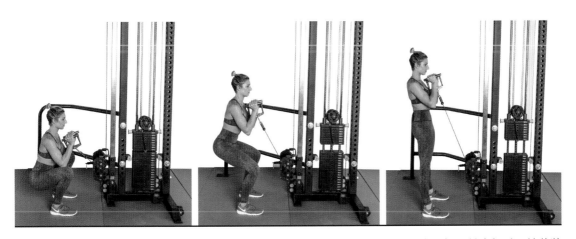

動作前準備：先將 V 字把手連到纜繩滑輪機上，將滑輪下降到最底端。手掌朝上，握好 V 字把手，接著將把手拉高到頸前架槓的位置。注意：你很有可能會需要些微後傾以抗衡纜繩滑輪機的拉力，接著照傳統高腳杯深蹲的方式執行動作，詳細技巧，請參照前文。

雙啞鈴／壺鈴前蹲舉

在絕大多數情況，你可以用兩支啞鈴或是壺鈴舉起比傳統高腳杯深蹲更重的重量。基於此理由，我有時候會在傳授槓鈴蹲舉前讓學員先進階到雙啞鈴前蹲舉。沒有槓鈴可用時，比如說在旅館的健身房，雙啞鈴前蹲舉的變化式也是相當不錯的選擇。但要注意啞鈴不容易穩定，所以可能只能使用較輕的重量。

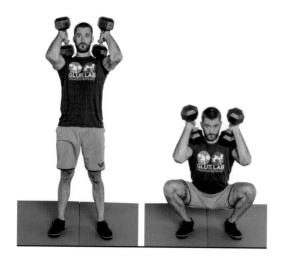

你可以將啞鈴或是壺鈴置於肩膀上，雙肘可以抬高，也可以放低，如過頭推舉的姿勢，依個人喜好選擇。預備動作是先以彎舉或上膊將啞鈴或壺鈴舉到頸前架槓的位置，重量放在肩膀上，接著就深蹲站姿。執行動作的方式就跟高腳杯深蹲一樣：保持軀幹直立、背打直，接著同時發動膝關節與髖關節蹲低。往最低點下降時，膝蓋往外推，並且讓重量分布在腳跟上。同時也必須保持胸腔挺起、避免上背圓拱。

地雷管前蹲舉

地雷管前蹲舉是相當新的變化式，也是為前蹲舉動作模式增加負重的好方法。儘管在動作一開始你必須稍微向前傾身，但從動作最低點上升時其實跟高腳杯深蹲的感覺相當類似，也就是說，很適合新手以及高腳杯深蹲時臀肌高度活化的人。

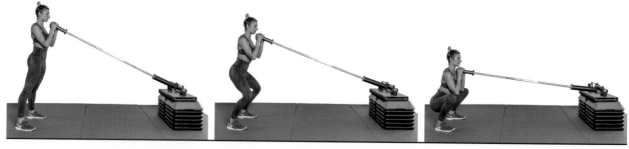

要做地雷管前蹲舉，最好是用離地架高的槓子，可以把可調式地雷管的管座放在深蹲架上，或者將地雷管放在增強式跳箱、階梯踏板或是訓練磚上，並且要確保地雷管套組緊緊卡在角落，要非常穩固。如果你是將地雷管放在地上做前蹲舉，在開始蹲低之前，就必須向前傾（高個子更要如此），這樣上身在動作最低點才會挺直，而你可能會覺得這姿勢不自然。注意：要是沒有地雷管套組，可以把槓鈴緊緊壓在牆角作為代替，只是要知道這麼做可能會破壞牆壁。另外，做這項運動時，方式類似高腳杯深蹲：雙肘緊靠身體，背部適度挺起，下降進入最低點時，雙肘穿過雙膝之間，接著打開膝蓋，用腳跟發力起身。

槓鈴前蹲舉

我喜愛槓鈴前蹲舉。如同所有槓鈴變化式，槓鈴前蹲舉的負重可以比啞鈴與壺鈴的版本更大，而這更適合增進肌力，增長肌肉。以深蹲訓練運動員及體態選手時，槓鈴前蹲舉是我的首選之一。目前還沒有足夠的研究可以斷定哪一種深蹲最適合體能及體態訓練，但是蹲到很低的前蹲舉有充足的理由入選。要正確做前蹲舉，必須要穩定身體前方的負重、保持軀幹直立，並且繃緊軀幹／核心肌群，另外你還得擁有良好的髖關節與踝關節活動度。簡單來說，前蹲舉對於下肢的力量、活動度以及穩定度是一大考驗，而這些能力對於所有競技運動來說都相當重要。

有一定比例的人受限於鎖骨及肩部的解剖構造，無法舒適地做槓鈴前蹲舉。假如這項運動對你來說太痛苦，那麼就繼續做高腳杯深蹲跟雙啞鈴的變化式吧。

槓鈴前蹲舉負重位置

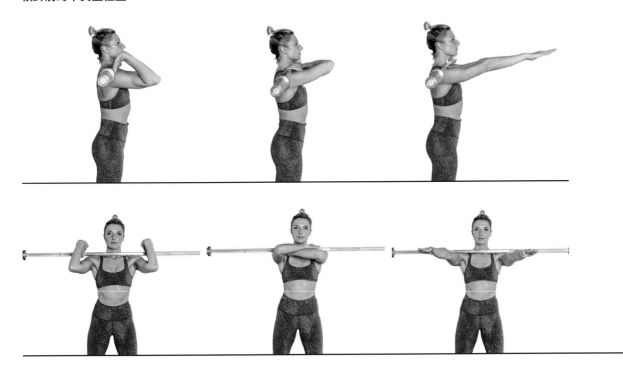

槓鈴前蹲舉

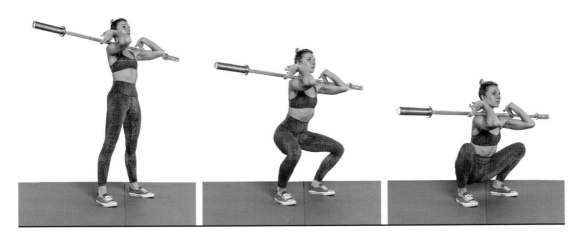

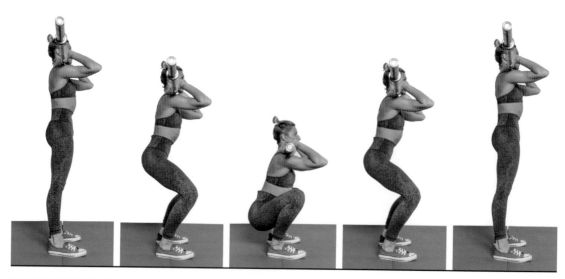

要將槓鈴穩穩放在胸腔上，可以使用傳統的頸前架槓式，這也是奧林匹克舉重選手的方式。或用雙手交叉握法，這在健美選手之間較為流行。如果你的肩膀柔軟度不錯、你喜歡奧林匹克舉重，或是你有在練CrossFit，那麼頸前架槓式會更適合，應該優先採用。如果你的腕關節僵硬，或是前臂相對較長，或是上半身的肌肉量相當多，那麼你可能會比較喜歡雙手交叉式。不論哪一種，槓鈴的位置都有個甜蜜點：頸部到三角肌之間應該有個小凹槽能放槓鈴。如果你能打開肩胛骨，也就是所謂的肩胛骨前引（前伸）*，會更容易找到這個位置。關於動作執行，其實跟其他前蹲舉變化式一樣：髖部降到兩腿之間，背部打直且軀幹直立，以腳跟發力，在動作最低點膝蓋往外推。槓鈴變化式最重要的差異在於手肘要保持抬高，大約與地面平行。另一方面，你也要維持適當弓背、胸腔挺起，以抗衡促使你向前傾身或是圓背的力量。

背蹲舉

　　背蹲舉被認為是最出類拔萃的深蹲變化式，負重位於你的上背，你可以因此使用更大的重量，使得此種深蹲成為發展肌力最佳的變化式。背蹲舉因為需要軀幹前傾，後側鏈的某些肌肉張力會因而增加。另外，由於你可以控制更大的重量，比起其他種類的深蹲，你會徵召全身更多的肌肉來完成。

　　背蹲舉優越的一點正好也是背蹲舉的缺點：你可以在這個動作中承受大量的負重，使得背蹲舉本質上較為危險。你必須從深蹲架或是槓鈴架上舉起槓鈴，另外更重要的是，你要學會如何安全地丟開重量，也就是說，假如你因為槓鈴太重而無法完成動作，得將槓鈴放到保護槓，或是從槓鈴底下（向前）脫身，否則你就會像手風琴一樣被壓折。在你開始舉大重量前，請先確定你有用輕重量練習如何擺脫槓鈴，才不至於受傷。

　　根據槓鈴的位置，背蹲舉還可以分成兩種變化式：低槓蹲舉及高槓蹲舉。

---

* 「打開肩胛骨」和「肩胛骨前引」（scapular protraction），指的是拉開兩片肩胛骨在背後的距離，也就是讓肩胛骨往前方移動。─譯注

低槓蹲舉　　　　　　　　　　　高槓蹲舉

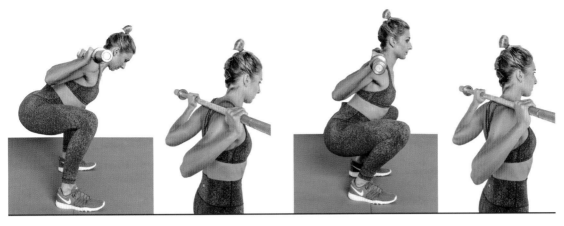

低槓背蹲舉

　　低槓蹲舉多見於健力選手，因為絕大多數人可以用低槓舉起更多重量：大約會多 10%。當背上的槓落在較低一點的位置時，你的身體必須更加前傾（跟高槓變化式相比）以保持平衡，這也會迫使屁股更往後坐，一般認為在這樣的動作組合中，臀肌與腿後肌群（髖關節）的負擔會比股四頭肌（膝關節）還重。換句話說，低槓蹲舉被認為是髖關節主導的深蹲，這也代表此運動會在你的髖關節上施加更多張力。

　　然而，並不是人人都適合低槓背蹲舉。這動作需要較佳的肩關節活動度，而相當多人無法將手腕擺在好的位置上。有一點要特別說明：低槓背蹲舉導致的手腕疼痛通常源自於腕關節過度彎曲。你可以改善技巧或是戴上護腕協助手腕承重來補強這一點。儘管如此，如果低槓背蹲舉真的讓你的手腕或是肩膀疼痛，又或者使你的下背不適，那麼高槓背蹲舉或許會是較好的選擇。

　　如果你是低槓背蹲舉的新手，我建議你先用空槓找出正確的握法及槓鈴位置。槓鈴應該要落在你的後三角肌頂端。一旦你找到適當的置放處，便開始嘗試打開手肘寬握槓鈴。理想上，你應該要讓你的手腕中立或微彎，也就是說手腕沒有過度彎曲，手肘位於槓鈴的下方或是些微偏後。許多人缺乏肩關節外旋的活動度，特別是肌肉發達的男性，因而無法在低槓背蹲舉中保持手腕中立，只得被迫彎曲手腕。槓子在你身上感覺起來應該要是穩固的，你的上背部也應該有一定程度的張力。

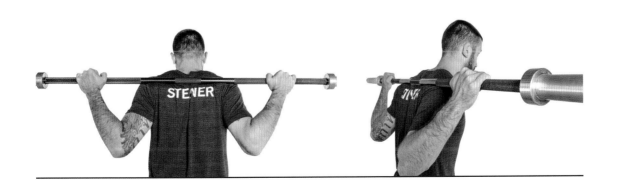

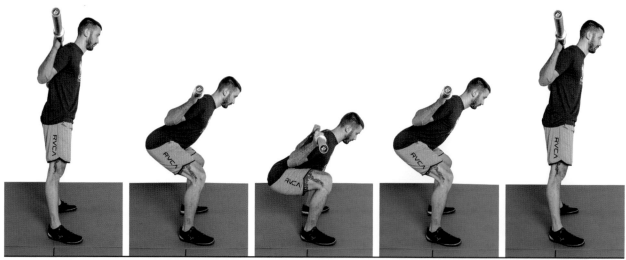

設定勾架高度，比稍後你背起槓鈴時的槓鈴高度再低幾吋。槓鈴放在這適當的高度後，雙手抓好槓鈴、低頭探過槓鈴，背部往上抵住槓鈴，稍稍滑動，直到槓鈴落在正確位置（體型較大的人可能需要稍微扭動身體）。重申一遍，槓鈴應該大致放在後三角肌頂端，手腕應該要是中立或是微彎，而手肘則是在槓鈴下方或稍微偏後。就深蹲站姿，將槓鈴從架子上舉起，往後走兩步。接著，深吸一口氣，繃緊你的橫膈肌、腹斜肌、腹橫肌，以穩固脊椎。開始深蹲：屁股往後坐，軀幹往前傾，膝關節彎曲。不用向後坐太多，小腿也不用

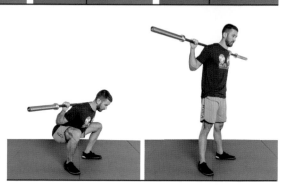

盡可能垂直於地面，但我喜歡這樣傳授學員，看他們喜不喜歡這種動作形式。所以，你也可以屁股直直往下坐，膝蓋往前移；或是往後坐多一些，並盡可能保持小腿垂直。髖關節一抵達平行蹲的位置（大腿接近髖關節處的前側低於膝蓋前側），緊接著反轉動作，力量從足跟往上傳遞，膝蓋往外推，同時伸展髖關節、抬高軀幹並伸直膝關節。你可以在接近動作最高點時稍微縮緊臀肌，以鎖住髖關節，但這對於完成動作來說並非必要。

高槓背蹲舉

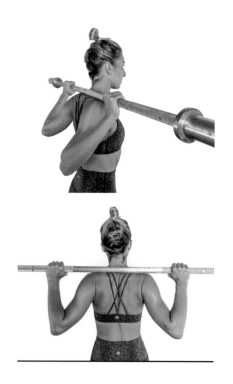

　　正如其名，高槓背蹲舉的槓鈴放在背部稍高處，也就是斜方肌與肩膀上。目前你心中很可能已有一幅高槓背蹲舉的完美畫面，這來自他人描述，以及你從舉重選手身上看到的。你可能會想像你的上身應該完全直立，但其實你不該那樣做。一般來說，在動作最低點你應該前傾大約 35 度，這是最有力量的姿勢。的確，比起低槓蹲舉，你的軀幹會顯得更直立，但是仍然些微前傾。我指導過的女性大多偏好高槓背蹲舉，因為能夠擺出更好的深蹲預備姿勢，上背一開始也更為舒適。高槓背蹲舉是更偏向膝關節主導的深蹲，意思是蹲下的過程中上身會更為直立，膝蓋會因而大幅前移並越過腳掌。儘管股四頭肌的感受更為強烈，但鍛鍊臀部肌群的效果基本上跟低槓背蹲舉差不多。所以，就如同本書提到的所有變化式，兩者都請試看看，並優先練你感覺較好的那個。

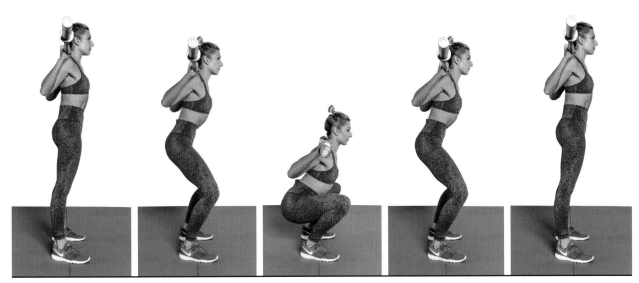

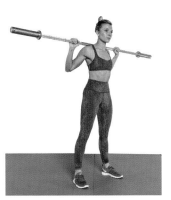

如同低槓背蹲舉，勾架的高度比稍後你背起槓鈴時的槓鈴高度再低幾吋。槓鈴擺在適當的高度後，雙手抓好槓鈴，低頭探過槓鈴，背部往上抵住槓鈴，稍稍滑動，直到槓鈴落在正確位置。在高槓背蹲舉中，槓鈴應該放在你的斜方肌上恰好低於脖子基部的地方。跟低槓蹲舉一樣，你的手腕應該要中立或稍微彎曲，而手肘則位在槓子下方稍微偏後。接著，就深蹲站姿，收緊脊椎，將槓鈴從架子上舉起，往後走兩步。現在，深吸一口氣，並繃緊你的橫膈肌、腹斜肌、腹橫肌，以穩固你的脊椎。開始深蹲：髖部從兩腿之間往下降，同時打開膝蓋。髖關節一低於膝窩（如果你的活動度不錯，可以直接蹲到最低），就立即反轉動作，力量從足跟往上傳遞，膝蓋往外推，同時伸展髖關節、抬高軀幹並伸直膝關節。

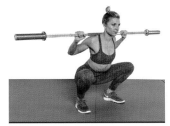

跪姿蹲舉

　　相當有趣，根據我獨立進行的肌電圖研究，跪姿蹲舉在所有深蹲變化式中奪得最高的臀肌活性。我猜這可能是因為我增加了負重，且膝蓋是彎曲的。正如你所知，彎曲的膝蓋會抑制腿後肌群，使臀肌承擔更多工作。

　　但這個變化式的問題在於髖關節的動作範圍實在太小（甚至做不到平行蹲），這代表臀部肌群拉長時並沒有張力，也就不符合用深蹲來鍛鍊臀肌的本意。

　　這代表跪姿蹲舉沒有用嗎？其實不盡然，我認為此運動可以讓訓練者在腳踝傷後復健時保持蹲舉的肌力。另外，西岸槓鈴俱樂部的路易・西蒙斯（Louie Simmons）會讓學員練這項變化式，以發展髖關節的力量，這對於認真做深蹲的人或許也有幫助。

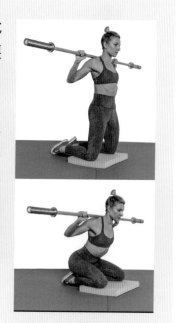

但若要訓練臀肌，我認為優先做全深蹲（之前提及的所有變化式）還是明顯較好的選擇，這能在肌纖維拉長時鍛鍊臀肌，同時也要持續練習臀肌主導的運動，像是臀推與直立式臀推（跪姿與站姿），這能在肌纖維縮短時鍛鍊臀肌。

如果你剛好喜歡跪姿蹲舉，那麼請確保在深蹲架做這項運動，並搭配適當高度的保護槓，或是可以使用史密斯機，這樣發生意外時你才可以安全丟開或放下重量。由於動作範圍較小，你可以在此變化式舉起較大的重量，但也因此容易得意忘形，忘記安全的問題。若做到一半失敗了，你會很難從槓子底下脫身，也很難把槓鈴往後丟，所以在增加負重開始訓練前，一定得把這部分納入考量。另外，我也建議跪在墊子上以保護你的膝蓋。

懸掛式深蹲

這些變化式都將重量掛在身體上，可能是你的手肘、手掌或髖部。換句話說，我將這個類別命名為「懸掛」，以納入澤奇深蹲、哈克深蹲及其他負重位於胸部以下的深蹲變化式。在絕大多數的健力訓練計畫中，這些深蹲變化式都屬於「輔助性運動」，代表它們不是主角，只是用來為課表增添變化性。然而，在臀肌研究所中我們會讓客戶與運動員大量做雙啞鈴懸掛深蹲及椅間深蹲，因為這些運動都易於操作，比傳統蹲舉還要簡單，也較不會受傷。

澤奇深蹲

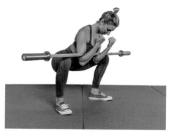

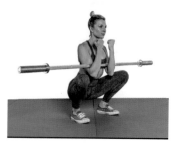

澤奇深蹲是最被低估且未被充分利用的深蹲變化式之一。有些人因為剛開始做時手臂會痛，所以不願意做。但如果有這個問題，其實可以使用軟墊或用輕一點的負重。練了大約三週之後，你的手臂就不會那麼痛。大體而言，大多數人是可以承受澤奇深蹲的。我的客戶很喜歡這項運動，因為做起來感覺非常自然而且很穩定。

澤奇深蹲有兩種方式：第一種採取較寬的站距，身體前傾，只蹲到平行，接著就反轉動作（澤奇平行蹲），這也是較流行的變化式，做的人覺得比較穩定，並且較不會屁股眨眼。第二種則是採取較窄的站距，上身較為直立，並且蹲得較低（澤奇全深蹲）。兩種變化式都很棒，就像高槓與低槓蹲舉也都很棒。

澤奇全深蹲

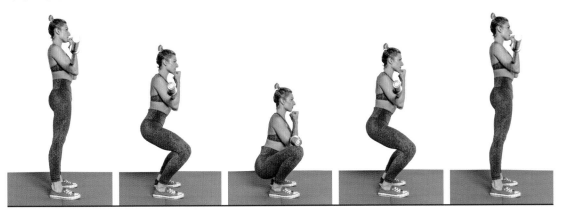

澤奇平行蹲

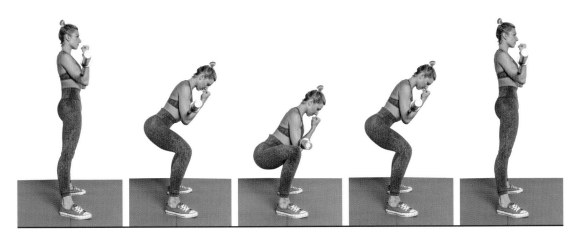

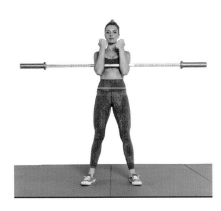

站直，用臂彎勾住空槓，以決定勾架的高度：應低於槓鈴幾吋。設置好適當高度後，手肘挽起槓鈴，將槓鈴放在臂彎。請善用槓鈴上的刻痕以確保槓鈴有左右對稱。雙手可以緊握胸前，也可以分開，請選擇較為穩定的方式。保持槓鈴貼著胸部，就深蹲站姿，接著讓槓鈴離架。向後走幾步，繃緊核心。如果你要做澤奇全深蹲，請採取中至窄站距，屁股從兩腿之間坐下，蹲下的過程膝蓋往外打開，蹲到底。如果你要做澤奇平行蹲，請採取寬站距，屁股往後坐，蹲下的過程膝蓋往外打開，蹲到平行為止（髖部剛好低於膝窩）。反轉動作時，膝蓋持續往外推，腳跟使力，並且伸展髖關節。專注於保持背部穩固（打直或稍微弓背），胸膛挺起，槓鈴要貼近身體。

　　儘管有許多教練跟訓練者都推測較深的深蹲更能促進臀肌生長，但我們一直有沒有研究檢測實際的臀肌肌肥大。我們確實有做肌電圖研究，結果顯示臀肌活性在不同的深蹲深度中其實都很類似。儘管半深蹲能舉起較重的重量，但在臀肌跟內收肌群的成長上，全深蹲依然勝出。對肌肉成長來說（本研究是針對臀肌而非股四頭肌），動作範圍比負重還重要。

　　這篇論文也呈現了跟其他幾篇論文一樣的結果──深蹲並沒有促成腿後肌群與股直肌生長，這在生物力學上是合理的。

　　我想要強調，你應該根據你的動作形式及活動度來決定你該蹲多深。如果全深蹲做起來不舒服或是動作形式變得不良，那麼請選擇你可以安全並有效執行的動作範圍。等動作形式與活動度改善了，再逐步增加動作範圍。

男性初學者以不同深度（全程 vs 半程）做深蹲訓練，每週二次，十週後呈現相近的股四頭肌成長。
然而，儘管全深蹲使用較小的重量，臀肌與內收肌的成長依然較佳。
腿後肌群與股直肌在兩組皆沒有成長。

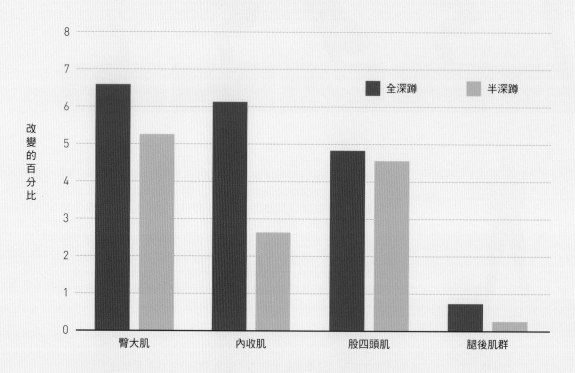

久保、池袋、谷田等人（2019），
〈不同深度的深蹲對於下半身肌群體積的效果〉，《歐洲應用生理學期刊》，紙本推出前發表於線上

椅間深蹲

椅間深蹲本質上是赤字懸掛深蹲。負重的位置類似於啞鈴或是壺鈴硬舉，因為重量是握在雙腿之間，但由於你維持上身直立的姿勢，髖與膝關節也展現完整的活動範圍，因此這動作被視為深蹲的一種。為了避免重量撞擊地上，你得站在兩具跳箱、有氧階梯、訓練磚或訓練凳上。我採用 BC T-Bell（負重桿或是槓片負重裝置），原因是這能做大重量負重，但即便你沒有 BC T-Bell 可用，依然可以做此項運動。即使你只有中等重量的壺鈴或是啞鈴（家庭健身室或飯店健身房最常見的設備），也可以透過改變節奏來增加難度。一般來說，我建議這項運動做 3 組 20 下，或是 3 組 10 下搭配 4 秒的下降期（離心強調）。

BC T-Bell 椅間深蹲

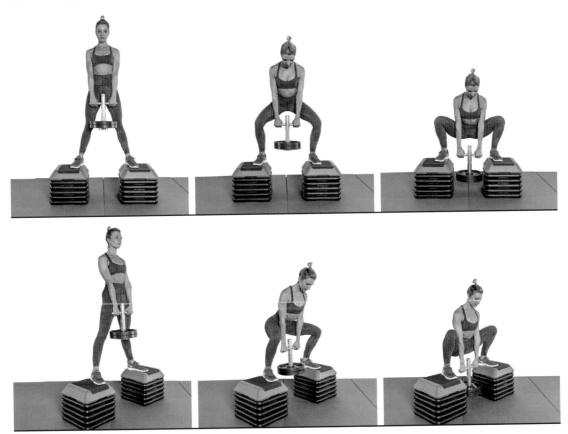

擺兩具跳箱或是有氧階梯踏板，大約與你的站距等寬。請確保高度夠高，做全深蹲時重量不至於撞到地板。你可以使用 BC T-Bell（槓片負重裝置）、壺鈴或是啞鈴來做這項運動。如果你使用的負重桿有類似 BC T-Bell 或是壺鈴那樣的握把，直接向下（掌心朝向自己）握住握把即可。如果你使用啞鈴，可以雙手呈杯狀，捧住啞鈴的重量部位或是頭部，使啞鈴呈現垂直狀態。你也可以雙手包握啞鈴的握把，或是十指緊扣於握把，讓啞鈴平行於地面。要做這項動作：請先站在跳箱或訓練磚上，握住重量，讓重量對齊你身體的中線，就深蹲站姿。屁股往兩腿中間坐下，蹲低的同時保持背部平直、軀幹直立。反轉動作時力量從足跟往上傳遞，同時伸展髖關節與膝關節。保持手臂放鬆，讓重量在整個活動範圍中懸掛在雙腿之間。

啞鈴椅間深蹲　　　　　　　　　壺鈴椅間深蹲

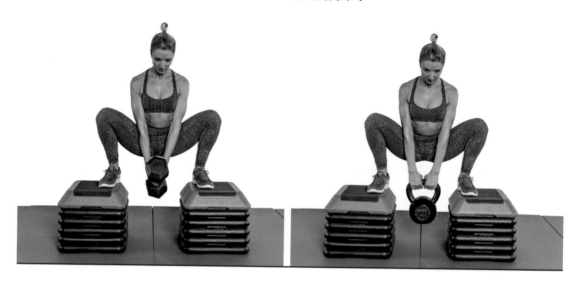

啞鈴握提深蹲

　　啞鈴握提深蹲很可能是最具功能性的深蹲變化式之一，卻鮮少有人做這動作。你無法蹲得像傳統深蹲一樣深，所以臀肌鍛鍊到的程度也較低。但如果你沒有大重量可用，或是你想要鍛鍊股四頭肌，這運動是很棒的。為了要保持軀幹直立，並且避免骨盆後傾，我通常會指導學員使用楔狀物、槓片或是舉重鞋來墊高腳跟。此變化式通常以高反覆次數進行，3 組 20 下會是不錯的基準值。

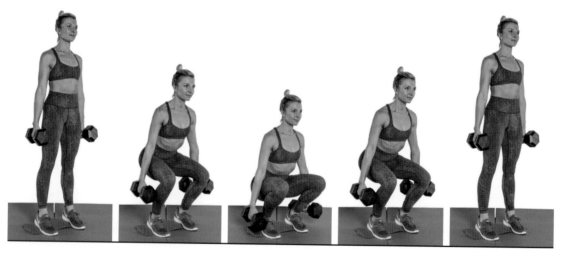

將啞鈴握在你的身體兩側，就深蹲站姿。保持軀幹直立，重心放在腳跟，屁股往雙腿之間向下坐，彎曲膝關節，同時膝蓋往外推，並且保持脊椎穩固（平直或是些微弓背）。在沒有屁股眨眼跟骨盆後傾的情況下盡可能往下蹲。大部分人可能只能蹲到平行或接近平行，但這沒關係。

腰帶深蹲

腰帶深蹲有數種執行方式，而我最喜歡使用有槓桿系統的機械，像是特別設計來做腰帶深蹲的鯊魚牢籠機。但是很不幸，絕大多數商業健身房都沒有這部機械。

最棒的替代方案就是站在兩具跳箱、有氧階梯踏板或訓練磚上，然後用雙槓撐體腰帶拉住重量。你可以用腰帶勾住槓片、較重的壺鈴或負重桿。這對絕大多數人來說可能是最可行的方案，但還是有個缺點，就是動作前準備並不容易，而且有時候腰帶會造成髖部不適，因為鐵鍊會壓進鼠蹊部。另一個問題就是重量經常會晃動，所以你得以一定的節律、協調的速度來站起與蹲下。如同大部分運動，通常會有較為適當的負重與節奏，而這需要一些時間摸索。

如果你的上半身受傷或是你想要減輕背部負擔，腰帶深蹲會特別好用。將重量掛在髖部會減少一些脊椎上的壓迫力，因為你的背部不用承擔軸心負重，豎脊肌就不用那麼出力。對於有下背痛或容易因槓鈴蹲舉而下背痛的人，我會指定這種變化式。

槓片腰帶深蹲

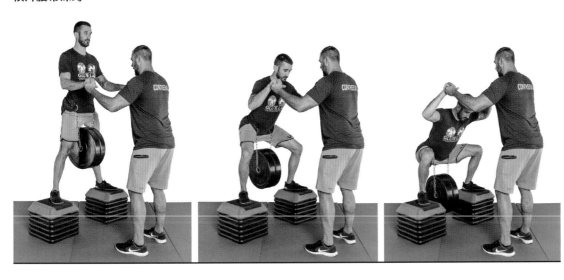

壺鈴腰帶深蹲

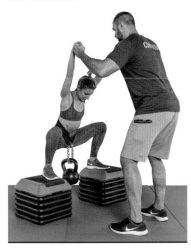

除非你有腰帶深蹲機，不然你會需要兩具跳箱、雙槓撐體腰帶以及重量。兩具跳箱並排放，相距要近到讓你可以就深蹲站姿，但也要遠到足以讓重量從中間穿過。重量放在一具箱子上。腰帶繞在腰上，鐵鍊懸掛在前，掛上重量。雙手抓握住鐵鍊，將重量拉起，站上跳箱，手放開鐵鍊，將重量垂下。站起身來，調整一下腰帶與站姿，準備深蹲。重申一遍，你應該要以緩慢、流暢、規律的節奏執行動作，以避免重量前後擺盪。

負重與裝備的變化式

　　如同先前所學，根據負重位置與裝備，有許多方式可以創造深蹲變化式。其中可能有幾種對你來說最為有效，這些也會是你最常做的深蹲變化式。然而，有一點很重要：偶爾要有些變化。你可能受傷了，或是感到乏味想要試試不一樣的東西，也或許你的進步停滯。這些都是嘗試不同深蹲或試試不同器材的好理由。

　　我已經介紹過絕大多數的選擇了，所以現在我只會談談最常見的工具，包括阻力帶（翹臀圈）、史密斯機、腿推舉機，這些你幾乎可以用在所有的深蹲變化式。

彈力帶繞膝的變化式

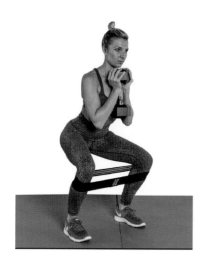

　　用阻力帶（翹臀圈）或迷你彈力帶都可以。將彈力帶繞在你的膝關節（L/XL 號的翹臀圈很好用），是在深蹲動作模式中增加臀肌活性最佳的方法。

　　就跟臀推與臀橋一樣，你可以將彈力帶繞在膝蓋上方或下方。大多數人喜歡繞在膝蓋上方，但我鼓勵你都試看看，有些人喜歡臀推時將彈力帶繞在膝蓋上方，深蹲時則繞在膝蓋下方，這可能跟深蹲的方式有關。你或許會發現深蹲時你偏好彈力帶在膝蓋上方，但是高腳杯深蹲時在膝蓋下方。

　　雖然我看過健力選手用彈力帶做大重量深蹲，但我不建議這麼做。我不喜歡在大負重下使用彈力帶，原因是你這時應專注在力量，而非大腦肌肉連結，臀推與臀橋也一樣。若你的目標是漸進式超負荷深蹲，在另外一個平面增加阻力可能會損害你的動作力學或讓你無法舉那麼重，這樣反而跟你的目標背道而馳。換句話說，若你想讓臀肌專注在髖關節伸展的任務上，就不要要求它同時以髖伸展與髖外展來對抗阻力。

　　我喜歡在低負重下使用彈力帶以增加臀肌活性，或是幫助學員學習打開膝蓋。當彈力帶繞在膝蓋上或下方，你就得使力將彈力帶往外撐開以維持良好的姿勢，而向外的推力能夠幫助增加上臀肌的活性。深蹲大多鍛鍊到臀肌的下部，如果加上彈力帶，就成為鍛鍊臀肌上部相當棒的方法。

槓鈴的變化式

商業健身房都有槓鈴，因此本書讀者大多都能用槓鈴來深蹲。然而，還有許多槓鈴裝備都能夠用來深蹲。標準槓、深蹲槓、蜘蛛槓（cambered bar）、安全深蹲槓（safety squat bar）、水牛槓（Buffalo bar），以及各種長度、厚度、重量的槓鈴，都能用在深蹲上。人各有所好，要給出具體建議有些困難。我有時候會用只有15公斤重的訓練槓，讓剛練前蹲舉或背蹲舉的女性客戶從啞鈴高腳杯深蹲過渡到傳統槓鈴蹲舉。臀肌研究所有各式各樣的槓子，而有些客戶會特別偏好某種槓子。所以，再嘮叨一次，我鼓勵你找一間有各種槓鈴的健身房，方便你決定哪一種最適合你的身體以及目標。

至於你將會最常使用的槓鈴，或是，若你在物色家庭健身室的槓鈴，那麼就多重功能來說，標準槓（我喜歡 Texas Power Bar 德州健力槓）會是最佳選擇。蹲舉、硬舉、跨步蹲、臀推、臀橋及無數運動都可以用標準槓完成。然而，當你變強之後，體驗不同的槓鈴是件好事，如蜘蛛槓跟安全深蹲槓。這些特別的槓鈴通常較受男性客戶青睞，但也有女性客戶喜歡。它們不僅提供特別的刺激，也會帶來特別的感受。

舉例來說，深蹲槓對於專業深蹲者很不錯，原因是槓子的中央有刻紋，比較不會從背部滑落。使用蜘蛛槓，負重會落在身體中線前方較遠的地方，除了更強調腿後肌群、臀肌、下背部，槓子獨特的彎曲也會造成重量搖晃，這不僅迫使你保持上身直立，跟標準槓相比，得穩固脊椎的要求也更高。安全深蹲槓（又稱 yoke bar 牛軛槓）在槓的中段有兩條延伸出去的槓臂，其上包覆著厚厚的護墊，能保護你的頸部、肩膀上緣以及斜方肌。重量落在你的肩膀與斜方肌上，位置介於前蹲舉與高槓背蹲舉之間。對於前蹲舉或背蹲舉會感到疼痛的人，或是缺乏肩關節活動度而無法擺出良好姿勢的人，這是相當不錯的選擇。在舉起最大負重時，安全深蹲槓也被認為是較為安全的選項，原因是槓子本身就有自動平衡的功能，所以你不用雙手緊握槓鈴。比起傳統槓鈴背蹲舉，許多人可以用這種槓鈴舉起更大的重量。

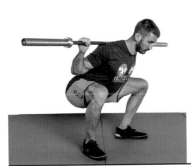

深蹲槓

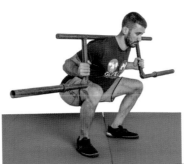

蜘蛛槓

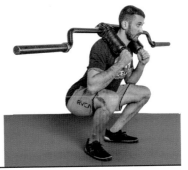

安全深蹲槓

史密斯機變化式

我喜愛史密斯機，並鼓勵我的客戶使用史密斯機來做所有的槓鈴變化式。然而，並非所有肌力教練都這麼想。事實上，許多訓練者說：「在不穩定的平面上訓練是不好的，因為無法好好啟動肌肉。」這些訓練者也會說：「使用史密斯機是愚蠢的，因為史密斯機太穩定了。」這是自相矛盾。所以，難道只有自由重量能提供恰恰好的穩定度，因此你只能用自由重量？簡直胡扯。

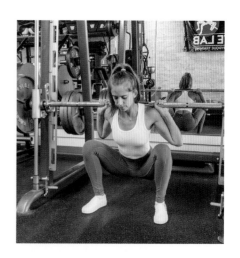

這點我先前已經說過，現在我再重申一遍：越是穩定的運動，做起來就越安全。對於剛開始學習深蹲並且正在校正協調性的你，這不僅相當好，還可以作為補充訓練。你的關節負擔較小，所以當你覺得疲勞或在傷後回復訓練時，這是很好的工具。再者，這也不會影響你做自由重量時的肌力。事實上，補充訓練或減少一些自由重量訓練的時間，或許還能增加你的肌力，但前提是你操作史密斯機深蹲的方式得跟做自由重量訓練時一樣，這表示你不會像做哈克深蹲機那樣把腳擺在機械前方，而且上身會在動作最低點前傾45度。絕大多數的人不會這樣做史密斯機深蹲，但你的確可以讓史密斯深蹲變得非常類似槓鈴蹲舉。

我曾經做這麼一個實驗：六週內我所有訓練都用機械完成，結果我自由重量深蹲的力量提升了。我那時做了很多史密斯機，也加入了哈克深蹲機及槓桿深蹲機（lever squat machine）。誠然我是有經驗的訓練者，所以我的技巧沒退步，但做些不一樣的東西確實感覺相當棒。不幸地，我的膝蓋有些勞損，約莫是哈克深蹲機的緣故，但我的股四頭肌絕對變強了。

大多數的人都是為了體態進行訓練，所以，你要對一個只想要更好看的腿並且喜愛史密斯機的客戶說「你不能用史密斯機，因為它太穩定了」嗎？這不可能！我寧可讓客戶做自由重量也做史密斯機深蹲。如果客戶喜歡史密斯機，我會希望他們用，因為史密斯機較為穩定，這代表客戶受傷的風險較小。另外，客戶也可以根據自己的偏好調整站姿，讓史密斯深蹲變得比較像自由重量深蹲，或者像哈克深蹲。

當談到舉重時，所有關於功能性的爭論全都變得很無聊，因為增加肌力確實能改善功能性能力，不過到頭來，你還是得發展重訓室以外的技巧。如果你想要將自己的功能性推到極致，就什麼都要做，從重量訓練、田徑、體操到綜合格鬥、跑酷。理論上，你可以用機械完成所有訓練，且仍能壯得像頭牛，然後，你甚至可能在健身房外練得更具功能性，因為你不會那麼勞累。如果你不喜歡機械訓練，也不必去用，但要說這些機械並不安全，也沒有任何功能效益，那就錯了。身為訓練者，使用所有可得的工具才合理。木匠使用鐵槌與螺絲起子的機會遠高過其他特殊工具，

但這不代表其他工具不重要。在一整年中，有些任務偶而也得靠特殊工具才能完成。身為訓練者，最好擁有強大的軍火庫，放滿各種運動變化式，才能讓訓練變得更加多樣。

鯊魚牢籠機

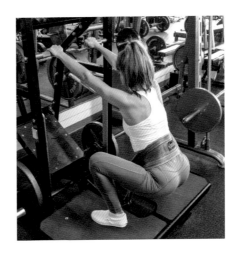

如同我先前所說，我們在臀肌研究所中會使用鯊魚牢籠機，而且我也最喜歡用鯊魚牢籠機來做腰帶深蹲。不過，我許多練健力的朋友都偏好用其他方式做腰帶深蹲。所以，你得做一點功課，看看自己喜歡的究竟是弧狀路徑的擺錘式設備，或者垂直路徑的纜繩滑輪裝置。你可以用槓片及彈力帶來增加阻力，機台的設計能讓你以良好的控制蹲上蹲下。你也可以將雙腳擺在平台較後處或是較前處以調整站姿。一般來說，腳擺在越後處，股四頭肌在運動中的感受會越強烈。機台上有根桿子，你可以握住，這樣屁股能更往後坐，讓臀肌更強烈的拉伸。如同前面提過的自由重量腰帶深蹲變化式，此腰帶深蹲機械也能減少脊椎的負擔，對於做傳統深蹲會下背痛的人來說是很棒的選項。

擺錘與槓桿深蹲機

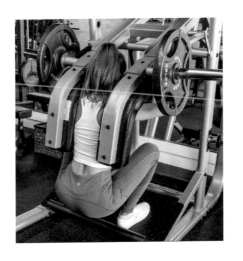

擺錘與槓桿深蹲機能夠製造弧狀的動作路徑，有別於槓鈴蹲舉直上直下的路徑。這類型的機械有兩大優點：首先，對平衡及穩定性的需求較低，所以比傳統槓鈴蹲舉安全，更具體來說，你不必擔心你在做槓鈴蹲舉時需要處理的側向及旋轉穩定性，只需專注於動作形式以及大腦肌肉連結。

第二項優點：使用者比較不在意所舉的重量。雖說基於本書所提到的理由，在槓鈴運動上追求個人紀錄是好事，但也得注意別做過頭。如果你只做槓鈴訓練，那麼你可能會在不該突破極限的時候拚大重量。但是當你用機械做深蹲時，舉起大重量就不是主要的目標，而通常會將注意力放在要鍛鍊的肌肉上。臀肌研究所受傷率極低（在我撰寫本文時，還沒有任何人受傷），而我將這歸功於較常使用機械訓練。

總結來說，槓桿與擺錘深蹲機雖然在商業健身房中不怎麼普遍，卻是槓鈴蹲舉相當好的替代方案，不但很安全，動作也能做得很流暢，就像史密斯機一樣。再者，你可以將屁股往後坐以鍛鍊臀肌，同時又能維持穩定與平衡。另外，你還能用這部機械做負重的反向跨步蹲。

腿部推舉

腿部推舉機幾乎是每家商業健身房的主要設備，並且也是強化腿部、舉起大重量最為流行的訓練機械。假設你聰明地選擇重量、運用良好的姿勢，此機械會很穩定並且相當安全。但有一限制就是你不能做得超級深，即使你已經做得盡可能深，髖關節也無法達到全動作範圍。更具體來說，你軀幹的角度會使你的髖關節無法達完全伸展。基於此理由，腿部推舉就不是鍛鍊臀肌的最佳選擇。但如果想要鍛鍊腿部肌肉，或深蹲時容易疼痛，這就是很好的選擇。

腿部推舉機的另外一大優點，就是訓練選項很多。舉例來說，如果你想要強化股四頭肌，就可以將雙腳放在平台上較低的位置；如果你想要強調腿後肌群，就將雙腳放在平台上較高的位置。如果你想要強調臀肌，可以做彈力帶繞膝的變化式。你也可以調整雙腳站距，或是用 B-stance 前後腳或單腿變化式來特別鍛鍊其中一腿。有些我指導的比基尼選手甚至還會側身做單腿的腿推舉，用不同的角度鍛鍊腿部。

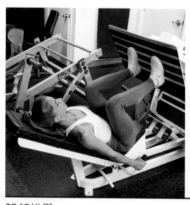
腿部推舉

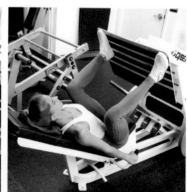
寬站距腿部推舉

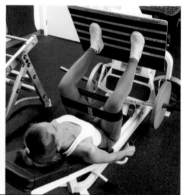
彈力帶繞膝腿部推舉

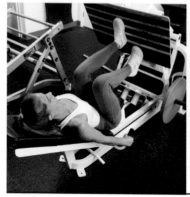
前後腳腿部推舉

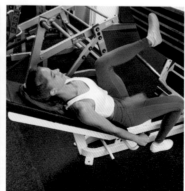
單腿腿部推舉

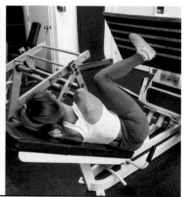
側身單腿腿部推舉

EXERCISE

健身
運動 **2** 分腿蹲

分腿蹲是雙腳前後站的深蹲模式，也就是一腿站在身前，另一腿站在身後，比方說跨步蹲跟保加利亞分腿蹲（又名後腳墊高分腿蹲）。分腿蹲很棒的一點是幾乎人人能做，不像深蹲那樣特別適合某一種體型。比方說某人的股骨特別長，或是腳踝、髖關節的活動度特別差，就很難以正確的力學深蹲，並且會造成問題。

但是分腿蹲就不一樣了，幾乎所有人都可以用良好的動作形式執行，原因是腳前後站會很穩定，而且不會受解剖結構的限制。當然，在分腿蹲中你仍得維持側向平衡，但這比前後向平衡簡單，尤其當你的骨架不適合深蹲時。側向平衡有其他優點：能夠讓我們日常頻繁使用的站姿更具協調性與穩定性（想想看走路、跑步以及爬樓梯），你也會鍛鍊到不同的肌肉並發展左右向的穩定性，而這會強化負責保持平衡的髖部肌肉。再者，分腿蹲也不危險。動作時的確可能會稍微左右搖晃，但風險遠不如前後搖晃高。我已經練習跨步蹲超過二十年了，雖然某些時刻我的動作仍然搖搖晃晃，特別是舉大重量或是肌肉快要力竭的時候，但我不記得有因此受過傷。深蹲就不是這麼一回事了。

除了很安全，且大部分人都有辦法做，分腿蹲還能以許多方式在各種位置做大負重。事實上，有些人甚至能以接近背蹲舉的重量做跨步蹲。所以，要是你厭惡深蹲，不妨以分腿蹲變化式作為主要的股四頭肌訓練，肌力依然能有可觀的進步。只要努力不懈地鍛鍊單腿肌力，同時做其他動作來加強深蹲力量（如臀推），分腿蹲就不會減損深蹲力量。簡單來說，大家都覺得深蹲是增長下半身肌肉必做的動作，但事實並非如此。沒有任何訓練動作是必須的，真正重要的是找到每一種動作模式中適合你的變化式。

不過分腿蹲有個問題：容易造成臀肌痠疼。如同我在第二部所提，肌肉損傷會造成肌肉痠疼，而當肌肉在峰值張力下拉伸或伸長時，就會出現肌肉損傷。動作中的離心階段會造成肌肉痠疼，因為你在肌肉伸長狀態下收縮肌肉。在分腿蹲與跨步蹲的變化式中，你會在動作最低點慢慢降下重量，並且準備反轉動作舉起重量，所以在最低點會最大限度拉伸臀大肌，因而導致大量肌肉損傷及痠疼。

本節收錄的所有動作都需要在獲得足夠刺激以及過度痠疼之間取得平衡，否則你將無法獲得訓練成效。我做單腿深蹲的變化式的時候，每次訓練只會做扎實的兩組，然後每週最多只做兩次。許多人可以承受更多訓練量，但如果每組都做到接近力竭，訓練量肯定無法太多。基於此理由，我建議每次訓練課程中只做一種單腿深蹲。換句話說，請不要在同一次訓練中做保加利亞分腿蹲及高登階。

指引與提示

由於深蹲與分腿蹲的動作模式很類似,所以指引與提示會有部分重疊。但你將發現應用這些指引時,要留意一些細微差別。

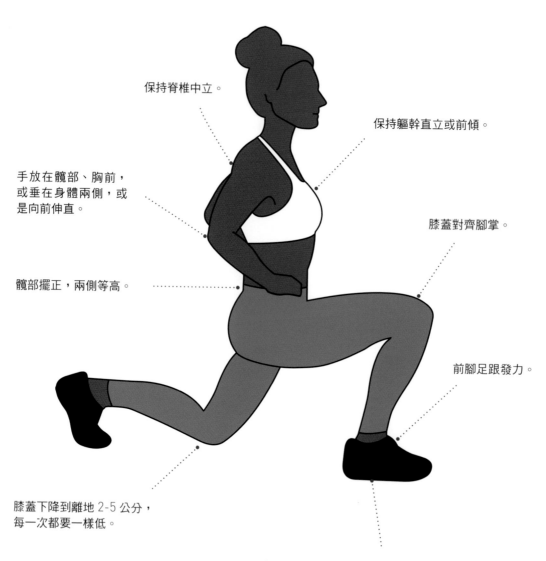

保持脊椎中立。

保持軀幹直立或前傾。

手放在髖部、胸前,或垂在身體兩側,或是向前伸直。

膝蓋對齊腳掌。

髖部擺正,兩側等高。

前腳足跟發力。

膝蓋下降到離地 2-5 公分,每一次都要一樣低。

如要更偏向髖關節主導,請跨大步,保持前小腿垂直於地面,軀幹前傾。如要更偏向膝關節主導,請跨小步,膝蓋往前移,保持軀幹直立。

站距與步伐：找到你的甜蜜點

站距主要考量兩點：寬度與長度。要決定站距，首先雙腳與肩同寬站開，接著向前跨一大步，然後移動前腳，讓站距更寬或更窄。最終會找到一個你感到最穩定、最平衡的甜蜜點，這就是你要採取的站距。

感到平衡後，膝蓋往下沉，或許要做幾下反覆動作來微調才能找到適當姿勢。保持前腳掌朝前或是些微往內轉（大約10度）。蹲到動作最低點時，小腿應該向前傾斜一定角度，前腿的膝蓋要對齊鞋尖。步伐不應該太長，以至於前小腿向後斜（稱為負的小腿角度）；也不應該太短，以至於小腿向前傾斜太多，這樣你會被迫在動作最低點用腳趾承重。你會需要花一些時間琢磨以找到甜蜜點。

一開始先採取你感覺最佳的站姿，熟稔動作後，可以縮短或是加長步伐來鍛鍊下半身不同的部位。比方說較短的步伐會讓動作更偏向膝關節主導，代表你的股四頭肌會感受到較多張力；而較長的步伐會偏向髖關節主導，代表你的髖部與臀肌會有更強烈的感受。

窄站距

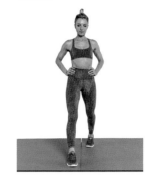

寬站距

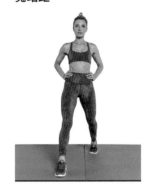

膝關節主導的分腿蹲　　　　　　　　　**髖關節主導的分腿蹲**

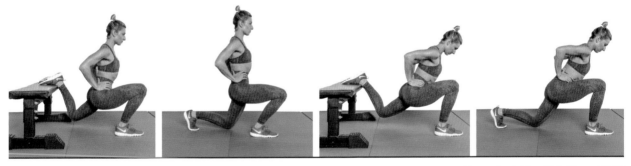

較短的步伐搭配較為直立的軀幹會變得較為股四頭肌／膝關節主導，而較長的步伐搭配軀幹向前傾會變得較為臀肌／髖關節主導。

姿勢與軀幹角度：保持中立

就像所有的深蹲動作，你應該保持脊椎中立，也就是盡可能維持背部平坦。在跨步蹲中，這很容易做到，因為你是用前後腳在平衡，不用向前傾太多，也不用蹲得多低（除非做赤字變化式）。雖然許多教練會傳授軀幹直立的分腿蹲變化式，但我會教學員稍微前傾。向前傾大約15度到30度相當不錯，這樣能將股四頭肌的一些壓力轉移到髖部。然而，要是你逐漸熟稔分腿蹲，也可以保持上身直立以鍛鍊股四頭肌，又或者大幅度前傾，以加強臀肌與髖關節。

髖關節位置：髖部擺正，兩側等高

做跨步蹲時，要注意骨盆擺正，兩側等高。換句話說，別讓骨盆傾向某一側。方法是保持髖部與軀幹的張力，並且專心維持良好的姿勢（更多資訊請見下面錯誤與修正的段落）。

膝蓋動作：膝蓋對齊腳掌

如同深蹲，膝蓋應該要對齊腳掌。膝蓋往內塌陷（膝關節外翻）會對膝關節造成不必要的壓力，最終導致膝蓋疼痛。許多人會把這種現象歸咎於臀肌無力，但我並不同意。絕大多數的情況其實是源自無知（不知道這麼做是錯的）、髖或踝關節活動度不足，或是協調性不佳。也有可能是髖關節解剖構造的緣故，使得某些人膝蓋向內塌時有一些力學上的優勢。但無論如何，每次執行動作時，前腿的膝蓋最好還是對齊前腳掌。這是最安全的膝關節位置，並且能確保你徵召到所有正確的肌肉。假如你很容易膝蓋向內塌，那麼在跨步蹲向下蹲的時候，請留心膝蓋要往外打開。

跨步蹲　　　　　　　　　　　　　　　　　**保加利亞分腿蹲**

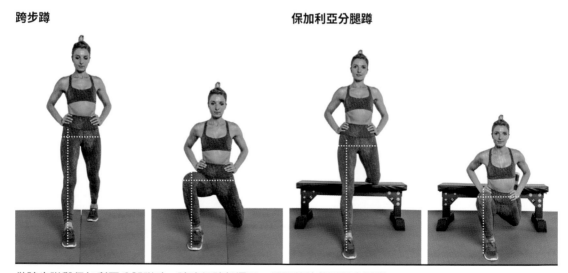

做跨步蹲與保加利亞分腿蹲時，請確保髖部擺正，前腿的膝蓋要對齊腳掌。

以前腳的腳跟發力

以前腳跟發力不僅可以幫助你維持平衡，還可以迫使你用髖部的肌肉來執行動作。如果用前腳蹠骨球支撐，不僅會縮減支撐面，還會讓小腿與股四頭肌承受更多張力。如果你覺得用腳跟發力還是不穩固，那麼請使用腳掌中心來承受重量。

有一點值得留意：做行走跨步蹲時，你會用後腳的蹠骨球推進，但你還是應該讓前腳承受大部分的重量。當你舉大一點的重量時，後腳會自然而然地多承擔一些工作，不過請遵照八二法則：也就是八成的重量應該在前腳，後腳負責剩下的二成。

膝蓋深度：確保每一次反覆動作看起來都一樣

這部分需要留意兩點，首先就是要設定一致的膝蓋深度。如果你是做原地分腿蹲（原地跨步蹲、前跨步蹲、反向跨步蹲或保加利亞分腿蹲），可以將膝蓋輕輕點在墊子上，以確保每次下降的深度都一樣。如果你是做行走跨步蹲或是赤字分腿蹲，那麼大約在離地 2.5 公分的地方反轉動作。要點在於每一次的動作範圍都要一樣，並且好好控制下降階段，避免膝蓋撞擊地面。

第二點就是髖部與軀幹抬高的過程要流暢。前腳發力驅動，同時抬高髖部與軀幹。反過來說，不要先抬高髖部，然後才挺起軀幹。如果抬起髖部時軀幹仍然前傾，會讓張力從股四頭肌與臀肌轉移到腿後肌群與背部。

錯誤與修正

以下是分腿蹲最常見的錯誤：

- 圓背
- 用前腳的蹠骨球發力
- 膝蓋往內塌
- 髖部過早抬高
- 每次動作蹲得不夠深
- 骨盆朝某一側傾斜

圓背其實不常發生，因為分腿蹲時軀幹更為直立，更容易保持脊椎中立。前後腿的站姿也會自動讓重量落於腳掌中心，比較不會用蹠骨球承重。儘管跟傳統深蹲相比，分腿蹲比較少見膝關節外翻的錯誤姿勢，仍然得注意膝蓋的位置。髖部過早抬起跟蹲得不夠深都很常見，但就跟其他錯誤一樣，只要多留意、多練習就很容易

矯正。骨盆歪斜的錯誤就比較難修正，所以我會詳加說明。

錯誤：骨盆墜下

不少人說骨盆之所以歪斜是因為臀肌無力，但事實上這很難斷定。這更可能是因為根深蒂固的習慣或協調性不足。如果你不刻意維持髖部張力（收縮肌肉），身體就會走阻力最少的路徑，也就是讓某一側垮下來。更精確而言，你依賴被動張力而非主動張力，造成骨盆朝下蹲膝蓋那一側傾斜。這就像圓背撿東西，這樣的姿勢容易許多，因為你不需啟動肌肉以保持背部平坦。

修正：
專注於髖部擺正、兩側等高，並且保持髖部的肌肉張力。如同所有修正方法，這需要大量反覆練習才能見效。不過正確的動作模式一養成，就不必每次都這麼費神，你的髖部會自然而然地對齊移動。如果有困難，可以請人從前方和後方拍攝你的動作，這樣你才可以知道哪裡出差錯，然後做出必要的調整。

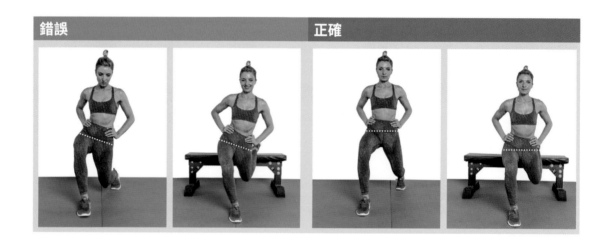

分腿蹲的種類

分腿蹲可以分成兩大類：跨步蹲與保加利亞分腿蹲。以下我只會講述徒手變化式，並說明這些運動有什麼好處，以及如何正確執行。在「負重與設備的變化式」一節，你會學到為分腿蹲動作模式添加負重的所有方法。

跨步蹲

跨步蹲有六種變化式：原地、反向、行走、前、側向以及屈膝禮跨步蹲。這些都有共同的動作模式，並以類似的方式鍛鍊臀肌，但每一種運動的刺激稍有不同。在臀肌研究所，跨步蹲絕大部分會做 8 到 20 下，但有時我們會用較高的反覆次數做行走跨步蹲，一組做到 50 下，甚至 100 下。

原地跨步蹲（分腿蹲）

原地跨步蹲是最基礎的變化式，你不用向前或向後移動。對新手來說是很好的變化式，因為維持平衡相對容易。新客戶在熟悉動作之前，有時候我會握住他們的雙手或是請他們扶著牆或架子。一旦他們熟悉這項運動，我就會去除輔助，讓他們徒手練習。原地跨步蹲對於進階訓練者來說也是很好的動作技巧，因為你可以增加負重，並透過赤字來增加動作範圍。

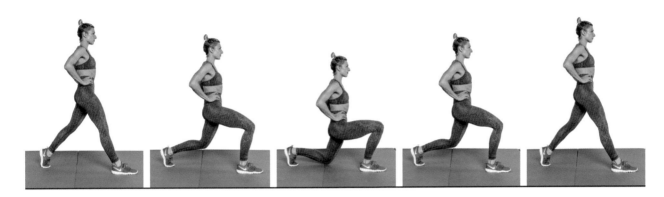

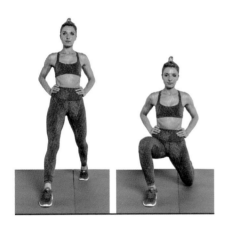

就分腿蹲站姿，後膝下沉，確認姿勢與平衡。前腿膝蓋應大致對齊大腳趾，雙腳大約與肩同寬。一旦平衡好，後腳的腳尖踮起，站挺。執行動作：身體直直往下降，後膝下沉，並且讓軀幹微微往前傾。膝蓋輕觸地面或是離地幾公分時，前腳的腳跟發力，反轉動作。關鍵在於髖部擺正、保持兩側等高，站起時髖部與軀幹同時抬高。向上站起，直到完全鎖住。注意：你的雙手可以垂放在身體兩側、搭在髖部上，或是交叉於胸前，選擇感覺最好的即可。

反向跨步蹲

反向跨步蹲很不錯，因為你不需要太多的運動空間，可以增加負重，還可以站在跳箱上增加動作範圍。此變化式是髖關節主導的跨步蹲，也就是說，你的臀部感受到的張力會稍多。雖說不論是髖關節主導或膝關節主導的跨步蹲，臀肌激發的程度都差不多，但有些人偏愛髖關節主導的變化式，因為他們可以感受到臀肌確實有在運動中做功。

你可以兩腿條交替做，或一次只練一條腿。基於以下理由，我偏好雙腿交替：

- 比較好計算：比起一條腿要算一組 10 下，之後再算另一條腿，你只需要直接做一組 20 下。

- 兩腿均衡鍛鍊：一次孤立一腿會造成非蹲下腿也就是伸展腿的疲勞，到了換邊的時候，伸展腿已經沒力了，另一腿的動作品質可能就比較低。

反向跨步蹲

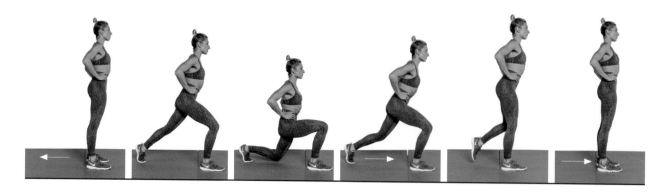

滑行反向跨步蹲

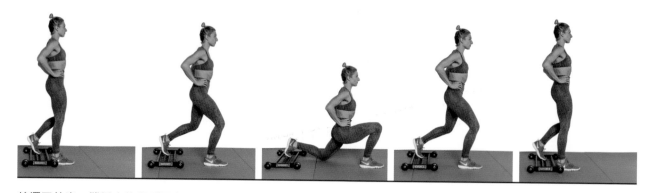

就擺正站姿，雙腳大約與肩同寬，腳尖朝前。向後踏步時，雙臂可以往前伸直以平衡，或是垂在身側、搭在髖部、交叉在胸前。保持背部平直，一腳往後踩，蹠骨球著地，目標是直接形成分腿蹲的站姿（請見前頁原地跨步蹲一節）。向後踏的時候，前腿膝關節稍微彎曲，後腳一碰到地面，身體就立即開始下降。大約八成的重量由前腳承擔，後腳則承擔剩下的二成。後膝下降的同時軀幹些微往前傾，接著前腳腳跟發力反轉動作，站起身來。你也可以用臀腿滑板（glute ham glider）來做反向跨步蹲。

前跨步蹲

前跨步蹲，如其名所示，是一種向前踏步的跨步蹲。但你並不會像行走跨步蹲那樣一直往前，而是以類似反向跨步蹲的方式進行，跨步之後退回原來的站姿。不過，前跨步蹲並非髖關節主導，而是膝關節主導，這代表股四頭肌會有較多張力。然而有趣的是，前跨步蹲誘發的臀肌肌電活性居然跟反向跨步蹲差不多，但臀肌的感受不會那麼強烈。這可能跟額外的股四頭肌激發有關，也可能是因為此運動是以瞬發方式進行。

以增長臀肌而言，我比較喜歡反向跨步蹲跟行走跨步蹲，因為我在運動中比較有感受到臀肌得到更多鍛鍊。但是如果我正在訓練某位從事競技運動的學員，我就會用前跨步蹲，因為過程中你得向後彈回，這動作模式與做功的肌肉類似衝刺下減速以及競技運動時變換方向。

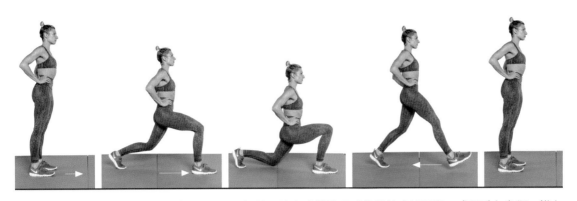

就髖部擺正站姿，雙腳大約與肩同寬，腳尖朝前。踏步時雙臂可以往前伸直以平衡，或是垂在身側、搭在髖部、交叉在胸前。開始跨步蹲：向前跨一步，以足跟到腳尖的順序著地，或是整個腳掌一同著地。腳掌一碰到地面，後膝就開始下降至地面，同時保持背部平直與軀幹直立。接著，用前腳的瞬發力推動，一氣呵成地彈回起始位置。

行走跨步蹲

行走跨步蹲是我最愛的分腿蹲變化式之一。此運動富有挑戰性、易於負重、能讓心跳飆升，並且總是會讓臀肌痠痛。然而，行走跨步蹲的優點也會造成問題。你需要很大的訓練空間（特別是槓鈴跨步蹲），另外你也得小心別做過頭，否則臀肌會太痠痛，隔天就無法好好訓練。行走跨步蹲混合了髖關節與膝關節主導的跨步蹲，代表動作時你會感覺到臀肌與股四頭肌。此運動如同反向跨步蹲與前跨步蹲都是彈震型，你的腿每次都用力彈回，這種動態活動發生時，臀肌處於拉伸狀態，而且你的身體會同時向前方與上方推進，這或許就是行走跨步蹲比其他變化式更容易痠痛的原因。

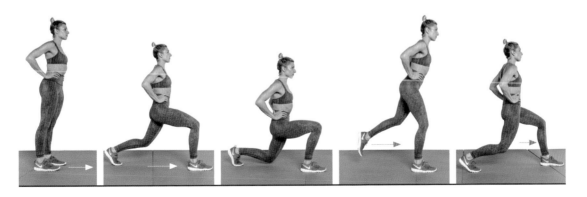

就髖部擺正站姿，雙腳大約與肩同寬，腳尖朝前。向前跨一大步，可以直直向前，也可以稍微往側邊。整個前腳掌著地，後腳踮起腳尖。前腳的腳掌碰到地面時，後膝緩慢降下。膝蓋一輕觸到地面，前腳跟就發力反轉動作。隨著後腳向前踏出，身子站直。注意：你可以站回髖部擺正的站姿，然後另一腳重複踏步的動作，或是直接大跨步，直接做另一腳跨步蹲。一如其他變化式，雙手可以垂放在身側或搭在髖部，依個人感覺即可。

側向跨步蹲

嚴格說來，側向跨步蹲不是分腿蹲，因為你的髖部要一直擺正。側向跨步蹲其實混合了單腿深蹲與分腿蹲，但一般還是歸類在跨步蹲，所以我放在這一章介紹，以方便參考。這項運動是為訓練計畫增添變化性的又一選擇。如同所有跨步蹲動作模式，你可以在訓練課程中安插側向跨步蹲作為輔助運動（通常會負重）、放在訓練末段作為燃燒訓練，或是在訓練一開始作為暖身。側向跨步蹲對於深蹲來說就是很好的暖身運動，因為能夠拉伸臀肌與內收肌群，並讓股四頭肌準備好迎接更激烈的活動。

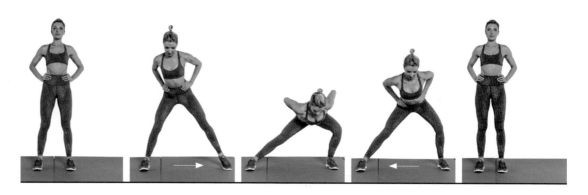

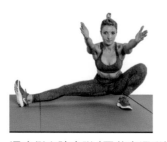

深度側向跨步蹲（哥薩克深蹲）

一開始就深蹲站姿，往外側踏一步，像是要擺出相撲深蹲的站姿。腳落地時，腳尖可以朝前或是稍微往外。腳掌著地後，重心移到踏出去的那一腳，屁股向後沉，身體稍微前傾，手臂往前平舉以平衡。蹲低時，膝蓋往外打開，可用另一隻腳跟承重以蹲得更低，或是腳底板平貼地面蹲到平行即可。以外側腳發力，膝關節、髖關節及軀幹同時伸展，接著站直，回到起始姿勢。

屈膝禮跨步蹲

屈膝禮跨步蹲是相當獨特的變化式，你一腳向後踏出，繞過前腳。你的臀肌不只承受重量，也進行深層的拉伸。簡單來說，比起其他變化式，你的臀肌在屈膝禮跨步蹲中會有更強烈感受。

由於屈膝禮跨步蹲更動態，也更難維持平衡，因此通常只會徒手進行。如果你想要增加挑戰，可以站在跳箱上往下蹲，做赤字屈膝禮跨步蹲。這些運動通常放在訓練中段，目標是做規律的反覆動作。

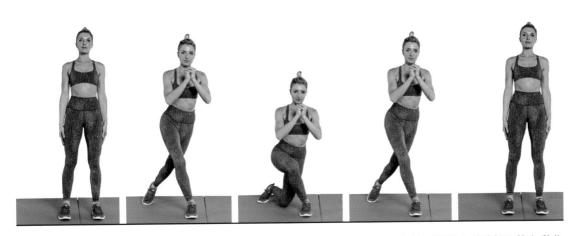

就髖部擺正站姿，腳尖朝前，雙腳一樣大約與肩同寬。髖部盡可能擺正，保持兩側等高（髖部可能在動作中些微旋轉），將重量移往一腿，另一腿繞過該腿後方。往後踏步時雙手可以舉起來以維持平衡，也可以垂放在身側，看你喜歡哪一種。後腿往後繞過前腿時，膝關節微微彎曲，並且用蹠骨球著地，腳跟背向身體。腳掌觸地時，膝蓋下降到地板。由你的前腳腳跟發力，伸展膝關節，站直起身，後腿繞回起始位置。動作過程中，背部打平，身子微微前傾，努力將髖部擺正，保持兩側等高。

保加利亞分腿蹲（後腳墊高的分腿蹲）

保加利亞分腿蹲鍛鍊股四頭肌，也以較小程度鍛鍊腿後肌群與臀肌下部。儘管這不是臀肌成長的最佳運動，卻是非凡的下半身訓練，可增強單腿肌力和穩定性，或許也能稍微提升活動度，而這些都是功能性表現所不可或缺的。

根據使用的器材，保加利亞分腿蹲有幾種設置：

低設置選項

儘管並不常見，但是後腳放在低踏板上是鍛鍊前腿股四頭肌的有效方式。這樣的設置在做後腳墊高的高腳杯深蹲或槓鈴前蹲舉時特別好用。採低設置比較容易維持平衡與軀幹直立，因而能舉得比傳統保加利亞分腿蹲還重。

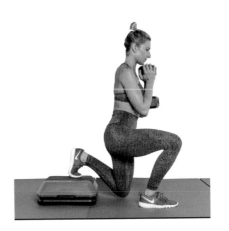

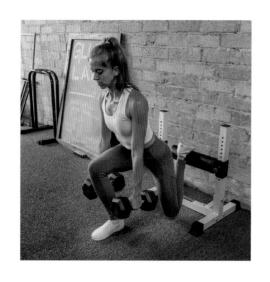

單腿蹲架

　　做保加利亞分腿蹲最棒的方式就是使用單腿蹲架，或是附在槓鈴架上專為保加利亞分腿蹲設計的單腿蹲護墊。蹲架能提供最大穩定度，從而最大化肌肉的活性。我不喜歡會轉動或是太大的滾筒。小一點且固定不動的滾筒比較理想。

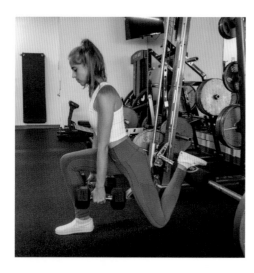

史密斯機／槓鈴架槓鈴單腿蹲架

　　雖然單腿蹲架是最棒的選擇，但大多數健身房沒有此設備。好消息是你可以用史密斯機或槓鈴架，再加上幾條長型彈力帶（跳躍拉扯帶，jump stretch bands）以及槓鈴護套（漢普頓槓鈴護套是理想的選擇，厚實且有綁帶可以固定）來自製單腿蹲架，而一般商業健身房都有這些器材。組合訓練架的方式：站在架前，把槓鈴調到大約膝蓋的高度。將槓鈴護套套在槓鈴中央，然後將長型彈力帶繞在槓鈴的套筒與存放槓片的槓鈴架勾架上，固定好槓鈴（如果使用史密斯機，此步驟可以省略）。

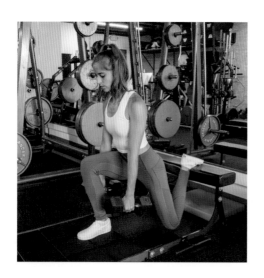

臀推機

　　可以用臀推機的椅子做保加利亞分腿蹲。儘管椅墊的表面是平的，不盡理想，但椅墊不會太寬，小腿下半部與腳背仍能緊貼椅墊，正如單腿蹲架那樣。相較於一般平板凳，我大多數客戶比較喜歡臀推機，因為椅墊較窄，離地面也不那麼高，動作範圍多了大約 5 公分（椅墊與地墊的高低落差形成天然的赤字訓練）。若使用平板凳，可以將腳背勾在椅墊上，或是背屈腳趾，前掌踏在椅墊上。

平板凳

你可以用標準的平板凳做保加利亞分腿蹲，不過這並不理想。用標準平板凳架高後腳後，小腿及腳掌感覺並不相當自然或舒適。然而，如果沒有單腿蹲架或是槓鈴架，這就是最佳選擇。

後腳的置放方法有二：你可以足蹠屈，腳背平貼（鞋帶朝下）平板凳表面；或是足背屈，腳趾屈曲，蹠骨球踮在椅面上（鞋帶朝前）。絕大多數人覺得鞋帶朝下比較舒適，但有些人覺得後者較舒適，特別是腳趾與腳踝活動度很好的人。就像其他變化式，請嘗試不同方法，找出較適合你的。

鞋帶朝下

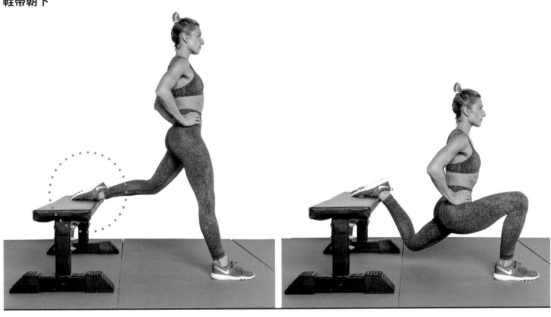

鞋帶朝前

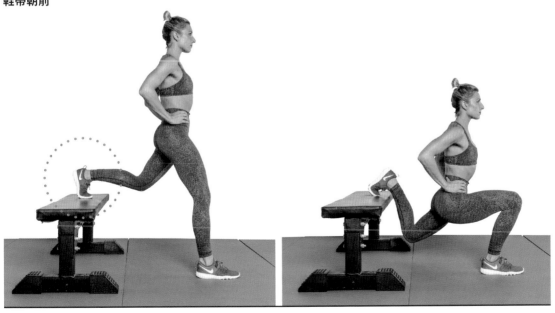

保加利亞分腿蹲執行方式

　　不論你是用單腿蹲架、臀推機或是標準平板凳來做保加利亞分腿蹲，動作執行的方式基本一樣。組間務必要休息。用同一腿執行完所有反覆次數後，休息，接著換另一腿。不像反向跨步蹲、前跨步蹲、行走跨步蹲，保加利亞分腿蹲無法雙腿交替做以平衡訓練負荷。如果沒有休息就換腿，另一腿可能無法做到一樣的反覆次數，原因是動作時後腿處於拉伸狀態，如此會造成肌肉暫時較無力，特別是股直肌。你可能某一腿一開始可以做 12 下，接著另一腿只能做 8 下。如果換腿之前休息一分鐘，就能恢復正常，讓另一腿獲得有品質的訓練。同樣的，你可以採用較短的步伐搭配較直立的身體讓動作更偏向股四頭肌／膝關節主導，或是採用較長的步伐搭配較前傾的軀幹讓動作更偏向臀肌／髖關節主導。

前傾（髖關節主導）保加利亞分腿蹲

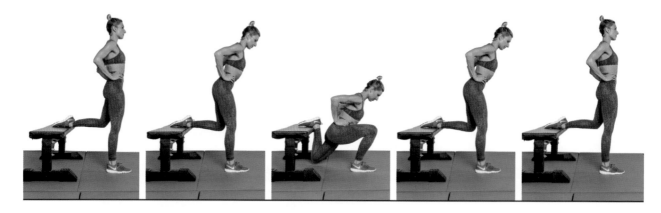

直立（膝關節主導）保加利亞分腿蹲

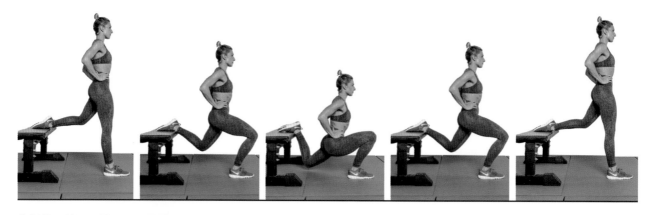

背對椅子站好，雙腳張開與肩同寬，接著一腳往後，腳背勾住椅墊。如果你使用的是平板凳，也偏好足背屈，就把腳尖踮在椅墊中間。前腳或許會需要稍稍向前、向後或是往側邊移。找到平衡後，重心稍微往前，軀幹前傾（大約 30 度），將重心擺在前腳。再次說明，較短的步伐搭配較直立的軀幹會施加較多張力於股四頭肌，較長的步伐搭配前傾的軀幹會施加較多張力於髖關節。前腿的膝關節屈曲，蹲低到呈現 45 度角，大部分的重量（大約 85％）落在前腳。到達動作範圍末端，也就是膝蓋碰到地板或地墊，或是再蹲低動作形式就會變形，就以前腳跟發力，伸展膝關節，反轉動作。起身時髖部盡可能擺正，兩側等高。

負重與設備的變化式

　　分腿蹲運動的類別囊括了許多強大的運動，可建構肌力、穩定性、肌肉量以及協調性。以下，我將羅列分腿蹲不同負重與裝備的變化式。

赤字分腿蹲變化式

　　你可以站在跳箱或有氧階梯踏板上來增加分腿蹲、反向跨步蹲、前跨步蹲以及保加利亞分腿蹲的動作範圍。大多數人墊高15公分就綽綽有餘。如果是原地分腿蹲，可以站在一具或兩具跳箱上，我個人比較偏好用兩具跳箱來增加動作範圍。如果是反向跨步蹲、前跨步蹲或是保加利亞分腿蹲，僅需要一具箱子。正確執行的關鍵在於腳掌平放在跳箱上，這樣才可以用腳跟發力。總結一下赤字分腿蹲的優點以及你為何應該納入訓練計畫：這些運動強調在張力狀態下伸展臀肌、改善動作範圍末端的活動度與力量，並且能將成果轉移到全深蹲。

赤字分腿蹲　　　　　　　　　　　　**赤字保加利亞分腿蹲**

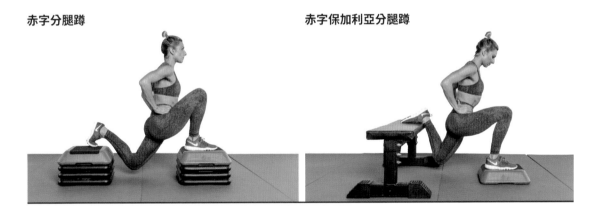

赤字反向跨步蹲　　　　　　　　　　**赤字屈膝禮跨步蹲**

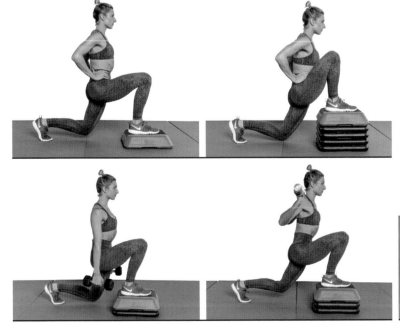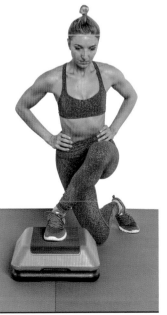

啞鈴的變化式

啞鈴是分腿蹲運動最佳且最簡單的負重方式。以下介紹數種負重的位置與變化式。

啞鈴握提

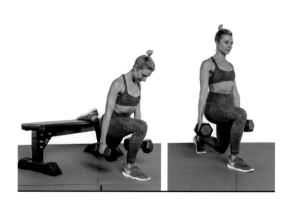

保加利亞分腿蹲啞鈴握提　　**跨步蹲握提**

在身體兩側握住啞鈴大概是最常見、最有效果的負重位置。這個位置很穩定，對初學者及進階訓練者來說都相當棒，而且可以用於所有分腿蹲運動。缺點是負重受限於握力，也就是說，當你進步後，雖然能做更大的重量，但雙掌卻握不動。這時候可以用拉力帶或是改做槓鈴變化式。

啞鈴分腿蹲相當簡單，只需將啞鈴握提在身側，然後執行動作。然而，有時說的比做的簡單。人們常前傾過多，而且在快要力竭或是做大重量時將啞鈴晃到身體前方。這麼做是為了平衡，而這會將一些負荷從股四頭肌移往髖關節這個大引擎，但這是不扎實的動作形式，而且會越做越糟，最好避免。

對側與同側啞鈴分腿蹲

以發展功能性體能而言（多少也適用於肌力與肌肉量發展），你可以主張應該以各式各樣的負重做所有分腿蹲變化式，因為這樣能以不同角度鍛鍊肌肉。而且，每種負重都有不同的穩定需求，比方說對側與同側分腿蹲之中，你會在身體某一側握著壺鈴或是啞鈴（對側變化式用對側的手，這樣會鍛鍊到更多臀中肌；同側變化式則用同側的手），所以需要專注於髖部擺正、收緊核心，以抵銷不對稱的負重。簡單來說，這樣的新刺激或許會讓你更能意識到脊椎力學，並且改善協調性。當然，也可能你只有一個啞鈴，或是你就是很享受這種分腿蹲。無論如何，這是負重的另一選項，能為所有分腿蹲添增變化性。

如果你是以肌肉量與肌力為目標，那麼我會建議用非負重手靠牆或是握著柱子穩固身體，因為若還需要分心維持平衡，肌肉就不會全力發動。但相對來說，若你是為了功能性而訓練（或你是在練習行走跨步蹲），那麼不靠外力維持平衡或許更有效益，所以無支撐訓練會較好。

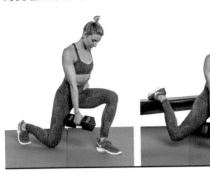

對側啞鈴分腿蹲

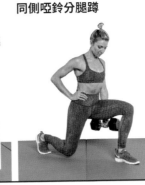

同側啞鈴分腿蹲

高腳杯分腿蹲

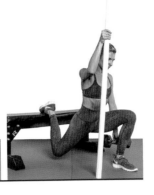

你可以用一個啞鈴或是壺鈴做高腳杯深蹲。同樣的，這個姿勢通常無法握住太大的重量，所以假設你夠強，那麼請持續做高次數訓練。我的女性客戶相當喜愛這個負重變化式，因為她們能夠感受到臀肌在動作時奮力做功，而且她們也能在運動中保持軀幹直立，這是高腳杯負重姿勢的特色。直立分腿蹲通常會偏向膝關節主導，也就是說股四頭肌活性會較高，但高腳杯分腿蹲就不一樣了，雖然軀幹

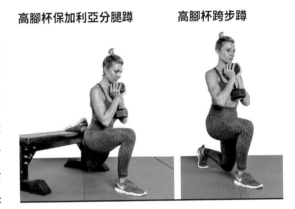

高腳杯保加利亞分腿蹲　　　高腳杯跨步蹲

更為直立，但是卻會讓你感覺這是髖關節主導的動作，膝關節負擔較小，且讓臀肌承受張力。

槓鈴的變化式

我認為如果要做大重量分腿蹲，將槓鈴置於背上是最有效的方法。使用啞鈴會受限於握力，而且槓鈴也比兩具啞鈴更加平衡、穩固。所以不論是新手或是進階者，這都是很棒的選擇。

唯一的問題就是槓鈴的變化式需要相當大的空間，特別是行走跨步蹲。你可以用較短的槓鈴來減少空間需求，比如本身就預載了重量的槓鈴（preloaded bar）或臀推槓，但是手靠近身體扶槓會需要很好的肩膀柔軟度。

背部負重（低槓與高槓）

就像槓鈴背蹲舉，你可以使用高揹槓或是低揹槓來做分腿蹲。高槓時軀幹會較為直立，同時動作較偏向膝關節主導。低槓時軀幹較前傾，同時較偏向髖關節主導。就我的經驗，絕大多數訓練者會覺得高槓姿勢較為舒服，因為這是比較容易置放槓鈴的位置，並且感覺較為自然。注意：所有的分腿蹲變化式都可以用高槓與低槓來做。

高槓分腿蹲　　　　　　低槓分腿蹲

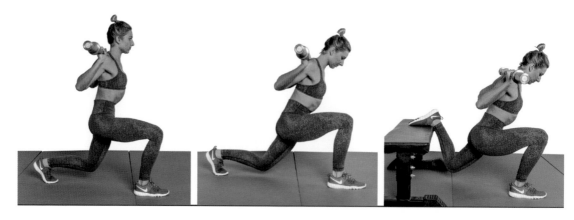

前方負重（手臂交叉與前架式）

　　有些人偏好重量置於前方（手臂交叉或是前架式），因為這樣身體可以更為直立，並且蹲得更深。但有些人不喜歡，因為肩膀會痛，而且較難做對。如果姿勢是舒適的，想要舉大重量（比高腳杯分腿蹲更大的重量），而且你也享受這項運動，那麼槓鈴前架分腿蹲會是相當棒的負重變化式，能應用於所有分腿蹲變化式。

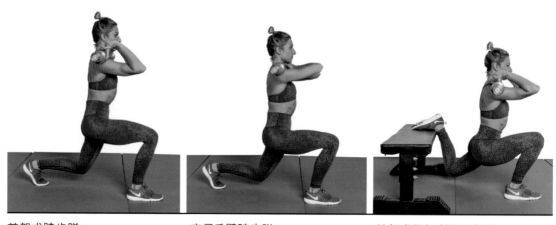

前架式跨步蹲　　　　　　交叉手臂跨步蹲　　　　　　前架式保加利亞分腿蹲

澤奇分腿蹲

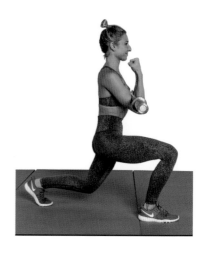

　　澤奇是懸掛深蹲的一種變化式，用臂彎勾住槓鈴。這不是常見的負重位置，但每次我引介給客戶時，他們總是反應動作很穩定，且做起來感覺很好，尤其是使用輕重量時。然而，重量增加後，就會開始出現問題。負重越大，手臂就越不適。我會將重量維持在大多數客戶的疼痛閾值以下，女生通常會是 60 公斤，而男生則是 100 公斤。我也會使用槓鈴護套以減輕疼痛。

地雷管

　　基於幾項理由，地雷管是有效且好用的負重設備。首先，每一種單腿蹲動作模式的負重位置都可以用地雷管執行。第二，地雷管的負重模式很特別，在動作最低點會較簡單，而這正是大多數人感到困難的階段。第三，假如你沒有大重量啞鈴，地雷管就是很棒的負重選項。我會建議將地雷管套組墊高到大約髖關節的位置。如果你沒有槓鈴架附件，可以將地雷管放到增強式跳箱上，這樣整個動作範圍的阻力會很平均，也就是說動作最低點與最高點的阻力會差不多。地雷管套組若置於地面，槓子的路徑弧度會更大，也就是說最低點的阻力較多，而最高點較少，有些人比較喜歡這樣，所以請兩種都試試看，然後選擇感覺較好的方式。

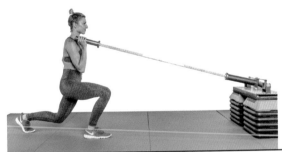

同側分腿蹲

對側分腿蹲

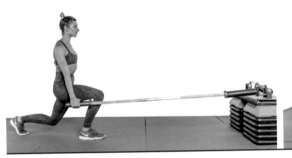

同側前架式分腿蹲

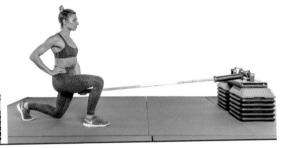

對側前架式分腿蹲

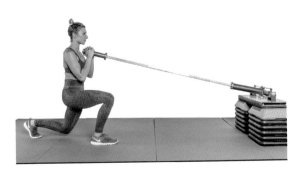

前架式分腿蹲

469

登階

登階是我最愛的深蹲運動之一，相當容易學習、能夠將成果轉移到背蹲舉及其他功能性動作，而且還不會像分腿蹲那樣讓你疲勞。以下我會詳細闡述這些優點，讓你了解箇中原因。

　　如同分腿蹲，登階的訓練效果也能有效轉移到背蹲舉。如果你的目標是增加背蹲舉的 1RM，當然還是得專門練背蹲舉。但如果你不那麼能忍受蹲舉，也不很在乎槓鈴背蹲舉的 1RM，那麼不妨只練分腿蹲以及登階，這並不會造成太多肌力流失或是影響臀肌成長。事實上，登階鍛鍊臀肌的效果跟深蹲差不多，因為都是在臀肌承受張力的狀態下伸長肌肉，並且主要都鍛鍊臀大肌下部。

　　跟行走跨步蹲或其他單腿蹲模式不一樣，登階不會讓臀肌太過痠疼，這對我來說真是個謎。記得，離心階段的負荷會產生最多肌肉損傷，而登階運動的下降階段，你會踩踏著地並且失去張力，所以理論上，你每一下反覆動作的離心負荷都減輕了，從而減少肌肉損傷。聽起來很合理，但當我開始做加強下降階段的下階變化式時，證明這個理論有誤。你可能會想，既然你讓臀肌在張力下延長，肌肉應該就會痠疼，但結果卻不會。我沒有辦法解釋，只好接受登階就是有這麼一個好處，也就是你可以做更多訓練量而不會過度破壞臀肌，並依然獲得增長下部臀肌的訓練效果。

　　對於需要建立功能性動作模式的初學者來說，登階運動很棒。想想看爬樓梯、登山健行或是踏上高台，每日都需要完成這些功能性任務。登階運動不僅幫助建立動作模式，還能夠改善髖屈曲柔軟度、協調性以及下半身力量。

　　不論你是新手或是進階訓練者，都很適合一週練一或二次登階。我通常會將登階安排在訓練課程的中段，作為輔助運動。但如同我先前所說，要是你不那麼能承受背蹲舉，也可以將登階當作主要訓練，安排在深蹲日。

　　很多人不知道登階運動其實相當容易操作漸進式超負荷，方法是增加平台高度，或是用啞鈴增加負重。我可能會讓新手客戶一開始只踩較低的踏板，並持續兩週，或是直到他們能用良好動作形式完成 2 組 10 下。等到他們的力量與協調性變好，我就會漸漸增加踏板的高度。幾個月內，他們可以從低踏板進展到高踏板，進步一目了然（這也是改善深蹲深度的好方法）。

　　總結來說，只要用適當的變化式與高度，登階對每個人來說都很具挑戰性。如果我使用較高的增強式跳箱，徒手 2 組 12 下對於我來說就有相當難度了。此運動最棒的部分在於：不用去健身房也可以有不錯的腿部訓練。或許你自己就有高踏板，若無，也可以用任何物品組合，箱子、椅凳或平台都行。

指引與提示

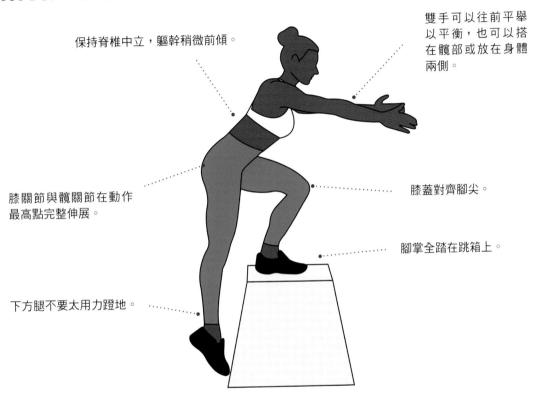

保持脊椎中立，軀幹稍微前傾。

雙手可以往前平舉以平衡，也可以搭在髖部或放在身體兩側。

膝關節與髖關節在動作最高點完整伸展。

膝蓋對齊腳尖。

下方腿不要太用力蹬地。

腳掌全踏在跳箱上。

　　登階的動作指引跟深蹲及分腿蹲有許多相同之處，比方背部保持中立（或是盡可能打直）、避免膝蓋過度內塌，以足跟或是中足部發力，以及流暢地同步抬高軀幹與髖部。不過，還是有一些特別的技巧提示能夠提高登階的訓練效果，以下將逐一說明。

根據深蹲深度設定跳箱的高度

　　決定登階高度最簡單的方法就是做徒手深蹲，看自己可以用良好動作形式蹲多低。假如只能蹲四分之一，那麼最好從較低的跳箱開始，高度大約只到小腿一半。如果蹲到平行感覺最佳，高度稍稍低於膝蓋的箱子可能最合適。如果你能做全範圍深蹲，那麼用高一點的箱子最為理想。先測試平台高度：一腳踏上平台，評估身體是否平衡、骨盆姿勢是否正確。如果你會向後倒或是屁股眨眼了（骨盆後傾），或是你的腿得從側邊甩上去，才能將腳掌放上箱子，那麼十之八九太高了。

用登階運動打造更大、更強壯的臀肌時，我會建議動作範圍的調整優先於負重。事實上，我寧可你徒手登較高的跳箱（但前提是你有足夠的活動度與協調度，能以良好動作形式完成），以完整的動作範圍訓練，而不是拿大重量啞鈴登低的箱子。

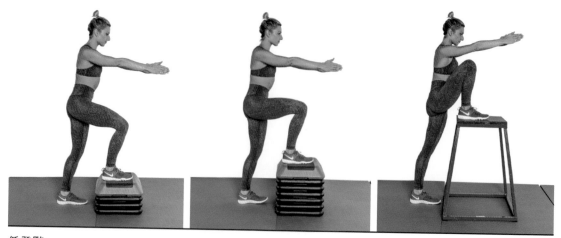

低登階　　　　　　　　　　中登階　　　　　　　　　　高登階

站姿與預備：腳尖對齊膝蓋

　　儘管每個人各有適合的站距與腳掌角度，但腳掌放在髖部正下方會是不錯的基準。腳踩上箱子時，雙腳的距離要依然大約與髖部同寬，膝蓋對齊腳尖。依據箱子高度以及你的身體比例，你可能會需要稍微把腳掌往身體中線拉。但要避免膝蓋過度內移，動作過程中膝關節也不要左右搖擺，膝蓋應該稍微往前，並且對齊腳掌。

　　絕大多數人在登階中會偏好腳尖朝前，少數人偏好些微往內或是往外。

登階的力學：整個腳掌置於跳箱上或是抬高的平面上

　　就如同深蹲、硬舉以及臀推，要以腳跟發力伸展髖關節。因此，登階的要點是整個腳掌都平放在箱子上。非常多人只把腳掌前半踏在箱子上，變成以蹠骨球承重，如此一來張力會從髖關節與臀肌轉移到膝關節與股四頭肌。要得到最大訓練效益，你得用腳跟或是中足部使力，所以必須整個腳掌都踩上箱子。

髖關節力學：保持髖部端正

　　就跟深蹲一樣，要同時抬升髖部與軀幹。如果屁股過早彈起，張力會從股四頭肌轉移到腿後肌群。登階運動的目的是用腿部的力量舉起身體，但髖部也要擺正，

而這正是關鍵。如果一開始雙腳都在髖部正下方，登上跳箱時，要保持一樣的站距，膝蓋對齊腳掌。接著，你身子前傾，踏上階梯，髖部與軀幹要流暢地同步抬高，同時還要兼顧髖部擺正。擺正的意思是髖部與地面呈水平，不應該倒向或歪向某一側。在某些情況下，你可能會需要稍稍旋轉骨盆以維持平衡，但目標還是盡量避免扭轉，並在踩上踩下的同時盡可能擺正。

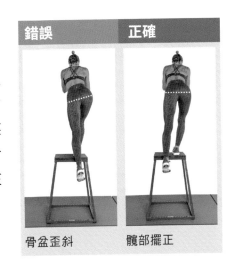

錯誤	正確
骨盆歪斜	髖部擺正

脊椎力學：軀幹稍微向前傾

你得將軀幹稍微向前傾才能夠往上登。這麼做不僅對平衡相當重要，還能夠增加髖關節與臀肌的張力。從照片中可以觀察到，跳箱越高，就得越往前傾。這時背部盡可能保持平坦（或是保持中立）也很重要。換句話說，不要圓背，要以髖關節為鉸鏈往前傾，並且保持背部平坦。

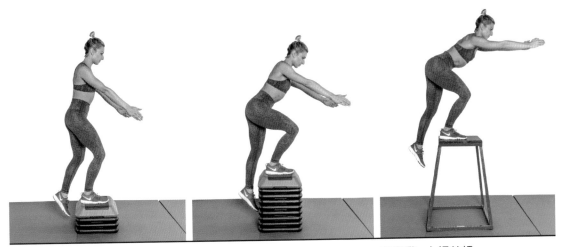

低登階：些微前傾　　　中登階：前傾　　　高登階：大幅前傾

後腿力學：用後腿維持穩定，控制動作

登階動作最困難的是啟動階段，因為你幾乎只能以單腿出力將身體往上抬升，以此看來登階就是單腿深蹲。然而，登階時你的後腿也會提供穩定度及一點推力，這點就不像真正的單腿深蹲。為了要正確執行登階並且獲得最大效益，你得將所有重量都壓在抬高的那條腿上，並且用腳跟發力站上去。地面腿需要稍微蹬地，特別是踏板相當高時，這樣才能將重量轉移至抬起的腿，並且在每次動作之間保持節奏。不過下方腿也不要太用力推，以免於在動作最低點產生過多衝力。

在下階階段，下方腿很重要。你往下降時，必須盡量控制好動作，控制得越久越好。換句話說，你不僅僅只是下降到地板然後再彈回去，而是緩慢下降，以增加張力下的離心收縮時間。下降的前三分之一相當易於控制，但隨後會出現一個「崩潰點」，你會無法再支撐自己的體重，於是直接落地。所以目標在於盡你所能控制下降。如果你是使用邊緣平坦的增強式跳箱，可以讓下方腳貼著箱子往下滑以幫助平衡和控制下降，否則你的腳會需要稍微往後（離踏板較遠）以保持平衡。

髖關節與膝關節完全伸展的選項

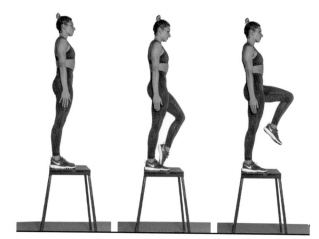

完整的膝關節與髖關節伸展：在最高點伸展髖關節

登上踏板站直之後，永遠都要先伸展髖關節，另一腳再踩上踏板。所以請確保完全鎖住膝關節與髖關節，然後才往下踏。舉例來說，如果用左腳登階，就伸直左膝並且完整伸展髖關節，右腳掌再輕觸踏板。你也可以抬高右膝以促進更完全的髖伸展（詳見稍後錯誤與修正一節）。

一腿做完所有反覆次數後才換另一腿，不要每一下都換腿

假設要執行 2 組 12 下，你應該先用左腿登階 12 次，然後換成右腿 12 次，這樣子算一組。換句話說，先選擇一腿（左腿或右腿），腳掌放在箱上，然後就用這腿完成 12 下，接著才換另一腿完成 12 下。訓練反向跨步蹲時，可以每一次動作都換腿，這樣比較容易數次數，轉換也相當自然，可以在一組之中均等訓練兩腿。但是登階運動不是這樣。如果用一腳登上去，另一隻腳下來，不僅會破壞節奏與平衡，張力也會變得不連貫。所以登階運動時請務必一次鍛鍊一腿，並視需要在兩腿切換時休息。

錯誤與修正

登階運動的指引與提示跟深蹲和分腿蹲有許多重疊，要修正的錯誤也相似，只要遵循先前的指引與提示就能夠避免。比方說圓背、用蹠骨球推進、屁股眨眼、膝關節外翻等等，只要有正確的力學知識，就相當容易避免以及矯正。所以，與其再次贅述這些錯誤，以下我會專攻登階運動中兩項主要的常見錯誤。

錯誤：用著地腿推離地面

過度使用著地腿向上推相當容易發生，尤其箱子或平台較高的時候。請注意在登階運動的起始階段／動作最低點，臀肌是拉長的，如果你的目標是鍛鍊臀肌，就應該要用台階上的腿使力離開最低點位置。

修正：
降低箱子高度是最簡單切實的方法。如果你得用著地腿推動才能登階，箱子就太高了，或者你可能還不夠強壯。不管是哪一種狀況，降低箱子的高度都是簡單的解決方案。

錯誤：使用另一腿完成動作／伸展髖關節

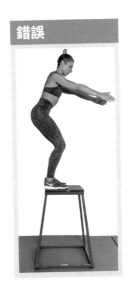

錯誤

極常見的錯誤是登階才登到一半，另一腳就過早踩上箱子，用雙腿的力量站起，讓動作變成四分之一蹲。請記得，登階運動是單腿運動，所以應該用單腿的力量完成動作。你可以採用幾個小訣竅來避免這樣的錯誤。

修正 1：
伸展髖關節，完全伸展後另一腳再輕踩箱子。但如果你另一腳要先站上箱子身體才能平衡，別客氣！安全與平衡永遠優先於完成動作。

修正 2：
伸展髖關節時，些微抬高膝蓋。所以你的另一腳不會接觸箱面，而是舉起膝蓋到與髖同高。其他人看到此景可能覺得奇怪：「這是在幹什麼？是要鍛鍊另一腿的髖屈肌嗎？」我第一次看到別人這麼做時，我還覺得很愚蠢，現在我懂了，這是要避免動作變成雙腿的四分之一蹲。

修正 3：
專注於髖部擺正、兩側等高，並且保持髖部的肌肉張力。如同所有修正方法，這需要大量反覆練習才能見效。不過正確的動作模式一養成，就不必每次都這麼費神，你的髖部會自然而然地對齊移動。如果有困難，可以請人從前方和後方拍攝你的動作，這樣你才可以知道哪裡出差錯，然後做出必要的調整。

登階的變化式

你可以調整箱子高度、步伐的方向（往前或是側向），或是以啞鈴、壺鈴、槓鈴等負重方式來創造登階的變化式。不論你要用哪一種，最重要的是踏板必須平坦、嚴實、穩固。踏上搖搖晃晃、不穩固的平台只會釀成災難。最佳選擇包括有氧踏板搭配加高墊、椅墊扎實的寬訓練凳、普通的或是可調整的深蹲跳箱、增強式跳箱，或是任何夠牢固可踏上的平台，比方說公園的水泥長凳、擋土牆、磚頭火爐，或是平坦的巨石。

徒手登階

如前所述，徒手登階對於新手或是進階訓練者來說都很棒。如果你是臀部訓練的新手，一開始先用較低或是中等的踏板，比方說小腿中間到膝蓋的高度。一旦你能以良好的動作形式做 2 組 10 下，而且不會感到疼痛或不適，就可以進階到較高的箱子。一般來說，2 至 3 組、每組 8 到 12 下對於大多數人來說就有足夠的挑戰性。即便你是進階的運動員，用高一點的跳箱做 2 或 3 組 12 下的徒手登階也是有效的訓練。徒手登階最棒的一點在於，只需要高起的、穩固的平台，任何地方都可以訓練。

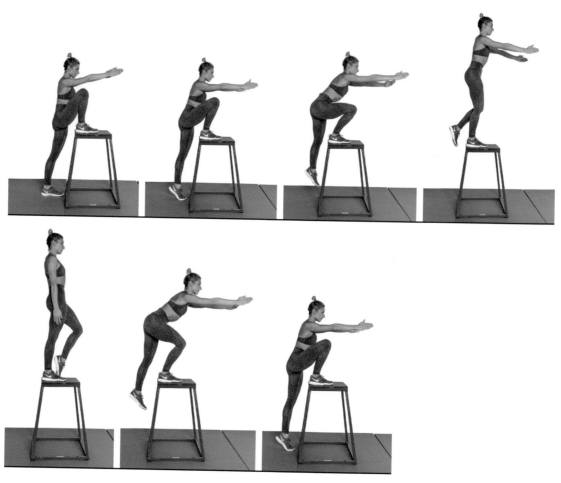

站立於跳箱前，雙腳位於髖關節正下方（窄站距）。整個腳掌踏上跳箱，登階，同時保持相同站距。你可以讓腳掌朝前或是稍微朝內，選擇感覺較好的。前腳站上跳箱的同時，身子前傾，脊椎中立，並且將重心移到前腳（只用前腳支撐體重）。轉移重心時，膝蓋稍微向前移，路徑與腳尖方向一致，膝蓋大致上對齊腳掌前方。確認髖部及上半身都沒有歪斜。執行登階得同時做到以下幾件事：以前腳的腳跟或是中足部施力，用腿的力量同步抬高髖部與軀幹，雙手向前平舉保持平衡。要記得，後腿只用於保持平衡與穩定，不要在動作的起始過度用力蹬地。站起身來，確保髖關節完全伸展，然後才往後下階。下降階段：軀幹前傾，屁股向後坐，然後緩慢下降，直到腳碰到地板。下降時，前腿的膝蓋對齊腳掌方向，後腳稍微往後方踏（而不是直直往下踏）。另外，盡可能控制整段下降過程。注意：啟動階段只要沒有太過依賴衝力，地面腿可以稍微使力推，以幫助維持動作節奏並進入下一個反覆次數。

側向登階

你可以將徒手登階的變化式改為側向登階。踏板放在登階那一腿的那一側，而不是放在身體前方。兩種變化式以相同方式鍛鍊臀肌，所以可以單純憑個人偏好選擇。

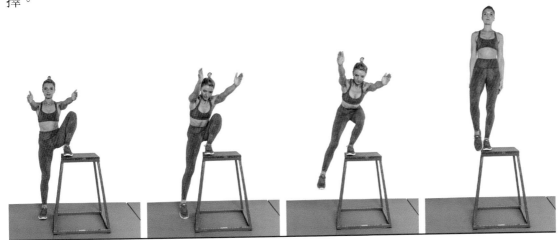

側向登階的技巧和執行方式與前向登階相同。唯一的區別是從跳箱的側面展開，登階時軀幹朝踏板傾斜 45 度。

啞鈴登階

一般來說，如果手拿著重量，要登的踏板越高，動作就越卡，因為你的雙手無法用於平衡。我個人偏好活動範圍勝過負重，所以如果要選，我一定做徒手或低負重的高登階，而不是大負重、中低動作範圍的登階。話雖如此，如果個人的動作範圍無法執行高登階，或你只想鍛鍊股四頭肌，當然也可以手握兩個大重量啞鈴，或是以高腳杯姿勢持單一啞鈴，然後執行低到中等範圍的登階運動，高度大約等於平行蹲。

啞鈴握提登階

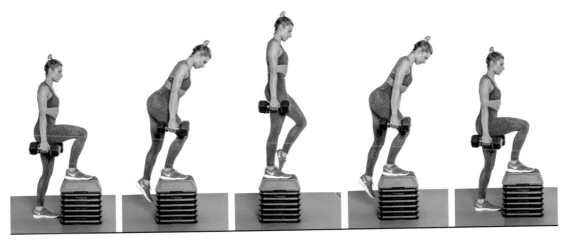

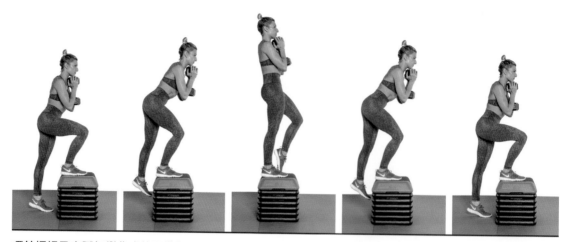

啞鈴握提及高腳杯變化式的預備與執行相當類似徒手登階，唯一的差別就是你的雙手會握著啞鈴垂在身側，或是將單個啞鈴舉在胸前呈現高腳杯姿勢。注意保持背部平坦，也就是，要以髖關節為鉸鏈向前傾，不要讓啞鈴或壺鈴的重量把上背拉到屈曲。

壺鈴或啞鈴（對側負重）登階

　　做高登階時，手臂要往前伸，目的不只是將重心轉移到踏階那一條腿、促使身體往上移，還有平衡的功能。不過，你也可以將啞鈴或壺鈴以前架式擺在肩膀上，同時伸起對側手以協助平衡與穩定。關鍵在於「對側」，也就是說，如果用右腳踏階，那麼壺鈴或啞鈴就以前架式置於左肩。同側負重的動作（壺鈴或啞鈴跟你的踏階腿在同一邊）就沒那麼好做。負重登階要順利操作，你得舉起登階腿那一側的手臂來抗衡體重，因此我只收入對側負重的選項。

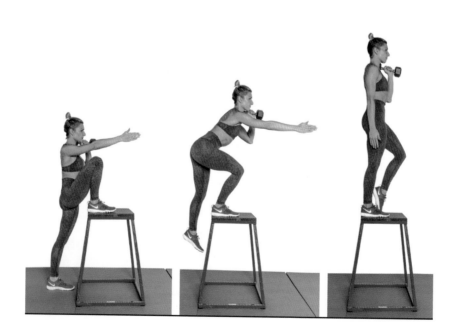

澤奇登階

　　澤奇登階是最棒的槓鈴登階的變化式，因為重量位於手臂的臂彎中、身體的前側，所以要是有什麼意外，例如在登階的最高點失去平衡，可以直接往前丟而不會受傷。這運動也不像啞鈴的變化式那樣受限於握力，因此可以使用更大的重量。如果想要以獨特的運動鍛鍊股四頭肌，這是很棒的選項。

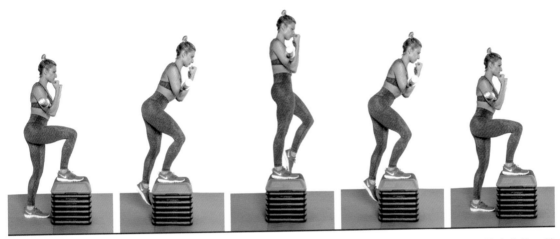

要讓槓鈴就定位，你得用臂彎勾住槓鈴，將槓鈴從架上舉起，接著走向跳箱或是平台。重量就定位後，就可以做登階運動，方式如同前述。只是要確保背部平直（不要圓上背），接著踏上穩固的箱子或是平台。

吊環／人力輔助登階　（離心強調的下階動作）

　　為了幫助客戶保持平衡，大約12年前我開始試驗輔助登階。一開始，我會用於初學者、年長者以及體重過重的客戶，但後來我開始用於進階運動員，幫助他們執行更快速的反覆動作，同時又能維持動作深度，像是在20秒內快速完成20下反覆動作。比起傳統徒手登階，臀肌的感受確實更強烈，因為他們有辦法在下降階段與最低點反轉動作時維持臀肌張力。再者，他們會氣喘吁吁，臀肌像著火一般，並且覺得自己有好好訓練。有個客戶說：「我喜歡這個變化式，因為我可以感受到臀肌，並且感覺更像運動員，就像以前從事競技運動時做的訓練。」

　　儘管我還是有在運用輔助登階，但過去幾年做了兩項改良。首先是健身吊環輔助的變化式。如果是一對一教學，握住客戶的手當然很好，但是團體課就不可能這麼做。健身吊環的好處在於訓練者可以協助自己做登階運動，唯一的缺點是這個變化式的前置準備並不容易：在動作最低點握住吊環時，吊環的角度必須適當，大約45度，或是更為水平。換句話說，不能直上直下，必須介於45度角與水平之間。我通常會將吊環設置在槓鈴架的單槓上，這樣的設置似乎適用於大多數人。如同所有登階的變化式，平台必須絕對穩固。

第二種改良則是強調下階的部分，並且在下降與離開最低點時維持臀肌張力。這增加了張力下的離心收縮時間，而這也正是促進肌肉成長的一大機制。

　　不管你是執行人力輔助或吊環輔助的變化式，目的都是用輔助來維持動作最低點的臀肌張力，而這正是你會失去控制、墜落地面的階段。做這個變化式，臀肌不會像跨步蹲那麼痠疼（我並不確定原因），這很耐人尋味。所以在張力下拉長臀肌的訓練中，這是我最喜歡的訓練方式之一。

人力輔助登階

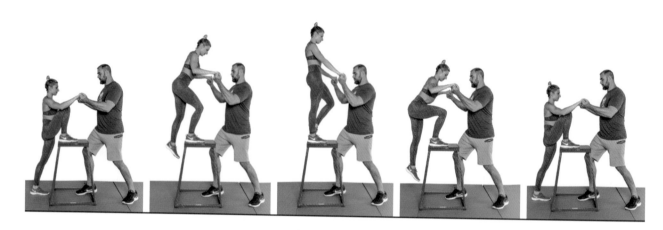

吊環輔助登階

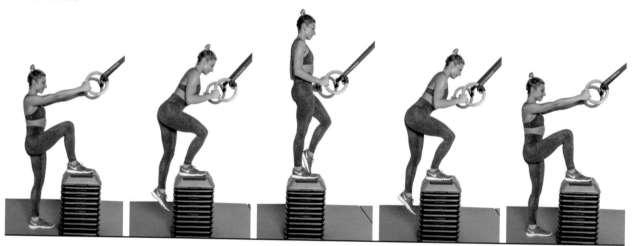

如果你想練習人力輔助的登階運動，要請你的訓練夥伴站在箱子對面，然後握住你的手。如果是吊環輔助的變化式，雙手在起始位置拉住斜上方的吊環時，吊環應該與地面大約呈 45 度。動作執行的方式跟徒手變化式一樣：整隻腳掌踩在箱上，膝蓋對齊前腳。以髖關節為鉸鏈，軀幹向前傾，同時背部保持平直。站直時同步伸展髖關節與膝關節。向上的過程中不要過度拉扯同伴的雙手或是健身吊環，而是在動作的下降階段用剛好足夠的力道控制動作，並盡可能保持臀肌張力。當你下降進入動作最低點時，稍稍拉住同伴的手／吊環，恰好足以維持平衡與張力即可（你應該感受得到臀肌在張力下拉長了）。接著，當你到達動作末端時，反轉動作。

EXERCISE 健身運動 4 單腿深蹲

深蹲有很多動作模式可以選，每一種都以類似的方式鍛鍊臀肌。請根據你的目標及偏好選擇變化式。

　　假如你對健力運動有興趣或是有特定的肌力目標，應該優先做背蹲舉。如果你想提升功能性表現，那麼你或許會偏好分腿蹲、登階、單腿變化式，並且做高次數訓練組，這樣身體的負擔比較輕。假如你的目標就是打造更強壯、運動表現更佳的臀肌與股四頭肌，基本上選自己最享受的運動就可以獲得成效。再次說明，本書之所以收錄那麼多變化式，就是為了讓你有得選。

　　雖然多樣性很重要，但你一定會有個人好惡。像我就討厭單腿深蹲，因為我不太在行。我花了快二十年才做好第一次單腿深蹲（也就是槍式深蹲），這不是因為我肌力不足，而是因為沒有練習。我體型高大，身體比例並不適合做槍式深蹲，做起來也不舒服。我寧可用深蹲來測試肌力就好。

　　不過這也只是我個人的偏好。身為教練，我訓練了不少喜歡槍式深蹲勝過背蹲舉的學員，而這些人跟能夠背蹲舉兩倍體重的訓練者一樣強壯、具功能性。假設你想要在深蹲的動作模式中變得更強壯，也想增長臀肌與股四頭肌，但是背蹲舉會讓你的下背、髖部或是膝關節疼痛，那麼與其以兩倍體重的背蹲舉為目標鍛鍊（這是相當常見的肌力目標），專注於練習槍式深蹲會是更好的選擇。簡而言之，高次數的單腿深蹲或是負重的槍式深蹲確實考驗腿部肌力，若能夠完成，就跟背蹲舉兩倍體重一樣厲害。

　　單腿深蹲之所以是傑出的運動，不僅因為動作很困難，會在全動作範圍內拉長臀肌，也因為此運動在增加深蹲模式的活動度與肌力上效果極佳。再者，單腿深蹲（槍式深蹲與滑冰者深蹲）也是處理雙腿尺寸與肌力差異的好方式。不論是為了競技運動做訓練調整，或是你有腿傷正在復原，用弱側腿做單腿深蹲或是登階運動都是矯正失衡的有效策略。

　　即便單腿深蹲不是我最喜歡的運動，而且不是每個人都有辦法做，這運動仍值得納入運動清單。事實上，沒有辦法做槍式深蹲這件事也激勵我去練習這項運動，讓我有了努力的目標。現在我仍然會優先練背蹲舉，但我會定期安排槍式深蹲作為輔助運動，理由如前所述。這樣不僅讓我的深蹲感覺更棒，我的下肢力量、活動度、協調性也都有長足進步。

指引與提示

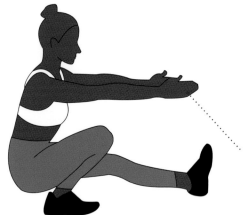

雙手向前平舉以保持平衡，或是搭在髖部或頭部讓動作變得更有挑戰性。

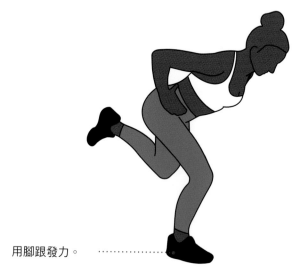

＊ 槍式深蹲中身體比較直立，而滑冰者深蹲則需要將軀幹往前傾。

用腳跟發力。

單腿深蹲的技巧指引有很多都跟分腿蹲及登階運動相同，包括你應該用腳跟或是中足部使力、膝蓋要對齊腳掌、髖部擺正、流暢地同步移動髖部與軀幹——下降時軀幹往前傾，在從最低點升起的前半段保持軀幹固定角度。然而，關於脊椎力學則有一些彈性空間，特別是槍式深蹲的最低點姿勢。目標是脊椎盡可能在整個動作範圍內保持中立，但只要蹲得夠低，所有人都會骨盆後傾。

槍式深蹲是你能蹲到最低的深蹲，每個人或多或少都會屁股眨眼，但其實只要不造成不適，屁股眨眼不盡然很糟。事實上，由於槍式深蹲是無負重運動，大多數人並不會感到疼痛，也不會因屁股眨眼而受到傷害。更準確來說，脊椎不會承受太大的壓迫，而且豎脊肌也不需要出那麼多力。如同高登階運動，光是徒手做槍式深蹲就已經夠難了。

本節稍後，你將會學習槍式深蹲與滑冰者深蹲的一系列運動，從最簡單一路學到最困難。在開始介紹這些變化式之前，讓我們先複習兩則重要的技巧指引。

站姿與預備：試看看最低位置的站法

單腿深蹲有兩種類型：

- 槍式深蹲需要將一腿往前伸。
- 滑冰者深蹲需要將一腿往後伸。

要以正確動作形式做單腿深蹲，第一件事就是站姿正確。最好的辦法就是直接進入動作最低點，腿可以先著地，然後試驗不同的腳掌位置。

有些人的腳掌會在髖關節正下方，有些人是在身體中線上，而有些人則是前兩者之間。要找出最理想的腳掌位置，請直接進入單腿蹲的最低點，然後試看看並且感受不同的腳掌位置。試試每一種站姿，也讓腳掌直直朝前或是微微朝外，摸索不同方向的感覺。跟其他深蹲變化式一樣，目標是讓重心落在腳跟或是中足部，膝蓋對齊腳掌。選擇最能維持平衡的腳掌位置，也就是說不會往後跌或是左右搖晃。

調整出舒適的腳掌位置後，下一步就是抬起另一腿，讓體重落在著地腳上。如果是在地板上做槍

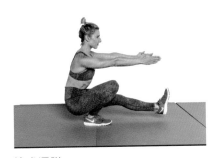

槍式深蹲

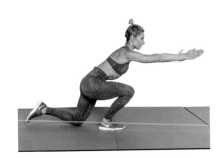

滑冰者深蹲

式深蹲，可以維持一腿懸在身體前方，或是蹲下時逐漸將腿抬高。假如一腿離地會讓你沒辦法完全蹲低或是不舒服，可以嘗試站在跳箱上，讓腿懸在箱子外側，如此就不用一直將腿伸到前方，也能蹲到最低點。如果這麼做感覺還是不太對，或是你的活動度不足導致無法正確蹲下，那麼請先從第485頁的箱上深蹲變化式開始。

如果你是做滑冰者深蹲，那麼請讓另一腿膝蓋觸地，腳跟朝向屁股。如果這對你來說太難，可以將膝蓋放在平衡球或是平衡墊上。

維持平衡：在最低位置舉起手臂

為了要在最低點保持平衡，你的軀幹得往前傾，手臂伸直向前。手臂向前平舉就能夠較輕鬆地前傾，並於下降和從最低點升起的階段保持平衡。例如，在槍式深蹲或是滑冰者深蹲的下降階段，手臂舉起，保持伸直，接著在站起來時放下。如果你在最低點仍舊難以保持平衡，那麼請嘗試啞鈴抗衡變化式。

單腿深蹲的變化式

槍式深蹲

每個人最終都有辦法做分腿蹲或是登階，而大部分人都可以用特定的動作範圍做滑冰者深蹲，但不是每個人都有辦法做槍式深蹲。有人曾經聘請我當線上教練，只為了練好槍式深蹲。就像引體向上，槍式深蹲是每個人都該追求的徒手肌力目標。在這項運動中，髖、膝、踝關節以全範圍的活動度運動，臀肌則在張力下伸長，對腿部肌力及身體知覺來說都是嚴厲考驗。最棒的是，只要持續練習並且遵循本書提供的順序，大部分人其實很快就能做到。

如果你的目標是做出槍式深蹲，那麼就在訓練時優先執行。請記得，訓練的第一項動作成效最佳，因為那時你精力充沛、專注，並且已完全復原。若你已經會做槍式深蹲，或者它不是你的主要目標，可以放在訓練的中段。

吊環輔助槍式深蹲

健身吊環輔助變化式是很好的開始。握住健身吊環或是 TRX 的把手，你就可以使用手臂的力量支撐體重並平衡身體。如此能達到兩個效果：讓你能夠以全範圍做這項運動，從最低點上升與下降時也更為穩定。然而，如果要獲得最大訓練效益，你得牢記你的目標。假如你想進階到完全的徒手槍式深蹲，你就得用一樣的力學來執行動作。這會相當困難，因為你會自然而然想要借助吊環的輔助往後靠。你的手臂應該主要用於平衡，並在從最低點起身時提供些微協助。你必須培養此運動所需的腿部力量跟協調性，而不應過度依賴手臂完成動作。剛開始，你或許得大幅後傾，但是當技巧及肌力進步後，就要縮減後傾的幅度。為了學習正確的力學，我也建議你練習單腿箱上深蹲。吊環輔助能夠讓你以全活動範圍進行動作，而單腿箱上深蹲則能夠幫助你練習徒手槍式深蹲的正確力學。

如果你只想獲得良好的訓練效果，那麼上述就不是那麼重要。不是每個人都在乎能不能做槍式深蹲。有些人有能力做槍式深蹲，但只想好好練腿，若是如此，可以做高次數的吊環輔助槍式深蹲。

吊環輔助的後傾槍式深蹲

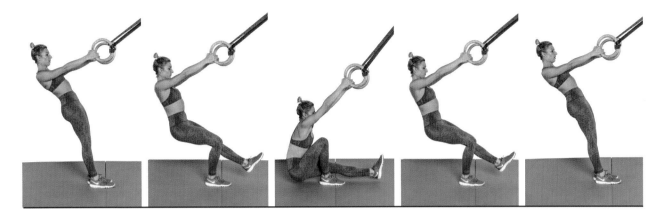

吊環輔助的直立槍式深蹲

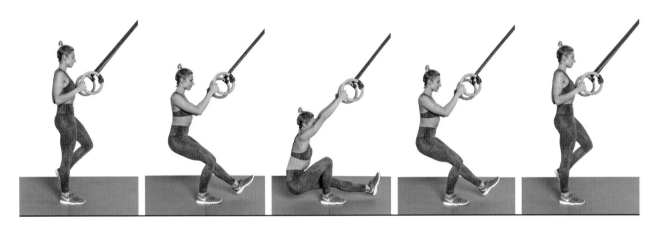

一開始要先設定好正確的吊環高度，大約對齊軀幹中段或是胸部，接著握住吊環，後退幾步，讓吊環呈 45 度。手臂伸直，採取槍式深蹲的站姿，向後靠，往下蹲，膝蓋對齊腳掌。若非絕對必要，不然盡量別拉吊環。目標是用腿部的力量下蹲，感到快跌倒時才拉吊環，即便如此，你也只是用手臂保持平衡，並且主要以腿部的力量蹲到最低點。反轉動作時，以腳跟或是中足部發力，同步抬高髖部與軀幹，拉住吊環的力量只要足夠維持動作節奏即可。注意：如果你的前腿阻礙你蹲下，或是髖屈肌力量不足以維持腿往前伸，請在跳箱上執行動作，並且讓腳懸在箱子外側（當然也就必須調整吊環的高度。）

單腿箱上深蹲

　　單腿箱上深蹲類似雙腿箱上深蹲，都用跳箱控制下降深度，並且讓動作有參照點。這也是一種漸進式增加距離的訓練，從較高的箱子開始，接著逐步降低，直到你達成完整的槍式深蹲。你也可以在抗衡槍式深蹲或是吊環輔助槍式深蹲中使用跳箱。

單腿箱上深蹲

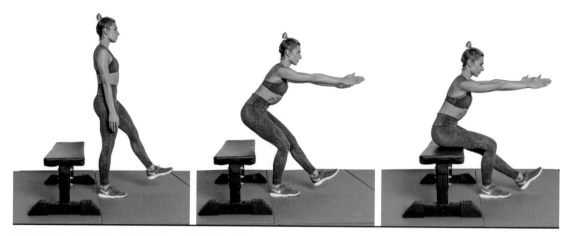

將箱子的一角安置在雙腿之間，或是將訓練凳平放在身後。站直，腳跟位於訓練凳或是跳箱前方，就槍式深蹲站姿。接著，一腿抬起，屁股向後坐，身體前傾，開始往下蹲，直到臀部碰到箱子或是訓練凳。此時，你可以立即反轉動作，或是坐在箱子上或是訓練凳上，放鬆臀腿肌肉。或是你可以先往後再往前擺，接著才站起身來。請參見第 428 到 430 頁箱上深蹲的詳細描述。

啞鈴抗衡槍式深蹲

　　如果你快要可以做出槍式深蹲，但是在動作最低點難以維持平衡，就很適合練啞鈴抗衡槍式深蹲。我指導研習會並且講到槍式深蹲的時候，會問學員：「有誰快要可以做出槍式深蹲？」某些學員就會舉手，接著我說：「好的，那我們來看看。」接著他們就做槍式深蹲，絕大多數人就快要完成動作了，但卡在動作最低點難以維持平衡。這些學員幾乎都強壯到快要能夠做出槍式深蹲，並且能控制蹲到最低點的動作，但是平衡感與力量還不夠，無法反轉動作。接著，（根據他們的體型以及強壯程度）我會遞給他們 2.5 或 5 公斤的啞鈴，然後告訴他們蹲下進入最低點的時候，手臂往前舉。然後，像變魔術一般，他們就做出槍式深蹲了。大家總是會驚訝徒手時做不出槍式深蹲，額外握住 5 到 10 公斤的重量反而可以。這正是所謂抗衡的機制。

　　槍式深蹲最困難的部分是從最低點起身，這需要相當優異的平衡感以及股四頭肌的力量。將 2.5 或 5 公斤的啞鈴平舉在身前，你就能保持重心在前，身體維持平衡的時間長到足以從最低點起身。抗衡的機制將膝關節的負擔部分轉移到髖關節。科學家會這樣說：因為你的質量中心往前移了，髖關節的轉矩輸出增加，膝關節的轉矩輸出則下降。髖關節的力量比膝關節強大，運用抗衡機制當然就能有更好的表現。所以，要是覺得很難從槍式深蹲的最低點起身，不妨試試抗衡變化式。

啞鈴抗衡槍式深蹲

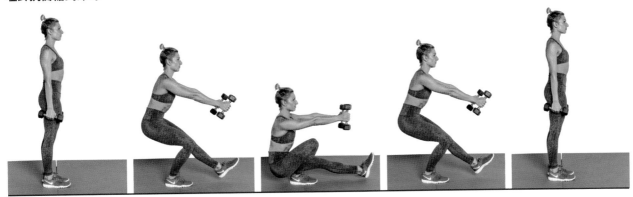

這項變化式可以用啞鈴或較輕（約 5 公斤）的槓片來做，將重量握在身側或前方（槓片），然後就槍式深蹲的站姿。一腿伸直在前，接著往下蹲到最低點，膝蓋往前，髖部往後，同時軀幹前傾，膝蓋對齊腳掌。你也可以一腿先懸著，身體下降時逐漸抬起，並同時舉起重量，保持手臂伸直。蹲到最低點時，手臂應該要直直伸在身體前方。以足跟或是中足部發力，同步抬高髖部與軀幹，反轉動作。站直時，手臂放下回到原來位置。你也可以用跳箱做這項變化式，以設定要蹲多深。

徒手（無負重）槍式深蹲

　　雖然單腿箱上深蹲與啞鈴抗衡槍式深蹲很適合用來建構肌力、活動度、協調度，但你終究要去除這些輔助。如前所述，徒手槍式深蹲是強化腿部力量、以全動作範圍讓臀肌在張力下伸長的最佳單腿動作。如同引體向上之於上半身，徒手槍式深蹲真實展現了徒手肌力及控制力。假如你能以良好的動作形式做全範圍的徒手槍蹲，那就表示你不僅有一定的肌力與協調性，也擁有良好的踝關節與髖關節活動度。接下來你將學到徒手（無負重）槍式深蹲的三種變化式。

箱上槍式深蹲

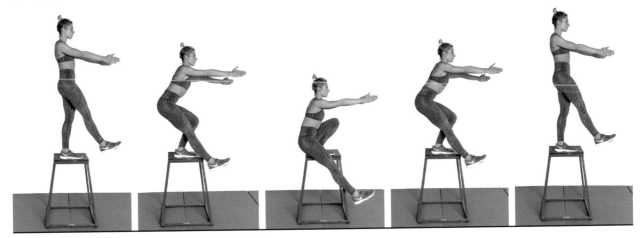

如果你在最低點很難保持另一腿離地懸空，試試站在跳箱上，並且讓腿懸在箱側。

抗衡槍式深蹲

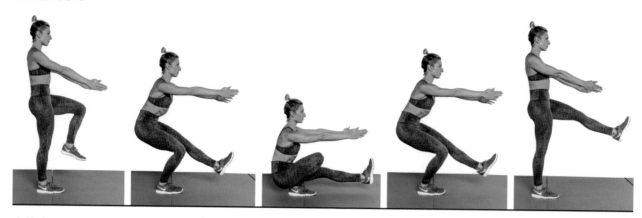

先就槍式深蹲站姿。一腿伸直在前，腳掌剛好離地。膝蓋往前移，髖部向後坐，軀幹向前傾，流暢地蹲下，直到槍式深蹲的最低點，保持膝蓋對齊腳掌方向。向下蹲時，向前舉起手臂以抗衡你的體重。反轉動作時，以足跟或是中足部發力，同步伸展髖與膝關節，並且抬高軀幹。同樣的，如果無法保持另一腿離地，可以站在跳箱上做這項變化式，讓腿有更多空間懸垂。

手搭髖槍式深蹲

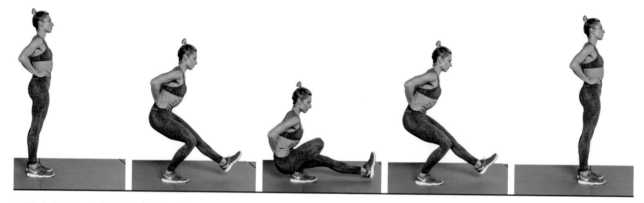

如果是老手，或者想增加難度，雙手可以交叉於胸前、搭在髖上或是抱頭，而不用於抗衡體重。

負重槍式深蹲（啞鈴與負重背心變化式）

　　有幾種方式可以做負重槍式深蹲，其中之一是將啞鈴舉在胸前（高腳杯槍式深蹲）。也有人做雙啞鈴前架槍式深蹲，但這項變化式更難維持平衡，且比較危險，可能會失去平衡，或砸下啞鈴。

　　負重背心是另一個好選擇，只是如果你超級壯碩，背心可能會讓你有點呼吸困難。負重背心不是人人都有，但使用它就可以空出雙手。

高腳杯槍式深蹲　　　雙啞鈴槍式深蹲　　　負重背心槍式深蹲

高腳杯、雙啞鈴、負重背心槍式深蹲的作法跟徒手槍式深蹲一樣，唯一的區別是你得握住一個啞鈴（高腳杯）、一對啞鈴（前架式），或是穿著負重背心。如同所有槍式深蹲變化式，假如你無法保持前腿離地，可以站在跳箱上，腿垂在箱側。

滑冰者深蹲

　　如果你的目標是鍛鍊股四頭肌，滑冰者深蹲是相當好的運動。這項運動中，有許多關節角度類似硬舉，但是一腿往後伸會使這運動更偏向膝關節主導，也就是說比起臀肌與腿後肌群，更能鍛鍊股四頭肌。滑冰者深蹲能鍛鍊臀肌，但動作範圍不及槍式深蹲，而訓練效果會轉移到硬舉等髖關節主導的運動。如同槍式深蹲，滑冰者深蹲相當具挑戰性，需要可觀的股四頭肌肌力、平衡感以及協調性。

　　要正確做出滑冰者深蹲變化式，一腿要往身後伸並彎曲膝蓋。往下蹲時，膝蓋可以觸碰地墊，或是在離地 2-3 公分時反轉動作。絕大多數人做滑冰者深蹲時小腿都會碰到地，所以底下我會介紹一系列從簡單到困難的動作技巧。

半程滑冰者深蹲

　　如果你無法執行完整動作範圍的滑冰者深蹲，先做部分範圍的動作。或許一開始你只能蹲到一半，但進步之後，你可以使用平衡球或是較厚的墊子，蹲到膝蓋接觸器材為止。

半程滑冰者深蹲

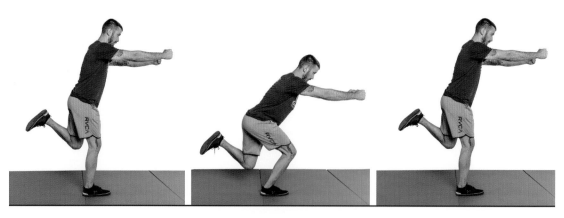

雙腳站在髖部下方,採深蹲窄站距。接著要同時做到幾件事:一腿往身體後方伸但膝關節屈曲,軀幹往前傾,保持背部平直,手臂往前伸直以保持平衡、屁股往下坐,前腿的膝蓋對齊腳尖的方向。手臂保持伸直,逐漸蹲低,讓膝蓋碰到地墊,緊接著反轉動作,站起身來。如果你沒有地墊或是墊子的高度對你來說太低,那麼請在不失去平衡的前提下盡可能蹲低,並在膝蓋懸空時反轉動作。

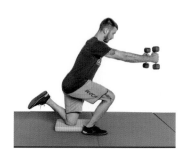

全程滑冰者深蹲

　　滑冰者全程深蹲與槍式深蹲齊名,都是能夠增長與強化股四頭肌的高階徒手運動。就像槍式深蹲,即便是最進階的運動員,做 2 或 3 組 8 到 12 下的滑冰者深蹲都相當辛苦。做滑冰者全程深蹲的方式有兩種:第一種,膝蓋直接觸地,這樣就沒有器材的限制。第二種,先站上有氧階梯踏板或是 7-8 公分高的跳箱,然後蹲低,直到膝蓋碰上平衡球或是平衡墊。這同樣是做全程動作,但膝蓋就不會撞上硬梆梆的地板,而是落在與地板差不多高的緩衝表面。除了能提供一層保護之外,墊子也能作為標的,讓你的動作更有節奏。你也可以增加階梯踏板的高度,做赤字滑冰者深蹲,但這變化式難度相當高。

全程滑冰者深蹲

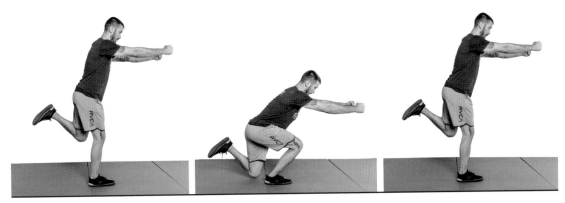

全程滑冰者深蹲的預備動作及技巧跟半程滑冰者深蹲一樣：一腿往身體後方伸但膝關節屈曲，軀幹往前傾，保持背部平直，手臂往前伸直以保持平衡，屁股往下坐，前腿的膝蓋對齊腳掌的方向。唯一的差別是動作範圍更大。

負重滑冰者深蹲（啞鈴握提及負重背心變化式）

　　做負重滑冰者深蹲的最佳方式就是穿上負重背心，或是在身體兩側握提啞鈴。由於你的身體在滑冰者深蹲中必須向前傾更多，於是壺鈴的前架式、抗衡機制、吊環輔助的變化式就不切實際，也不推薦。就像負重槍式深蹲，此變化式只適合進階的運動員，且前提是要能夠順利完成 2 或 3 組 8 到 12 下的全程徒手滑冰者深蹲。

負重背心滑冰者深蹲　　　　　　　　　　　**啞鈴握提滑冰者深蹲**

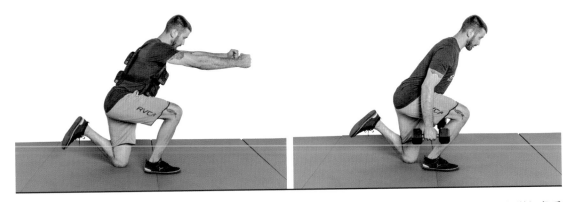

負重背心與啞鈴握提的變化式作法跟徒手滑冰者深蹲基本一樣。你的動作形式要完全一樣。假如增加負重會讓你無法維持動作形式，比方說會圓背，那麼請先考慮增加動作範圍的徒手赤字變化式，或是增加徒手變化式的反覆次數，而不是增加負重。

推雪橇

有些運動是特定人不能做也不該做的，原因可能是活動度或受限於解剖結構、容易受傷、疼痛、不適，或是不符合你的目標。簡單來說，如果某項運動讓你感覺不對勁或是不符合你的目標，就不應該做。如果你已經用良好的動作形式執行，但每次都還是會疼痛或不適，就應該找出其他做起來感覺較好的變化式，或是暫且先換另一項運動。

我何其幸運能夠與許多人交流並訓練他們——從運動員和形態選手，到只是想要提升外表和感受的人，而他們都有不能做與不該做的運動。比方說槓鈴臀推是一般人最能承受的臀肌運動之一，然而大約有四分之一的人並不是很喜歡，因為他們覺得這項運動鍛鍊到過多股四頭肌與腿後肌群。蹲舉與硬舉是全世界公認最具功能性肌力的動作，但是有一定比例的人即便以良好的動作形式蹲舉，仍會造成膝蓋或是下背疼痛。

所以有大量的備選運動才如此重要，對於教練來說更是如此。在絕大多數情況下，你可以找到學員能好好承受的變化式。但即便如此，某些動作模式仍可能不在考慮範圍。簡單來說，只有極少數運動是每個人都可以做的，而推雪撬運動正是其中一種。

即使你的活動度不足、身體比例獨特、下背痛，或是過度痠疼與疲勞，你很可能還是可以推雪橇。此運動對協調性的需求相當低，你可以依據個人技巧與肌力調整負重，而且你的柔軟度也不需要很好。再者，推雪橇的全程動作中都沒有離心運動。簡單複習一下，舉重中的向心階段肌肉會縮短，離心階段肌肉則會伸長，而離心階段通常會造成較多肌肉損傷。所以推雪橇不會像其他運動那樣造成痠疼，因為你的肌肉並不會在負重狀態下伸長。

基於此理由，我建議你可以在疲勞、過度痠疼，或是傷後復原時做推雪橇。你也可以將推雪橇安排在訓練末段，用來增進肌力與體能。推雪橇不太可能像蹲舉或臀推這種全範圍的動態運動那樣讓你的臀肌變大、變強壯，但你仍然可以維持肌肉量，並且增加耐力，而這些在臀肌訓練中始終占有一席之地。

推雪撬的變化式

推雪撬很難做錯，只要遵循普遍的原則以及技巧指引，包括背打直（保持中立）、保持肩膀穩定、膝蓋不要過度向內塌陷，就不會有問題。但就如同我在外展動作一節所說：動作簡單，不代表可以忽略技巧。請認真地執行，動作時想像自己矯健又有力，並且時刻注意姿勢。

根據手部的位置以及身體姿勢，推雪撬可分為三種變化式：

* 高把位（身體直立）
* 中把位（稍微前傾）
* 低把位（前傾）

每一種把位會練到不同的髖關節活動範圍，因此鍛鍊臀肌的方式也些許不同。

大致而言，把位越低，動作就越困難，因為你會以更大的活動範圍訓練臀肌，並且用更多肌群穩定身體。至於距離以及節奏，我建議以緩慢的步調進行 10 回合，每回合 20 到 30 公尺。大重量的推雪撬運動會推得比較緩慢，也比較能增進肌力，而較輕的推雪撬運動會推得較快，較適合增加體能。

高把位（直立式）推雪撬

直立式推雪撬會在髖關節伸展的末端用到較多臀肌。這是最簡單的推雪撬變化式，因為你不需用到那麼多全身肌肉，髖關節的動作範圍也較小。這項變化式也最適合初學者以及傷後復原的人，不過前提是負重並不高。由於身體是直立的，你向前推動雪撬的槓桿並不大。

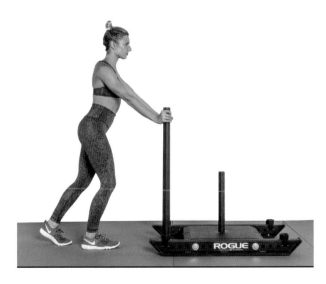

抓握雪撬握把的位置取決於身高及握槓的高度。因為要以直立的姿勢推雪撬，你的手臂大概得斜斜伸直，或是手肘彎曲大約 90 度。重點是手臂姿勢維持不動，推動雪撬往前時，手臂不要往前或是往後。

中把位（些許前傾）推雪橇

中把位推雪橇運動是最流行、最多人能承受的變化式。軀幹往前傾大約 45 度會讓臀肌的活動範圍更大，你也會有更大的槓桿去推動雪橇向前。此變化式不像低把位推雪橇那麼難，但依然能提供可觀的刺激。

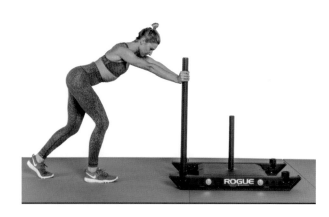

以髖關節為鉸鏈向前傾身，保持背部平直，手握雪橇握把。一開始，請先握在稍稍低於肩膀或是跟肩膀同高的位置，然後根據個人偏好上下調整。手臂可以保持伸直或是微彎，看你喜歡。動作關鍵在於每一次踏步都以前腳掌發力。步伐要維持筆直（直線往前踏步）並且節奏規律。

低把位（前傾）推雪橇

這是最進階的變化式，你的軀幹幾乎與地面平行，比較難維持平衡，而且必須大量依靠腿部力量推動雪橇。說得更精確，此變化式是在髖屈曲的姿勢強化你的臀肌，因為動作中髖關節不會完全伸展。此變化式也鍛鍊到更多小腿肌，因為你全程都得用腳趾踩地。

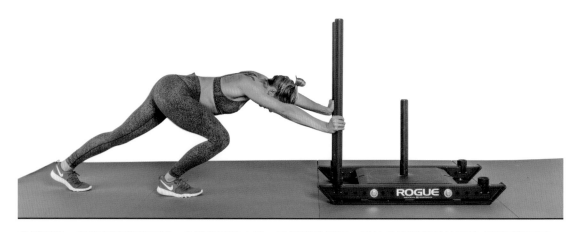

身子壓低，就衝刺的預備姿勢，身體幾乎呈水平。手握雪橇握把，手的位置稍稍低於肩膀或跟肩膀同高。整個過程中保持手臂伸直與背部平直。再次重複，每一次踏步都要以蹠骨球發力，直直往前，步伐要保持規律。

負重與設備的變化式

只有兩種方式能為推雪橇運動增添阻力：使用阻力帶，或是把槓片加到雪橇上。

阻力帶推雪橇

要在推雪橇中增加臀肌活化，使用阻力帶（如翹臀圈）是最佳方式。其實這個變化式基本上就是怪獸走路結合推雪橇。你只能採高把位或是中把位。最好使用較大號的阻力帶。彈力帶繞在膝蓋的上方，這樣推雪橇時雙腿才能大範圍移動。最後，你可以用寬站距的姿勢向前走，或是腿先往內再往外打開，每一步都以 45 度往外踏。

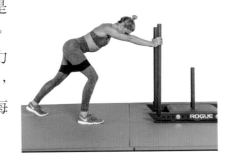

負重推雪橇

推雪橇的負重策略取決於幾點而定：你的位置或姿勢、你經過的表面和使用哪種雪橇，以及你的運動目標。有些雪橇比較容易滑動，因此需要較多負重；有些表面的摩擦力較大，因此需要較少負重。假如你想要鍛鍊速度，那麼最好用較輕的負重，推動雪橇時速度要盡可能快，同時試著保持一致的步態力學。如果你想要訓練體能，只要你在設定好的期間持續進行，那麼任何負重都可以，因為你在使用較輕的重量時會自然而然加快節奏，推進的速度會變快。如果你的主要目標是鍛鍊臀部肌群，就要有足夠的阻力，這樣你才能維持較慢且規律的步伐。

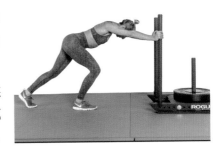

雪橇前向拖曳

除了用推的，你也可以拖雪橇，但這種變化式需要拖曳帶。

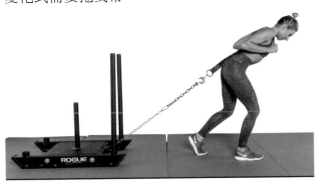

雪橇倒退拖曳

雪橇後向拖曳是一項優異的股四頭肌運動，也很適合膝蓋傷害復健。

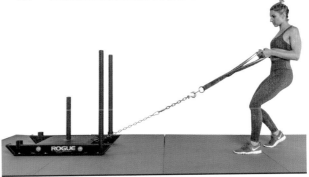

○○○○● HAMSTRING-DOMINANT EXERCISES

腿後肌群主導的運動

你將在本章學習如何執行腿後肌群主導的運動，包括硬舉、早安式體前屈、背伸展、俯臥髖超伸、盪壺、直腿臀橋以及膝屈曲運動。很顯然，腿後肌群主導的運動主要就是鍛鍊腿後肌群。但是就如同股四頭肌主導的運動也會鍛鍊到臀肌和腿後肌群，腿後肌群主導的運動也會鍛鍊到臀肌，有時包括股四頭肌。

雖然在腿後肌群主導的運動中，臀肌活化的程度有時不如臀肌主導的運動，但仍舊可以鍛鍊到臀肌，尤其是依循我傳授的方式操作時。舉例來說，在背伸展時收下巴、圓上背，可以降低豎脊肌參與且增加上部臀肌的活性。但即使如此，在執行這些動作時，你感受到的是腿後肌群在做功，而這並不是壞事。

即便你想要的是翹臀不粗腿，偶爾進行一些股四頭肌和腿後肌群的訓練仍相當重要，因為就如我所提過的，這些運動會特別鍛鍊到臀肌下部，且在張力狀態下伸長臀肌會刺激到不同的肌纖維。然而，你仍要優先訓練臀肌主導的運動，因為若想翹臀不粗腿，臀肌就是首要目標。

有太多我指導的女性說「我不想要粗壯的腿」，所以她們避開股四頭肌和腿後肌群的訓練。但問題是，發達的腿後肌群其實很好看，有助於雕塑雙腿線條。此外，腿後肌群也負責伸展髖關節，而這正是人類幾乎所有運動和日常動作都會使用的關節動作。簡而言之，你的腿後肌群是重要的肌肉，你需要做能夠加強所有動作範圍的髖伸展運動。這代表你不但要鍛鍊臀肌，也要做股四頭肌、腿後肌群主導的運動。

要記住，臀肌訓練不僅僅是虛榮取向的訓練系統。是的，臀肌訓練可以鍛鍊出更大、更強壯的臀肌，但遠遠不僅如此。如果你依循本書的指導原則，練各式臀肌、股四頭肌以及腿後肌群主導的運動（和上身訓練），你也會發展出功能性肌力與協調性，也就是在各式狀況下更安全、更有效移動的能力，你的身體會更堅韌、活動度更大，並且打造出平衡的全身結構。此外，你練的動作對你的日常生活或者競技運動也都有幫助。

想想所有涉及軀幹前傾的髖關節鉸鏈運動，像是排球、棒球、網球選手準備接球，高爾夫球員準備揮桿，美式足球和橄欖球選手就預備姿勢等等。然後想一想你有多常彎腰撿東西。如果腿後肌群很弱，你又不知道該如何以適當的姿勢彎腰撿東西，你很可能會用不穩定的背部來代償，而這正是許多人受傷、下背痛的原因。比起深蹲，大多數人在日常生活中其實更常使用髖關節鉸鏈動作。執行本章的運動，你將能學習如何利用髖關節和後側鏈（豎脊肌、臀肌以及腿後肌群）的力量來執行這個至關重要的動作，從而減少受傷與疼痛的風險。同樣重要的是，完成這些動作

所需要的肌肉也會隨之增長，進而滿足廣泛的體態目標。

結構與組織

本章依據健身運動分為七節。這七種運動同樣都鍛鍊你的腿後肌群且包含髖鉸鏈和髖伸展的動作模式，但鍛鍊後側鏈的方式各有些許不同。

- 硬舉是最受歡迎的髖關節鉸鏈動作，也最適合用來增進功能性肌力與表現。硬舉是大型重訓，安排在訓練的一開始可帶來最佳效果。
- 早安式體前屈與硬舉的動作模式相同，但並非由地上舉起槓鈴，而是揹在背上，以髖部為鉸鏈向前傾。
- 相較於其他腿後肌群主導的運動，背伸展以及俯臥髖超伸可以誘發較高的臀肌活性，尤其是以我傳授的方式執行時。此二者通常安排在訓練的中段，並以低至中等的負重進行。
- 擺盪訓練，例如盪壺，主要作為體能訓練，我通常安排在訓練課程的最後。
- 直腿臀橋和膝屈曲的動作是孤立式運動，主要設計來發展腿後肌群。

重申一下，如果你主要想增加肌力，或你熱愛健力，則硬舉是最適合你的動作。但對於眾多腿後肌群主導的運動，我們的訓練目標並不盡然是逐漸增加重量，而是專注在大腦肌肉連結。

腿後肌群主導的運動

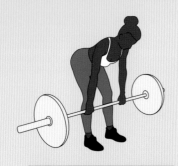

硬舉 - 第 499 頁

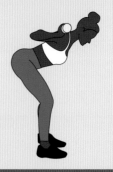

早安式體前屈 - 第 526 頁

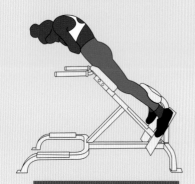

背伸展 - 第 534 頁

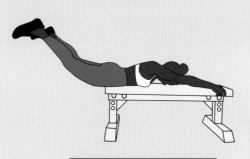

俯臥髖超伸 - 第 543 頁

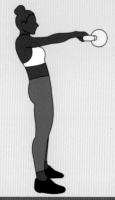

壺鈴擺盪 - 第 553 頁

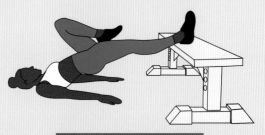

直腿橋式 - 第 561 頁

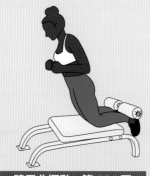

膝屈曲運動 - 第 564 頁

EXERCISE

健身
運動

1 硬舉

在健身房裡，硬舉很可能就是對肌力的終極考驗。和蹲舉一樣，硬舉常被封為訓練中的王者。單就動作形式看來，硬舉似乎不需要太多思考與技巧，但事實並非如此。拆解之後會發現，硬舉其實需要高度技巧，且相當難精通。這個動作或許看起來像是許多日常活動中的簡單髖關節鉸鏈動作，卻沒有那麼簡單，尤其是在大負重之下。

硬舉是嚴酷的動作，且由於對中樞神經系統的要求高得離譜，可能是所有重訓中最棘手的。好吧，事實上研究並不支持硬舉會給中樞神經系統壓力，但鋼鐵戰士如我們很難放棄這個想法。可能是由於肌肉與結締組織的微小創傷，所以使人感到精疲力竭。然而，有件事是肯定的：做大重量的硬舉就好比把酒精濃度高達95%的Everclear酒帶到派對，要不是很盡興，就是徹底的災難。

尋找最適合你的訓練頻率、盡力程度以及運動選擇（這些我都已在第12章詳述）是精通硬舉的關鍵。有些重訓者每週做大重量訓練可以得到最佳成效，而有些適合隔週。有些人每週努力兩次，而有些人偏好在週間訓練中加入次極大的重量訓練。也有些人寧可避開硬舉的動作，而用深蹲、跨步蹲、早安式體前屈、臀推還有抓握訓練來培養硬舉的能力，然後直接做最大重量硬舉。還有些人從不做大重量硬舉，喜歡以輕負重來訓練。

雖然重訓者大多以硬舉來衡量肌力，但要從訓練中獲得最大效益，也不用非得舉大重量。事實上，如果你念茲在茲的是更大更強壯的臀肌，基於受傷的風險考量，硬舉時最好不要舉最大重量或過重，因為固定訓練大重量硬舉往往會造成下背閃到和隨機的疼痛。對於以肌力為訓練目標的人來說，硬舉帶來的好處或許值得上述風險，但對主要想打造體態的人而言，以中等重量訓練、專注在動作形式與技巧，且偶爾練到力竭，就可以幫助肌力的增長和維持，且讓他們更接近體態目標。

同樣重要的是，要了解硬舉不僅僅是槓鈴運動。依據站距、膝關節動作、動作範圍還有設備的不同，硬舉也有多種變化式。你將在本章學到所有變化式。但是首先，我們要先檢視練習硬舉動作模式的重要指引。

指引與提示

　　若要以良好的技巧進行硬舉，你需要將一些事謹記在心。如同臀推和深蹲，重點是試驗不同站距、前置準備及動作範圍，以改善動作形式。接下來我會提供一些通則，以幫助你朝正確的方向前進。

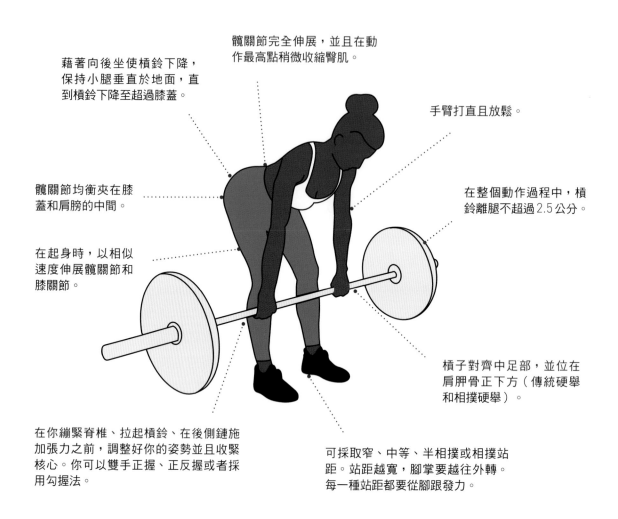

藉著向後坐使槓鈴下降，保持小腿垂直於地面，直到槓鈴下降至超過膝蓋。

髖關節完全伸展，並且在動作最高點稍微收縮臀肌。

手臂打直且放鬆。

髖關節均衡夾在膝蓋和肩膀的中間。

在整個動作過程中，槓鈴離腿不超過2.5公分。

在起身時，以相似速度伸展髖關節和膝關節。

槓子對齊中足部，並位在肩胛骨正下方（傳統硬舉和相撲硬舉）。

在你繃緊脊椎、拉起槓鈴、在後側鏈施加張力之前，調整好你的姿勢並且收緊核心。你可以雙手正握、正反握或者採用勾握法。

可採取窄、中等、半相撲或相撲站距。站距越寬，腳掌要越往外轉。每一種站距都要從腳跟發力。

站距與腳掌位置

　　做傳統硬舉時，雙腳大約與肩同寬（有時可以窄一下，有時寬一些），雙手放在腿的外側。大多數舉重者偏好腳尖朝向前方，有些人則喜歡腳尖稍微朝外。如同深蹲，腳掌位置會受髖關節構造的影響，所以說，多方試驗以找到最適合的站距相當重要。

　　如果找不到舒適的腳掌位置，試試先採取和垂直跳躍時相同的站距。這可能有助於使你的身體進入硬舉的有利姿勢。然後由該姿勢開始，採取稍微寬一些的站距。甚至可以更寬，讓手臂在雙腿內移動，這又稱作半相撲姿勢。此外，你可能會發現，相撲（寬）站距的感受更佳，且鍛鍊到更多臀肌。

值得一提的是，如果你只習慣同一種站距，其他站距可能會讓你感到很怪。但這不表示它們對你不好，我建議做寬、中等及窄站距的硬舉來創造多樣性，你只需要花一些時間來適應。如果試驗一番後，你依舊不喜歡其中一種——也許相撲姿勢使你的髖部疼痛，或者傳統姿勢造成你的背部不適，那就不要再用這些站距。

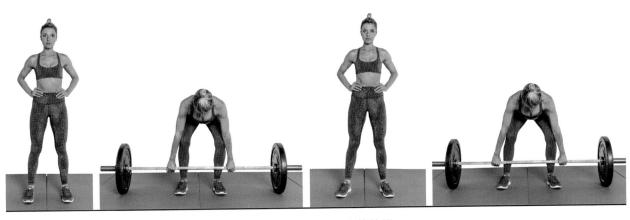

窄站距   中等站距

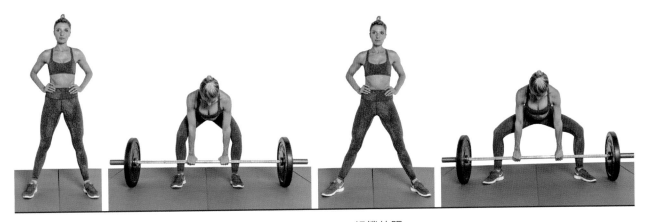

半相撲站距   相撲站距

站距越寬，腳掌就必須越朝外，軀幹也越偏向直立。這不僅使得槓鈴更靠近你的身體（這是以正確動作形式舉起重量的必要條件），同時也減少髖關節移動的距離，對多數人來說這樣就可以舉更重。

裝備與槓鈴的設置

　　確認站距後，下一步是要找出負重應該放在相對你身體的哪個位置。通常來說，負重應該要離你很近，以減少下背的負擔，但是確切的距離必須依據站距、解剖構造及器材而定。

　　舉個例子，如果你做的是槓鈴相撲硬舉，槓鈴通常會碰到小腿，或非常接近。另一方面，如果是傳統硬舉，你會稍微多一點迴旋的餘地。有些舉重者偏好脛骨直接靠著槓鈴，有些則喜歡把槓鈴放在約 10 公分外。我會建議我的大多數客戶將槓鈴放在足中部正上方，或對齊腳掌的中央線。

　　另一個決定身體相對於槓鈴位置（或是槓鈴相對於身體位置）的方法，是由側邊照相，以確認槓鈴位在肩胛骨正下方、足中部正上方。請注意這適用於傳統硬舉和相撲硬舉，而非直腿硬舉及早安式體前屈。馬克・銳普托（Mark Rippetoe）——肌力訓練教練及《肌力訓練聖經》的作者，在數年前就已指出了這點，且這是正確的。

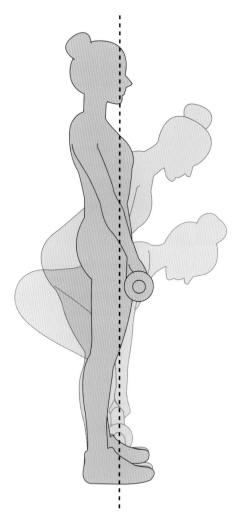

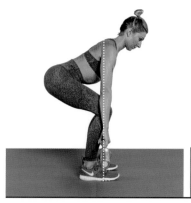

傳統硬舉

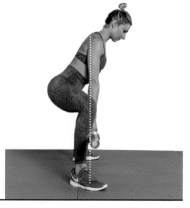

相撲硬舉

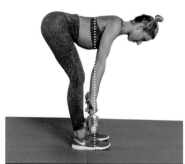

直腿硬舉

站距越寬，腳掌就必須越朝外，軀幹也越偏向直立。這不僅使得槓鈴更靠近你的身體（這是以正確動作形式舉起重量的必要條件），同時也減少髖關節必須移動的距離，對多數人來說如此可以舉得更重。

　　身體比例也很大程度決定了槓鈴應該要離你多遠。槓鈴太靠近身體會干擾腿部運動，而太遠又會破壞身體平衡，且過於壓迫脊椎。

　　至於槓鈴的路徑，應該要在上升與下降的過程中滑過你的雙腿，過程中槓鈴都不該離身體超過 2.5 公分。一旦超過，會更難舉起重量，且對下背施加更多壓力。

槓鈴握法的選項

　　握槓鈴有數種策略，分別適用於特定的人、動作以及競技運動。

雙手正握

　　雙手正握——雙手掌心朝向身體，可能是最常見的握法。我建議在暖身組盡可能使用雙手正握，以增強握力。然而，僅有極少數重訓者在重量達到最大負荷或接近力竭時，仍可以採取雙手正握。簡而言之，握力通常會比腿與髖部更快力竭，意思是雖然下半身還有力量，但是已經握不住槓鈴。

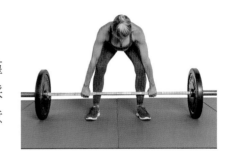

正反握／混合握

　　在正反握／混合握中，一手是旋前（掌心朝向身體），而另一手旋後（掌心背向身體）。多數重訓者都能承受這種握法，且是健力選手和舉最大重量的首選。但旋後那一手的二頭肌遠端肌腱會面臨些許撕裂傷的風險，所以務必在訓練組間交替兩手，如此還可以確保肌肉不失衡。

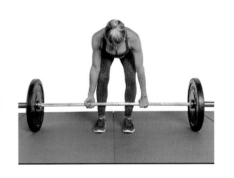

勾握

　　勾握最常見於奧林匹克舉重。這種強力又牢固的握法能降低二頭肌撕裂傷的風險，比正反握來得安全。但是一開始練勾握可能會很痛苦。要牢牢握住，大拇指要繞著槓鈴，然後食指和中指勾住大拇指，將之固定。四到六週後，你會長出繭來，疼痛會減輕，你的身體也會適應。

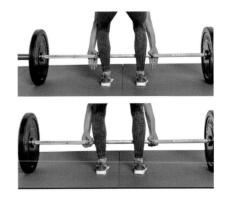

拉力帶

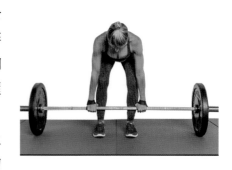

握住槓鈴的最後一個選項是使用拉力帶。由於會降低前臂和握力的訓練效果，所以我建議還是審慎使用。在重訓的頭八年，我相當依賴拉力帶，如果沒有它，我就無法進行良好的訓練，因為我的握力太弱。但過度依賴訓練輔助工具從來都不理想。

握力確實可能會限制大重量硬舉。如果你碰上這個問題，我很建議同時使用止滑粉以及有刻紋的槓子，並且加強練習抓握。為了使你了解這些因素有多重要，我以自身為例。若使用舊式平滑的槓子且不抹止滑粉，我可以硬舉206公斤。若使用有良好刻紋的槓子，可硬舉到247公斤。若再加上止滑粉，可以舉到281公斤。簡而言之，藉著止滑粉和一根好槓子，我額外增加了75公斤的負重。倘若你只想要訓練體態，並不在意握力，使用拉力帶就沒什麼問題，只需要確定每次訓練時都有帶著。

脊椎的力學：脊椎保持在中立區域

一如深蹲，硬舉時應該要保持脊椎中立、收緊腹肌（更多脊椎中立的相關知識，請見第139頁；收緊核心的部分請參見第140頁）。再重申一次，脊椎與骨盆的位置有一些迴旋的餘地。例如，許多我訓練的女性偏好稍微前傾骨盆，只要仍保持在中立區域，且不會造成任何下背痛，些微骨盆前傾沒有關係。

有些進階的重訓者，尤其是健力選手，會特意圓上背（胸椎屈曲），這使得他們可以負荷更多重量，但更高的風險也相伴而來。因此，我不建議初學者這麼做，而只建議訓練有素、願意承擔更高風險的健力選手嘗試圓上背。

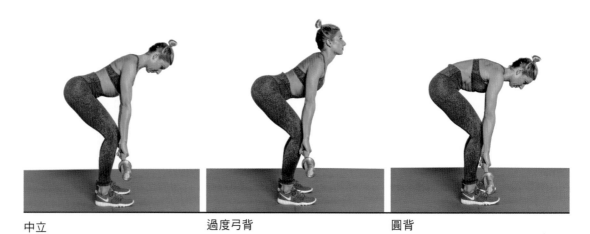

中立　　　　　　　　　過度弓背　　　　　　　圓背

依據生物力學的分析和前人經驗的反饋，最安全的硬舉姿勢是中立姿勢。我們應該要避免圓下背（腰椎屈曲）過度弓下背（腰椎過度伸展），因為可能會傷害韌帶、椎間盤以及其他脊椎結構。

頸部與頭部的位置

要有最好的訓練表現，硬舉時頭部是要維持中立、稍微向上或向下看，或收緊頸部（頸部後縮配合頭部屈曲，或者說是擠出雙下巴的動作），至今仍有些爭議。我個人認為這個爭議被過度放大了。世界各地最強壯的硬舉選手在報導中展示了各式各樣的頭頸姿勢。我一般給予的建議是避免任何形式的過度伸展與屈曲。

髖部的高度與軀幹的角度

最理想的起始姿勢（或是髖部的高度），很大程度取決於你的身體結構、槓桿以及四肢長度。通常來說，由側面看，髖部應該要夾在肩膀和膝蓋之間。股骨短、軀幹長或是手臂長的重訓者，姿勢會比較直立；而股骨長、軀幹短或是手臂短的人，姿勢會比較水平。

髖部和槓鈴同時移動

無論髖關節的高度為何，關鍵在於髖部和槓鈴的動作要同步。換句話說，在把槓鈴拉離地面前，髖部不要先抬起。這是許多初學者常犯的錯誤，通常是由於起始姿勢時髖部位置太低，或是太急於拉起槓鈴。請尋找最佳位置，然後在槓鈴離開地板時維持不變。膝關節和髖關節應該要以類似的速率伸展，你的軀幹在向心（升高）的前半階段應該要保持類似的角度。

繃緊的力學：就預備姿勢，並且收緊核心

在開始拉之前，要先在後側鏈和肩胛骨建立張力，這點很重要。許多重訓者會藉由抓握槓鈴，然後上下擺動臀部來製造身體的張力。所以他們會握住槓鈴，把髖部抬起，然後在拉起槓鈴時再降低髖部、挺胸、肩膀下沉（肩胛骨下壓）。這些動作不僅可以製造髖部、腿後肌群、豎脊肌和闊背肌的張力，也可以使槓鈴與身體融為一體，繃緊全身鬆弛的部分。簡而言之，繃緊有助於重訓者由地板拉起負重時維持固定姿勢。你不一定要照剛才所描述的那樣（這僅是眾多策略的其中一種）上下擺動髖部，但你應該要有個硬舉前的儀式，確保身上沒有鬆弛的部位，以在正式舉起重量前進入收緊的狀態。否則，你的髖部很可能會過早抬起，而重量也會在你將之舉離地面時將你的背部拉成圓背。

你一就預備姿勢，並對齊好槓鈴，還有一項重要步驟：深呼吸，將氣吸入腹部和胸部（大約是你最大肺活量的 70%），然後出力使軀幹的肌肉變硬，以繃緊姿勢。有了穩定的脊椎與收緊的身體，你就可以執行硬舉。

硬舉的預備：髖部上下動

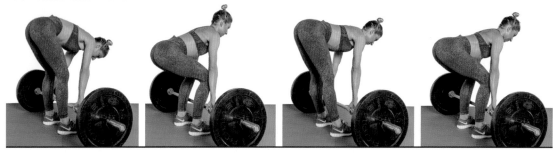

在良好的動作形式下製造身體的張力，是有效硬舉的第一步。抓握槓鈴，使槓鈴與身體渾然一體，並位於足中部上方。你也可以在上升與下降髖關節的同時下沉肩膀，這不僅可以創造背部、髖部和腿後肌群的張力，也幫助你在訓練過程維持固定姿勢。

腳掌壓力：由腳跟發力

一如深蹲和臀推，在啟動與進行硬舉時，應該要由腳跟發力。如此，你終究會透過整個腳掌施力。然而，若想主動以全腳掌發力，很有可能會把重心轉移到蹠骨球，這將有損你的力學並且破壞平衡。

手臂保持伸直、放鬆

在硬舉時，切勿用手臂去拉或者聳肩。想像你的雙手是勾在槓鈴上的勾子，而你的手臂是繩索。也就是說，手臂保持伸直且放鬆，運用雙腿與髖部的力量站直並拉起重量，同時背部要一直位於中立區域。

結束姿勢：髖關節達到完全伸展

結束姿勢的特點是髖關節完全伸展或些微超伸展，配上強力的臀肌收縮。許多重訓者會犯一個錯：過度鎖住，導致腰椎過度伸展（錯誤：左圖）。強力縮緊臀肌會使髖關節超伸展，但腰椎仍維持中立。換句話說，你要收縮臀肌、把髖部向前推，一到達動作範圍的末端就停住。當人們在臀推和背伸展中學會如何後傾骨盆後，有時

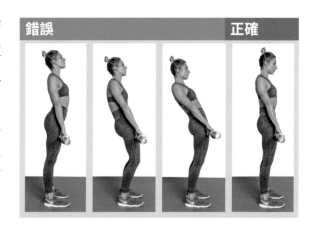

會將這個動作形式轉換到硬舉，但做得太過頭。若你沒有以股四頭肌鎖住膝關節（錯誤：左圖），你有時會過度收縮臀肌且伴隨「柔軟的膝蓋」。這可能會造成骨盆過度後傾，進而導致腰椎屈曲。這是你必須避免的錯誤，為了保持安全與避免受傷，請確認超伸展的是髖關節，而非背部，並且股四頭肌要用力收縮，鎖住膝關節。

健力選手必須向裁判展示自己確實完成硬舉動作。對此，我在姿勢上唯一不同的建議是：肩膀後拉並且挺胸（肩胛骨稍微後收，而且伸展胸椎）。

控制動作範圍

你可以增減硬舉的動作範圍，以此來改變難度。舉個例，你可以改練磚上硬舉來縮短動作範圍，從而降低難度；或是練赤字硬舉來增大動作範圍，從而提高難度。

磚上硬舉

磚上硬舉是在訓練磚或墊子上（通常 5-10 公分高）訓練。而架上拉則是在槓鈴架的保護槓上進行。我比較偏好磚上硬舉，原因是與硬舉更相似，但若你沒有辦法將槓片墊高，架上拉也可行。

磚上硬舉在某些情況下很有用。舉個例子，有些人腿後肌群或髖關節屈曲的柔軟度差，把重量舉離地板時必須以圓下背的方式來代償。對這些人來說，先將重量由約 7-10 公分高的箱子上舉起，在活動度、肌力和協調度進步後，再逐漸調降箱子的高度，就是不錯的選擇。另外也因為磚上硬舉對身體的負擔較小，所以對於初學者和進階重訓者而言都很好。假設我要指導每次在地板上舉重都會受傷的新手，與其讓他完全避開硬舉訓練，我會選擇減少動作範圍，並且試驗不同的變化式，像是羅馬尼亞硬舉，直到他們能夠承受的動作與動作範圍。若是進階訓練者，我可能會讓他們把磚上硬舉當作輔助訓練。他們的硬舉可能不再進步，或者對於訓練感到厭倦，無論原因為何，以四到六週為一個循環做磚上硬舉，可以為常規訓練增添一些變化，且有機會提升硬舉的肌力。磚上硬舉不僅對身體的負擔較小、能給予訓練者較多復原的時間，多數人做磚上硬舉時的肌力也更強，從而增加了他們的信心。

你可以使用較大的槓片（臀推槓片或車輪槓片）來縮短動作範圍，只是多數健身房並沒有這些器材。你也可以利用其他常見的器材，像是有氧階梯踏板、墊子、訓練磚或包膠槓片來把槓片架高。請注意，在高於膝蓋的訓練磚（或架上拉）上舉重，無法將訓練成效轉移至硬舉，且墊得越高，臀部的訓練效益會越低。所以，一

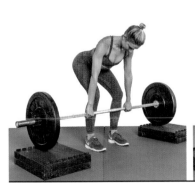

磚上硬舉

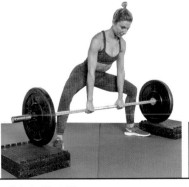

磚上相撲硬舉

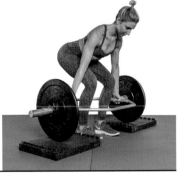

磚上六角槓硬舉

開始請墊高 10 公分，然後逐步降低——意思是你之後要能夠在較低的位置（比方說在 5 公分高的訓練磚，或地板）維持理想的脊椎力學。

赤字硬舉

一如你可以透過縮減動作範圍來降低硬舉的難度，你也可以增加動作範圍來提升硬舉的難度，像是站在箱子或是穩定的平台上。我不常在菜單中納入赤字硬舉，因為多數人做的時候會圓背，且訓練臀肌的效果也不比地板硬舉來得好。然而，對於增加動作多樣性、改善肌力與活動度來說，赤字硬舉還是很不錯，尤其是對手臂長、軀幹短的人來說。

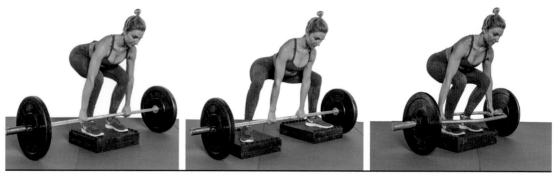

赤字傳統硬舉　　　　　　赤字相撲硬舉　　　　　　赤字六角槓硬舉

錯誤與修正

前面已經稍微提到硬舉最常見的失誤，以及該如何避免。以下我將更詳細介紹最普遍的錯誤，並且提供簡單的修正方法，而這呼應了指引與提示已論及的一些內容。

錯誤：圓背

如同我在「指引與提示」中所述，硬舉最安全的方式是盡可能保持脊椎中立。然而，許多健力選手和進階的肌力運動員會刻意圓上背，為了能舉得更重而甘冒風險。如果你也選擇圓背，那有一點很重要：你要圓的主要是胸椎（上背），腰椎（下背）則要保持中立。這需要一些練習，並不是初學者可以

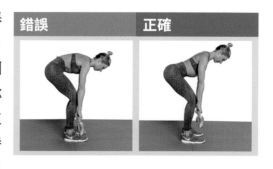

立刻掌握的技巧。圓胸椎比較安全的原因是胸廓還可以提供穩定度與保護。如果你整個背都圓起，是在自找麻煩。

修正：
確認在動作的最低點收緊身體，並且繃緊核心，接著當你伸展髖部並抬高軀幹時，要保持姿勢穩固。

錯誤：在鎖住的階段過度伸展

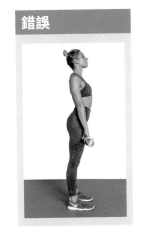

脊椎過度伸展發生在鎖住的階段，或在動作最高點或結束位置伸展髖關節。脊椎是非常強健的結構，可以在中立區域承受相當重量，但是在大負重下移動脊椎可能會造成很多問題。你可能會損壞或刺激一些腰椎的細小構造（稱為後部元件），因而導致疼痛或傷害。這可能是因為臀肌無力、不了解正確動作形式，或者沒有真正鎖住髖關節卻努力擺出髖關節完全伸展的樣子。

修正：
請在整個動作範圍內保持脊椎穩固（位於中立區域），並繃緊臀肌，直到髖關節完全伸展。可由側面錄影以確認是否做對。也可以練習站姿臀肌繃緊及 RKC 平板撐體（請見第 403 頁），以掌握臀肌收縮、鎖住髖關節的感受。

錯誤：以深蹲的方式舉起重量

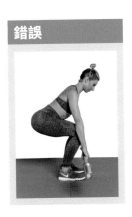

如果槓鈴放得太遠，預備動作很容易變成深蹲。這不僅會為背部帶來不必要的壓力，也會改變舉重的力學，意思是會更多訓練到股四頭肌，而非腿後肌群和臀肌。這可能是我在社群媒體上最常看到的錯誤，顯示人們常認為自己做對了，實則不然。然而，如果你喜歡動作的感受，偏好用深蹲的姿勢來硬舉（把重量由地板舉起），我會建議採取抓舉式硬舉或者是跨式硬舉（straddle lift），接下來會介紹。

修正：
如同大多數的修正法，你需要學習正確的預備姿勢和動作執行。確保槓子位在足中部上方，髖部則夾在肩膀和膝蓋之間。

錯誤：以直腿硬舉的方式舉起重量

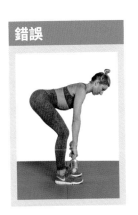

人們也很常以直腿硬舉的姿勢準備硬舉。這經常發生於只練直腿硬舉、不了解正確舉重力學且／或者股四頭肌很弱的新手身上。

修正：
此屬動作形式或動作控制相關的錯誤，因此解決之道在於練習適當的力學。請重新瀏覽動作指引與提示，並且在技巧增進前維持輕量負重。如果罪魁禍首是無力的股四頭肌，請考慮在訓練計畫中加入更多股四頭肌主導的運動。

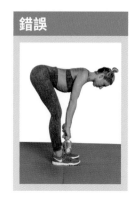

錯誤：髖部過早抬起（沒有收緊）

　　當你沒有收緊或者在動作最低點過於急躁，會在舉起重量之前先抬起臀部。這會變成直腿硬舉，使背部承受更多張力，讓你無法舉那麼重。

修正：
再次強調，在執行動作前，請確保全身沒有部位是鬆弛的，並且在動作最低點維持穩定，接著抓握槓鈴，繃緊脊椎。

錯誤：預備姿勢不對稱

　　雖然我已在第 11 章介紹過，但在此仍值得再次重複。有太多人雙腳朝向不同方向，或者槓鈴沒有拿正。請記得，姿勢沒有預備好，就無法以良好姿勢舉起重量。

修正：
參照槓鈴上的標記，確認兩手抓握的間距是對稱的，雙腳也有對齊。

硬舉的變化式

　　如同先前所述，依據你的站距、下蹲深度、握法、膝關節的動作及裝備，有數種不同的硬舉方式。如同任何重訓運動，重點是透過試驗來找出最適合你的身體和目標的變化式。像是有些人基於髖關節構造不該練相撲硬舉，有些人因為腿後肌群的柔軟度差，不該練由地面舉起的傳統硬舉（此時磚上硬舉就是不錯的選項）。到頭來，對你而言，最棒的硬舉是在不妥協動作形式且不冒受傷風險的情況下，可以不斷做且持續進步的變化式。

　　在硬舉的所有變化式裡，膝蓋都應該要稍微彎曲，且身體前傾，但兩者的程度都取決於變化式。舉例來說，直腿硬舉的膝蓋僅需稍微彎曲，但是身體幾乎與地面呈水平。傳統硬舉的膝蓋需要彎曲更多，然後身體相對於垂直線約傾斜 45 至 60 度。六角槓鈴或壺鈴（或 T-bell）硬舉乍看之下和深蹲非常類似，膝蓋要明顯彎曲，而身體相對於垂直線約莫要傾斜 30 到 45 度。一如我在本書中所討論的，你可以改變髖關節和膝關節的角度，使重訓運動變得更偏向髖關節或膝關節主導。膝蓋更彎、軀幹更直立的姿勢主要鍛鍊股四頭肌（膝關節主導），而腿較直的髖關節鉸鏈動作更多鍛鍊到腿後肌群（髖關節主導）。但上身較為直立的硬舉變化式即便較多鍛鍊到股四頭肌，依舊屬於腿後肌群主導的運動，因為和深蹲相較，你的膝蓋並沒有以全動作範圍移動。

　　就臀肌啟動的程度而言，所有硬舉變化式都很相近。許多人說他們覺得相撲硬舉可以感受更多臀肌，但研究顯示，相撲硬舉的臀肌啟動程度與其他硬舉的變化式

相似。依據體型、動作形式、經驗和喜好，每個人都會覺得某個特定變化式感受更好，可能是壺鈴、六角槓、相撲、傳統或者是羅馬尼亞硬舉。所以，如果你的主要目標在於促進臀肌成長，就優先做你覺得最能鍛鍊臀肌的變化式。就這麼簡單。

軀幹角度

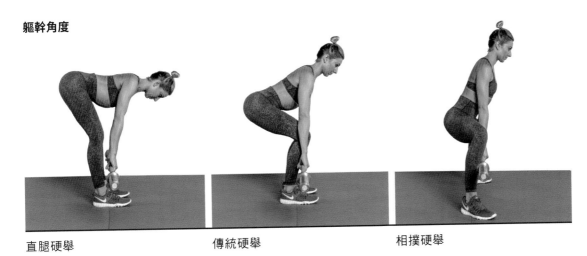

直腿硬舉　　　　　　　傳統硬舉　　　　　　　相撲硬舉

　　稍後我會示範如何使用不同的器材來創造變化，但現在，我想先著墨個別的變化式，像是羅馬尼亞硬舉、相撲硬舉以及傳統硬舉。由於槓鈴是最常見的器材，所以都用槓鈴來示範。

硬舉的種類

　　由於站距、膝關節動作、抓握法、動作範圍（架上拉和赤字硬舉）以及器材等選項彼此重疊，硬舉是很難分類的運動。舉個例子，如果你使用槓鈴來舉重，根據站距、膝關節動作與抓握法，就可以創造出七種變化式。

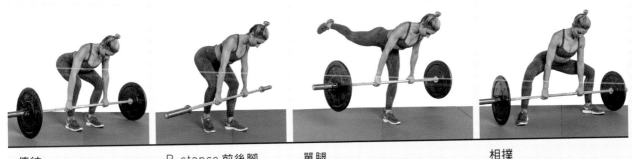

傳統　　　　B-stance 前後腳　　　單腿　　　　　　　相撲

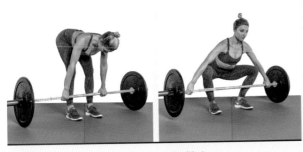

直腿　　　　　　抓舉式

　　如果你從地面舉起重量，可以透過赤字或訓練磚來增減動作範圍。你也可以由最高點姿勢開始做，並且藉由改變站距、膝關節動作與抓握法來執行羅馬尼亞硬舉的變化式。這還僅僅只是使用槓鈴而已！你還可以使用六角槓、地雷管、槓片負重桿、壺鈴及啞鈴來創造更多變化式。

髖關節鉸鏈

　　髖關節鉸鏈的動作模式是所有硬舉變化式的基礎。然而，這項技巧比較像是教學工具而非真正的運動。也就是說，你不是用這個動作來發展腿後肌群，而是用來教導、灌輸良好的髖關節鉸鏈力學，像是髖部往後坐，身體前傾時保持背部平坦。換句話說，適合從未學習正確硬舉的人。一旦你可以在脊椎中立的情況下以髖關節為鉸鏈向前傾，就不需再練這項動作，除非是用來暖身或伸展腿後肌群。

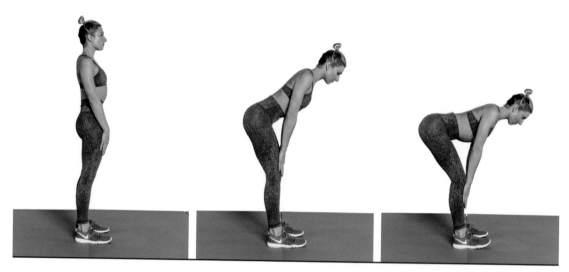

做這項練習時，可以站在牆壁前，試著把屁股往牆壁坐，或者也可以懸空做。如果我採取後者，我會請客戶想像有一條繩子把他們的髖部直直往後拉。這兩種情況下使用的技巧是相同的：就硬舉預備姿勢、繃緊脊椎，接著髖部和腿後肌群往後拉，並且保持小腿垂直於地面，若有需要，可以彎曲膝蓋。髖部向後坐時，身體前傾，全程維持脊椎中立，雙手可以自然下垂，或者放在髖部上。一旦達到動作範圍的極限——意思是再往下就會圓背，就以流暢的動作將髖部向前推，並且拉起軀幹。

單腿髖關節鉸鏈

　　單腿的髖鉸鏈動作出乎意料相當具有挑戰性。它會高度伸展腿後肌群，且需要大量的平衡感。為了有效利用這項運動且改善力學，我建議將手放在牆壁上、抓著柱子或是高大的箱子以支撐自己、維持穩定。這可避免你在前傾時發生旋轉、扭轉或是搖晃這些徒手訓練變化式常見的狀況。熟練後，你便可以使用較小的箱子，或完全不用輔助。一旦你可以用良好的動作形式做好單腿髖鉸鏈動作，就可以用槓鈴、單一壺鈴或啞鈴、兩個壺鈴或啞鈴、六角槓鈴或地雷管來增加負重。我鼓勵絕大多數的客戶握著東西以保持穩定，尤其是額外增加負重的情況下。我寧可他們挑戰自己的肌肉，而非擔心要如何維持平衡。正如接下來的 B-stance 前後腳變化式，你可以將單腿髖鉸鏈動作應用在大多數硬舉變化式上，尤其是羅馬尼亞硬舉、傳統硬舉和直腿硬舉。

單腿髖關節鉸鏈

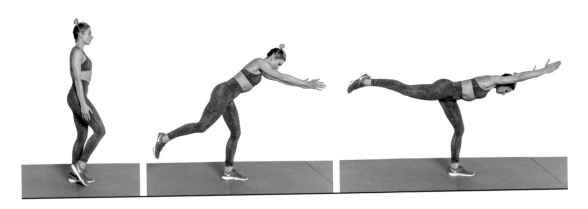

手持啞鈴單腿髖關節鉸鏈

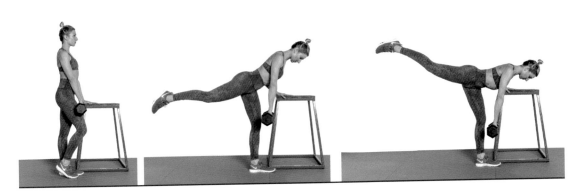

採取窄站距，腳掌朝前，位於髖部正下方。動作開始時，你需要同時做幾件事：重心放在一條腿上，以髖關節為鉸鏈，身體向前傾，過程中脊椎保持中立，接著另一腿直直伸向身體後方。當你這麼做時，稍微彎曲膝蓋，小腿盡可能垂直於地面、兩邊髖部等高（在同一個水平面）。你可以一手放在牆壁上或抓著柱子以得到額外支撐，另一手伸向長凳或箱子，或是雙手放鬆自然下垂。要反轉動作時，後方的那一腿向前移動，並在伸展髖關節的同時拉起身體。

B-stance 前後腳髖關節鉸鏈

正如所有前後腳變化式，重點是將大約 70% 的體重放在其中一腿。當然，很難確切知道究竟有多少比例的體重落在這一腿，所以只要體重主要放在一腿，而另一條腿主要用於支撐與平衡，應該就相差不遠。加上負重時，重量及反覆次數都適中即可。在前後腳硬舉中，常見的錯誤是舉太重，使得支持腿承受過多重量，變成不對稱傳統硬舉，失去優先訓練一腿的效果。負重可以使用槓鈴、壺鈴、啞鈴或是六角槓鈴，這些我都會在「負重與設備的變化式」一節說明。

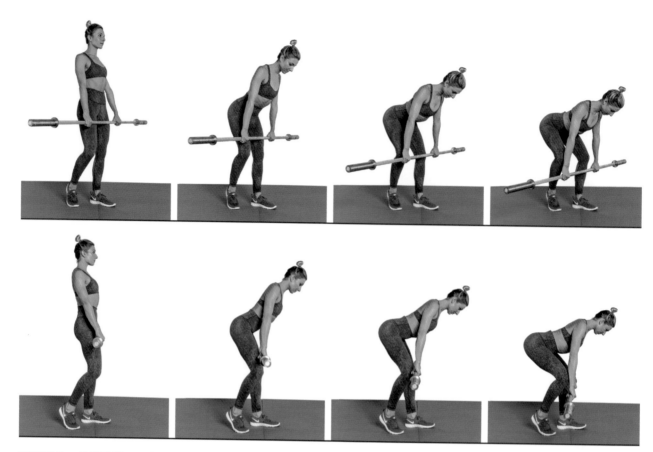

腳掌朝前，位於髖部正下方。把大部分體重（約 70%）轉移到其中一腿。輔助腿的腳掌稍微向後滑，腳尖對齊前腳腳跟，然後往外轉，並且抬起腳跟。此後，動作的力學和髖鉸鏈一樣：髖部往後坐，身體前傾，過程中背部保持平坦。重量不要平均分配於兩腿，而是主要集中在其中一腿。所以，當你以髖部為鉸鏈動作時，重心放在承重腿的腳跟或中足部，並稍微彎曲膝蓋。雙手可以放鬆下垂。以不圓背為前提，身體盡可能往下，接著流暢地伸展髖關節與膝關節以反轉動作。

羅馬尼亞硬舉

　　羅馬尼亞硬舉本質上是負重的髖鉸鏈動作。也就是說，這個動作一開始是站姿，接著將重量降至膝蓋以下，不必執行完整的動作範圍。動作從最高點展開，以髖關節為鉸鏈打直背部向前傾，會比從最低點展開要來得輕鬆。然而，你仍必須將重量拉到最高點才能開始做，所以羅馬尼亞硬舉通常會用較輕的負重與中等反覆次數。更棒的是，你可以強調離心階段，高度專注在髖鉸鏈動作力學，並好好控制重量下降的過程。多數人會感受到腿後肌群的激烈伸展，這也是改善柔軟度的好方法。如果你的腿後肌群柔軟度已經不錯，可能就不會感受到太多伸展，而且你可能會想把重量一路下降到地面。但這麼一來會改變這項運動。靈活且柔軟度佳的運動員在保持穩定的同時，應該專注在穩固姿勢以及反轉動作的部分。

　　你可以使用槓鈴、六角槓、壺鈴或者兩個啞鈴，並以雙腿站姿（窄、中等或相撲站距）、B-stance 前後腳站姿或者單腿站姿來進行羅馬尼亞硬舉。

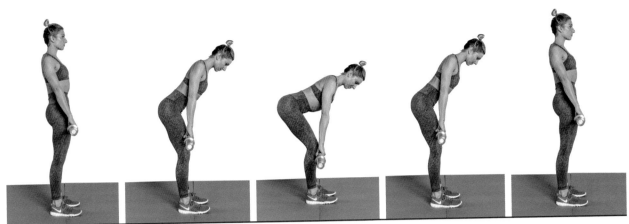

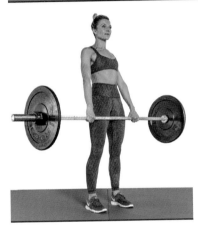

就硬舉站姿，雙腳間距介於肩寬與骨盆寬之間，槓鈴位於雙腳中央正上方，背部打直，雙手以對稱握距握住槓子，手掌離大腿約一個拇指寬，然後展開髖關節鉸鏈動作。我建議採用傳統的雙手正握法，雙手掌心都朝向自己的身體。因為無需舉大重量，所以沒有必要使用正反握或者勾握法。將重量以硬舉的方式舉到最高點位置，如果有必要，花一點時間調整姿勢：稍微收縮臀肌、背部打直、雙肩稍微往後。下一個階段需要同時做幾件事：手臂放鬆，小腿垂直於地面，重心放在腳跟，臀部向後坐，以髖關節為鉸鏈上身向前傾，過程中維持背部平坦。臀部向後坐、身體向前傾時，槓鈴要始終貼近你（可能會從你的大腿上滑下來），並將槓鈴下降到剛過膝蓋的位置。之後反轉動作：伸展髖關節、上身抬高、膝蓋伸直。站直時，槓鈴貼著雙腿，並略微收縮臀部以伸展髖關節。

美式硬舉

　　美式硬舉和羅馬尼亞硬舉很類似，但你不必在整個動作範圍內都保持骨盆中立，而是在動作最低點骨盆前傾，在最高點骨盆後傾。你的骨盆依舊維持在中立區域，但過程中前後傾斜。這有三項效果：1、在動作最低點骨盆前傾可以讓腿後肌群得到更大程度的伸展；2、在動作最高點骨盆後傾可以啟動更多臀肌；3、可以讓你學會控制與協調骨盆。很顯然，以這個變化式而言，你要用相當輕量的負重。若你有下背痛的病史，可能要完全避開這個運動。這個運動適合搭配中至高等且帶有節奏的反覆次數。

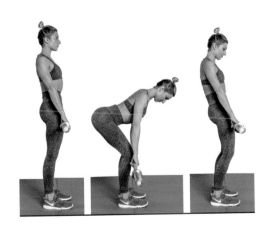

雙手握住槓鈴站立。像在做羅馬尼亞硬舉那樣降下身體，保持小腿垂直於地面，盡可能往後坐。下降時，槓鈴沿著大腿滑動，並且前傾骨盆。槓鈴一過膝蓋就立即停止。起身時，反轉動作和骨盆位置，並以強而有力的骨盆後傾將髖部往前推，然後鎖住。做羅馬尼亞硬舉時，槓鈴只會垂直上下，美式硬舉則不同，還包括髖部向前推的水平動作。手臂很長的人或許可以加寬雙手握距（有點像是抓舉），如此槓鈴的高度在鎖住階段會更接近髖部。

傳統硬舉

正我先前所提，傳統硬舉是肌力的終極考驗、訓練中的王者。若正確執行，參與的肌肉比其他訓練都要來得多，包括蹲舉。將重物由地面上抬起是相當基本的事。基於以上原因，硬舉成為多數人最在意的運動，但這也為認真追逐個人紀錄的重訓者帶來問題。

與任何運動相較，你更常看到人們（即便是進階重訓者）在做硬舉時舉太重或是練太多組，以至於動作技巧崩解。雖然我極力推崇漸進式超負荷，但有時候你並非處在最佳狀態——你受了傷、下背痛，或者膝蓋有些小毛病，這些時候，你必須傾聽身體的聲音，不要把自己逼那麼緊。我的重點是：別害怕做輕重量、高反覆次數的訓練，尤其你的目標是打造更好的體態時。當然，硬舉是肌力的終極考驗，如果舉大重量符合你的目標，你該運用漸進式超負荷。然而，請不要過度沉迷於超大重量的硬舉，或是每次踏進健身房都想要做到力竭，這樣身體的負擔會太重，最後只會傷害自己。請記住，要是因為受傷而必須坐冷板凳，你的臀肌是不可能進步的。

你也可以用前後腳站姿的方式訓練傳統硬舉，來強調其中一隻腳。若想要學習如何執行前後腳變化式，請見第 513 頁。

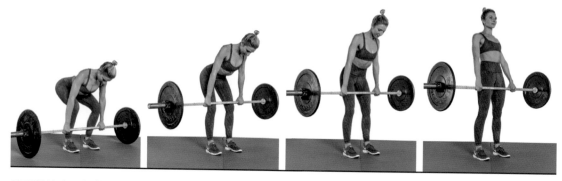

就硬舉站姿，槓鈴位於雙腳中央正上方。接著以髖關節為鉸鏈，上身前傾並握住槓鈴，你可以採用雙手正握法、正反握或者勾握，雙手距離大腿約一個拇指的距離。你可以利用槓鈴的刻痕確認自己握得是否對稱。然後，手拉槓鈴，肩胛骨下沉，保持背部平坦，抬高髖部使膝蓋微彎，小腿垂直於地面，確認全身沒有鬆弛的部分，保持緊繃。你應該會感受到整條後側鏈的強大張力。深吸一口氣，收縮核心肌群和橫膈膜以製造核心張力。執行動作時，你必須同時做幾件事：以腳跟發力，伸展髖關節與膝關節，然後抬高軀幹，槓鈴全程都貼近你。伸展髖關節並站直的過程中，槓鈴越過膝蓋後，就沿著大腿往上。站直後保持中立姿勢，同時收縮臀部以鎖住髖關節。離心／下降的階段，看起來應該要和向心／上升的階段完全相同，只是反向：彎曲膝蓋和上身向前傾的同時，將髖部和大腿後側往後坐，並維持小腿垂直。當你這麼做時，可以想像成用槓鈴抹過大腿。接著藉由髖關節鉸鏈降低重量，全程控制好動作，直至回到起始位置。想像雙腿用力推開地面，用臀推動作鎖住，然後以羅馬尼亞硬舉的方式降下重量。（如果這些指示讓你感到困惑，可以忽略，但有許多人覺得很有用。）

相撲硬舉

相撲硬舉本質上就是寬站距的硬舉，而寬站距會改變動作力學。由於雙腳大幅外展且打開，軀幹被迫更偏向直立。這個變化式在健力選手間相當受歡迎。事實上，世界上絕大多數最強壯的硬舉選手都偏好以相撲姿勢舉重，原因可能結合了：1、拉起的距離較短；2、更依賴股四頭肌和內收肌；3、背部的負擔較小，因而可以允許稍多的訓練量。如果你是為了鍛鍊肌力，應該最常以較強壯的站距來進行訓練。然而，即便你偏好相撲硬舉，我認為仍應該要練傳統硬舉，因為訓練成效會轉移至相撲變化式。事實上，我發現比起相撲硬舉和全蹲舉，相撲蹲舉和傳統硬舉的組合更有助於我做好相撲硬舉，這相當奇怪。

以臀肌訓練而言，大多數人在相撲的變化式中可以感受到更多臀肌。根據大家口耳相傳的經驗回饋，相撲變化式相較於傳統硬舉，可以更高程度地激發臀肌。然而，後者的動作範圍較大，也許在誘發臀肌肥大上可以扳回一成。除此之外，只有一篇研究比較健力選手做相撲硬舉和傳統硬舉時的肌肉活動性，結果肌電圖顯示了相似的臀肌活動性。我的建議是，兩種都要訓練。假設客戶能承受這兩種運動，我會在課表中混合兩者，以增添多樣性，避免無聊。

有些人（包括我）由於髖關節的構造和身體比例的緣故，不容易找到合適的相撲站距。如果你也有這個困擾，請考慮縮減雙腳站距，或是只做感覺較好的變化式。

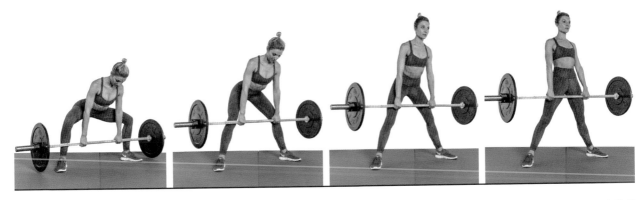

首先，先找出適合你的雙腳站距與外展角度。多數人雙腳會站得比肩膀寬，並且外展至大於 45 度。如果你的小腿從前面和側面看都大致垂直於地面，且你可以在背部打直和身體直立的情況下碰到槓鈴，應該就是不錯的站距。找到理想站距後，將槓鈴放在能碰到小腿（或是很接近）的位置，以髖關節為鉸鏈下降，同時外展髖關節（膝蓋往外），並抓握槓鈴。多數重訓者的手臂必須直直垂下，並採取正反握。我建議身形較為嬌小的重訓者稍微握寬一點，握在槓鈴的刻紋上，這有助於抓握。下一個步驟是繃緊身體。下降髖部，抬高身體，同時肩胛骨往下沉。要記得做相撲硬舉時，你的身體比傳統硬舉更偏向直立。就預備動作時，手臂伸直（放鬆）、背打直。大口呼吸、啟動橫膈膜與軀幹的肌肉來繃緊姿勢，接著從腳跟發力，以流暢的動作伸展髖關節與膝關節。由於身體角度的緣故，當你站直時，槓鈴會滑過你的腿。收縮臀肌以鎖住髖關節，接著以相同但反向的動作降下重量。

直腿硬舉

直腿硬舉對於伸展腿後肌群、加強動作範圍末端（你活動度的極限）的肌力是很棒的運動。使肌肉伸長，並且強調離心收縮的運動，可以藉由增加肌纖維的實際長度而增加活動度（科學的說法是，肌小節的數量連續性地增加了）。靜態伸展與之相反，主要作用是改變大腦對伸展的容忍度，不會改變肌肉的性質。雖然這項變化式顧名思義必須保持雙腿硬直，其實膝蓋要稍微彎曲。

全範圍的直腿硬舉通常只適合腿後肌群柔軟度、髖屈曲活動度都很好的人和運動員。如果你無法做好預備動作，或無法以挺直的脊椎前傾握住槓鈴，繼續做羅馬尼亞硬舉即可，直到腿後肌群練出足夠的柔軟度去做出良好的準備姿勢。你也可以練單腿直腿硬舉及相撲直腿硬舉。

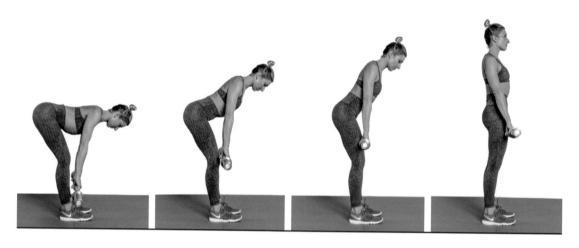

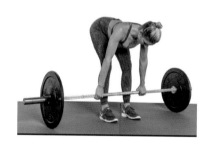

直腿硬舉的預備動作和傳統硬舉一樣，只是膝蓋彎曲的程度少一點。你的軀幹幾乎與地面平行，而非只向前傾斜 45-60 度。如果你希望更加伸展腿後肌群，可以採更寬的握距來下降到更低。如果你是進階重訓者，可以在下降至最低點時將重量稍微往外移，這會增加腿後肌群的負重，並提供更進一步的伸展。當你起身、槓鈴越過膝蓋時，把槓鈴往自己的方向拉，使槓鈴滑過大腿。接著收縮臀肌以鎖住髖關節。同樣的，只要脊椎能夠維持相當程度的中立，你可以站在槓片、訓練磚或者瑜伽墊上，以製造赤字。換句話說，動作不要低到你過度圓背。

抓舉式硬舉

抓舉式硬舉其實就是握距相當寬的硬舉。但是，如同寬站距的相撲硬舉，寬握距也會改變硬舉整體的力學。基於運動專項性的理由，它深受奧林匹克舉重選手歡迎，但對一般想練臀的人而言，它就是增添多樣性的另一個變化式。最棒的地方在於，它能增加髖關節和膝關節的動作範圍，並且軀幹更為直立。就此而言，它是硬舉和深蹲的混合動作。

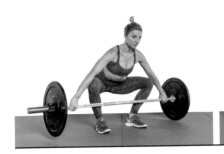
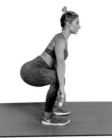
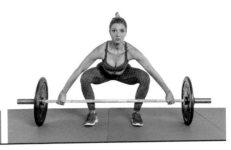

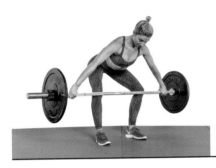
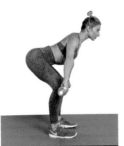

靠近槓鈴，就硬舉站姿，一如傳統硬舉的預備動作。如果你有練奧林匹克舉重，請以抓舉的方式握槓。如果你只有做臀肌訓練，就需要找到理想的握距。握著槓子站立時，槓子恰好對齊髖前皺摺就是理想的握距。若你跟我一樣是高個子，幾乎要握在槓子的末端。你很可能會需要使用拉力帶，因為在大重量的情況下你很難握住槓鈴。當你放低身體就預備動作時，你會發現握距越寬，就需要蹲越低，幾乎等於深蹲。換句話說，你的膝蓋需要往前移一些才能維持良好的姿勢。由最低點開始的力學和硬舉一樣：雙腿用力，將重量舉離地面，伸展髖關節和膝關節的過程中，槓鈴保持貼近你，接著起身，收縮臀肌以鎖住髖關節。然後反轉動作：往後坐，槓鈴越過膝蓋後，讓重量垂直下降。

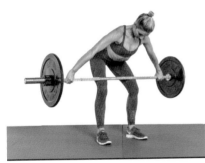
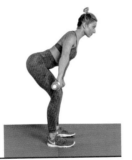

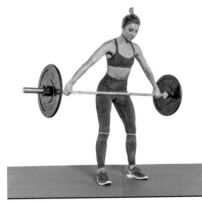
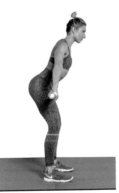

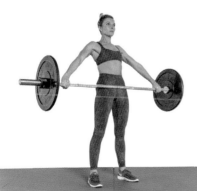
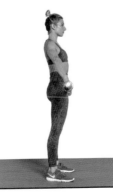
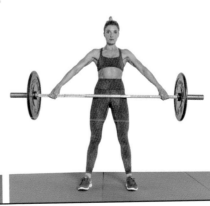

負重與設備的變化式

由於槓鈴是最普及的設備，我用槓鈴示範硬舉變化式。然而，其他器材也可以用在硬舉的絕大多數變化式上，包括壺鈴、啞鈴、六角槓、BC T-Bell（槓片負重桿）以及地雷管。

彈力帶與槓鈴結合的變化式

槓鈴硬舉的最大好處在於變化多端。不僅可以做硬舉的所有變化式，也可以調整適度的負重，意思是你可以舉輕、舉重，或是任何介於兩者之間的重量。你也可以將迷你彈力帶繞在套筒旁，做槓鈴彈力帶的變化式。如果你有臀推機或是硬舉平台可以用，你可以利用彈力帶附件。若無上述器材，你可以使用兩個交叉相疊的啞鈴或者兩個大重量的啞鈴。槓鈴彈力帶的變化式的好處在於增加鎖住階段的難度，卻不會增加舉起階段的負荷。

彈力帶繞啞鈴的硬舉

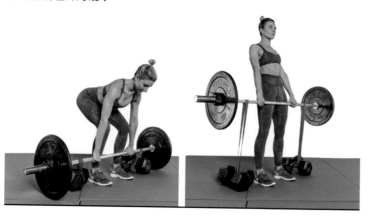

彈力帶繞臀推機的硬舉

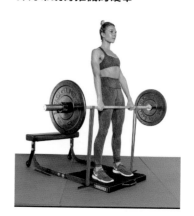

雖然槓鈴對大多數人來說很棒，但也不是每個人都適合。此外，大多數飯店和家庭健身室都沒有槓鈴。所以假設你討厭槓鈴硬舉變化式、每次用槓鈴硬舉都會受傷，或者你沒有槓鈴，仍舊有許多很好的變化式可選。

六角槓的變化式

六角槓將重量放在身體兩側，而身體則在六角槓中間，這可以使動作模式更加自然。你不需擔心怎麼在膝蓋周圍移動重量，可以採取身體更為直立且膝蓋更向前的姿勢，很像深蹲（但沒有蹲那麼低）。這不僅使動作變簡單，也減少了下背的負擔。所以，若你有下背痛的病史，或者槓鈴硬舉會造成你的背部問題，六角槓的變化式可能會適合你。但並非每個人都是如此，我有許多女性學員並不喜歡六角槓，原因是兩邊握把相距太寬，肩膀感覺很怪。你可以用六角槓來進行幾乎所有的硬舉變化

式：羅馬尼亞硬舉、單腿變化式（如果槓子有開口的話）、傳統硬舉以及直腿硬舉。

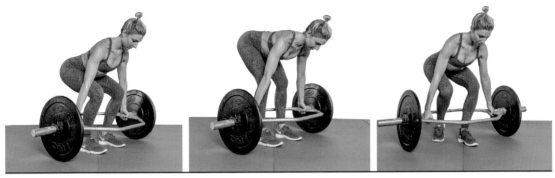

六角槓傳統硬舉　　　　　六角槓直腿硬舉　　　　　六角槓前後腳硬舉

壺鈴變化式

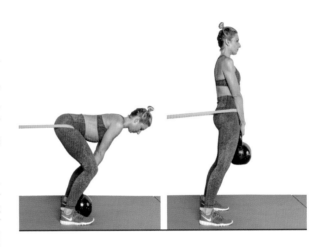

　　我喜歡用壺鈴硬舉來教導初學者如何硬舉。事實上，許多人喜歡壺鈴更勝於槓鈴，因為壺鈴就位在你的正下方，動作模式更自然，抓握也很集中，且更容易掌握重量。以此而言，壺鈴硬舉很類似六角槓硬舉，只是重量位於你的雙腿之間。不僅如此，壺鈴硬舉的用途也相當廣泛：你可以用各種站距執行各種硬舉變化式，包括對側（重量握在著地腿的另一側）和同側（重量握在著地腿的同側）單腿變化式。你也可以結合站姿彈力帶直立臀推和壺鈴硬舉，以加強髖關節伸展，提升臀肌訓練的強度。

　　為了獲得壺鈴硬舉的最大效益，舉大重量是相當重要的。問題在於大多數健身房沒有大重量的壺鈴。若你已經相當強壯，但無法取得大重量壺鈴，最好還是使用六角槓或槓鈴。

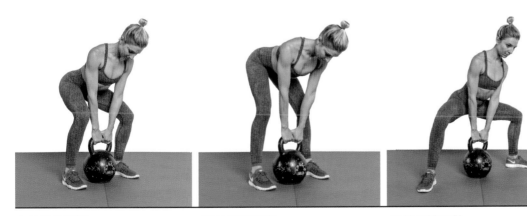

壺鈴傳統硬舉　　　　　　壺鈴直腿硬舉　　　　　　壺鈴相撲硬舉

雙啞鈴的變化式

　　啞鈴握提（雙啞鈴硬舉）是硬舉動作模式的另一種負重方式。大多數人只有在做直腿硬舉和羅馬尼亞硬舉時才會使用啞鈴，但是其實對於傳統硬舉和單腿羅馬尼亞硬舉來說，啞鈴也是相當有效的負重工具。啞鈴的變化式最棒的地方在於你幾乎可以在任何地方做——多數人家裡都有啞鈴，旅館的健身房也幾乎都有，而且幾乎每一種硬舉變化式你都可以用啞鈴取代槓鈴。

　　以啞鈴直腿硬舉而言，我喜歡將重量放在身體兩側，與身體呈 45 度角。至於啞鈴硬舉，我喜歡以掌心相對的對握讓重量位於身體兩側，握把方向朝向前後。這兩種變化式主要的差異在於膝蓋是否彎曲以及軀幹的角度。在單腿硬舉中，膝蓋彎曲的程度較低，身體更加水平。而在啞鈴硬舉，膝蓋更為彎曲，身體也更加直立。啞鈴硬舉的動作模式和六角槓硬舉完全相同，主要差別在你的站距可能需要稍微窄一些，而且必須在啞鈴觸地之前就反轉動作（下降至小腿下半截，之後站起身）。

雙腿變化式

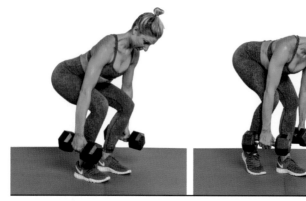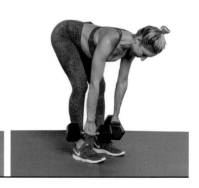

啞鈴硬舉　　　　　　　　　前後腳啞鈴硬舉　　　　　　　啞鈴直腿硬舉

單腿變化式

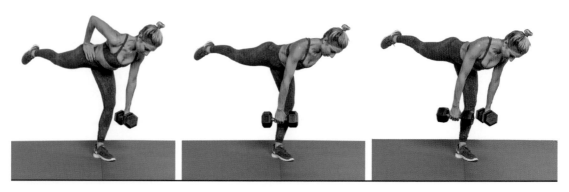

同側啞鈴單腿羅馬尼亞硬舉　　對側啞鈴單腿羅馬尼亞硬舉　　　雙啞鈴單腿羅馬尼亞硬舉

單腿外展的直腿硬舉

　　不久之前，人們開始做後腳墊高的羅馬尼亞硬舉變化式，有點像保加利亞分腿蹲（詳見第464頁），但不是主動彎曲膝蓋進行關節鉸鏈動作，而是讓臀部往後坐並保持小腿垂直。理論上這是個好主意。墊高一腳會使多數重量落在著地腿上，創造出獨特的單腿變化式。然而，在身後墊高一腳，然後再向前做鉸鏈動作其實沒那麼合適。這並不穩定，容易使你左右搖晃，所以我沒有將保加利亞分腿蹲羅馬尼亞硬舉納入本書。單腿外展的直腿硬舉可以解決這個問題，一腿外展，放在架高的平台上，就有額外的側向穩定度，你可能會覺得這比其他單腿變化式簡單。操作時比照 B-stance 前後腳變化式，請將70%的重量放在著地腿，保留30%於外展腿。你可以用任一手握住啞鈴或壺鈴，或是兩手各握一個。

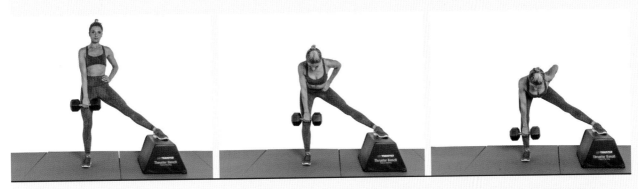

一腳放在小跳箱或是訓練凳上。髖部向後推，著地腿的小腿盡可能與地面垂直。身體向前傾時，膝蓋稍微彎曲。

槓片負重桿的變化式

　　槓片負重桿適用於椅間深蹲、直腿硬舉還有跨式硬舉等，本質上是混合深蹲和硬舉的動作。膝蓋的角度類似深蹲，但是軀幹更往前傾，且與硬舉相同，都由地板舉起重量。由此觀之，這個動作很類似抓舉式硬舉，但不是採用寬握距，而是以窄握距握著 V 型或 T 型把手。而且，你是站在箱子上，因此可以蹲得更低，髖關節與膝關節的動作範圍也因而更大。這些握距的細微差異、身體姿勢還有動作範圍，就是跨式硬舉獨特的地方。它結合了深蹲和硬舉的優點，甚至可能是更安全的選擇。換句話說，如果深蹲和硬舉會造成問題，例如背蹲舉時槓鈴造成你肩膀痛、硬舉加重下背疼痛，則跨式硬舉可能是不錯的替代方案。事實上，我已經訓練並且將跨式硬舉放進菜單超過二十年，而我從未受傷。臀肌研究所也一直進行跨式硬舉訓練，絕大多數客戶都承受得很好。

　　雖然你可以使用啞鈴或壺鈴進行跨式硬舉，但都不理想。啞鈴握起來不舒適，而壺鈴的握把通常太粗，且兩者都無法微調重量，也無法舉大重量（45-90公斤）。

因此，我建議使用槓片負重桿。然而，槓片負重桿大多無法調整長度，通常又太長。因此我開發出 BC T-Bell，基本上就是沒有上述缺點的槓片負重桿。

無論使用槓片負重桿、啞鈴或是壺鈴，我建議以中到高的反覆次數（8 到 20）來進行跨式硬舉。我通常安排在課程中段。

槓片負重桿硬舉

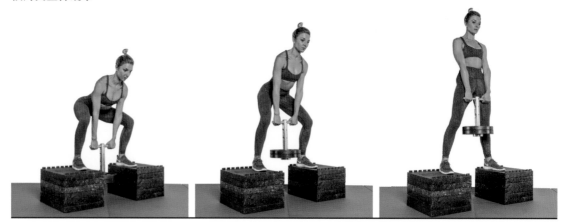

軀幹與髖部的位置

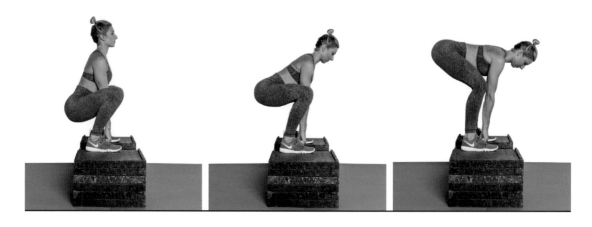

地雷管的變化式

地雷管是槓鈴的一種變形，可以運用在所有硬舉的動作模式中。我必須承認，地雷管並非我最愛的器材，因為樞軸點的位置很低，結果是力量曲線在動作最低點很費力，在最高點很輕鬆。它也改變了動作力學，因為你必須傾身向前以保持平衡。不過，只要使用地雷管框架配件，或者把地雷管放在增強式跳箱上，就能輕鬆解決這個問題。但這會製造另一個問題：墊高地雷管，就無法做大重量訓練。所以你必須發揮創意，把地雷管的負重端架在箱子上，或是使用較輕的負重。儘管如此，我的許多同事與客戶仍很喜歡地雷管，且它適用於各種硬舉的變化式，所以我也將之納入選項。

地雷管硬舉

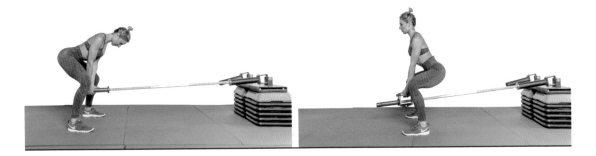

直腿地雷管硬舉

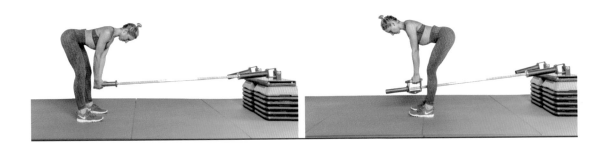

對側單腿地雷管硬舉

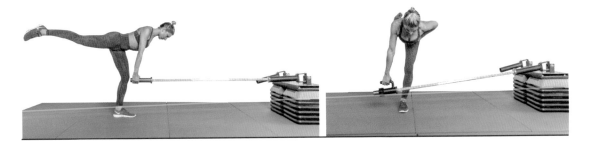

同側單腿地雷管硬舉

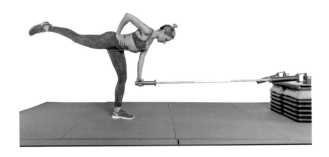

早安式體前屈

早安式體前屈和硬舉很相似，都是髖關節鉸鏈動作，且主要鍛鍊腿後肌群、臀肌以及豎脊肌。但你不是以手握著重量，而是用背部負重。

早安式體前屈在健身界名聲不佳，原因是操作不當或用大重量時很危險。雖然所有運動都這樣，但早安式體前屈會更加嚴重。

推究其原因，可能跟傳統健力選手做早安式體前屈的方式有關。路易·西蒙斯，傳奇健力選手、西岸槓鈴俱樂部的創始人，用早安式體前屈取代硬舉，推廣了這項運動。我還記得在二十年前讀到他的方法，而他做早安式體前屈的理由至今依舊成立，也就是（如同我先前所述），大重量硬舉會對身體造成很大負擔。事實證明，早安式體前屈並不會讓你太過難受。這為認真的健力選手提供了兩項關鍵好處。

首先，早安式體前屈可以強化硬舉會使用到的肌肉，但不會削減總訓練量。換句話說，你可以更頻繁訓練，且即使不做大重量硬舉，仍可以在硬舉中變得更加強壯。

其次，早安式體前屈有助於降低受傷風險——深蹲動作有個常見錯誤，即在動作最低點過早將髖部抬起，這在大負重深蹲中相當常發生，而由於早安式體前屈正是在模仿深蹲的動作模式，所以照理說可以強化該動作運用到的肌肉，而這可能有助於在錯誤發生時避免傷害。

問題在於，會做早安式體前屈的健力選手通常都舉相當重，且在某些情況下會圓背。這正是人們受傷的原因，他們對自己太有自信、負重過重、動作形式不標準，或者沒有暖身就用槓鈴負重。武術家李小龍先生就是做早安式體前屈的時候傷了背部。他做的太重，60公斤，與他的體重相同，又沒有花足夠的時間暖身，導致災難性的結果。他的一條薦神經受傷（腰椎中的一條神經），極度痛苦地臥床六個月。更糟的是，他沒有完全復原。根據報導，他在不幸英年早逝前都飽受下背痛折磨。

但我們不該因此就認定早安式體前屈必然會造成傷害。只要使用正確的技巧，不要過度熱衷於增加重量，早安式體前屈其實非常安全。不僅如此，在很多情況下，早安式體前屈是很棒的選擇。假設你的膝蓋受傷而無法深蹲，或者手腕受傷無法硬舉，早安式體前屈就是很好的替代選項。早安式體前屈還有許多意料之外的好處。除了可以將成效轉移到深蹲和硬舉，正確執行早安式體前屈也可以加強背部肌肉，不但不會造成還有助於預防下背痛。這個運動在臀肌承受張力的狀態下伸長臀肌，對於只對臀肌訓練有興趣的人來說，是髖關節鉸鏈極佳的輔助訓練。最後，它在動作範圍末端伸展並強化腿後肌群，可以改善髖關節屈曲的活動度。

指引與提示

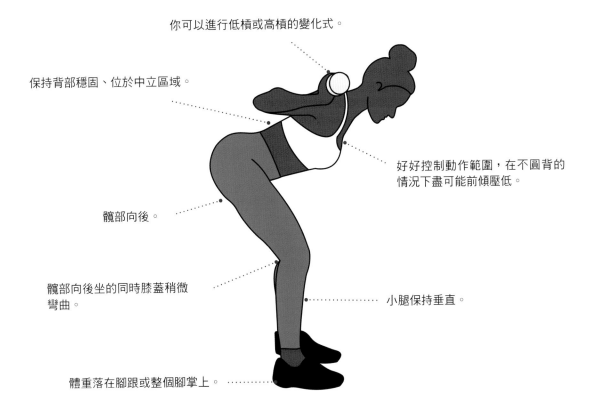

你可以進行低槓或高槓的變化式。

保持背部穩固、位於中立區域。

好好控制動作範圍，在不圓背的情況下盡可能前傾壓低。

髖部向後。

髖部向後坐的同時膝蓋稍微彎曲。

小腿保持垂直。

體重落在腳跟或整個腳掌上。

　　由於早安式體前屈的動作模式類似低槓背蹲舉及硬舉，所以許多技巧和指引是一樣的。這些內容或許很冗贅，仍有必要再度提醒，尤其練早安式體前屈有導致下背受傷的風險與惡名。簡而言之，雖然以下準則很顯而易見，且適用於所有運動，但我仍認為有必要加以說明，因為有些人會非理性地畏懼這個運動。

站距與預備

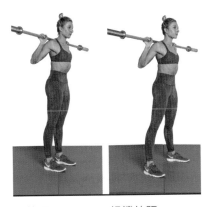

窄站距　　　　相撲站距

　　早安式體前屈的站距和預備跟硬舉與深蹲一模一樣：你可以採取窄站距（雙腳站在髖部下方）、中等站距（雙腳與肩同寬或是更寬），或者是寬／相撲站距（雙腳遠比肩膀還寬，腳掌朝外）。此外，你可以讓腳尖朝前、稍微朝外或是明顯朝外，任何你喜歡的方式都可以。一如我在本書中不斷重複提到的，你必須不斷試驗以找到最適合的站距。而且，如果你能好好承受不同站距，就可以在單次訓練課程或訓練週期內混入不同的站距，以增加多樣性。

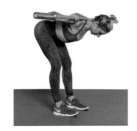

窄站距

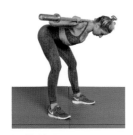

相撲站距

髖部及脊椎力學

　　無論採取窄、中等或寬站距，切記都要維持脊柱中立，並以髖關節為鉸鏈。關鍵在於進行鉸鏈動作前先深吸一口氣、收緊橫膈膜和軀幹的肌肉以穩定姿勢，進而穩固脊椎。髖部往後坐時，可以稍微弓背，只是得確保腰椎不至於過度伸展。你應該會感受到臀肌、腿後肌群和背部的張力。接著，重點是在髖部往後、上身前傾的過程中保持脊椎位於中立區域。如果你做對了，小腿會幾乎完全垂直。為了確保學員是從髖部向前傾，不會彎曲背部，我常會要他們想像有條繩子綁在他們的髖部上將他們往後拉，你也可以試著想像挺起胸膛（不要圓背的另一種說法），同時盯著前方三公尺外地板上的某一點。

增加負重前先行暖身，並且慢慢增加

　　讓我們從李小龍的錯誤中汲取教訓，在徹底暖身前不要貿然做這項運動。事實上，許多人用輕量的早安式體前屈（只用空槓或是彈力帶）來為硬舉暖身。要增加早安式體前屈的負重時，你也應該這麼做。另外，要知道早安式體前屈可能會導致腿後肌群過度痠痛，這也很重要。這表示你該步步為營，請維持低組數與低反覆次數（2 或 3 組、8 到 12 下是很好的開始），直到你了解身體會如何反應。

不要舉太重

　　如果你只對臀肌訓練有興趣，就沒有任何理由做超級重的安早式體前屈。請維持低負重，並且專注在大腦肌肉連結。但若你追求的是硬舉個人紀錄，那就是另一回事了。即便如此，我仍要提醒你保持完美的動作形式，不要追求極限或完全力竭，並搭配適度的反覆次數與負重。

控制好動作範圍

　　早安式體前屈的最終目標是身體與地面平行，但前提是你的腿後肌群柔軟度以及髖屈曲的範圍足夠充分。做髖鉸鏈動作時，如果背部無法再維持平直，就該停止前傾。若你感受到背部開始垮掉或者你往前圓背，就是做過頭了。若你覺得腿後肌群已經繃到極限，就要反轉動作，並且起身。

錯誤與修正

我已經提供最基礎的訓練指引，以避免受傷，並得到最大訓練效益。簡單來說，遵循這些指引與提示，你就不太可能犯下有致傷之虞的錯誤。然而，有兩種錯誤你必須不惜一切代價避免：向前圓背以及過度弓背。

錯誤：圓背

做早安式體前屈時，若你用彎曲脊椎來向前傾，你的背部肌肉會成為主動肌而非穩定肌。你的前傾並非全然透過旋轉髖關節，而是部分透過髖關節、部分透過脊椎，這不僅會增加椎間盤以及某些腰椎韌帶的額外壓力，也會提高豎脊肌拉傷的風險。這往往在動作一開始就發生，原因可能是協調性差、不了解正確的動作形式；也可能發生在動作最低點，源於腿後肌群已繃到極限，要再往下就只能圓背。

修正：
最佳預防方法是在增加負重前先練熟徒手早安式體前屈（稍後就會介紹）。繃緊脊椎並保持脊椎穩固（打直或稍微挺起），保持輕量負重、徹底暖身，且動作不要超出你的活動度。眼睛往前看，盯著前方大約 3 公尺的位置可能有幫助。

錯誤：過度伸展

早安式體前屈另一項錯誤是脊椎過度伸展。我發現女性比男生更常這樣，可能是因為具有脊椎超伸展活動度的女性比男性還多。無論如何，重點是在預備動作中脊椎要維持中立，並且在整個動作範圍都保持這個背部姿勢。許多人在預備動作中過度弓背，這會讓脊椎和韌帶在最高點和最低點承受較大的受傷風險。

修正：
剛開始請以空槓訓練，熟穩動作後再提升負重與訓練量。再次強調，請維持脊柱中立，在你力所能及的動作範圍內移動，決定負重時不要過度自信。如果使用槓鈴，請確保槓鈴左右對稱地放在背上。當你的臀肌將髖部往前推、使身體到達直立狀態，就要鎖住，脊椎不要再向後彎。

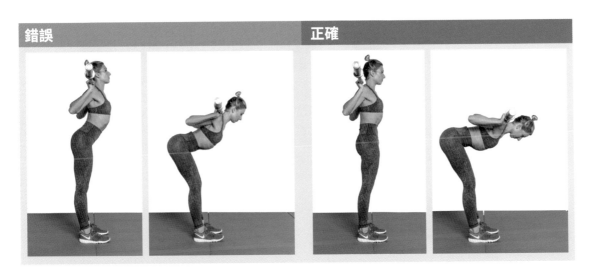

早安式體前屈的變化式

我開始訓練客戶時，會在最初幾次課程讓他們進行大量運動，並且仔細觀察反饋，以此判斷他們喜歡哪些運動，以及同等重要的，了解哪些運動是他們能夠承受的。如果客戶是重訓新手，我通常會從徒手訓練著手，並引介不同的站距，等客戶有經驗之後，再加上更進階的變化式。等客戶做硬舉時覺得安心且能勝任時，我才會引入早安式體前屈。

假設有重訓經驗豐富的客戶想要加強腿後肌群、臀肌和豎脊肌，並且改善深蹲和硬舉。首先，我會讓他練習早安式體前屈的基本技巧，以空槓嘗試不同的站距。如果他能以良好的動作形式執行動作，並且也喜歡做，我就會讓他試驗 B-stance 前後腳早安式體前屈，或是將訓練節奏調整成離心強調或暫停法變化式。相反的，如果他不喜歡、不符合他的體態目標，或者他有下背痛的病史，我就不會安排這項運動。

早安式體前屈有幾種執行方式。不負重時可以使用木棍、塑膠管或掃帚柄。可以將槓鈴放在背上，或者用彈力帶等。以上都可以採用窄、中等或是寬站距。接下來我會解說每一項變化式，說明各別好處，以及要如何正確執行。

徒手（掃帚柄／木棍／塑膠管）早安式體前屈

開始教導或學習早安式體前屈最棒的方法是使用木棍、輕桿子之類的東西，像是塑膠管或掃帚柄。將木棍沿著背部的長軸放置，可以在三個點與你相貼：後腦勺、胸椎及薦椎。這可以教導你在髖鉸鏈動作中保持脊椎中立。若木棍不再貼著你，你就知道你的脊椎不再中立，不是圓背就是過度弓背了。你也可以在此時摸索你能勝任的動作範圍。對初學者來說，2 或 3 組、每組 8 到 12 下是不錯的開始。幾天後，你可能會很訝異自己在主動伸展有輕微痠痛感。徒手早安式體前屈除了是出色的教學工具，也可以為激烈的腿後肌群和髖關節鉸鏈動作暖身，或是用來改善腿後肌群柔軟度。

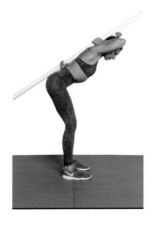

木棍沿著背部放好，並且採取正反握，一手放在下背，另一手在脖子後方。接著就早安式體前屈的預備姿勢，並收緊脊椎。要開始這個動作，你必須同時做幾件事：穩固脊椎（打直或者稍微弓背），髖部往後坐，傾身向前，膝蓋稍微彎曲，盡可能保持小腿垂直。重點是要在不圓背的情況下盡可能前傾壓低。同樣的，前傾壓低的程度取決於腿後肌群的柔軟度。有些人只能傾 45 度，而有些人可以到 90 度，也就是身體與地面平行。身體往前傾時，體重要平均分配在雙腳（腳跟不要離地）。反轉動作時，想像自己用力收縮臀肌以伸展髖關節，並同時抬高身體、伸直膝蓋。

彈力帶早安式體前屈

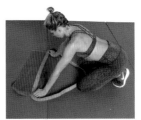

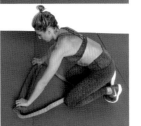

　　用長條阻力帶（104公分長）繞住雙腳與脖子，可以有效增加早安式體前屈動作模式的阻力。你可以將這當作暖身，或使用厚的阻力帶（也可以套疊多條阻力帶）增加阻力，讓動作更有挑戰性。在多數情況下，彈力帶的變化式會搭配較高的反覆次數，例如2到3組，每組12到20下。而且以彈力帶訓練時，鉸鏈動作越到後面阻力越小，脊椎承受的壓力也就越少。而人們常在最低點要反轉動作時閃到背。所以，如果你擔心受傷，降低這個範圍的阻力就是不錯的方式。

　　我也建議在彈力帶與脖子間放一條毛巾。這不僅可以減少摩擦，也可以避免在訓練完畢後染上橡膠味。我的某位前女友會揶揄我做完這個運動後聞起來像保險套。使用毛巾可以解決這個問題。

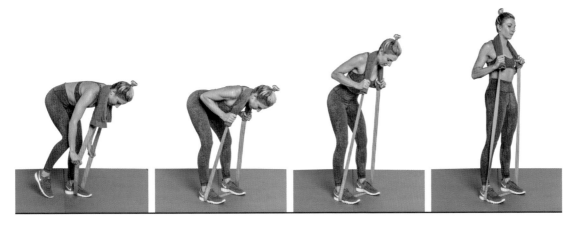

毛巾裹住阻力帶，然後繞在脖子後方，位置越低越好。雙腳足弓抵住阻力帶，採取窄站姿，保持阻力帶鬆弛。你可能需要往前傾身，並同時用雙手把阻力帶往上拉，才能把頭伸進阻力帶。站直後，做任何必要的調整，像是擴大站距。將阻力帶拉到脖子基部，然後抓住阻力帶（若感到不舒服，可以稍微把阻力帶往上拉以減少脖子所受的張力），繃緊脊椎，接著髖部往後坐，並稍微彎曲膝蓋來展開動作——小腿盡可能保持垂直，然後壓低身體。一旦你到達活動度的極限，就伸展髖關節和膝關節，並在起身直立時用力收縮你的臀肌。

槓鈴早安式體前屈

　　如果你有下背痛的病史，或者你在執行徒手或彈力帶早安式體前屈的變化式時覺得背部不適，則你可能不該進行這項運動。反過來說，如果你訓練時感覺很好，槓鈴變化式會是好選擇，尤其是如果你想打造蹲舉和硬舉的肌力。

　　新手應該由空槓開始，然後逐步增加負重。重點是，我建議用深蹲架來進行大重量的早安式體前屈，並且在你動作範圍末端下方幾公分的位置設置保護槓。如此

一來，如果不小心圓背或動作形式變形，可以降低髖部、彎屈膝蓋，然後放下槓鈴，而不必用有問題的動作形式做完整個動作。

關於槓鈴位置，一如背蹲舉，你可以做高槓或低槓變化式。大多數人偏好高槓，因為在過程中腿後肌群的感受更強烈，但用低槓可以揹更大的重量。正如所有變化式，兩種方式請都試試，再看比較喜歡哪一種。高槓或低槓早安式體前屈可以用一樣的技巧操作，但我偏好以直腿進行高槓變化式，做低槓變化式時膝蓋則稍微彎曲。我的低槓動作技巧看起來就像做錯的深蹲——在動作最低點髖部過早抬高。

如果你是為了改善硬舉而練早安式體前屈，我建議採用高槓變化式，因為訓練效果可以更好地轉移到硬舉的動作模式。如果你想改善深蹲，則膝蓋較為彎曲的低槓變化式較類似深蹲的動作模式。如果你的目標是增長臀肌，可嘗試不同的槓鈴位置和站距，優先訓練臀肌感受到最多張力的那一種。

高槓早安式體前屈

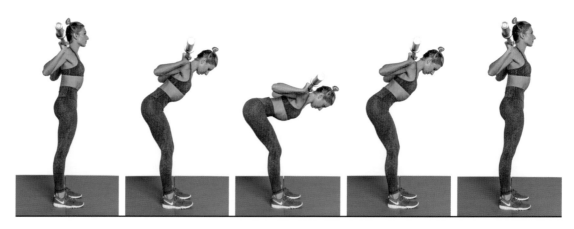

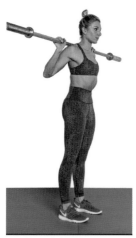

將槓鈴放在深蹲架上，在下方預備：把槓鈴放在脖子根部下方的斜方肌上。雙手抓握，手腕保持中立，讓手肘落在槓鈴後方，以製造上背的張力。接著保持穩定站姿，然後站直，舉起槓鈴離架。後退幾步，就早安式體前屈的站姿（窄距或相撲站距），接著深吸一口氣，收緊橫膈膜和軀幹的肌肉以繃緊脊椎。動作開始：髖部往後坐，身體往前傾，保持脊椎穩固（稍微弓背或打直），然後眼睛往前看。同時間，膝蓋略微彎曲，小腿盡可能垂直，讓重量平均落在兩腳腳掌。一旦抵達動作範圍的末端，或是身體平行於地面時，腳跟發力，以流暢的動作伸展髖關節和膝關節，抬高軀幹。伸展髖關節並起身時，用力收縮臀肌。

低槓早安式體前屈

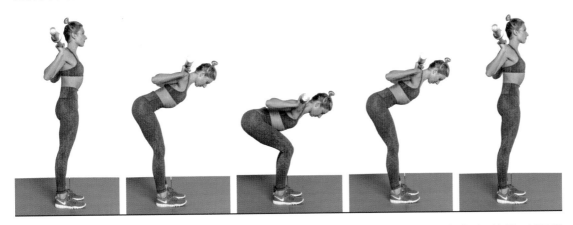

你也可以彎曲膝蓋以增加動作範圍,這有點類似低槓背蹲舉,但是膝蓋沒那麼彎,身體則更前傾。低槓變化式的預備動作和高槓的版本相同,但槓鈴不是放在脖子根部,而是放在斜方肌下方約 5-8 公分的位置,稍微高於後肩肌肉(後三角肌)。槓鈴離架後,就早安式體前屈的站距,收緊脊椎,接著將髖部往後坐,身體往前傾,保持脊椎穩固(稍微弓背或打直),然後眼睛往前看。依據身體比例和腿後肌群的柔軟度,你的身體在最低點可能會與垂直線成 60 到 90 度角。反轉動作時,腳跟發力,並流暢地伸展髖關節和膝關節。伸展髖關節站起身時,用力收縮臀肌,然後回到中立站姿。

B-stance 前後腳早安式體前屈

　　你可以採取前後腳的站姿。這種變化式的目標是將 70% 的重量放在前腿(訓練腿),而 30% 放在後腿(支撐腿)。有許多不喜歡雙側早安式體前屈的人發現前後腳變化式好做多了。

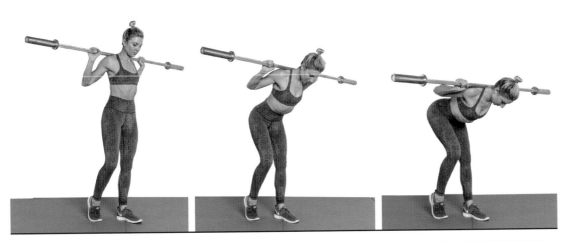

舉起槓鈴離架,往後退幾步。將大部分的重量放在一條腿上,並將另一條腿的腳尖放在前腳的腳跟位置。換句話說,將支撐腿往後移一隻腳掌的距離。後腳外展約 45 度。保持脊椎中立,向後坐,並以髖關節為鉸鏈前傾身體,膝蓋微微彎曲。小腿保持垂直,髖部盡可能向後坐,直到腿後肌群繃至極限。接著伸展髖關節和膝關節,起身向上。

EXERCISE

健身
運動 **3** # 背伸展

傳統上，背伸展運動通常都用來強化背部肌力，也的確有效。但背伸展也相當能鍛鍊腿後肌群和臀肌。事實上，如果分析其動作力學，會發現「背伸展」的名稱並不精確，因為你是以臀肌和腿後肌群伸展髖關節，而非使用背部。所以這運動應該稱作「髖伸展」，但這個名稱指涉的範圍太廣，所以我還是沿用慣稱。

要做背伸展，你需要超伸展訓練凳——無論是 45 度背伸展訓練凳、水平背伸展訓練器，或是臀腿升體訓練器（GHD）。你的兩腳固定，雙腿伸直，從髖關節向前傾、伸展，就像在做早安式體前屈或者直腿硬舉。但你並非站立，而是身體呈水平或 45 度，如此會創造不同的力矩—角度曲線。簡單來說，早安式體前屈在最低點最具挑戰性，隨著髖關節逐漸伸展，動作會變得較輕鬆。背伸展則相反，在最低點最輕鬆，在最高點最費力，而這正是臀肌最為活化的動作範圍。換句話說，早安式體前屈在肌肉較長時引出臀肌活性峰值，而背伸展則在肌肉較短時引出臀肌活性峰值。事實上，肌電圖實驗和研究顯示，背伸展的臀肌活化僅次於臀推。

45 度背伸展的獨特之處在於最費力的階段是上半身與地面呈水平的位置。髖部的負擔在你由平行位置抬起或降下上半身時都會減輕（因為你的重心更靠近支點），因此創造了一個倒 U 型的髖伸力矩—角度曲線。45 度背伸展還有另一個特色：由於力矩的需求始終很高，所以髖部張力在整個動作過程中更為恆定。

因此，在非臀肌主導的練臀動作中，我最喜歡背伸展運動。但它們仍為腿後肌群主導的運動，因為腿是伸直的，而且是在訓練髖關節鉸鏈的動作模式。如同本節其他運動，背伸展可以訓練整體後側鏈，所以不僅有利於發展臀肌，也可以加強下背和腿後肌群，是硬舉極佳的輔助與補充訓練。然而，我們訓練時不會優先做背伸展，因為這項運動通常不會用大負重。在大多數情況下，會在訓練課程的中段或末段做（理想編排為 2 到 3 組、每組 10 到 30 下），每週練一到兩次。

在本節中，我會教導你如何執行傳統背伸展，以鍛鍊整條後側鏈。也會教導你如何調整，使這項運動更偏向臀肌主導。但在更深入探討各個變化式之前，讓我們先檢視整體適用的指引與提示，以朝正確的方向前進。

指引與提示

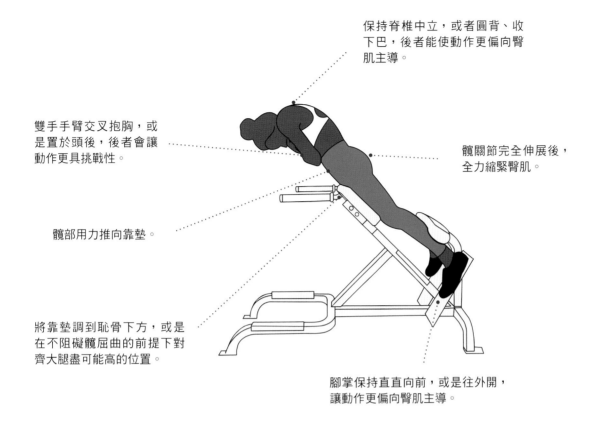

保持脊椎中立，或者圓背、收下巴，後者能使動作更偏向臀肌主導。

雙手手臂交叉抱胸，或是置於頭後，後者會讓動作更具挑戰性。

髖關節完全伸展後，全力縮緊臀肌。

髖部用力推向靠墊。

將靠墊調到恥骨下方，或是在不阻礙髖屈曲的前提下對齊大腿盡可能高的位置。

腳掌保持直直向前，或是往外開，讓動作更偏向臀肌主導。

　　有兩種器材可以用來執行背伸展。你可以使用45度背伸展訓練器讓身體呈對角斜線，或者使用水平背伸展訓練器或臀腿升體訓練器讓身體呈平行（稍後我會分別說明每一項動作）。傾斜與水平同樣有效，且差異並不大。簡而言之，以下的指引適用於兩種變化式。

預備：靠墊對齊恥骨

　　正確執行背伸展的重點是將靠墊調整至適當位置。一般來說，靠墊要放在恥骨之下，或在不阻礙髖屈曲的前提下對齊大腿盡可能高的位置。你應該要能不受靠墊阻礙，以打直的背部執行髖鉸鏈動作，腿後肌群也要能伸展至極限。如果墊得太高，上身往前傾你會圓下背，進而縮減腿後肌群和臀肌的拉伸程度，而且可能對下背施加不必要的壓力。如果墊得太低，髖部離墊子太遠，你就不會感受到你的臀肌熊熊燃燒，並由腿後肌群接手這項運動。

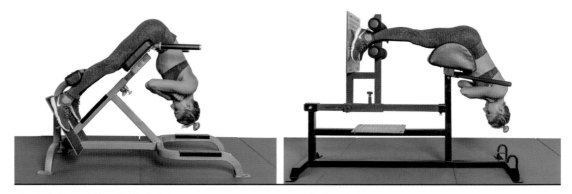

45 度背伸展訓練器靠墊的位置　　　　水平背伸展靠墊的位置

靠墊放在恥骨下方，或是在不阻礙髖屈曲的前提下對齊大腿盡可能高的位置。

腳的位置：雙腳外開以強調臀肌

　　腳的擺放位置依據你想要針對的肌肉而定。如果你想要鍛鍊整條後側鏈（臀肌、腿後肌群和豎脊肌），就雙腳直直朝前、保持中立。如果你想要強調臀肌，就雙腳外開。事實證明，藉由雙腳外開來外旋髖關節，可以增加 30% 的臀肌活性。不過，雙腳外開會用到更多外側腿後肌群，而非內側腿後肌群。只要你以比較中立的腳掌位置執行硬舉和早安式體前屈等髖伸展運動，這就不會有什麼問題。我會將雙腳往外打開約 45 度，其他人可能喜歡打開更多。試驗你雙腳外開的程度以及站距，採取最適合自己身體的位置。

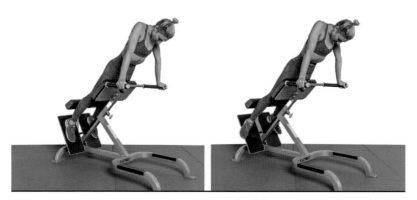

雙腳直直朝前　　　　　　雙腳往外打開

脊椎力學：圓背以強調臀肌

　　正如改變腳的位置就可以改變著重鍛鍊的肌肉，你的脊椎動作也有相同作用。關於背伸展訓練，你可以採取三種脊椎策略，每一種都以獨特的方式鍛鍊後側鏈。

　　第一種策略是在整個動作範圍中保持脊椎中立。對於想要鍛鍊整條後側鏈的人來說，這是相當棒的策略，既安全又有效，可以鍛鍊到臀肌、腿後肌群和豎脊肌。

　　第二種策略是在動作的最低點圓背，接著在抵達最高點時伸直脊椎、挺胸。這

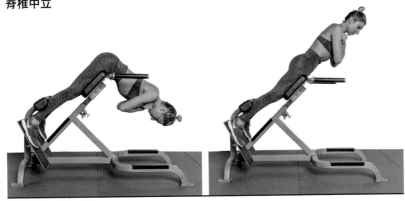

脊椎中立

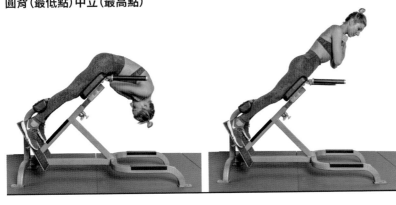

圓背（最低點）中立（最高點）

個策略更偏向背肌主導，因為更強調豎脊肌。有些人在針對豎脊肌時，喜歡把靠墊放在肚臍的位置，因為如此一來可以避免髖屈曲，迫使所有的動作都發生在脊椎。

第三種策略是在整個動作範圍稍微骨盆後傾並保持圓背。維持圓背可以減少豎脊肌的張力，且可能更可以強調臀肌，使運動更偏向臀肌主導。因為豎脊肌的任務是將脊椎豎起，所以軀幹若不直立，豎脊肌會關機。如果你主要想鍛鍊臀肌，我會推薦這種策略。你不會因為豎脊肌太累而結束一組訓練，但會因為臀肌和腿後肌群無法繼續做功而停下。

在執行此一變化式時，請先進入動作最低點，放鬆上半身，接著收緊下巴，讓整個背彎成圓弧。然後保持這個姿勢，髖部用力推向靠墊並用力縮緊臀肌。脊椎保持屈曲。關鍵在於上身抬起時，想像自己的髖部用力往前推，保持圓上背，並且收下巴。

臀肌主導的背伸展

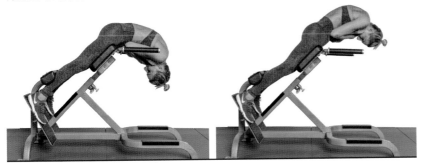

錯誤與修正

執行背伸展時，只有兩個錯誤要特別留意。第一個是預備動作不正確，這我已經提過了。第二個是沒有以適當的脊椎力學執行變化式。若你想針對豎脊肌，那麼只要沒有感到疼痛，可以動態地移動脊椎。但若你做的是傳統背伸展，動作主要發生在髖關節，脊椎的動作非常少。若你想針對臀肌，就需要保持脊椎屈曲，不要在上身抬高時鬆開，這一點很多人都難以做到。他們認為髖關節沒有達到完全伸展，所以鬆開背部並伸直脊椎。倘若你想要鍛鍊豎脊肌，這沒什麼問題。但若你做的是臀肌主導的變化式，這樣就不對了。要糾正這個錯誤，請注意三件事情：下巴保持收起、不要挺胸（要圓背）、髖關節完全伸展時全力縮緊臀肌。

何時圓背安全，何時不安全

你可能會疑惑，為何我在深蹲、硬舉和早安式體前屈告誡你不要圓背，但在背伸展時卻建議圓背。比較簡單的回答是根據經驗。過去 28 年我在健身房投注了大量時間，知道哪項運動、何種動作形式容易使人受傷。牽涉到脊椎屈曲（圓背）的低負重運動，像是捲腹、懸吊抬腿、仰臥起坐、懸體支撐（hollow-body hold）、RKC 平板撐體及臀肌主導的背伸展，即便脊椎超出中立區域，身體也能承受。但是站姿的大重量槓鈴運動，像是蹲舉、硬舉和早安式體前屈，就不安全，尤其是當你過度圓背時（在中立區域之外）。

詳細的答案是脊椎適合做高度屈曲搭配低負重、低度屈曲搭配高負重，但絕非高度屈曲搭配高負重。有趣的是，造成脊椎高度負荷的並非槓鈴本身，而是對於脊椎穩定的需求。在舉大重量時，豎脊肌必須努力穩定脊椎，這會高度擠壓椎間盤（想像豎脊肌用力收縮，製造胸廓與骨盆間的張力）。換句話說，當你的豎脊肌收縮以穩定脊椎時，會壓縮椎間盤。接著你進一步屈曲脊椎，每個椎間盤的前側都因為脊椎屈曲而受到擠壓，將髓核往後擠，直到造成椎間盤突出。簡單來說，若你做的運動對脊椎穩定的需求極高，圓背就會讓脊椎更容易受到傷害。

所以在進行站姿槓鈴運動時，脊椎請保持在中立區域，但背伸展變化式就比較自由。

背伸展的變化式

執行背伸展最棒的方法是使用45度背伸展訓練器、水平背伸展機或臀腿升體訓練器。前者使身體呈45度，後兩者則使身體呈水平。如我先前所說，這兩者訓練臀肌的方式沒有太大差別，可以採用相同技巧。換句話說，可以在45度背伸展訓練器上做的任何運動，也都可以用水平姿勢進行。因此，請根據你有哪種機器可用及個人喜好去選擇。如果沒有背伸展訓練機，依舊可以在平板訓練凳上做，我會在第541頁示範。

45 度背伸展

45度背伸展是最常見也最受歡迎的背伸展變化式。你的身體呈45度，在執行動作時不會頭暈，且許多人說和類似的水平變化式相比，臀肌的泵感稍微好一些。不僅如此，45度背伸展訓練器很常見，是許多商業健身房的必備器材。事實上，你甚至可以用合理的價格買到一部，且不像臀腿升體訓練器那麼占空間，對家庭健身室來說是更好的選擇。以徒手背伸展而言，我通常會指定3組20到30下、組間休息一分鐘。

臀肌主導的背伸展　　　　　　　　　　　　　　**脊椎中立的背伸展（囚徒姿勢）**

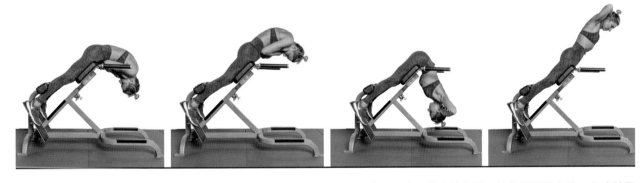

預備時，先調整靠墊，使其對齊恥骨——在不阻礙髖屈曲的前提下對齊大腿盡可能高的位置，然後雙腳就定位。你應該要在不圓下背的情況下從髖關節進行鉸鏈動作。如果你想要針對臀肌，就將雙腳往外轉約45度，刻意圓背，雙手交叉抱胸，並且收起下巴（參考臀肌主導的背伸展運動）。身體抬起時，髖部用力推向靠墊並用力縮緊臀肌。請保持圓背，不要試圖鬆開。換句話說，你的胸腔和骨盆的距離在整組訓練中都不應該改變。髖關節完全伸展後，立刻停止動作，在這裡撐一下，全力縮緊臀肌。如果你想要鍛鍊整條後側鏈，請保持腳掌直直朝前、背部挺直（請參考脊椎中立的背伸展）。再次重申，請維持下背平坦並避免過度弓背。如果你想要增加徒手訓練的難度，可以採囚徒姿勢，將手放在後腦勺上。

你也可以在所有 45 度背伸展和水平背伸展運動中做單腿變化式。然而，它們主要鍛鍊腿後肌群，鍛鍊臀肌的效果不像雙腿變化式那麼好。

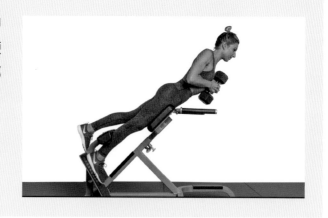

水平背伸展

　　水平背伸展和 45 度背伸展變化式在促進臀肌生長上有相同效果。然而，有些人就是比較偏好臀腿升體訓練器，做水平變化式時臀肌張力峰值也稍微高一些。水平姿勢的主要缺點是，某些人會頭暈，且器材在商業健身房沒有那麼常見。此外，和 45 度背伸展訓練器相比，這種器材更貴且更占空間。儘管它提供更多運動選項，像是臀腿升體和直腿仰臥起坐，但是對大多數的家庭健身室來說沒有那麼實用。如同 45 度背伸展，徒手 3 組 20 到 30 下是不錯的目標。

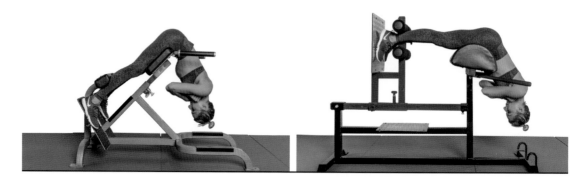

水平背伸展的預備動作與 45 度背伸展一模一樣。唯一的差別是身體的位置。所以，同樣的，腳向外轉，身體下降，圓背收下巴。身體抬起時，髖部用力推向靠墊並用力縮緊臀肌。你可以雙手交叉抱胸，或放在後腦勺以增加難度。在最高點暫停一下，用力縮緊臀肌，同時避免背部過度伸展或過度弓背。

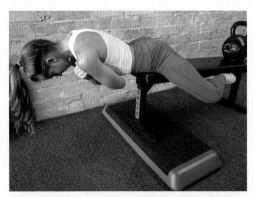

許多人想知道如果沒有背伸展訓練機，要怎麼在家做背伸展運動。以下是操作的方法：

要做水平背伸展，你需要平板訓練凳以及一個大重量啞鈴，幾乎所有家庭和商業健身房都有這兩種器材。如果你有平衡墊，可以放在髖部下方，添加額外的緩衝。在設置平板訓練凳時，先把大重量啞鈴放在一側，骨盆對齊訓練凳的末端，接著雙腳往下勾住訓練凳（你也可以請人坐在訓練凳上握住你的腳）。腳勾住訓練凳的動作模仿了蛙腿的姿勢，特徵是髖外展和髖外旋。這會鍛鍊到更多臀肌和外側（相對於內側）腿後肌群。至此，你已經準備好，可以開始做了。

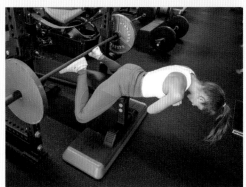

有一個重點要特別提出，那就是如果訓練凳直接放在地上，你會無法做出完整的動作範圍。要解決此問題，可以用增強式跳箱架高訓練凳的兩側，或是只架高一側然後做 45 度背伸展變化式，以後者為佳。另外，你也可以用足弓抵住槓鈴，做彎腿的變化式。

你也可以用深蹲架做背伸展，效果和 45 度背伸展訓練器一樣好。你需要深蹲架、兩個槓鈴和兩個較厚的槓鈴護套（相信我，你會需要它們保護腳踝和髖部）。由照片可見，地上的槓鈴需要裝上相當大的重量，然後卡在兩個包膠槓片之間，這樣才不會移動。在準備時，請確保身體是用力把槓子朝深蹲架的立柱推，而不是往保護槓的開口推。你必須調整槓子的高度和位置，但一旦調好，練起來的感覺和大多數 45 度背伸展訓練器不會有什麼不同。

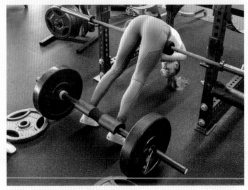

雖然這些變化式比不上真正的原裝設備，但若你的身體感覺沒什麼不對，就是有價值的。

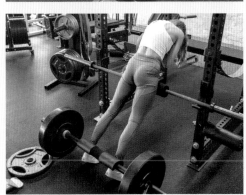

負重與設備的變化式

你可以用彈力帶、啞鈴或槓鈴來做背伸展負重變化式。

啞鈴的變化式

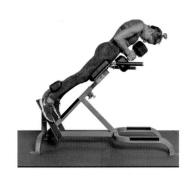

啞鈴可能是背伸展運動最簡單且最常見的負重方法。雖然你也可以用輕量啞鈴做高反覆次數，但我通常會建議用重一點的重量做 3 組 12 下，這比較有挑戰性。在做這項變化式時，將啞鈴放在靠墊的正下方或前方，接著踏上機器。準備好之後，就最低點姿勢，雙手握住啞鈴把手，將啞鈴往胸口中央拉，垂直握在胸口下方。

彈力帶的變化式

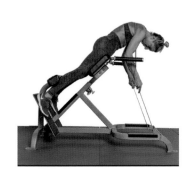

做彈力帶的變化式需要 104 公分長的阻力帶。阻力帶最棒的地方在於加強了鎖住階段，而臀肌正是在這個姿勢中達到最高活性。唯一的問題在於器材設置。某些背伸展機有配件可以勾住彈力帶，但有些沒有。若無，就需要發揮創意。你可以把彈力帶勾在機器的底座上，若這不管用，可以用大重量啞鈴來固定。

槓鈴的變化式

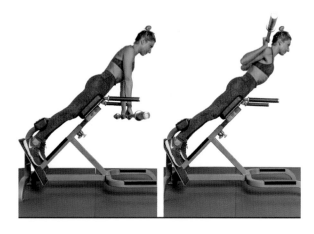

槓鈴的變化式主要用來加強肌力。舉例來說，如果你的主要目標是增強硬舉，就很適合做 3 組 6 到 10 下的大重量槓鈴 45 度背伸展。只要將槓鈴放在設備前面，雙手寬握（可以考慮使用拉力帶），接著採前述方法抬高上半身。又或者你可以像在做背蹲舉一樣，把槓鈴放在上背。

另一方面，若你最在意的是臀肌訓練，可以只做徒手、啞鈴以及彈力帶的變化式。

EXERCISE

健身
運動 **4** 俯臥髖超伸

俯臥髖超伸就像是反向的背伸展運動：你並不是固定住雙腳、以髖部為鉸鏈然後移動上半身，而是把軀幹固定在平板訓練凳上，以髖部為鉸鏈移動下半身。就如同背伸展，以傳統方式做俯臥髖超伸的變化式時，會鍛鍊到整條後側鏈：腿後肌群、臀肌和下背。但我傳授的是更偏向臀肌主導的變化式。這造成了獨特的分類難題——腿後肌群主導和臀肌主導的分界變得模糊，而且以主導肌肉為準的分類系統也就不完全精確了。

　　在俯臥髖超伸中，你以髖關節進行鉸鏈動作，而這正是腿後肌群主導運動的特色，但你可以調整動作來瞄準臀肌。舉個例子，傳統的俯臥髖超伸要雙腳併攏、雙腿伸直，這樣就成為腿後肌群主導的運動。但若以雙腿彎曲的方式進行，就會削弱腿後肌群的作用，成為臀肌主導的運動。還有其他方法可以使俯臥髖超伸更偏向臀肌主導，像是彈力帶繞膝的外展鷹姿變化式。

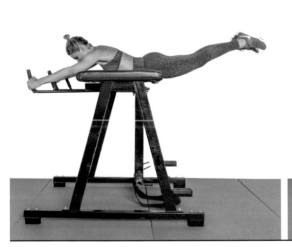

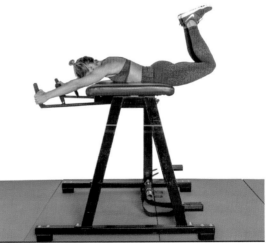

腿後肌群主導的俯臥髖超伸（腿伸直）　　　臀肌主導的俯臥髖超伸（腿彎曲）

　　簡而言之，調整膝關節動作、負重以及訓練策略（節奏），可以使俯臥髖超伸變得更偏向臀肌或是腿後肌群主導，這些我都將一一介紹。但無論是臀肌或是腿後肌群主導的變化式，都會鍛鍊到下背肌群。事實上，加強下背肌肉是俯臥髖超伸的主要好處之一。

　　俯臥髖超伸如同眾多很棒的下肢訓練，是因指標性的健力教練路易‧西蒙斯而

廣為人知。雖然此項運動不是他發明的，但他確實開發並推廣了俯臥髖超伸訓練機（reverse hyper machine），並將直腿的俯臥髖超伸訓練帶到健力界與運動訓練界的前線。最值得注意的是，他提出俯臥髖超伸運動能改善背部健康，我自己實際做的時候也發現這一點。也就是說，下背痛或容易下背痛的人若定期做俯臥髖超伸，可以改善症狀，發作頻率也會下降。假設有客戶在硬舉時會下背痛，我有時會要他做俯臥髖超伸（直腿和彎腿變化式兩者都做），以加強並修復他的下背部。

　　然而，如果想用俯臥髖超伸來改善下背痛、增長臀肌，你必須非常注意動作技巧。錯誤的動作可能會讓你更容易下背痛，或惡化原有的症狀。此外，為了使俯臥髖超伸更偏向臀肌主導，你必須進行一些調整，而傳統上不會有人教你那樣調。在本節你會學到如何進一步強化腿後肌群並減少下背痛發作的訓練方式，還有讓動作更偏向臀肌主導的訓練策略。

指引與提示

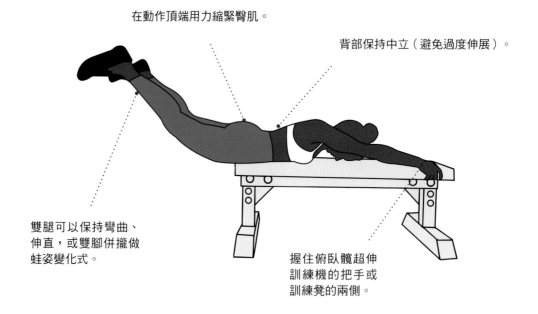

在動作頂端用力縮緊臀肌。

背部保持中立（避免過度伸展）。

雙腿可以保持彎曲、伸直，或雙腳併攏做蛙姿變化式。

握住俯臥髖超伸訓練機的把手或訓練凳的兩側。

　　執行俯臥髖超伸最棒的方式是使用俯臥髖超伸訓練機。問題在於大多數商業健身房沒有這項特殊器材。你可以湊合著用穩定、夠高且表面平坦的任何東西，像是料理枱或是長桌。你也可以用訓練凳（最好以墊子或增強式跳箱墊高），所有家庭健身室或商業健身房幾乎都有這種椅子。

預備：訓練凳的邊緣／靠墊對齊恥骨頂端

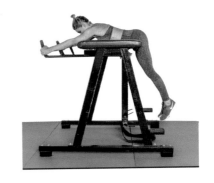

無論使用俯臥髖超伸訓練機、訓練凳或是桌面，前置準備都一樣：趴著，在不影響髖屈曲的情況下，讓器材的邊緣抵在腹部盡可能低的位置上。通常來說，位置大約在恥骨之上。

手抓穩

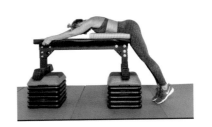

握住俯臥髖超伸訓練機的把手或是訓練凳的邊緣，不僅可以提供穩定性，避免身體上下滑動，也可以讓你上半身的肌肉參與。你的前臂、闊背肌及核心能繃到最硬，成為全身性運動，尤其是在做擺錘的變化式時。

脊椎力學：脊椎保持中立，盡量不動

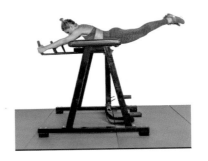

俯臥髖超伸運動對於打造下背肌肉相當棒，甚至可以用來治療及預防下背痛。然而，如果沒有留意脊椎力學，可能會導致反效果。要獲得最佳訓練成效，並且預防下背痛，脊椎必須維持在中立區域。雙腿在不圓背的前提下盡可能放低，在不過度弓背的前提下盡可能抬高。簡單來說，動的主要是髖關節，而非脊椎和骨盆。

在最高點用力縮緊臀肌，控制好下降動作

為了從俯臥髖超伸的變化式中獲得最大效益，請在動作最高點暫停，用力縮緊臀肌，接著好好控制雙腿下降至最低點的動作。唯一的例外是在俯臥髖超伸訓練機上做擺錘變化式，這我將在第548頁介紹。在擺錘變化式中，無需在動作最高點暫停。

錯誤與修正

避免傷害、從俯臥髖超伸的變化式中獲得最大效益的基本指引，我已經概述過。簡單來說，只要遵循指引與提示，就不太可能犯下有致傷之虞的錯。然而，有兩個錯誤你一定得避開：超伸展脊椎及圓下背。

錯誤：超伸展脊椎及圓下背

　　許多教練和健力選手會教一種特殊的直腿俯臥髖超伸技巧：你不是慢慢做，而是在向心階段從最低點爆發，然後在離心階段放鬆。當你以這樣的方式訓練時，通常會在最低點圓下背，在最高點超伸展脊椎。雖然這樣做可以拉伸與加強下背部，但屈曲與超伸展脊椎對某些人來說可能有問題。當然，不是每個人都會因此下背痛，我也確定一段時間後你就能承受這種動作。但是，根據我的經驗，無論是快速擺盪雙腿或者反覆做慢速動作，最好盡可能減少脊椎動作。

修正：
如果你容易下背痛，好好控制動作的離心和向心階段，脊椎也要維持在中立區域。

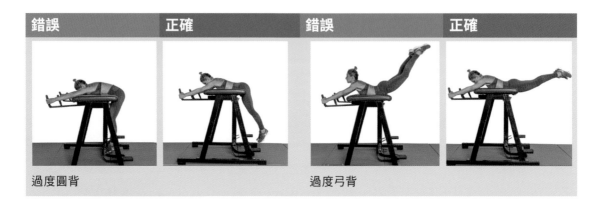

錯誤	正確	錯誤	正確
過度圓背		過度弓背	

俯臥髖超伸的變化式

　　執行俯臥髖超伸的方式有兩種：一種是雙腿伸直，另一種是膝蓋彎曲。你可以依據阻力和膝關節動作進一步細分這些變化式。舉例來說，雙腳併攏的直腿俯臥髖超伸更偏向腿後肌群主導，而彈力帶繞膝外展鷹姿和所有屈膝的變化式都更偏向臀肌主導。

　　大多數人需要做大量的反覆次數，才能刺激肌肉成長。如果你可以毫不費力地做 2 到 3 組、每組 20 到 30 下的徒手訓練，我建議你做負重的變化式，像是彈力帶繞膝外展鷹姿、腳踝負重。或者，你可以繼續做徒手訓練，但在動作最高點全力縮緊臀肌、控制訓練節奏，藉此建立大腦肌肉連結。

直腿俯臥髖超伸

　　傳統的俯臥髖超伸教學要求保持雙腿豎直，並且雙腳靠攏。在徒手訓練中，這主要在鍛鍊臀肌和豎脊肌。為了使這運動更偏向腿後肌群主導，你需要使用俯臥髖超伸訓練機進行擺錘變化式以增加阻力。但距離地面要夠遠，這樣腳降到最低點時才不會碰到地板。如果你沒有俯臥髖超伸訓練機可以用，也可以將訓練凳放在兩個尺寸相同的增強式跳箱上，又或者在料理枱或桌面上訓練。

徒手直腿俯臥髖超伸（雙腿）

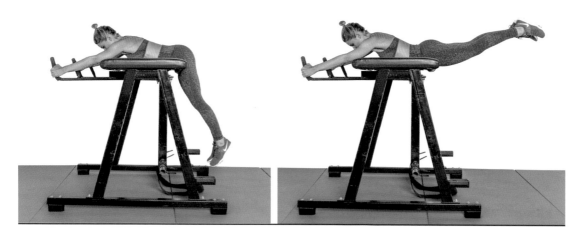

徒手雙側直腿俯臥髖超伸刻意以緩慢的節奏進行，特色是抬起雙腿，在動作最高點短暫用力縮緊臀肌，接著控制好離心階段的動作。先將骨盆上緣或下腹部對齊設備的邊緣，讓雙腿懸空，腳掌靠攏，雙手握住俯臥髖超伸訓練機的把手或訓練凳兩側。軀幹平臥在長凳上，雙腿抬起，伸直或雙膝稍微彎曲，接著在髖關節完全伸展時縮緊臀肌。請確認你的背部沒有在最高點超伸展，也沒有在最低點過度圓背。簡單來說，雙腿在不圓背的前提下盡可能放低，在背部不超伸展的前提下盡可能抬高。脊椎要維持在相當中立的位置，所有的動作都盡量發生在髖關節。

腳踝沙包的直腿俯臥髖超伸（單腿與雙腿）

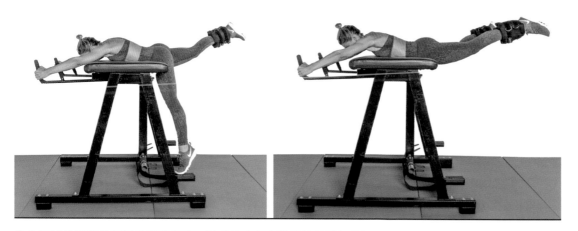

你也可以做單腿的直腿俯臥髖超伸。技巧基本上和雙腿俯臥髖超伸相同，唯一的差別是雙腿變化式必須舉起雙腿，而單腿變化式只抬起一腿。如果可以，將沒有訓練的那一腿放在跳箱或訓練凳上。單腿變化式可以放在訓練課程中段，以中等反覆次數當作肌力訓練；或在訓練開始前當作暖身；或是用來改善後側鏈失衡。你可以用腳踝沙包來為單腿與雙腿直腿變化式增添阻力。同樣要以緩慢且控制良好的方式進行。請不要過度依賴衝力，並且讓動作主要發生於髖關節，過程中脊椎都要相當中立。

擺錘俯臥髖超伸

有兩種方式可以進行擺錘俯臥髖超伸：向心限定和向心／離心反覆。注意：你需要用俯臥髖超伸訓練機做這些變化式。

向心限定

向心限定的意思是指在動作的向心階段啟動肌肉，在離心階段放鬆。執行方式是動作往上時輕微伸展脊椎、往下時屈曲脊椎。一般認為這樣是錯誤動作，但其實在此情況下並沒有那麼危險，因為你在下降／離心階段放鬆肌肉，並讓雙腿順著重力垂下（伸展），接著利用擺錘的衝力將雙腿往後盪，利用擺盪的衝力代表脊椎在屈曲與伸展時不會承受太多張力，因此可減少受傷風險。事實上，這樣操作有正面效果，許多健力選手和運動員會用這項運動來復健，以預防和治療下背痛。除了拉伸脊椎外，略過離心階段就不會那麼痠痛或傷到下背肌肉。此外，動態與爆發性的動作可以建立速度與爆發力，而這是健力選手和運動員所不可或缺的。因此，這對力量型運動員是很好的體能運動，但對打造肌肉來說就不那麼理想了。

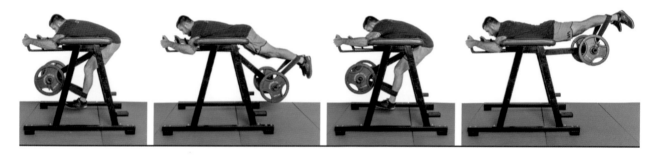

執行向心限定的技巧時，要在向心階段做出爆發性動作（以一定的加速度把腿抬高），接著在離心階段放鬆（順著重力放低雙腿）。換句話說，你並非刻意放慢動作，而是動態擺盪雙腿。首先，腿要向後拉高以製造衝力，接著放鬆回到最低點，不要停頓，而是立刻運用擺錘衝力將雙腿往後盪。持續來回擺盪：以爆發動作抬高雙腿，然後控制下降過程，直到你到達頂最低點。第一次你也許會把腿抬到四分之一的高度，然後垂落。接著第二次到達二分之一高度，再垂落。然後第三次達到最高點，由此開始這組訓練組。接著你反覆擺盪，啟動後側鏈，把雙腿抬高到到中立位置，然後放鬆，讓衝力和重力完成剩下的動作。

向心／離心

你也可以放慢動作，更刻意地在動作最高點用力縮緊臀肌片刻，然後好好控制離心階段的動作，這對肌肉生長較為有利。這樣做的是向心／離心的變化式，你不會在最高點超伸展背部，也不會在最低點過度圓背。簡單來說，你在不圓背的前提下盡可能盪低，在不超伸展的前提下盡可能抬高。

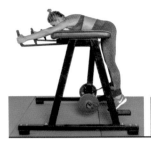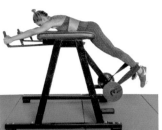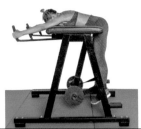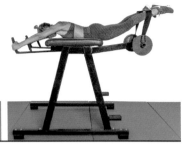

無論是爆發性或慢速版，前置準備和膝關節動作都相同。將骨盆上緣或下腹部對齊設備邊緣，雙腳靠攏，雙腿懸空，讓雙腿穿過懸吊帶，接著雙手握住俯臥髖超伸訓練機的把手。軀幹平臥在椅墊上，保持雙腿伸直或雙膝稍微彎曲。在進行完整的反覆動作前，先「擺盪」兩次。意思是第一次擺盪時，擺錘大約盪到四分之一的高度，而第二次盪到二分之一，下一次才達到完整的動作範圍。在髖關節完全伸展時用力縮緊臀肌，然後控制雙腿垂落到起始位置。脊椎保持在中立區域，所有動作盡量只發生在髖關節。

外展鷹姿的俯臥髖超伸

外展鷹姿的俯臥髖超伸是更偏向臀肌主導的直腿變化式。與雙腿靠攏的姿勢相比，臀肌在髖外展時會有更高活性。這項運動特別棒的地方在於有很多方式可以添加阻力。舉個例子，彈力帶繞膝的變化式迫使你外展雙腿以拉開彈力帶，因此在整個動作範圍內都能增加臀肌活性。你也可以利用腳踝沙帶、手動外加阻力，或任意組合三者。

徒手外展鷹姿

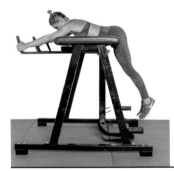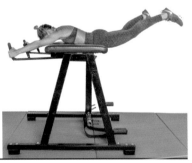

外展鷹姿有兩種執行方式。其一是在整個動作範圍內保持雙腿外展。其二是在最低點併攏雙腿，等腿抬高到最高點時再向外展。無論選擇哪一種方式，預備動作都一樣：骨盆上緣或下腹部對齊設備的邊緣，雙腳靠攏，雙腿懸空，雙手握住俯臥髖超伸訓練機的把手或訓練凳的兩側。動作由此開始，雙腿抬起，保持伸直或雙膝稍微彎曲，然後在髖關節完全伸展時縮緊臀肌，接著好好控制雙腿下降的動作。請確認在最高點不要超伸展背部，或在最低點過度圓背。簡單來說，雙腿在不圓背的前提下盡可能放低，在不超伸展的前提下盡可能抬高。

彈力帶繞膝的外展鷹姿

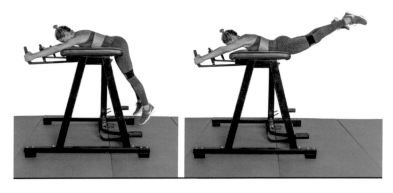

彈力帶繞膝的變化式的預備動作及執行方式都跟徒手外展鷹姿相同。唯一的差別在於膝蓋的上方或下方會繞上彈力帶，雙腿在抬高的同時往外展以拉開彈力帶。

腳踝負重的外展鷹姿

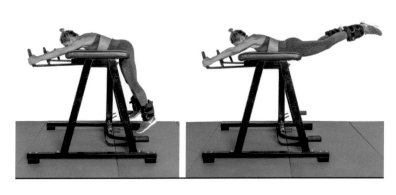

你可以使用腳踝沙包。預備動作及執行方式都跟徒手和彈力帶繞膝的變化式一樣。此變化式的關鍵在於控制離心階段，在最低點不要過度圓下背。

手動阻力的離心加強外展鷹姿

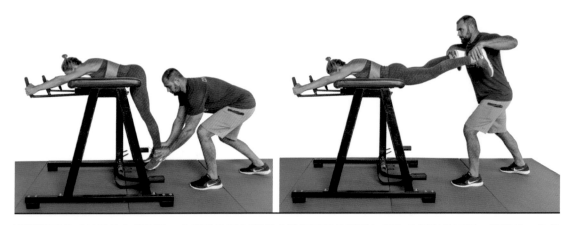

請訓練夥伴或教練站在雙腿間，在訓練的離心階段（雙腿下降的過程）將你的腳跟往下壓。訣竅是：你的夥伴必須用力往下壓，強迫你抵抗髖伸展與髖外展的阻力。要正確掌握節奏與感覺需要花費一點時間。和一般的外展鷹姿俯臥髖超伸一樣，雙腿抬高。你會在最高點伸展且外展髖關節（雙腿往外打開，與地面平行），而此刻你的夥伴會出力將你的雙腿向下、向內推，因此你會用臀肌和腿後肌群來抵抗向下的推力，用上部臀肌抵抗向內的推力。

蛙姿俯臥髖超伸

　　此變化式基本上是在俯臥髖超伸訓練機或訓練凳上進行開放式動力鏈的蛙式泵浦（蛙式泵浦請見第 348 頁，這是種閉鎖式動力鏈的仰臥訓練）。彎腿變化式最棒的地方在於使用訓練凳時不用墊高椅子（詳見下一頁），並且可以用腳踝沙包增加阻力。做地板蛙式泵浦無法感受到臀肌的人，在蛙姿俯臥髖超伸會有強烈感受，這有點奇怪，因為兩者的動作模式很類似。

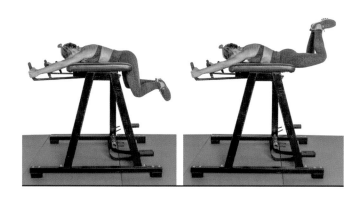

預備時，將下腹部對齊設備的邊緣。軀幹平臥在椅墊上，雙手握住訓練凳兩側，腳底或腳掌內側靠攏。用力縮緊臀肌並抬高雙腿，腳跟全程併攏。所有俯臥髖超伸的技巧都相同，在動作的最高點暫停片刻，並且好好控制下降動作。

彎腿俯臥髖超伸

　　彎腿俯臥髖超伸有幾種執行方式。你可以在整個動作範圍內保持雙腿彎曲，或是邊抬高邊伸直雙腿，變成更像是後踢腿的動作。你可以在單腿或雙腿的變化式使用彈力帶繞膝、腳踝沙包，或者合併兩者以增加阻力。如同蛙姿變化式，僅需一張訓練凳，就幾乎可以在任何地方做。

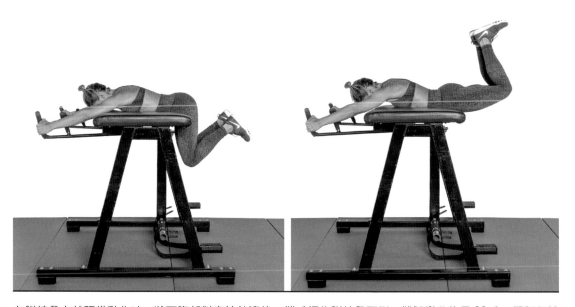

在訓練凳上就預備動作時，將下腹部對齊椅墊邊緣。雙手握住訓練凳兩側，雙腿彎曲約呈 90 度。雙腿保持彎曲，軀幹平臥在長凳上，用力縮緊臀肌並抬高雙腿，直到大腿和地面平行。如果你做的是彈力帶繞膝的變化式，請在整個過程打開膝蓋抵抗彈力帶。所有變化式中，都在動作的最高點暫停片刻，並且使出全力縮緊臀肌。

彎腿至直腿

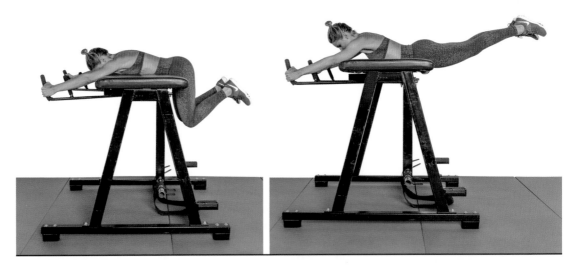

彎腿至直腿的變化式和上述彎腿的變化式很相似,但雙腿不是一直維持彎曲,而是在到達最高點時伸直。

彎腿至外展鷹姿

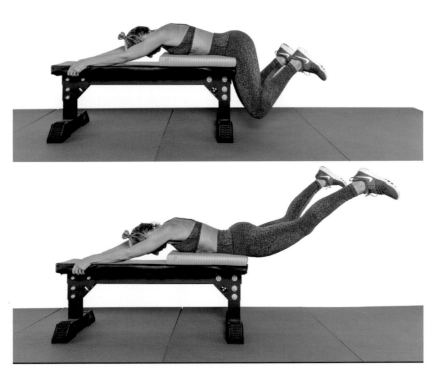

雙腿邊抬高邊伸直且往外打開,就是彎腿至外展鷹姿的變化式。

EXERCISE 5 健身運動

壺鈴擺盪

壺鈴擺盪是健身界最熱門、最普遍的運動之一。從軍人、格鬥選手、奧林匹克舉重者、運動員、Crossfiter，到一般的重訓愛好者，幾乎每個人都會練到壺鈴擺盪。

　　這有一部分得歸功於帕維爾・塔索林（Pavel Tsatsouline）——舉世聞名的壺鈴專家、健身教練以及作家。壺鈴訓練能夠從俄羅斯進入西方並成為主流運動，塔索林居功厥偉。以前只有俄羅斯的士兵與運動員會練壺鈴，現在則是所有體能等級的所有訓練模式都會用壺鈴來改善體能、肌力和體態。

　　若你翻閱了本書其他章節，或是經常瀏覽我的部落格及社群媒體平台，應該知道我在許多訓練中都會使用壺鈴，多半作為深蹲和硬舉動作模式的負重工具。我將在本節介紹壺鈴擺盪的動作模式，這種模式能以獨特方式鍛鍊臀肌。

　　不同於本書中其他通常很穩定且以緩慢速度進行的動作模式，壺鈴擺盪屬於瞬發性動作，而且有一點特別棒：和瞬發上膊與抓舉等瞬發性運動相比，壺鈴比較好教，也比較好學。假設我只有很短的時間可以訓練運動員，或是我想要在初學者或一群運動員的菜單中增加瞬發性運動，安全又有效的壺鈴擺盪就可以提供最多功能與好處，而且同要重要的是，訓練成效可以轉換到其他動作模式，像是深蹲、硬舉和臀推。

　　事實上，如果學員已經做過壺鈴運動，我身為教練的工作會變得簡單許多，因為壺鈴擺盪包含一些基本技巧，像是以穩固、中立的脊椎進行髖關節鉸鏈動作（一如深蹲與硬舉），以及在髖伸展時縮緊臀肌且背部不超伸展（如同臀推）。換句話說，學習如何擺盪可以打造穩固的動作力學，並將訓練成效轉移至臀肌訓練的三項主要動作，也就為蹲舉、硬舉和臀推打造更好的基礎，因為壺鈴運動就包含了這些動作的要素。

　　除了可以增強瞬發力，並縮短基本動作模式的學習曲線外，壺鈴擺盪也能有效增長肌肉和肌力。雖然效果不如臀推，甚至也不及蹲舉和硬舉，但依舊以獨特的方式鍛鍊臀肌，並為課表增添趣味與多樣性。就像你總是吃一樣的食物（你大多數時候都吃相同的食物，以符合你的目標），但偶爾吃些不一樣的東西也很好。

　　雖然我的學員大多對體態訓練有興趣，我發現大家幾乎都喜歡像運動員那樣訓練。人們喜歡瞬發性的動作，也會因此感到自己有好好訓練，而壺鈴擺盪正是切合此需求的完美運動。舉例來說，當我為 Booty by Bret 的成員設計課表時，我提供的是每週三堂強調臀肌的全身性訓練，以及兩堂可任選的訓練，我會於後者納入壺鈴擺盪，可能是 3 到 4 組、每組 20 到 30 下。這不僅提供動作的選擇和多樣性、進一步

加強技巧，還有額外好處：打造更強壯、運動表現更好的臀肌。

指引與提示

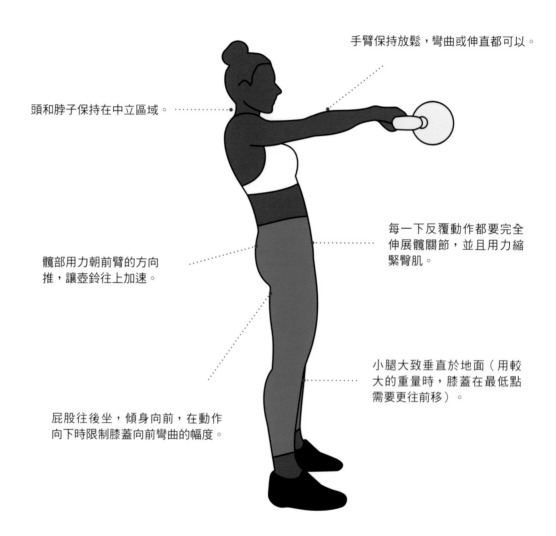

頭和脖子保持在中立區域。

手臂保持放鬆，彎曲或伸直都可以。

每一下反覆動作都要完全伸展髖關節，並且用力縮緊臀肌。

髖部用力朝前臂的方向推，讓壺鈴往上加速。

小腿大致垂直於地面（用較大的重量時，膝蓋在最低點需要更往前移）。

屁股往後坐，傾身向前，在動作向下時限制膝蓋向前彎曲的幅度。

　　壺鈴擺盪包含其他重量訓練的元素，同時具備瞬發性的成分，是很棒的運動。依循以下的指引和提示可以縮短你的學習曲線，並且獲得最佳盪壺技巧。

站距與預備

關於壺鈴擺盪的站距，多數人偏好腳掌朝前，兩腿與肩同寬。這樣的姿勢很穩定，同時有足夠空間可以在雙腿間擺盪壺鈴。

預備盪壺時，先將壺鈴放在你身體前方幾十公分外，對齊你的身體中線。以髖關節鉸鏈前傾，握住壺鈴，讓壺鈴呈 45 度角。如照片所示，你必須伸展闊背肌和手臂，維持背部平坦，小腿大致上垂直於地面。接著，甩動壺鈴，讓壺鈴穿過雙腳，以製造擺盪的衝力。然後伸展髖關節站直，讓壺鈴順著衝力往上。

由下而上法

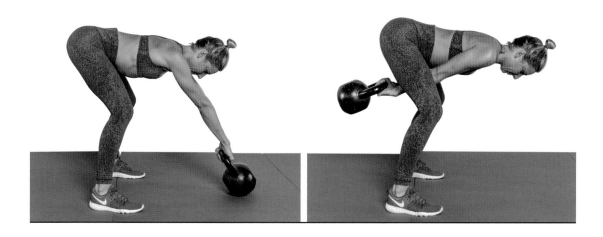

上述甩動壺鈴的技巧雖然很常見，但對於某些初學者來說有一定難度。如果你是新手，可以由站姿開始，然後下降進入擺盪姿勢。如同擺錘俯臥髖超伸，不要第一次嘗試就想做全範圍的動作。通常我會告訴人們第三下才需要全範圍擺盪，第一下是為了獲得衝力，第二下是建立節奏，第三下才真正開始做。請將甩動壺鈴（就是字面上的意思，僅需甩動，甚至不需要擺盪壺鈴）這個動作獨立出來持續練習。越來越熟練擺盪動作後，就可以從由上而下法轉換成由下而上法。或許你會發現自己喜歡用不同方法練大重量擺盪和輕重量高反覆次數。

由上而下法

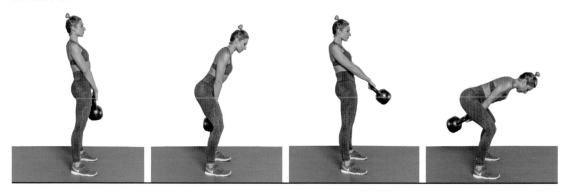

髖部與手臂的動作力學：利用髖關節的力量，手臂保持放鬆

壺鈴往後越過雙腿時，手臂維持伸直，髖部往後移。反向動作時，髖部往前臂的方向推，以流暢的動作同時伸展髖關節、軀幹以及膝關節。重點是利用髖部的瞬發力促使壺鈴向上飛，手臂保持放鬆。

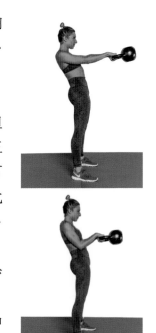

舉高手臂往前伸，將壺鈴盪到頭部的高度是沒問題的，但一般人常會不自覺用臂力來進行抬舉（進行前平舉，並用到三角肌）。如果你很難不這麼做，可以想像腋下夾著鉛筆，這可以讓你的上臂一直貼著上身，並且彎曲手肘。壺鈴雖然盪得比較低，但這是因為你僅使用髖部力量，沒有用到任何手臂力量。這樣做起來可能不漂亮，但我認為是更好的方法。

在動作最高點，你可以讓壺鈴隨著重力下降，或者將壺鈴往下拉，以加速擺盪。上身先保持垂直，直到壺鈴落到一半，接著髖部往後坐，上身往前傾。為了維持平衡，在下降過程中全身稍微向前傾（離心階段），而在起身時些微往後傾（向心階段），使壺鈴從雙腿間越過。

在髖關節完全伸展時縮緊臀肌

在動作的最低點，你應該可以感受到髖部和臀肌的張力。反轉動作時，快速將髖部往前臂方向推，並且用力縮緊臀肌以完全伸展髖關節。壺鈴向上，以及當壺鈴開始落到靠近你的大腿時，骨盆都保持稍微後傾。許多初學者在壺鈴靠近身體之前，髖部就太早往後坐，這樣會影響動作的節奏與平衡。為了避免這個錯誤，壺鈴往上與往下時，可以想成在做平板撐體。簡而言之，在擺盪動作的向上階段與下降的前半段，你的脊椎要保持中立，並縮緊臀肌。

脊椎力學：頭部和脊椎維持在中立區域

做深蹲與硬舉時，保持脊椎中立很重要，做壺鈴擺盪時也是。為了避免你在動作最低點伸長脖子破壞了穩固的脊椎姿勢，眼睛請盯著前方約 3 公尺的位置。簡單來說，在整個動作範圍內，頭部和脖子都要保持在中立區域。重量越重，你在動作最低點就越會往前傾，在動作的最高點就越會往後傾。然而，脊椎仍要維持在中立範圍內。

錯誤與修正

　　壺鈴擺盪的動作模式跟硬舉和深蹲很相似，因此有許多共通的常犯錯誤。更具體來說，你必須避免在動作最高點超伸展背部，也不要在最低點圓背。有項常見的錯誤是為了使壺鈴從雙膝間越過而彎腰。為了修正這個錯誤，教練通常會給「打褲子拉鏈」的提示，也就是手腕要對齊鼠蹊部，讓壺鈴從大腿上部之間盪過。

　　另一個常見的錯誤是腰椎超伸展、髖關節沒有完全伸展，試圖以手臂肌肉的力量舉起壺鈴，動作看起來通常會很像前平舉。在髖關節完全伸展之前，動作就變成了前平舉，可以很明顯看出重訓者下半身力量與協調性不足，而試著以上半身代償。要避免這個錯誤，請遵循先前提過的指引與提示：放鬆手臂，用髖部的力量引導、控制重量，並且用力縮緊臀肌以鎖住髖關節。

壺鈴擺盪的變化式

　　壺鈴擺盪有幾種執行方式：用雙手或單手，盪到胸前或超過頭頂。在擺盪過程中，身體的移動方式也有好幾種。舉個例子，你可以用明顯的髖關節鉸鏈或採用上身更直立的深蹲姿勢進行擺盪。接下來我將闡述兩種擺盪方式，都是強調髖關節鉸鏈動作模式的雙手擺盪。有一點很重要需要強調：其他種擺盪（像是單手擺盪）並非錯誤，只是在教導與學習上更具挑戰性，且在鍛鍊臀肌上、將成果轉移至硬舉上，都比不上雙手髖關節鉸鏈擺盪。簡而言之，接下來談到的兩種盪壺變化式是做起來最簡單的，對於增進體能、增肌及發展髖關節鉸鏈的力學和瞬發力也是更有效的。

髖關節主導的盪壺

　　就我的觀點，髖關節主導的盪壺（又稱作俄式盪壺，RKC）是大多數人應該要採用的動作模式，因為它只依靠髖關節的力量引導壺鈴向上飛。這意味著你可以用重壺鈴也可以用輕壺鈴，並專注在增肌、瞬發力和協調性上。要知道盪壺的高度取決於你髖關節使力時的爆發力以及壺鈴的重量。舉例來說，如果你使用大重量壺鈴，在往上時手臂會彎曲，而壺鈴可能只會到肚臍高度，這沒關係。另一方面，若是用較輕的壺鈴，你的手臂可能會伸直，或是些微彎曲，在身體的前方飛得更遠，高度到達胸口。髖關節主導的盪壺有項缺點：訓練耐力的效果不太好，因為你的每一次反覆動作都是瞬發性的。若想要藉由大重量的盪壺打造瞬發力，進行3到4組、每組8下的訓練是好的開始。若是為了訓練體能，在臀肌研究所我們會做3到4組、每組20到30下。

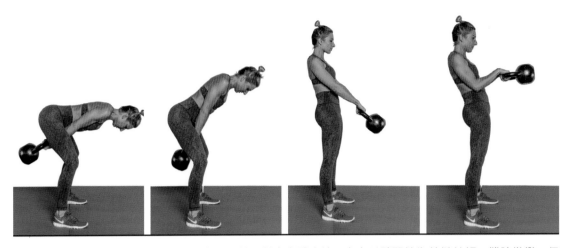

就盪壺預備姿勢，將壺鈴放在前方幾十公分外，對齊身體中線。上身以髖關節為鉸鏈前傾，雙膝微彎，保持背部平坦、小腿垂直。雙手握住壺鈴，將壺鈴往你的方向傾斜 45 度，朝雙腿中間甩。當壺鈴越過雙腿且你的上臂接觸到鼠蹊部時，快速伸展髖關節，髖部往前方推。臀肌用力縮緊，手臂保持放鬆，在伸展髖關節時保持脊椎中立。若你是由上而下開始動作，請先擺盪幾下壺鈴，使壺鈴盪出完整的弧線。要記得，不是用手臂拉，而是只靠髖關節的爆發力促使壺鈴向上飛。讓重心落在雙腳中間也很重要。避免在蹠骨球和腳跟間前後搖擺，整個動作範圍內雙腳都要貼緊地面。

髖關節主導的 B-stance 前後腳盪壺

髖關節主導的前後腳盪壺很適合用來創造變化，當你手邊只有輕重量的壺鈴或啞鈴時，用前後腳的姿勢來增加擺盪的難度是相當有效的策略。就像所有前後腳變化式，要將大部分體重放在一腿（約是體重的 70%）。因為你一腳在前一腳在後，所以不適合在雙腿間擺盪壺鈴。基於這個理由，最好兩手各握一個啞鈴或者壺鈴。

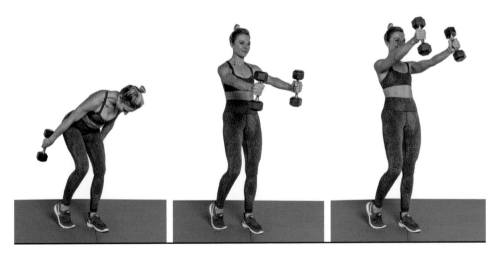

雙腳約略與髖部同寬，並且保持腳尖朝前。接著，一腳往後移動，讓腳趾對齊另一腳的腳跟。請將體重大部分放在前腳，髖部往後坐的同時傾身向前，將啞鈴向後盪，然後抬高軀幹，同時間髖部往前推。手臂維持放鬆，讓啞鈴自然向前盪。

關節主導的彈力帶壺鈴擺盪

彈力帶的變化式會提高離心階段的負荷，激發出髖部更大的瞬發力。換句話說，彈力帶的張力可以加速壺鈴向下的動作，讓你必須以快速的髖伸展抵抗衝力。你也可以讓別人在動作最高點用力將壺鈴往下推，以手動阻力的方式模仿此一變化式。

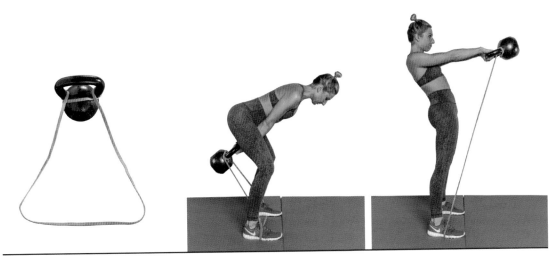

將 104 公分長的彈力帶繞在壺鈴把手的底部，接著讓彈力帶穿過開口，然後踩在彈力帶上，進行上述髖關節主導的盪壺動作。

髖關節主導的彈力帶繞髖盪壺

你也可以將彈力帶繞在髖部，以加強動作中的髖伸展階段。

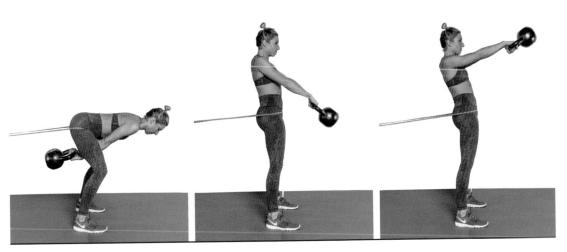

把 104 公分長的彈力帶連到柱子或者深蹲架上，然後讓彈力帶繞過髖部。握著壺鈴，起身向前走以製造彈力帶的張力。接著，進行上述髖關節主導的盪壺動作。

美式盪壺

　　美式壺鈴擺盪是由 CrossFit 所推廣。和髖關節主導的壺鈴擺盪不同，美式壺鈴擺盪會將壺鈴拉至過頭的高度以增加動作範圍。在動作的最高點，壺鈴就位在你的正上方。這牽涉到更多上半身以及整體的肌肉，因此會變成全身性運動，主要用於體能訓練。美式盪壺的訓練重量不能過重，因為你必須在更長的時間內加快壺鈴速度，拉動的幅度也更大。

　　在美式盪壺中，你自然而然會蹲得高一些，並讓壺鈴更靠近身體一點。若你的肩膀很僵硬，或者你只想訓練臀肌，做髖關節主導的盪壺即可。

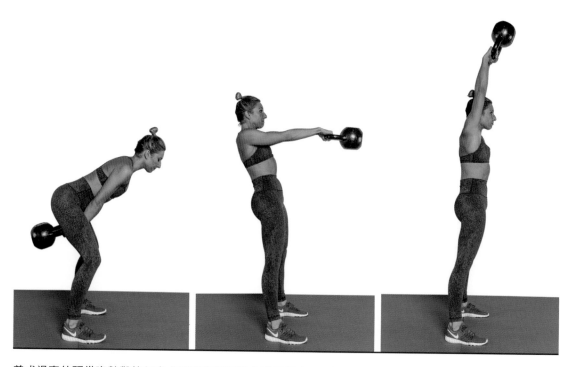

美式盪壺的預備姿勢與執行方式很類似髖關節主導的盪壺，同樣都是利用髖關節的爆發力為壺鈴的動作提供動能。只是，與髖關節主導的盪壺相比，你必須將壺鈴高舉過頭，上身更偏向直立，膝蓋再稍微多彎曲一些。

直腿橋式

無法去健身房時，直腿橋式是我最愛的徒手運動之一，可以用來鍛鍊腿後肌群。

若有健身設備可用，要鍛鍊腿後肌群就有很多絕佳選項，但總有些時候你只能做徒手訓練。也許你想要在家訓練，又或者你在旅行，而旅館的健身房——儘管文宣上宣稱設備齊全，實際上卻只有幾部故障的心肺訓練機。這時，直腿橋式的變化式就相當有用。

指引與提示

直腿橋式最棒的地方在於技巧的要求不高，也就是說做起來很簡單。你只需要擺出正確的預備動作，並且保持脊椎和膝蓋伸直。

站距與預備

在做直腿橋式時，你必須把雙腳墊高，離地面約 40 公分。大部分的標準訓練凳都可以用，但你也可以用腳凳、椅子的邊緣、增強式跳箱或任何手邊的資源。如果平面太高，動作會更容易進行，但不太會鍛鍊到腿後肌群。如果太低，動作範圍就會不足。甜蜜點大概落在 40 公分左右，但會依據個人身高增減幾吋。

預備動作相當簡單。仰躺在地板上，腳後跟靠在訓練凳的邊緣（或你使用的任何平台），雙腳約略與肩同寬。

要訓練整體腿後肌群，請維持腳尖朝上。如果你想要加強外側的腿後肌群，腳掌向外打開。

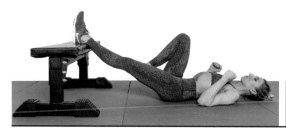

單腿直腿橋式

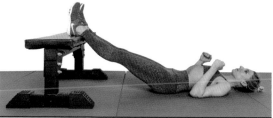

雙腿直腿橋式

脊椎與膝蓋的力學

直腿臀橋很類似臀橋，但並非彎曲雙腿以腳跟底部發力，而是伸直雙腿以腳跟後側出力。關鍵在於背部打直，並且在伸展髖關節時專注於啟動腿後肌群。在橋式的動作最高點，你的肩膀到腳應該要呈一直線。

直腿橋式的變化式

做直腿臀橋只有兩種方式：雙腿與單腿。人們常常問我是否可以練肩膀與雙腳都墊高的直腿臀橋。這是可行的，但是當你向上撐時，你的身體會伸直，因此需要改變樞紐的位置。唯一的解決之道是手握吊環，或者將腳跟後側放在架高的滾筒上。我兩種都試過，也都有效，但在我看來還不如做背伸展和直腿硬舉。直腿臀橋的意義在於沒有器材時也可以鍛鍊腿後肌群，所以在這裡我只會說明基本的變化式。

雙腿直腿臀橋

這對初學者來說是很棒的運動，和單腿變化式相較，更好做也更穩定。首先將雙腳放在穩定的平面上，像是訓練凳或是跳箱。3 組、每組 12 下的組數與反覆次數組合就很理想。你可以將啞鈴放在大腿上以增加難度，只是要確保髖部抬高時啞鈴不會滾落。

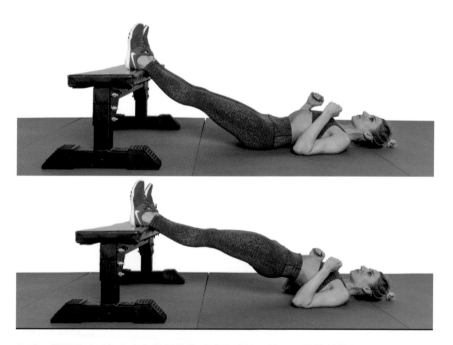

仰臥，雙腳伸向 40 公分高的訓練凳（或是跳箱、椅子、腳凳等等）。腳跟靠在訓練凳上，距離訓練凳邊緣幾吋，且約略與髖部同寬。腳跟朝訓練凳的方向施力並抬高髖部，背部打直、膝蓋伸直。用力縮緊臀肌，完全伸展髖關節，並在最高點暫停。

562

單腿直腿臀橋

　　由於單腿變化式更具有挑戰性，如果雙腿變化式對你來說太過簡單，就很適合做單腿動作。我的肌電圖研究顯示，單腿直腿臀橋可以高度激發內側腿後肌。所以假若你想要鍛鍊內側大腿的後側，這就是很適合的運動。大多數健壯的人做 3 組、每組 10 到 12 下可以獲得良好成效。

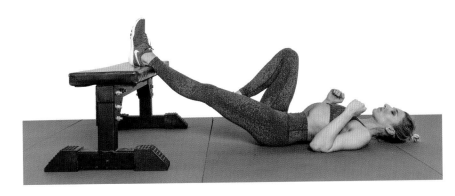

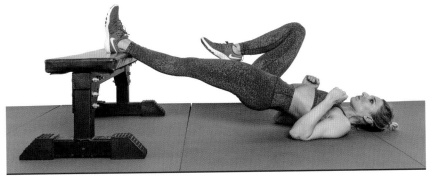

仰臥在訓練凳前方（或是任何高度為 40 公分的平台），一腳腳跟靠在訓練凳上，距離訓練凳邊緣幾吋，另一腿抬高時膝蓋可以彎曲或伸直。執行方式和雙腿變化式一模一樣，只是你只用單腿的腳跟發力抬高髖部。

EXERCISE

健身
運動 **7** # 膝屈曲運動

一整週中，我最喜歡的是我指導翹臀戰隊的那一天，這是一群喜歡用艱苦訓練操爆臀肌的形體選手。因為人數眾多，所以當天的課表與一對一指導時不同。我不會讓每個人都同時做相同的運動，而是一人待在一個訓練站，並在做完預定時間或者組數及次數後換到下一站。

　　在每堂課開始之前，我會逐一說明每個訓練站，確保他們知道需要做什麼。雖然訓練站大多是臀肌主導的運動，但我也會加入股四頭和腿後肌主導的運動。

　　你可能會以為深蹲、分腿蹲、硬舉或是臀推的動作模式最受歡迎。但多次經驗後，我發現並非如此。讓我訝異的是，在所有運動中，北歐腿彎舉反而是許多翹臀戰隊成員最愛的運動。每一次我介紹這項運動時，他們都很興奮，並且想將北歐腿彎舉設成自己的第一站。他們對北歐腿彎舉的興趣引起我的注意。

　　雖然我一直很喜歡北歐腿彎舉，但基於兩項理由，我很少讓我的形體選手做這個運動。首先，如果我增加針對股四頭肌和腿後肌的孤立式運動，像是腿伸展或膝屈曲，如腿彎舉、北歐腿彎舉、臀腿升體，或者要他們優先練這些，那麼隨著時間過去，有些人的腿會練得遠比他們喜歡的樣子還要粗壯（而且臀部還不夠突出）。雖說不是每一個人都這樣，但有些人確實會，尤其是做了幾年漸進式訓練後。其次，我總是格外留意股四頭肌和腿後肌群主導的運動（像是分腿蹲和背伸展）要有良好的平衡，所以股四頭肌與腿後肌群總是能跟臀肌同步成長，不需要額外用單關節運動孤立訓練股四頭肌或腿後肌群。

　　有一點很重要：膝屈曲的運動，包括腿彎舉、北歐腿彎舉和臀腿升體，是所有腿後肌主導的運動中最針對腿後肌群的。不同於硬舉、背伸展、壺鈴擺盪和俯臥髖超伸等會鍛鍊到整條後側鏈的運動，膝屈曲孤立鍛鍊腿後肌群，動用其他肌肉的程度也比不上本節介紹的其他動作。所以我從來不要求客戶優先做膝屈曲運動。

　　但在臀肌研究所中教導學員的經歷打開了我的眼界，且幫助我理解膝屈曲運動的重要性。一部分是因為我的健身房中有北歐腿彎舉訓練機，所以我可以依據機器使用的頻率和成員的訓練成效來獲得回饋。我的選手不僅喜愛這個運動，且在做了更多膝屈曲運動（尤其是北歐腿彎舉）的幾個月後，他們的腿後肌群發展得比以往都要好。他們的臀腿合一（glute-ham tie-in），兩者間沒有交界線，獲得評審的極高評價，在健身房的表現也進步了。事實上，已有研究顯示，北歐腿彎舉及其他膝屈曲運動的變化式可以降低腿後肌群拉傷的風險，並且提高跑步的速度，使其成為競技運動訓練中的熱門項目。所以說，除了增進腿後肌群的肌肥大和肌力之外，膝屈曲運動

還可以減少運動傷害並提高運動能力。

我仍舊將北歐腿彎舉當作輔助訓練，並安排在訓練課程的中段、主要運動之後（除非有人訂定的主要目標是有能力做無輔助的北歐腿彎舉，這樣的話我會安排在訓練的一開始），但我現在運用北歐腿彎舉的次數比以往都多。無論你是形體選手、運動員，或只是想要更大、更強壯的腿後肌群，都應該把膝屈曲運動加進訓練課表。

你將在本節學到如何以不同方式預備以執行北歐腿彎舉和其他的膝屈曲運動，像是滑動腿彎舉和臀腿升體。這些不僅有利於腿後肌群的發展，也很適合用來準備進展到更具挑戰性的變化式。

臀腿合一

在健美界，是否能「臀腿合一」受到很多關注。評審會仔細檢查這個區域，以確定臀肌是否流暢過渡到腿後肌群。因此改善此區的外觀對許多形體選手而言至關緊要。

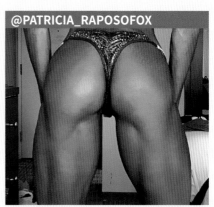

@PATRICIA_RAPOSOFOX

如果你是想要達到臀腿合一的健美選手，我建議你可以做三件事：

1. 強化臀肌
2. 強化腿後肌群
3. 減脂

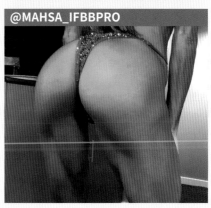

@MAHSA_IFBBPRO

由這些建議可知，沒有所謂「臀腿交接處」的肌肉，你有的是臀大肌和腿後肌群，所以千萬不要說「這個運動真的能練出臀腿合一」。當然，分腿蹲、保加利亞分腿蹲以及深蹲可以鍛鍊臀肌下半部，而硬舉、早安式體前屈和背伸展同時鍛鍊臀肌和腿後肌群的效果絕佳。但臀大肌和腿後肌群畢竟是分開的肌肉，因此你需要做各種運動才能盡量提升這些肌肉的外形。

要練臀肌，一定要加入大量臀肌主導的運動，像是槓鈴臀推和髖外展，以及股四頭肌主導的運動，像是深蹲和分腿蹲。要練腿後肌群，請運用本節的膝屈曲和本章的腿後肌群運動。最後，請確保適當的營養攝取。以上這些方法可以讓你的臀腿交接處更符合健美的標準。

我也想提醒一點，怎樣的臀腿交接處才算漂亮，這與個人喜好有很大關係。我大多數女性學員更關心屁股挺翹的程度，而沒有那麼在意臀腿合一。簡而言之，臀腿合一更適用於健美選手，一般人通常比較喜歡臀肌與腿後肌群有明顯分界。

指引與提示

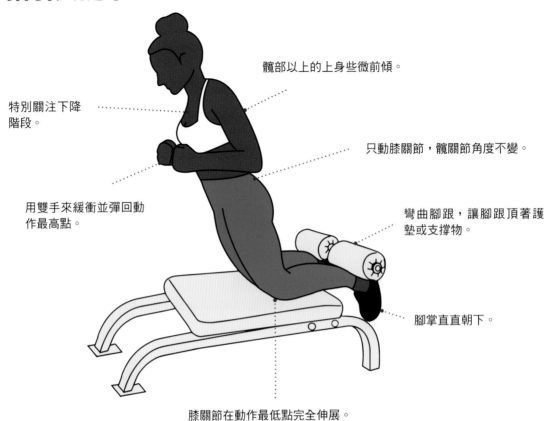

特別關注下降
階段。

用雙手來緩衝並彈回動
作最高點。

髖部以上的上身些微前傾。

只動膝關節，髖關節角度不變。

彎曲腳跟，讓腳跟頂著護
墊或支撐物。

腳掌直直朝下。

膝關節在動作最低點完全伸展。

　　如你所知，膝屈曲運動孤立腿後肌群，也在較低的程度上孤立小腿肌（腓腸肌），並包含腿彎舉的動作。雖然變化式的難度由簡單到非常困難都有，卻不涉及太多技術。以下是學習膝屈曲變化式最重要、必須謹記的兩則指引，適用於所有變化式。另外，唯一需要提醒的通用指引是專注在大腦肌肉連結，並且將這些運動視為運動員動作，意思是你必須認真看待動作形式。如同髖外展動作，動作看起來簡單，不代表就可以忽略技巧。

只動膝關節（髖關節角度保持固定）

　　無論你是進行膝屈曲運動（又稱作腿彎舉），像是北歐腿彎舉；或者採用俯臥姿勢，例如臀腿升體，永遠都只動膝關節，髖關節的角度保持固定。請注意抗力球以及滑步腿彎舉等變化式需要改變髖關節的角度，所以此指引只適用於跪姿和俯臥膝屈曲運動。

　　即使你髖部纏繞輕量的彈力帶，在整個動作範圍內髖關節角度仍要保持固定。大多數教練會跟你說，只有整個動作範圍內髖關節都完全伸展並維持中立，才是標準的北歐腿彎舉。但當人們嘗試以中立骨盆姿勢做北歐腿彎舉時，卻始終無法在整個訓練組中維持姿勢。他們總是會骨盆前傾，使腰椎被迫超伸展。可以嘗試上身些

微前傾，這會稍微拉長腿後肌群，從而增加腿後肌群的肌力，讓動作更有成效。這樣做還可以降低骨盆前傾與腰椎超伸展的風險，避免壓迫脊椎、在下背造成不必要的壓力。然而要留意的是，你不該改變髖關節的角度。所以上身請前傾30度，接著整個動作都維持同樣角度。這可以拓展你的極限，使你更能控制下降階段，並增加承受張力的時間。

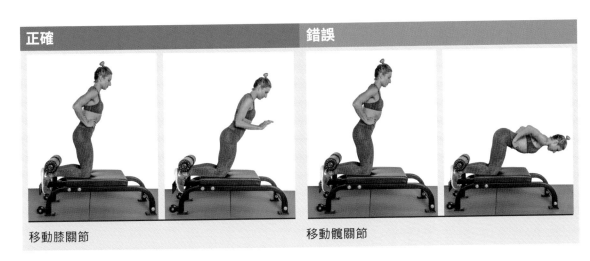

正確　　　　　　　　錯誤

移動膝關節　　　　　　移動髖關節

完成整個動作範圍

有個常見的錯誤是，在腿後肌完全拉伸或膝蓋完全伸展前，就太早反轉動作。要獲得膝屈曲運動的最大訓練成效，請確認你有完全屈曲與伸展膝關節。舉例來說，如果你在練仰臥膝屈曲運動，像是抗力球腿彎舉，則當你伸直雙腿時，請盡可能完全伸展膝關節，接著腳跟往屁股的方向拉。如果你練的是北歐腿彎舉或臀腿升體，則在動作最低點大腿要碰到墊子，或說膝關節要完全伸展。在大腿碰到墊子前不要反轉動作，也就是不要用往後拉或向上推的方式挺起上身。你仍然可以用雙手來控制下降階段，只是要保持腿後肌群的張力，並且努力維持固定節奏。

完整動作範圍的腿彎舉　　　　**完整動作範圍的北歐腿彎舉**

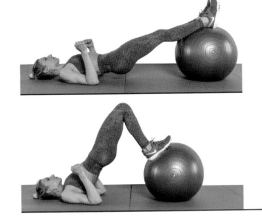
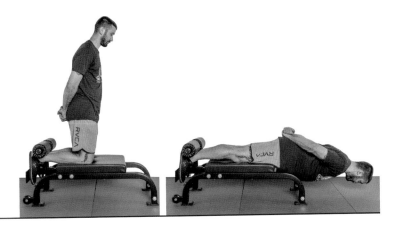

腳掌直直朝下

　　為了加強外側和內側的腿後肌群，在進行膝屈曲運動時，請保持腳掌直直朝下。做這些運動時，最好能針對雙側的腿後肌群，所以我通常不建議腳掌向外。

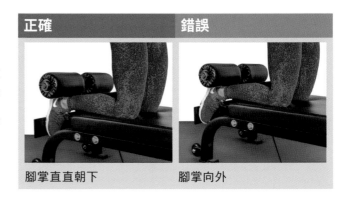

正確	錯誤
腳掌直直朝下	腳掌向外

錯誤與修正

　　依循指引與提示是避開膝屈曲運動常見錯誤最好的方法。我想要強調的一項錯誤是腰椎過度伸展及骨盆前傾，程度輕微可以接受，但是過度就有問題了，可能會造成下背不適與疼痛。請注意你腰椎及骨盆的位置，並維持在中立區域。

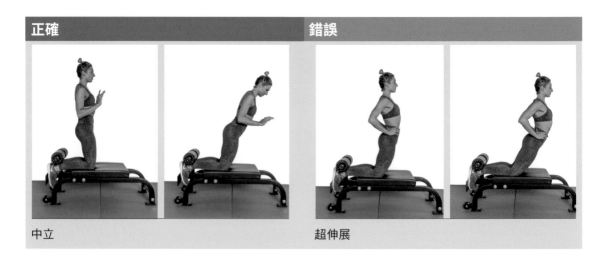

正確		錯誤	
中立		超伸展	

膝屈曲的種類與變化式

　　在本節中，你將會知道每一種膝屈曲運動的好處、每項運動如何降階或進階以符合你的肌力與能力，以及如何使用最佳技巧執行所有變化式。

仰臥膝屈曲運動

　　仰臥膝屈曲運動包括所有仰臥著進行的腿彎舉變化式，例如抗力球腿彎舉、滑步腿彎舉和滑翔／懸吊腿彎舉。這些變化式很適合用來加強腿後群肌肌力，而且是難度更大的北歐腿彎舉的降階訓練。所以，如果北歐腿彎舉對你來說太困難，或者你在執行時覺得不舒服，就可以從仰臥膝屈曲運動開始。常見的組數與次數組合是3組、每組10到12下。

抗力球腿彎舉變化式

在抗力球上進行腿彎舉是簡單且低成本的選擇，對於初學者和進階者來說都很棒。我建議使用 55 或 65 公分的抗力球。如果你是腿彎舉的新手，請從雙腿變化式開始。等你變得更強壯，就可以結合雙腿和單腿的變化式，用兩條腿拉近，然後用一條腿下降。如果你能順利完成，接著請嘗試單腿的變化式。

抗力球雙腿彎舉

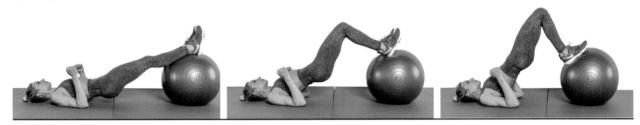

仰臥，雙腳放在抗力球上，雙腿伸直。接著彎曲雙腿，腳跟往臀部方向拉，同時抬高髖部。想像你是在做腳墊高的臀橋結合腿彎舉。你的髖關節可以完整伸展或部分伸展，這兩種方式都很棒。請確保抗力球前後移動時呈一直線。腳放在球的中央，雙腳併攏，雙腿對球施加相同的壓力，並且緩慢移動，控制好動作。你的雙臂可以張開貼著地面，以增加側向穩定性。接著抬起身體，直到腳掌完全貼著球面。

雙腿上／單腿下抗力球腿彎舉

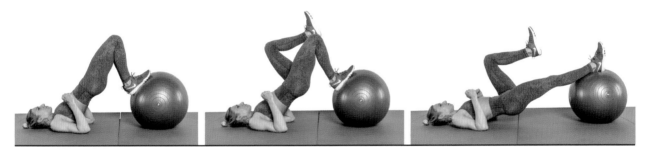

單腿抗力球腿彎舉

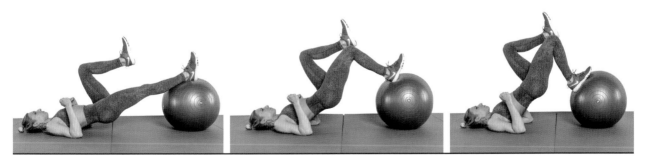

單側變化式使用相同技巧，但你不是用雙腿拉，而是單腿。這需要更多的控制力，而且可能需要調整你的腳，並在地板上外展手臂以協助支撐，避免球由一側滾到另一側。另一腿可以根據喜好伸直或者彎曲。如果拉的階段對你太過困難，你可以採用雙腿拉、單腿下降（雙腿上／單腿下）的組合。

滑步腿彎舉的變化式

　　滑步腿彎舉和抗力球腿彎舉很類似，但由於你的雙腳著地，必須抬起更高比例的體重，所以更具挑戰性。此變化式有好幾種執行方式。如果你是在光滑平面上做，例如硬木板、亞麻地板或耐磨地板，可以把腳放在毛巾或紙板上，甚至可以穿厚襪（這個選項最好是在滑步器上進行）。如果你在地毯上做，可以用 Valslides 滑盤（光滑的表面也可以使用），或是家具助滑墊。像抗力球變化式一樣，你可以採用雙腿、雙腿上單腿下或是單腿來進行此動作。

雙腿滑步腿彎舉

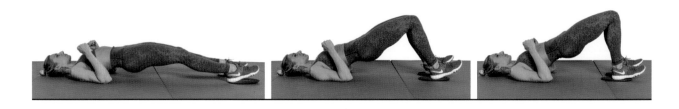

雙腿上／單腿下滑步腿彎舉

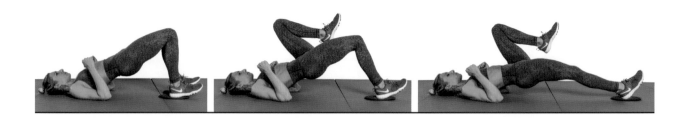

單腿滑步腿彎舉

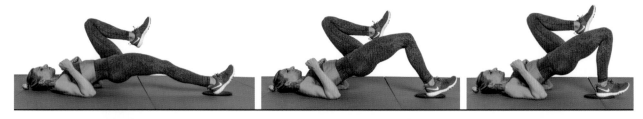

先伸直雙腿，然後腳跟放在可以滑動的東西上。你的手臂可以放在身體兩側，或向外展以協助支撐，或如圖片所示保持彎曲。進行時，髖部抬離地面，同時將腳跟往屁股方向拉。髖關節在每一次反覆動作可以完全伸展或是部分伸展，依個人喜好而定，只要保持一致就好。拉動時，一開始時是用腳跟拉，再漸漸變成用腳掌拉。腳踝盡可能接近屁股。如果你練的是單腿變化式，抬高的腿可以伸直或彎曲。你也可以進行雙腿上／單腿下的變化式，也就是用雙腿拉，然後單腿下降。

滾動腿彎舉變化式

　　滾動腿彎舉變化式的好處和技巧跟滑步腿彎舉是一樣的，但你的腳不是在地板滑動，而是使用有輪子的設備，像是健腹輪或臀腿訓練輪（glute ham roller）。在臀肌研究所，我們用的是 Sorinex 的臀腿訓練輪，但你可以在網路上找到更多選擇。相較於健腹輪或其他類似器材，使用臀腿訓練輪有雙重好處：首先，更穩定，滾動會因此更為平順。其次，提供了更多負重的選擇（單腿變化式以及彈力帶阻力）。

雙腿滾動腿彎舉

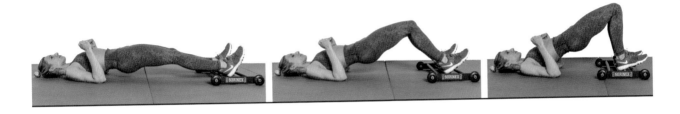

雙腿上／單腿下滾動腿彎舉

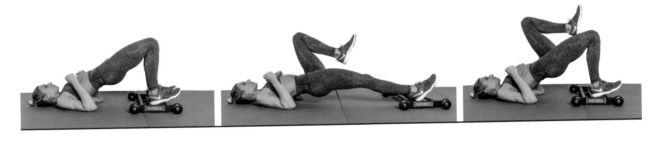

單腿滾動腿彎舉

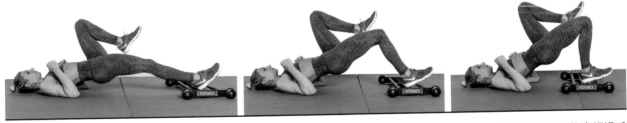

仰臥，雙臂彎曲或外展。腳跟放在臀腿訓練輪的溝槽，然後伸直雙腿。手臂不要放在身體兩側，因為輪子很可能會輾過手指，那會非常痛。在執行這項動作時，你必須同時做幾件事：髖部抬高、腳跟下壓，然後雙腿彎曲朝臀部拉近。就像其他滑步變化式一樣，腳跟要盡可能靠近臀部。若要提高訓練難度，可以把啞鈴放在髖部上以提供髖伸展阻力，或在訓練輪上掛彈力帶以增加膝屈曲阻力，或是進行單腿或雙腿上／單腿下的變化式。

滑翔／懸吊腿彎舉變化式

　　早在 2009 年我還在車庫裡健身時，就想出了滑翔腿彎舉運動（又稱作懸吊腿彎舉）。當時我在做直腿硬舉、臀腿升體、早安式體前屈、俯臥髖超伸，以及背伸展，這些都是發展腿後肌群的良好運動，但是我想要高反覆次數、具有泵感和燃燒感的選項。因為我沒有腿彎舉機器，但想找到比抗力球和滑步／滾動腿彎舉更有挑戰性，又比北歐腿彎舉和臀腿升體（這兩項運動會強烈鍛鍊腿後肌，卻不會產生泵感和燃燒感）簡單的運動。所以我開始試驗，最後創造了滑翔腿彎舉。

　　我將此運動安排在訓練的尾聲，並搭配高反覆次數（大約 20 下），結果獲得想要的成效。它比抗力球和滑步／滾動腿彎舉更有挑戰性，因為你舉起更高比例的體重，並將身體向上拉，而不是用腳來滾動球。但由於身體位置的緣故，它並不會像北歐腿彎舉和臀腿升體那樣困難。和北歐腿彎舉相較，它在拉伸的姿勢中較為輕鬆，而在縮短／收縮的姿勢中較費力。若目標是腿後肌群的泵感和燃燒感，這就是完美的運動。如同其他仰臥屈膝運動，你可以進行雙腿、雙腿上／單腿下或單腿的變化式。

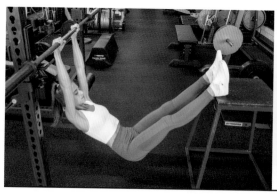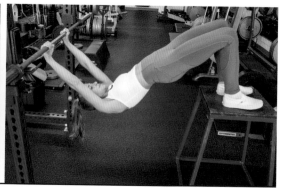

你需要較高的增強式跳箱。如果你使用鐵架式輕量跳箱，可以在底部壓上啞鈴以避免傾倒。如果你有中等尺寸的跳箱，就可以把重量堆疊到適當的高度。我不建議使用訓練凳，因為不夠高且可能會翻倒。要懸掛你的身體，你可以吊在深蹲架內側的槓鈴或吊環上。如果是吊在槓鈴上，請背對深蹲架，這樣你的抓握就可以朝向深蹲架立柱，而不是保護槓的開口。這樣可以固定槓鈴，使其穩定且安全。至於槓鈴的高度，請放在大致與肩膀和箱子一樣的水平面高度，然後再依據肌力上下調整——較低的箱子做起來較輕鬆，而較高的箱子較費力。把箱子放在夠遠的位置，使髖部大約彎曲 135 度。執行這個動作時，就像做引體向上一樣吊在槓鈴上，腳跟則放在箱子上。在動作的最低點，保持手臂和腿伸直以及髖關節屈曲。接著，腳跟用力往箱子壓，同時屈曲膝關節並伸展髖部，利用腿的爆發力把身體往上拉。在你屈曲與伸展時，讓身體往前方溫，就像是用腿把身體往上拉過去一樣。把手臂想像成鉤子，不要彎曲手臂或者嘗試用手把自己拉起。髖關節完全伸展時，雙腳平放在平台上。然後控制好動作，緩慢下降至最低點。

跪姿膝屈曲運動

　　跪姿膝屈曲運動包括北歐腿彎舉變化式（又稱作俄式前傾、俄式腿彎舉、窮人的臀腿升體、自然臀腿升體、徒手腿彎舉、北歐下降以及北歐式。沒錯，就是有這麼多別稱），對於腿後肌群的肌肥大和肌力發展很有幫助。然而，燃燒感或泵感永遠都比不上練高反覆次數的仰臥腿彎舉。就這樣看來，它和跨步蹲很類似。做跨步蹲永遠無法使臀肌獲得燃燒感或泵感，但臀肌會感到痠疼，並且能誘發肌肥大。北歐腿彎舉也一樣——你不會得到燃燒感或泵感，但會使腿後肌群痠痛，打造與發展腿後肌群的效果無與倫比。因此，若你想要進步到能做全範圍北歐腿彎舉，請在訓練的一開始做，或者更常見的是安排在訓練中段。如果發展臀肌是你的首要目標，我通常會安排 3 組、每組 3 到 5 下，無論是在訓練課程的何時進行。此變化式最好採低反覆次數，在下降階段時激烈出力，而不是採用高反覆次數但肌肉卻毫無張力。

　　預備與執行北歐腿彎舉的方式有好幾種。首先，我會展示如何設置不同器材和設備。接著我會教你如何正確執行北歐腿彎舉，由最簡單的變化式開始到最困難。

試著在節食期間突破徒手訓練的個人紀錄

　　北歐腿彎舉和引體向上、雙槓撐體等具挑戰性的徒手運動最棒的地方在於，當你節食減重之後會變得更容易。我有許多比基尼選手都在競賽當週第一次完成北歐腿彎舉。事實上，去年有三位翹臀戰隊的成員在同一天完成第一次向心北歐腿彎舉（不借助任何俯臥撐，一路下降到底再上升），而那天恰巧是她們上台的前一個星期一。

　　大多數健美教練在競賽前一週並不會安排太多訓練。他們會想，「你沒辦法再增加任何肌肉了，你在節食，而且訓練已經結束了。」但我不喜歡這種想法。我更喜歡督促我的選手突破徒手運動的個人紀錄，因為在激烈訓練的過程中，他們變得更輕盈且更強壯。槓鈴運動的絕對肌力可能會下降，但徒手運動的肌耐力會提升。所以，他們或許無法突破臀推或硬舉的個人紀錄，但做徒手運動時可以。而且，突破個人紀錄，像是做更多下伏地挺身或完整的北歐腿彎舉，會使他們的自信心飆升。他們會把這種自信心帶到舞台上，這對表現與成果很有利。

　　北歐腿彎舉、引體向上、反向划船、雙槓撐體、伏地挺身、槍式深蹲以及其他具挑戰性的徒手運動，對於透過飲食來減重的人來說也很棒。你或許並沒有要上台比賽，但有相同效果。也就是說，在節食的同時，你的北歐腿彎舉會變得更強，從而增加你的自信且帶來成就感。

北歐腿彎舉的預備

北歐腿彎舉的前置準備有許多方式，取決於你能用的設備與個人偏好。

北歐腿彎舉機

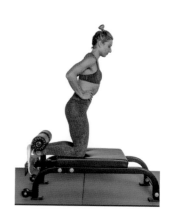

進行北歐腿彎舉最棒的方式是使用特製的機器。在臀肌研究所，我們有 Sorinex Poor Man 的臀腿升體訓練器，這是我們最受歡迎的設備之一（Rogue 及其他公司也有生產類似的產品）。它完全不需前置準備，人上去就可以用了。儘管北歐腿彎舉機是最佳選擇，但即便是在大型的商業健身房，這些機器也很少見。次佳選擇就是請夥伴協助、使用訓練凳和綁帶，以及槓鈴。

夥伴協助

當你和夥伴或教練一同訓練時，請夥伴協助是很好的選擇。你只需要膝蓋護墊。在預備時，雙膝跪在墊子上，雙腳背屈，腳趾伸展，使其彎曲並且壓入地面。如果你的腳趾活動度不夠，或是夥伴壓住你的腳時會感到疼痛，請將腳背放在滾筒上，或者只以蹠屈的方式進行（但這樣會加大難度）。請夥伴跪在你身後，他的膝蓋放在你的腳掌後方，接著壓住你的腳後跟和腳踝，將你的腿固定在地面上。當你伸直膝蓋並向前傾時，你的夥伴應該出力向下壓並且身體前傾，讓你的腳踝承受更多重量。你的夥伴體重要跟你差不多或者更重，否則當你到達動作最低點時，他們會壓不住。不要低估預備動作的重要性：你的夥伴壓得越穩，你的腿後肌群就能得到越好的鍛鍊。

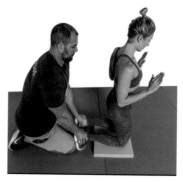

在理想情況下，你會使用厚的護墊，像是 Airex 平衡墊，它可以為膝蓋提供足夠的緩衝，並將膝蓋抬高約 20 公分（你也可以使用有氧階梯踏板、瑜伽磚，或再

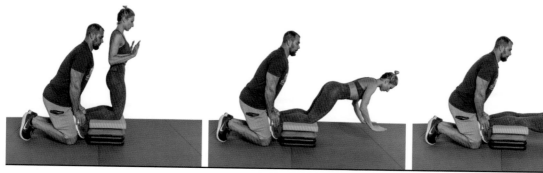

疊一些墊子）。這樣的「赤字」設置會讓你的腳掌更舒服、動作全程都能維持上身 30度傾斜、讓你在動作最低點達到更大的訓練範圍，且你可以主動背屈腳踝以減少小腿的參與。對腿後肌群來說，以上這些都可以轉化為更好的訓練刺激。

訓練凳和綁帶

這個預備方式是北歐腿彎舉很棒的低預算替代方案。Spud 公司有販售可以纏繞在訓練凳上的臀腿訓練綁帶，可以固定你的腳。你甚至還可以將綁帶繞在臥推架，執行彈力帶輔助的變化式。

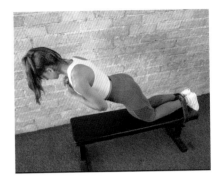

槓鈴

如果你沒有辦法使用北歐腿彎舉機、臀腿綁帶與訓練凳，你也可以使用槓鈴、槓片、槓鈴護套，以及墊子。首先，將大重量槓片（超過你的體重）加到槓鈴上以防止槓鈴被舉起或滾動，將厚的槓鈴護套繞在槓鈴上以保護腳踝，然後跪在厚墊上。同樣重要的是，要在槓鈴的兩側放置槓片或楔狀物，以防止槓鈴前後滾動。

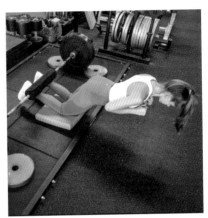

史密斯機

你可以使用史密斯機取代深蹲架。前置準備和使用深蹲架與槓鈴一模一樣。唯一的差別可能是槓鈴的高度。許多史密斯機的安全掛勾不夠低，所以你可能得將槓鈴調高一點，並在訓練凳、瑜伽磚或有氧階梯踏板上訓練。

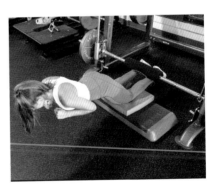

高拉滑輪訓練機

另一個在商業健身房常見的替代方案是用高拉滑輪訓練機進行北歐腿彎舉。由於這種機器並不是為此而設計，所以並不理想。對大多數的男性而言，椅墊太窄了，而且還必須把訓練凳或有氧階梯踏板放在你前方，設成適當高度，才可以在你下降時接住你的上半身。但假設你沒有其他選擇，而且椅墊寬度也適合你的膝蓋，這也是可行的選項。

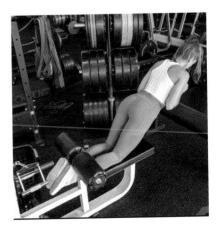

北歐腿彎舉的降階與進階

做北歐腿彎舉時，你是由最高點開始，然後下降至最低點，過程中你會像沉船一樣快速向下。由於這對肌力的要求很高，因此離心／下降的階段很難控制。隨著膝蓋伸展，你越來越難撐住上身的重量。在控制住下降到墜落之間有一個「崩解點」。起初，你的崩解點會較早出現，因此目標是在你越來越強壯、越來越熟練時，延後崩解點出現的時間。

基於這個理由，人們通常將北歐腿彎舉稱作「北歐下降運動」或是「北歐降落」。事實上，最好把北歐腿彎舉視為離心運動，尤其是剛開始訓練時。與其試圖做出完整的動作，不如專注在盡可能緩慢下降，並且藉由執行各種輔助變化式延後崩解點出現的時間。至於向心階段，你應該用雙手將自己推回，推的力道恰好足以讓自己回到最高點即可。當你變得更強壯，你的腿後肌群會更有能力拉直上身。儘管最終目標是完全不用手，但這極其困難。與我合作的運動員很少能做到這一點。因此，就算你只能執行離心階段或輔助變化式，也不要氣餒。我雖然每週做數次北歐腿彎舉，但仍舊無法在沒有輔助的情況下完成向心階段。

為了幫助你在北歐腿彎舉的變化式中進步，我將動作技巧由簡單到困難分為三類：輔助、徒手以及阻力。

輔助北歐腿彎舉

輔助北歐腿彎舉的技巧包括利用彈力帶、訓練夥伴或其他。如果你從來沒有練過北歐腿彎舉，無法在做徒手北歐腿彎舉時好好控制下降，或者你只是想要精進動作技巧，之後再進階到更具挑戰的變化式，則輔助北歐腿彎舉是不錯的起點。不要做高反覆次數，每一組通常只需要訓練 5 下或更少。要進步到全徒手北歐腿彎舉，我會建議你持續訓練輔助變化式，直到你夠強壯，可以徒手靠自己至少下降一半以上。有這樣的基礎肌力與技巧後，接下來提供的變化式會幫助你往全徒手北歐腿彎舉邁進。

手動輔助的北歐腿彎舉

請訓練夥伴或教練跪在你面前，並且握著他們的手，這是學習控制下降以及正確執行技巧的好方法。有夥伴的手撐住你，你就可以專心將雙腿勾在任何你使用的器材上，無論是槓子、腳靠墊或者是其他人的手，並且用腿後肌群的力量降下身體。在練習的過程中，觀察者與重訓者可以建立動作節奏，且觀察者可以找出最適當的出手時間、用適當的力量撐住，以獲得最大的訓練成效。

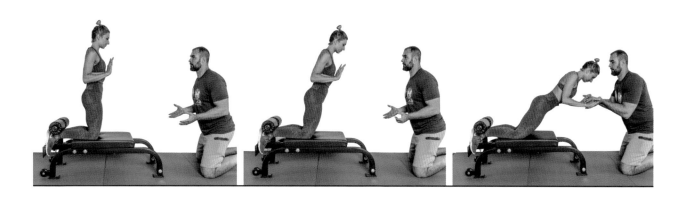

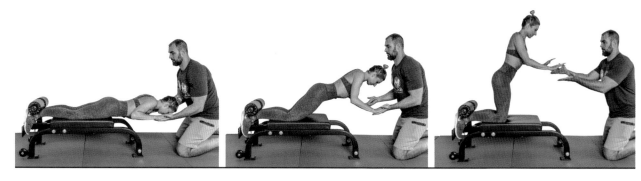

讓訓練夥伴跪在你的身前，接著你藉由彎曲雙腿與伸展膝蓋，緩緩降下身體。你的夥伴需要依據你的能力和肌力調整輔助的程度。重點是拉住你的雙手，並在你身體墜落時幫你緩衝墜落的衝力。你越快墜落，你的夥伴就需要提供越多支撐。當你到達最低點時，你的夥伴應該要協助你推回最高點。

彈力帶輔助的北歐腿彎舉

　　彈力帶是推動北歐腿彎舉進階的絕佳工具，因為你下降到最低點時，彈力帶可以拉著你。更準確地說，彈力帶在下降較輕鬆的第一階段提供較少輔助，而在較難的第二階段提供更多輔助。所以彈力帶在你最需要的階段，也就是在最低點提供輔助，而這有助於在整個動作範圍內更平均地分配阻力。所以你不需要中斷或非常費力，就能完成完整動作。

　　你可以藉由選擇彈力帶的厚薄或調整動作軌跡來調整輔助的程度。彈力帶繞在身上的位置越高，在動作最低點會越輕鬆。

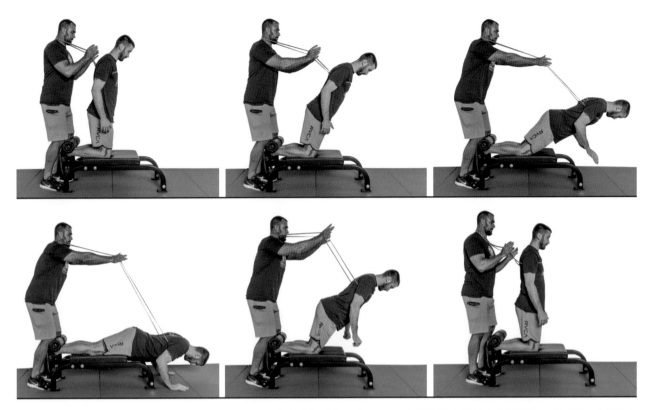

彈力帶輔助的北歐腿彎舉有兩種執行方式。你可以讓訓練夥伴站在你身後，或是將彈力帶固定在深蹲架、臥推架或引體向上架。無論哪一種，彈力帶都要繞過胸腔，穿過腋下。訓練夥伴要將彈力帶繞在脖子後側，並在下降過程中將彈力帶向上、向外推，這能讓彈力帶在動作最低點提供更偏向垂直、更有效的支撐。

棍子輔助的北歐腿彎舉

這是相當特別的降階運動，你用一根棍子（木棍或是塑膠管）來撐住你的體重，因此得以在整個動作範圍內調整輔助的程度。你也可以用大顆藥球（下降時將藥球往外滾），但是木棍更適合。雖然你可以在地板上做這個變化式，但最好還是用墊高的設備進行，像是臀腿升體訓練器、北歐腿彎舉機、訓練凳或高拉滑輪訓練機。

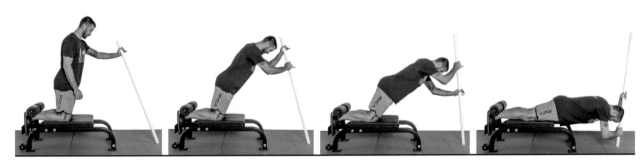

將棍子放在身體前方，沿著棍子下降、抬起。棍子只是用於支撐和平衡。換句話說，試著在下降時盡可能保持腿後肌群的張力。

徒手北歐腿彎舉

身為肌力教練，我周圍充滿強壯得不可思議又天賦異稟的運動員，他們在所有的大型重訓項目中大多可以舉起比體重還重的重量。然而，所有我認識的教練和運動員中，只有少數人有辦法做全徒手北歐腿彎舉。因此我納入數種徒手變化式，不僅可以用來提升能力以在最後做出全徒手北歐腿彎舉，還可以強化腿後肌群。

記住，要獲得最大訓練效益，你不一定要以全徒手北歐腿彎舉為目標。這些變化式對於發展腿後肌群和增進肌力都很棒。

離心強調的北歐腿彎舉

做徒手北歐腿彎舉時，一開始的重點在於控制離心階段，也就是下降階段。當你變得更熟練、更強壯，目標變成延後崩解點出現的時間。崩解點就是你無法控制下降動作、開始跌向訓練凳或地板的時刻。簡而言之，藉由強調離心而非向心階段（也就是抬高階段），你會進步得更快，腿後肌群也會發展得更好。假設你第一次做北歐腿彎舉只能控制 50% 的下降過程，且每一次反覆動作只能維持 3 秒鐘。一個月後，你進步到能控制 65% 的下降過程，且每一次反覆動作能維持 5 秒鐘（要確認不只是因為在最高點花較多時間，因為這很容易做到），你就達成了漸進式超負荷，腿後肌群也應該會稍微更發達。

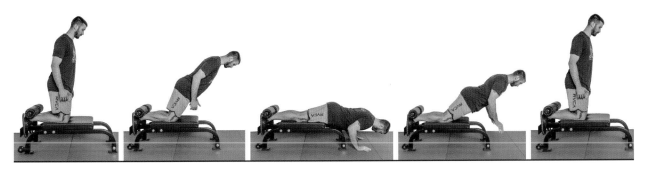

依據個人喜好，有兩種身體姿勢可以選：上半身和髖部可以保持中立，或稍微向前傾但不超過 30 度，一超過 30 度就會變成另一種變化式（見第 581 頁的髖屈曲變化式）。做這項變化式時，雙腳請勾住器材或訓練夥伴的手，然後把身體當成單一元件慢慢降低。關鍵在於髖關節保持不動——你應該只動膝關節。當你倒下時，請用手臂作為緩衝，同時保持腿後肌群的張力。所以，當你抵達崩解點時，不要直接撲向地板，而是借助手臂繼續往下降，出力的程度只要足以緩衝就夠了。在動作的離心階段，你應該要感受到腿後肌群的張力。大腿一碰到緩衝墊、地板或訓練凳，就可以在腿後肌群的幫助下將自己拉回起始位置，也可以四肢並用或只用雙手著地將自己推回最高點。

暫停訓練法

暫停訓練法指的是，在你接近崩解點、還沒有用手臂協助支撐動作的離心和向心階段時，先暫停兩秒鐘。訓練的目標是逐漸延後崩解點出現的時間，且暫停的位置要越來越低、越靠近地面。簡單來說，這是另一個提升北歐腿彎舉能力的方式，也能讓腿後肌群在離心強調的訓練中承受更久的張力。

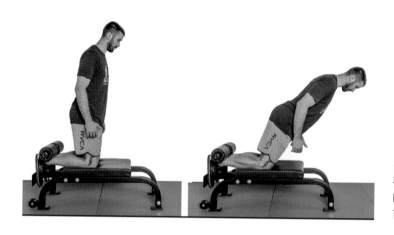

暫停訓練法的北歐腿彎舉和離心強調的變化式所使用的技巧相同。唯一的差別在於你在抵達崩解點前會先停頓兩秒鐘。

律動法

在律動法中，你必須在動作的最低點上下擺動三次。如此可以增加肌肉在動作最低點承受張力的時間，而如你所知，這正是動作最費力的階段。

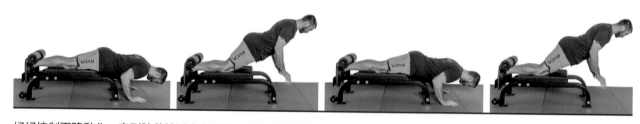

好好控制下降動作，直到膝蓋接近完全伸展。從這個位置開始，上下擺動三次，用你的手臂協助支撐，不要太出力，腿後肌群仍必須維持最大張力。換句話說，主要用腿後肌群的力量擺動，手臂只是用來輔助。

髖屈曲北歐腿彎舉

在髖屈曲北歐腿彎舉的變化式中，髖部需要彎 90 度，並且整個動作範圍內都鎖在該角度。因為腿後肌群伸長的緣故，這做起來會比徒手變化式稍微輕鬆。如照片所示，最好在訓練凳或其他架高的平面上做，這樣你的髖部就可以維持 90 度，並做出完整的動作範圍。

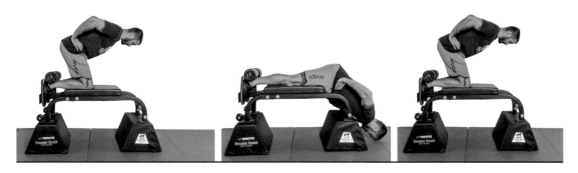

以髖關節鉸鏈前傾上身，直到達到 90 度，接著伸展膝關節以降低身體。如果你無法執行完整的徒手變化式，一過崩解點就用雙手輔助支撐，如同離心強調變化式。

剃刀式北歐腿彎舉

剃刀式北歐腿彎舉介於一般北歐腿彎舉和髖屈曲北歐腿彎舉之間。在此變化式中，腿後肌群的長度改變得並不多（腿後肌群會在髖伸展時變短，在膝屈曲時伸長），因而成為近似等長收縮的腿後肌群運動。

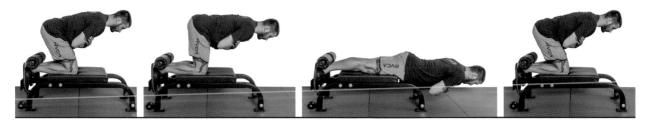

一開始髖部彎 90 度。在整個訓練組中，當你下降時，伸展髖關節並保持軀幹與地板平行。在最低點看起來就像傳統的北歐腿彎舉，但當你起身時，你的屁股會向後坐並且彎曲髖部。

全徒手北歐腿彎舉

最終目標是不依賴輔助完成全徒手北歐腿彎舉。其實我指導的人當中，只有十幾個能真正做到這一點，所以就算你的肌力達不到這樣的水準也不要洩氣。然而，如果你不斷追求進步、專注於訓練技巧，且堅持不懈，最終會達到目標。

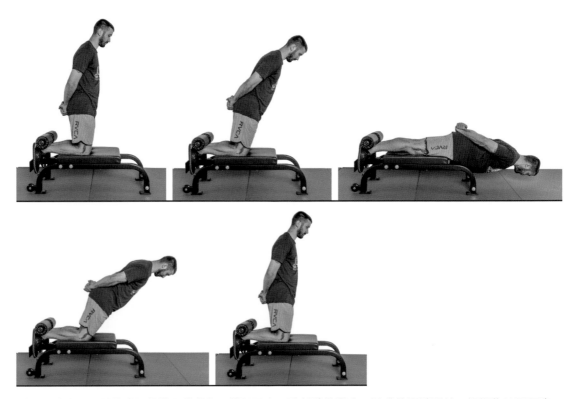

採用前述的任一種北歐腿彎舉預備動作。雙腳固定，髖部稍微彎曲，接著伸展膝關節，慢慢往地面下降。要執行此運動，先用雙腳勾住支撐物（夥伴的手、腳靠墊或是槓鈴等等），然後慢慢降低上半身，直到大腿觸碰到椅墊或地板。手不撐地，透過彎曲雙腿將自己拉回到最高點，軀幹和髖部的角度在整個動作範圍內保持不變。即使是在做這種變化式，你也可以由雙手放在身體兩側進展到雙臂交叉，這會加大膝關節上方的抗力臂，使得訓練更加困難。

外加阻力的北歐腿彎舉

由於我們大多無法做全徒手北歐腿彎舉，因此全範圍的負重或外加阻力的變化式就變得更難以企及。但是，你仍可調整這些變化式，用來訓練不同的動作範圍，將之轉化為有用的進階訓練。

慢速手動阻力北歐腿彎舉

要在整個動作最輕鬆的階段，也就是動作最高點製造阻力，可以請你的訓練夥伴在最高點及第一階段推壓你的後背，而你則出力抵抗。在一開始就製造阻力，會讓肌肉在下降的前半階段承受更久的張力，並在膝關節深度屈曲的情況下增強腿後肌群的肌力。

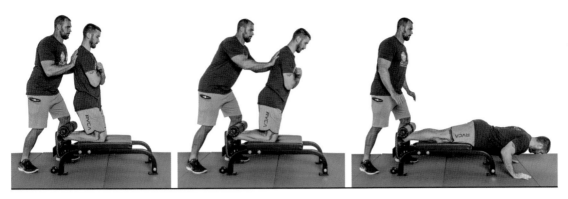

請你的訓練夥伴在動作最高點緩慢而穩定地推壓你的上背。請嘗試抵抗推力，並且讓腿後肌產生張力。雖然你在這段範圍內非常有力，但是當你緩慢下降超過45度（結束動作的前半部），你的夥伴應該停手，讓你改為抗抵身體墜落的重力。

快速手動阻力北歐腿彎舉

這種變化式類似慢速手動阻力北歐腿彎舉，你的訓練夥伴會在動作最高點推你的後背，但並不是用緩慢穩定的方式推，而是更快、更具瞬發力，以形成離心加速階段。由於這個變化式具有瞬發式的本質，所以或許能更好地轉移到競技運動上（競技運動的速度很快，所以這項變化式更具專項性）。

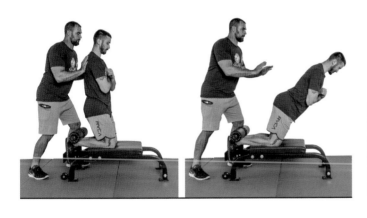

就動作最高點，繃緊核心迎接瞬發式推壓。請你的訓練搭檔用力推壓你的上背。一感覺到推壓就要使力抵抗，以減緩下降的速度。目標是盡可能放慢速度，控制好下降階段，直到你推離地面回到最高點。

手動阻力與輔助的北歐腿彎舉

這是我最喜歡的北歐腿彎舉變化式，因為在整個動作範圍內，腿後肌群都保持穩定一致的張力。然而，這個變化式不該完全替代徒手腿彎舉。徒手北歐腿彎舉的主要好處是，在下降過程中會越來越費力。這是相當棒的變化式，可以偶爾練習以穩定力量曲線。

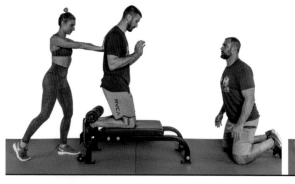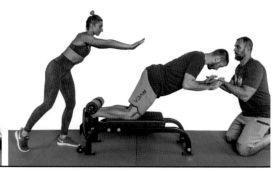

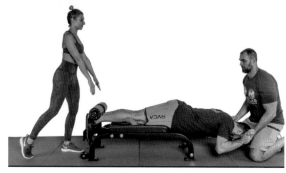請訓練夥伴在動作最高點緩慢而穩定地推壓上背。當崩解點快要出現時,你的夥伴應該走到前方,向上推你的手來提供反向阻力,這樣你就可以控制好下降到最低點的過程(如同手動輔助的北歐腿彎舉)。接下來,你的夥伴應該幫助你回到最高點。然後再做兩次反覆動作。

彈力帶阻力的北歐腿彎舉

這個變化式最棒之處是彈力帶在最高點(照理說最輕鬆的地方)提供最多阻力。當你越過崩解點時,你還可以騰出雙手來撐住自己。簡而言之,此變化式主要訓練下降階段的前半段。

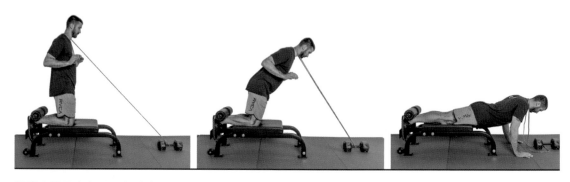

將彈力帶固定在地面上(使用大重量的啞鈴或深蹲架),另一端繞在你的頸部後方。當彈力帶在最高點伸到最長時,在動作範圍的前半段慢慢下降,並控制下降動作。一到達崩解點,就用雙手協助你完成下降階段,並盡可能保持腿後肌群的張力。可以四肢著地或只用雙手把自己推回最高點。

啞鈴阻力北歐腿彎舉

如果你能好好控制住徒手北歐腿彎舉的下降階段,過程並不痛苦,就可以試試手握啞鈴來增加阻力。但是這樣你就不能用雙手撐住身體,所以你必須能控制大部分的下降階段,這一點很重要。

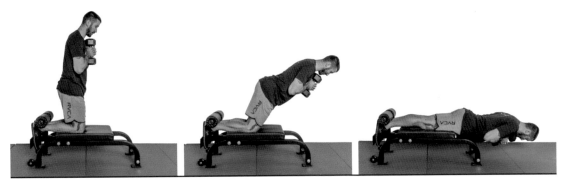

雙手握住啞鈴把手，將啞鈴垂直放在胸口中央。當你降到最低點時，放下啞鈴，然後起身。如果你不能完成向心階段的動作，請使用雙手來協助完成剩下的動作範圍。請訓練夥伴在你抵達動作最高點時把啞鈴拿給你，然後再做下一個反覆動作。以這樣的方式進行，就成了離心加強的變化式。你也可以用啞鈴（或負重背心）執行完整的動作。

俯臥膝屈曲運動

俯臥膝屈曲運動的種類主要包括臀腿升體，使用臀腿升體訓練器進行。

如果你沒有臀腿升體的設備可用，也可以做北歐腿彎舉的變化式，一樣可以有效打造腿後肌群。事實上我發現，當我停下臀腿升體運動，專心做北歐腿彎舉數個月後，我臀腿升體的肌力反而增加了。我因而了解，北歐腿彎舉和臀腿升體在打造腿後肌群上一樣有效。所以，不要覺得你非得要買部臀腿升體訓練器才能訓練腿後肌群，本節其他變化式也同樣有效。話雖如此，臀腿升體訓練器的力量曲線讓北歐腿彎舉動作變得比較輕鬆，你因此可以搭配高反覆次數。舉個例子，我可能只能做3組3下北歐腿彎舉，但可以做3組15下臀腿升體。這兩種運動都相當具挑戰性，但北歐腿彎舉可能對肌力更有利，而臀腿升體可能更適合肌肥大。

接下來我會提供臀腿升體全面的逐步進階訓練。在我深入介紹這些技巧之前要先提醒一件事：臀腿升體的前置準備會影響動作的難度和你能完成的反覆次數。

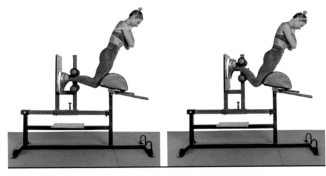

若要使臀腿升體變得更輕鬆，請將腳墊放在較低和／或離髖墊較遠的位置。若要提高難度，請將腳墊放在較高和／或更靠近髖墊的位置。請留意這些動作前的準備，並在嘗試締造反覆次數的個人紀錄時保持一致的設置。要記住，只有在相同條件下採用相同姿勢與相同的動作範圍，才是正確運用漸進式超負荷。

較低且較遠（輕鬆）　　較高且較近（費力）

反向腿彎舉

　　反向腿彎舉是我最喜歡的腿後肌群運動之一，幾乎沒有人會這麼做。這是一個具有節奏的兩段式運動，特色是先伸展髖關節，然後屈曲膝關節，因而成為臀腿升體和水平背伸展的完美組合。若嘗試執行 2 或 3 組、每組 20 下，你的腿後肌群會尖叫求饒。

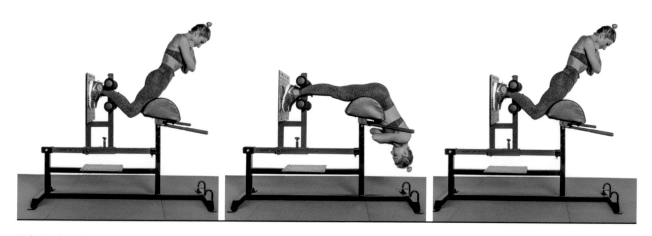

踏板的位置介於臀腿升體和背伸展之間（臀腿升體的踏板位置較近，而背伸展的踏板位置較遠）。爬到機器上，做好動作前準備，然後降低軀幹，使髖關節呈現深度屈曲。接著，透過伸展髖關節來抬高你的軀幹。髖關節一達到完全伸展，請透過屈曲膝關節來繼續上升。想要的話，你也可以手握啞鈴，但我更偏好徒手的高反覆次數訓練。你無法抬得像一般臀腿升體那麼高，因為膝墊的位置較遠。

髖屈曲臀腿升體

　　此變化式和髖屈曲北歐腿彎舉很相似，但做起來稍微輕鬆一些。

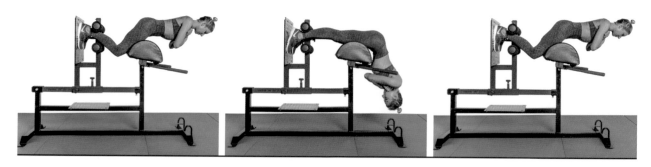

爬上臀腿升體訓練器，就預備姿勢，然後軀幹與地面平行。伸直膝蓋，讓軀幹下降。在動作最低點，你的身體將呈 L 形。髖關節角度保持不變，並藉由彎曲雙腿和屈膝來反轉動作。

剃刀式腿彎舉

剃刀式腿彎舉混合了一般臀腿升體和髖屈曲臀腿升體。在此種變化式中，腿後肌群的長度並不會改變太多（腿後肌群在髖伸展時縮短，但在膝屈曲時伸長），因而成為近似等長收縮的腿後肌群運動。

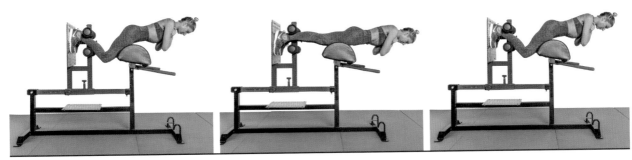

髖關節屈曲，使軀幹與地面平行。保持相同的軀幹姿勢，伸展髖關節和膝關節。當兩者完全伸展時，彎曲雙腿、屁股往後坐，並且彎曲你的髖部來反轉動作。關鍵是軀幹在整個動作範圍內都與地面平行。

髖中立臀腿升體

髖中立的臀腿升體遠比表面上看起來還費力。你會很自然想將髖部往前傾或骨盆前傾。在膝屈曲的運動中，你的身體會為了增加腿後肌群的長度（這樣腿後肌群更能出力）而忍不住這麼做。

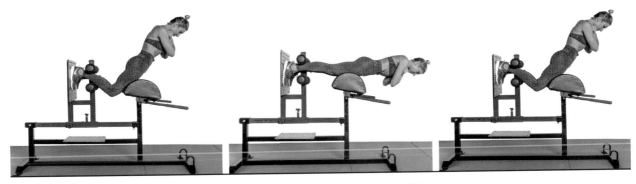

以髖關節中立的姿勢準備就緒，髖部和骨盆保持中立，進行離心和向心階段訓練。

囚徒臀腿升體

在臀腿升體和背伸展等運動中，雙臂抬起會提高訓練難度，因為這會讓你的質量中心移到身體較高的位置，從而產生更長的抗力臂。

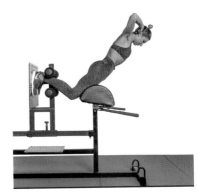

採囚徒姿勢，將雙手放在後腦勺上，並執行前述的臀腿升體動作。

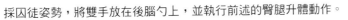

啞鈴臀腿升體

你也可以手握啞鈴或槓片來提高臀腿升體運動的難度。

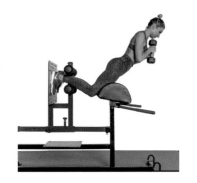

將啞鈴或槓片握在下巴下方,接著執行前述的臀腿升體動作。

彈力帶臀腿升體

脖子繞著一條長型彈力帶會提高臀腿升體的難度。但不同於重量恆定的啞鈴,彈力帶會在伸長時提供較多阻力。意思是,彈力帶在上身較低時不會拉得那麼長,腿後肌群的張力就比較小,而在上身較高時,腿後肌的張力就相當大。

將長型彈力帶繞在臀腿升體訓練器和你的脖子後方,接著執行前述的臀腿升體動作。

後墊高的臀腿升體

最後一種提升臀腿升體能力的方法是墊高臀腿升體訓練器的後端。這會改變力量的曲線,使動作在最高點較費力,而最低點較輕鬆。事實上,做一般的臀腿升體時,我可以完成 20 下,但做後墊高的臀腿升體時,我只能做大約 5 下,腿後肌群就力竭了。

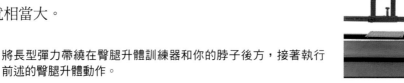

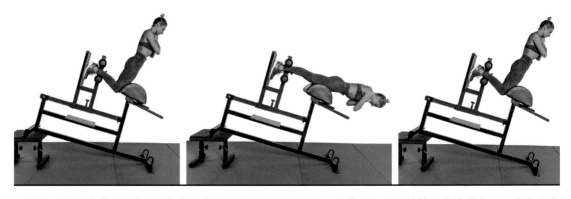

以跳箱、訓練磚或有氧階梯踏板墊高臀腿升體訓練器的後端,接著執行前述的臀腿升體動作。此變化式非常困難,因為腿後肌群在每次反覆動作的最高點都必須達到頂峰收縮。

感謝你們願意花費寶貴時間閱讀本書。我希望你們都有獲得能提升訓練的珍貴見解。此書代表我（截至 2019 年 8 月）確知屬實的所有知識。在我獲得更多經驗、有更多研究發表出來後，我的實務操作與科學知識也隨之進步。科學正是如此運作的。格倫跟我打算每隔幾年就更新本書，讓此著作能保持與時俱進、全面詳盡。

我想對每一位使用過我的方法並且分享我的作品的人表達堅定的感激。你們幫助我推廣臀推及其他臀肌訓練法。如果沒有你們，我不可能有今日的成果。你們願意相信且嘗試新事物，推動了健身產業的進步。另外我也希望我的訓練法能夠為你的日常生活帶來一些進步。

如果你享受本書，也在閱讀本書時獲益，我很願意聽到你的回饋。請在 Instagram（@bretcontreras1）上跟我分享你的進步，有任何問題也可以隨時提出。你也可以在 amazon.com 或是 barnesandnoble.com 上留下坦率的書評，幫助我讓此書變得更有用。你的回饋與支持能讓我知道你喜歡本書的那些部分，以及哪些部分是我跟格倫可以做得更好的，同時也證明了本書的原理與方法是有效的，可能就激勵了其他人購買本書。所以說，你除了幫助了我，也幫助了訓練夥伴以及健身同好找到此書，並讓他們朝臀肌訓練目標邁進。

不論你是在社群媒體上與朋友分享此書，或是留下書評，我都想要你——我的讀者，知道我是多麼感激你的支持。

我目標之一就是創造便捷且合宜的解決方案，以改善你的臀部訓練。我在書中列舉出了許多產品以及我所提供的服務的照片跟參考資料，你可以在底下的連結獲得更多資訊：

- 要加入 Booty by Bret，請上 https://bootybybret.com
- 想要取得線上訓練計畫、個人化課表或其他產品與服務，請上 https://bretcontreras.store
- 想看看我們一系列的臀部訓練產品，包括翹臀圈、T-Bell、臀推機、臀推槓及臀推槓片，請上 https://bcstrength.com
- 想參考本書收錄之運動的示範影片，請上我的臀肌研究所 YouTube 頻道（youtube.com/glutelab）
- 預告——很高興宣布我們即將提供臀肌研究所的認證以及加盟。

REFERENCES
參考資料

以下的參考資料列出「看看科學怎麼說」專欄內的引用出處。本書內容完整的參考資料——更確切而言，在本文中引述的研究出處，請見 glutelabbook.com 網站。

〈第一章：為了翹臀訓練臀部〉

「看看科學怎麼說：改善外形」

1. Kanehisa, H., Nagareda, H., Kawakami, Y., Akima, H., Masani, K., Kouzaki, M., & Fukunaga, T. (2002). "Effects of equivolume isometric training programs comprising medium or high resistance on muscle size and strength." *European Journal of Applied Physiology* 87(2): 112–119.

2. Tracy, B. L., Ivey, F. M., Hurlbut, D., Martel, G. F., Lemmer, J. T., Siegel, E. L. & Hurley, B. F. (1999). "Muscle quality. II. Effects of strength training in 65- to 75-yr-old men and women." *Journal of Applied Physiology* 86(1): 195–201.

3. Seynnes, O. R., de Boer, M., & Narici, M. V. (2007). "Early skeletal muscle hypertrophy and architectural changes in response to high-intensity resistance training." *Journal of Applied Physiology* 102(1): 368–373.

4. Wakahara, T., Fukutani, A., Kawakami, Y., & Yanai, T. (2013). "Nonuniform muscle hypertrophy: its relation to muscle activation in training session." *Medicine & Science in Sports & Exercise* 45(11): 2158–65.

5. Borsheim, E., & Bahr, R. (2003). "Effect of exercise intensity, duration and mode on post-exercise oxygen consumption." *Sports Medicine* 33(14): 1037–60.

6. Heden, T., Lox, C., Rose, P., Reid, S., & Kirk, E. P. (2011). "One-set resistance training elevates energy expenditure for 72 h similar to three sets." *European Journal of Applied Physiology* 111(3): 477–484.

7. Farinatti, P., Castinheiras Neto, A. G., & da Silva, N. L. (2012). "Influence of resistance training variables on excess post-exercise oxygen consumption: a systematic review." *International Scholarly Research Notices*, 2013.

8. Paoli, A., Moro, T., Marcolin, G., Neri, M., Bianco, A., Palma, A., & Grimaldi, K. (2012). "High-intensity interval resistance training (HIRT) influences resting energy expenditure and respiratory ratio in non-dieting individuals." *Journal of Translational Medicine* 10: 237.

〈第二章：為了健康訓練臀部〉

「看看科學怎麼說：降低受傷與疼痛的風險」

1. Alkjar, T., Wieland, M. R., Andersen, M. S., Simonsen, E. B., & Rasmussen, J. (2012). "Computational modeling of a forward lunge: towards a better understanding of the function of the cruciate ligaments." *Journal of Anatomy* 221(6): 590–597.

2. Stecco, A., Gilliar, W., Hill, R., Fullerton, B., & Stecco, C. (2013). "The anatomical and functional relation between gluteus maximus and fascia lata." *Journal of Bodywork and Movement Therapies* 17(4): 512.

3. Bryanton, M. A., Carey, J. P., Kennedy, M. D., & Chiu, L. Z. (2015). "Quadriceps effort during squat exercise depends on hip extensor muscle strategy." *Sports Biomechanics* 14(1): 122–138.

4. Lewis, C. L., Sahrmann, S. A., & Moran, D. W. (2009)."Effect of position and alteration in synergist muscle force contribution on hip forces when performing hip strengthening exercises." *Clinical Biomechanics* 24(1): 35–42.

5. 見注 3。

6. Vigotsky, A. D., & Bryanton, M. A. (2016). "Relative muscle contributions to net joint moments in the barbell back squat." American Society of Biomechanics 40th Annual Meeting, North Carolina State University, Raleigh, NC.

7. Liu, H., Garrett, W. E., Moorman, C. T., & Yu, B. (2012)."Injury rate, mechanism, and risk factors of hamstring strain injuries in sports: a review of the literature." *Journal of Sport and Health Science* 1(2): 92–101.

8. Mendiguchia, J., Alentorn-Geli, E., Idoate, F., & Myer, G. D. (2013). "Rectus femoris muscle injuries in football: a clinically relevant review of mechanisms of injury, risk factors and preventive strategies." *British Journal of Sports Medicine* 47(6): 359–366.

9. Ryan, J., DeBurca, N., & McCreesh, K. (2014). "Risk factors for groin/hip injuries in field-based sports: a systematic review." *British Journal of Sports Medicine* 48(14): 1089–96.

10. Wiemann, K., & Tidow, G. (1995). "Relative activity of hip and knee extensors in sprinting-implications for training." *New Studies in Athletics* 10: 29–49.

11. Khayambashi, K., Ghoddosi, N., Straub, R. K., & Powers, C. M. (2016). "Hip muscle strength predicts noncontact anterior cruciate ligament injury in male and female athletes: a prospective study." *The American Journal of Sports Medicine* 44(2): 355–361.

12. Hollman, J. H., Ginos, B. E., Kozuchowski, J., Vaughn, A. S., Krause, D. A., & Youdas, J. W. (2009). "Relationships between knee valgus, hip-muscle strength, and hipmuscle recruitment during a single-limb step-down." *Journal of Sport Rehabilitation* 18(1): 104.

13. Hollman, J. H., Hohl, J. M., Kraft, J. L., Strauss, J. D., & Traver, K. J. (2013). "Modulation of frontal-plane knee kinematics by hip-extensor strength and gluteus maximus recruitment

during a jump-landing task in healthy women." *Journal of Sport Rehabilitation* 22(3): 184–90.

14. Padua, D. A., Bell, D. R., & Clark, M. A. (2012). "Neuromuscular characteristics of individuals displaying excessive medial knee displacement." *Journal of Athletic Training* 47(5): 525.

15. Nyman, E., & Armstrong, C. W. (2015). "Real-time feedback during drop landing training improves subsequent frontal and sagittal plane knee kinematics." *Clinical Biomechanics* 30(9): 988–994.

16. Thomson, C., Krouwel, O., Kuisma, R., & Hebron, C. (2016). "The outcome of hip exercise in patellofemoral pain: a systematic review." *Manual Therapy* 26: 1–30.

17. Zalawadia, A., Ruparelia, S. Shah, S., Parekh, D., Patel, S., Rathod, S. P., and Patel, S. V. (2010). "Study of femoral neck anteversion of adult dry femora in Gujarat region." *National Journal of Integrated Research in Medicine* 1(3): 7–11.

18. Beck, M., Kalhor, M., Leunig, M., & Ganz, R. (2005). "Hip morphology influences the pattern of damage to the acetabular cartilage femoroacetabular impingement as a cause of early osteoarthritis of the hip." *Journal of Bone & Joint Surgery*, British Volume 87(7): 1012–18.

19. Lewis, C. L., Sahrmann, S. A., & Moran, D. W. (2007)."Anterior hip joint force increases with hip extension, decreased gluteal force, or decreased iliopsoas force."*Journal of Biomechanics* 40(16): 3725–31.

20. Interview with Stuart McGill by Bret Contreras, retrieved from https://bretcontreras.com/transcribed-interviewwith-stu-mcgill/

21. Neumann, D. A. (2010). "Kinesiology of the hip: a focus on muscular actions." *Journal of Orthopaedic & Sports Physical Therapy* 40(2): 82–94.

22. McGill, S. M., & Karpowicz, A. (2009). "Exercises for spine stabilization: motion/motor patterns, stability progressions, and clinical technique." *Archives of Physical Medicine and Rehabilitation* 90(1): 118–126.

23. Gibbons, S. G. T., & Mottram, S. L. (2004). "The anatomy of the deep sacral part of the gluteus maximus and the psoas muscle: a clinical perspective." Proceedings of the 5th Interdisciplinary World Congress on Low Back Pain. November 7–11, Melbourne, Australia.

24. Barker, P. J., Hapuarachchi, K. S., Ross, J. A., Sambaiew, E., Ranger, T. A., & Briggs, C. A. (2014). "Anatomy and biomechanics of gluteus maximus and the thoracolumbar fascia at the sacroiliac joint." *Clinical Anatomy* 27(2): 234–240.

25. Vleeming, A., Van Wingerden, J. P., Snijders, C. J., Stoeckart, R., & Stijnen, T. (1989). "Load application to the sacrotuberous ligament: influences on sacroiliac joint mechanics." *Clinical Biomechanics* 4(4): 204–209.

26. Snijders, C. J., Vleeming, A., & Stoeckart, R. (1993)."Transfer of lumbosacral load to iliac bones and legs: part 1: biomechanics of self-bracing of the sacroiliac joints and its significance for treatment and exercise." *Clinical Biomechanics* 8(6): 285–294.

27. Lafond, D., Normand, M. C., & Gosselin, G. (1998)."Rapport force/deplacement du sacrum et efficacite du mecanisme de verrouillage de l'articulation sacro-iliaque; Etude en conditions experimentales in vivo." *The Journal of the Canadian Chiropractic Association* 42(2): 90.

28. Cohen, S. P. (2005). "Sacroiliac joint pain: a comprehensive review of anatomy, diagnosis, and treatment." *Anesthesia & Analgesia* 101(5): 1440–53.

〈第三章：為了肌力訓練臀部〉

「看看科學怎麼說：臀推的肌力」

1. Contreras, B. (2015, August 4). "Squats versus hip thrusts part II: the twin experiment." [Blog post]. Retrieved from https://bretcontreras.com/squats-versus-hipthrusts-part-ii-the-twin-experiment/.

2. Contreras, B., Vigotsky, A. D., Schoenfeld, B. J., Beardsley, C., McMaster, D. T., Reyneke, J. H., & Cronin, J. B. (2017)."Effects of a six-week hip thrust vs. front squat resistance training program on performance in adolescent males: a randomized controlled trial." *The Journal of Strength & Conditioning Research* 31(4): 999–1008.

3. Lin, K. H., Wu, C. M., Huang, Y. M., & Cai, Z. Y. (2017)."Effects of hip thrust training on the strength and power performance in collegiate baseball players." *Journal of Sports Science* 5: 178–184.

4. Hammond, A., Perrin, C., Steele, J., Giessing, J., Gentil, P., & Fisher, J. P. (2019). "The effects of a 4-week mesocycle of barbell back squat or barbell hip thrust strength training upon isolated lumbar extension strength." *PeerJ*, published ahead of print.

〈第四章：為了運動表現訓練臀部〉

「看看科學怎麼說：功能與運動表現」

1. Shin, S. J., Kim, T. Y., & Yoo, W. G. (2013). "Effects of various gait speeds on the latissimus dorsi and gluteus maximus muscles associated with the posterior oblique sling system." *Journal of Physical Therapy Science* 25(11): 1391.

2. Kim, T. Y., Yoo, W. G., An, D. H., Oh, J. S., & Shin, S. J. (2013b). "The effects of different gait speeds and lower arm weight on the activities of the latissimus dorsi, gluteus medius, and gluteus maximus muscles." *Journal of Physical Therapy Science* 25(11): 1483.

3. Lewis, J., Freisinger, G., Pan, X., Siston, R., Schmitt, L., & Chaudhari, A. (2015). "Changes in lower extremity peak angles, moments and muscle activations during stair climbing at different speeds." *Journal of Electromyography and Kinesiology* 25(6): 982–989.

4. Savelberg, H. H. C. M., Fastenau, A., Willems, P. J. B., & Meijer, K. (2007). "The load/capacity ratio affects the sit-to-stand movement strategy." *Clinical Biomechanics* 22(7): 805–812.

5. McGill, S. M., & Marshall, L. W. (2012). "Kettlebell swing, snatch, and bottoms-up carry: back and hip muscle activation, motion, and low back loads." *The Journal of Strength & Conditioning Research* 26(1): 16.

6. McGill, S. M., McDermott, A., & Fenwick, C. M. (2009b). "Comparison of different strongman events: trunk muscle activation and lumbar spine motion, load, and stiffness." *The Journal of Strength & Conditioning Research* 23(4): 1148–61.

7. Winwood, P. W., Keogh, J. W., & Harris, N. K. (2012). "Interrelationships between strength, anthropometrics, and strongman performance in novice strongman athletes." *The Journal of Strength & Conditioning Research* 26(2): 513–522.

8. 見注 6。

9. Beardsley, C., & Contreras, B. (2014). "The increasing role of the hip extensor musculature with heavier compound lower-body movements and more explosive sport actions." *Strength & Conditioning Journal* 36(2): 49–55.

10. Bryanton, M. A., & Chiu, L. Z. (2014). "Hip- versus kneedominant task categorization oversimplifies multijoint dynamics." *Strength & Conditioning Journal* 36(4): 98–99.

11. Beardsley, C., & Contreras, B. (2014). "Increasing role of hips supported by electromyography and musculoskeletal modeling." *Strength & Conditioning Journal* 36(4): 100–101.

12. Dorn, T. W., Schache, A. G., & Pandy, M. G. (2012)."Muscular strategy shift in human running: dependence of running speed on hip and ankle muscle performance." *The Journal of Experimental Biology* 215(11): 1944–56.

13. Kyrolainen, H., Komi, P. V., & Belli, A. (1999). "Changes in muscle activity patterns and kinetics with increasing running speed." *The Journal of Strength & Conditioning Research* 13(4): 400–406.

14. Kyrolainen, H. K., Belli, A., & Komi, P. V. (2001)."Biomechanical factors affecting running economy."*Medicine & Science Sports & Exercise* 33(8): 1330–7.

15. Kyrolainen, H., Avela, J., & Komi, P. V. (2005). "Changes in muscle activity with increasing running speed." *Journal of Sports Sciences* 23(10): 1101–9.

16. Willson, J. D., Kernozek, T. W., Arndt, R. L., Reznichek, D. A., & Straker, J. S. (2011). "Gluteal muscle activation during running in females with and without patellofemoral pain syndrome." *Clinical Biomechanics* 26(7): 735–740.

17. Inaba, Y., Yoshioka, S., Iida, Y., Hay, D. C., & Fukashiro, S. (2013). "A biomechanical study of side steps at different distances." *Journal of Applied Biomechanics* 29(3): 336–345.

18. Shimokochi, Y., Ide, D., Kokubu, M., & Nakaoji, T. (2013)."Relationships among performance of lateral cutting maneuver from lateral sliding and hip extension and abduction motions, ground reaction force, and body center of mass height." *The Journal of Strength & Conditioning Research* 27(7): 1851–60.

19. Roach, N. T., & Lieberman, D. E. (2014). "Upper body contributions to power generation during rapid, overhand throwing in humans." *Journal of Experimental Biology* 217 (Pt 12): 2139–49.

20. Campbell, B. M., Stodden, D. F., & Nixon, M. K. (2010)."Lower extremity muscle activation during baseball pitching." *The Journal of Strength & Conditioning Research* 24(4): 964–971.

21. Oliver, G. D., & Keeley, D. W. (2010). "Gluteal muscle group activation and its relationship with pelvis and torso kinematics in high-school baseball pitchers." *The Journal of Strength & Conditioning Research* 24(11): 3015–22.

〈第五章：臀部肌群的解剖學〉

「看看科學怎麼說：男女的髖部解剖學差異」

1. Wang, S. C., Brede, C., Lange, D., Poster, C. S., Lange, A. W., Kohoyda-Inglis, C., Sochor, M. R., Ipaktchi, K., & Rowe, S. A. (2004). "Gender differences in hip anatomy: possible implications for injury tolerance in frontal collisions." *Annals of Advances in Automotive Medicine* 48: 287–301.

2. Musielak, B., Rychlik, M., & Jozwiak, M. (2016). "Sexual dimorphism of acetabular anatomy based on threedimensional computed tomography image of pelvises." *Journal of Orthopedics, Traumatology and Rehabilitation* 18(5): 451–459.

3. Seike, K., Koda, K., Oda, K., Kosugi, C., Shimizu, K., & Miyazaki, M. (2009). "Gender differences in pelvic anatomy and effects on rectal cancer surgery." *Hepatogastroenterology* 56(89): 111–5.

4. Bailey, J. F., Sparrey, C. J., Been, E., & Kramer, P. A. (2016). "Morphological and postural sexual dimorphism of the lumbar spine facilitates greater lordosis in females." *Journal of Anatomy* 229(1): 82–91.

5. Czuppon, S., Prather, H., Hunt, D. M., Steger-May, K., Bloom, N. J., Clohisy, J. C., Larsen, R., & Harris-Hayes, M. (2017). "Gender-dependent differences in hip range of motion and impingement testing in asymptomatic college freshman athletes." *Journal of Injury Function and Rehabilitation* 9(7): 660–667.

6. Hogg, J. A., Schmitz, R. J., Nguyen, A. D., & Shultz, S. J. (2018). "Passive hip range-of-motion values across sex and sport." *Journal of Athletic Training* 53(6): 560–567.

7. Grelsamer, R. P., Dubey, A., & Weinstein, C. H. (2005)."Men and women have similar Q angles: a clinical and trigonometric evaluation." *Journal of Bone and Joint Surgery* 87(11): 1498–1501.

8. Russell, K. A., Palmieri, R. M., Zinder, S. M., & Ingersoll, C. D. (2006). "Sex differences in valgus knee angle during a single-leg drop jump." *Journal of Athletic Training* 41(2): 166–171.

9. Norton, B. J., Sahrmann, S. A., & Van Dillen, L. R. (2004)."Differences in measurements of lumbar curvature related to gender and low back pain." *Journal of Orthopaedic & Sports Physical Therapy* 34(9): 524–534.

10. Preininger, B., Schmorl, K., von Roth, P., Winkler, T., Matziolis, G., Perka, C., & Tohtz, S. (2012). "The sex specificity of hip-joint muscles offers an explanation for better results in men after total hip arthroplasty." *International Orthopaedics* 36(6): 1143–8.

「看看科學怎麼說：肌肉的大小」

11. Ito, J. (1996). "Morphological analysis of the human lower extremity based on the relative muscle weight." *Okajimas Folia Anatomica Japonica* 73(5): 247–251.

12. Ito, J., Moriyama, H., Inokuchi, S., & Goto, N. (2003)."Human lower limb muscles: an evaluation of weight and fiber size." *Okajimas Folia Anatomica Japonica* 80(2–3): 47–55.

13. Pohtilla, J. F. (1969). "Kinesiology of hip extension at selected angles of pelvifemoral extension." *Archives of Physical Medicine and Rehabilitation* 50(5): 241–250.

14. Arokoski, M. H., Arokoski, J. P., Haara, M., Kankaanpaa, M., Vesterinen, M., Niemitukia, L. H., & Helminen, H. J. (2002). "Hip muscle strength and muscle cross sectional area in men with and without hip osteoarthritis." *The Journal of Rheumatology* 29(10): 2185–95.

15. Kamaz, M., Kiresi, D., Oguz, H., Emlik, D., & Levendoglu, F. (2007). "CT measurement of trunk muscle areas in patients with chronic low back pain." *Diagnostic and Interventional Radiology* 13(3): 144–148.

16. Wu, G. A., & Bogie, K. (2009). "Assessment of gluteus maximus muscle area with different image analysis programs." *Archives of Physical Medicine and Rehabilitation* 90(6): 1048–54.

17. Ahedi, H., Aitken, D., Scott, D., Blizzard, L., Cicuttini, F., & Jones, G. (2014). "The association between hip muscle cross-sectional area, muscle strength, and bone mineral density." *Calcified Tissue International* 95(1): 64–72.

18. Yasuda, T., Fukumura, K., Fukuda, T., Uchida, Y., Iida, H., Meguro, M., & Nakajima, T. (2014). "Muscle size and arterial stiffness after blood flow–restricted low-intensity resistance training in older adults." *Scandinavian Journal of Medicine & Science in Sports* 24(5): 799–806.

19. Niinimaki, S., Harkonen, L., Nikander, R., Abe, S., Knusel, C., & Sievanen, H. (2016). "The cross-sectional area of the gluteus maximus muscle varies according to habitual exercise loading: Implications for activity-related and evolutionary studies." *HOMO–Journal of Comparative Human Biology* 67(2): 125–137.

20. Uemura, K., Takao, M., Sakai, T., Nishii, T., & Sugano, N. (2016). "Volume increases of the gluteus maximus, gluteus medius, and thigh muscles after hip arthroplasty." *The Journal of Arthroplasty* 31(4): 906–912.

21. 見注 10。

22. 見注 19。

「看看科學怎麼說：肌肉結構」

23. Lieber, R. L., & Friden, J. (2000). "Functional and clinical significance of skeletal muscle architecture." *Muscle & Nerve* 23(11): 1647–66.

24. Ward, S. R., Eng, C. M., Smallwood, L. H., & Lieber, R. L. (2009). "Are current measurements of lower extremity muscle architecture accurate?" *Clinical Orthopaedics and Related Research* 467(4): 1074–82.

25. Barker, P. J., Hapuarachchi, K. S., Ross, J. A., Sambaiew, E., Ranger, T. A., & Briggs, C. A. (2014). "Anatomy and biomechanics of gluteus maximus and the thoracolumbar fascia at the sacroiliac joint." *Clinical Anatomy* 27(2): 234–240.

26. Friederich, J. A., & Brand, R. A. (1990). "Muscle fiber architecture in the human lower limb." *Journal of Biomechanics* 23(1): 91–95.

27. Horsman, M. K., Koopman, H. F. J. M., Van der Helm, F. C. T., Prose, L. P., & Veeger, H. E. J. (2007). "Morphological muscle and joint parameters for musculoskeletal modelling of the lower extremity." *Clinical Biomechanics* 22(2): 239–247.

〈第六章：臀部肌群的功能〉

「關節動作」

1. Neumann, D. A. (2010). "Kinesiology of the hip: a focus on muscular actions." *Journal of Orthopaedic & Sports Physical Therapy* 40(2): 82–94.

2. Wilson, J., Ferris, E., Heckler, A., Maitland, L., & Taylor, C. (2005). "A structured review of the role of gluteus maximus in rehabilitation." *New Zealand Journal of Physiotherapy* 33(3).

「看看科學怎麼說：髖伸展與骨盆後傾」

3. Gibbons, S. G. T., & Mottram, S. L. (2004). "The anatomy of the deep sacral part of the gluteus maximus and the psoas muscle: a clinical perspective." Proceedings of the 5th Interdisciplinary World Congress on Low Back Pain. November 7–11, Melbourne, Australia.

4. Dostal, W. F., Soderberg, G. L., & Andrews, J. G. (1986)."Actions of hip muscles." *Physical Therapy* 66(3): 351.

5. Blemker, S. S., & Delp, S. L. (2005). "Three-dimensional representation of complex muscle architectures and geometries." *Annals of Biomedical Engineering* 33(5): 661–673.

6. Nemeth, G., & Ohlsen, H. (1985). "In vivo moment arm lengths for hip extensor muscles at different angles of hip flexion." *Journal of Biomechanics* 18(2): 129–140.

7. Contreras, B., Vigotsky, A. D., Schoenfeld, B. J., Beardsley, C., & Cronin, J. (2015). "A comparison of two gluteus maximus EMG maximum voluntary isometric contraction positions." *PeerJ* 3: e1261.

8. Anders, M. (2006). *Glutes to the Max.* ACE, 7.

9. Yamashita, N. (1988). "EMG activities in mono- and bi-articular thigh muscles in combined hip and knee extension." *European Journal of Applied Physiology and Occupational Physiology* 58(3): 274–277.

10. Fischer, F. J., & Houtz, S. J. (1968). "Evaluation of the function of the gluteus maximus muscle: an electromyographic study." *American Journal of Physical Medicine & Rehabilitation* 47(4): 182.

11. Worrell, T. W., Karst, G., Adamczyk, D., Moore, R., Stanley, C., Steimel, B., & Steimel, S. (2001). "Influence of joint position on electromyographic and torque generation during maximal voluntary isometric contractions of the hamstrings and gluteus maximus muscles." *The Journal of Orthopaedic and Sports Physical Therapy* 31(12): 730.

12. Kang, S. Y., Jeon, H. S., Kwon, O., Cynn, H. S., & Choi, B. (2013). "Activation of the gluteus maximus and hamstring muscles during prone hip extension with knee flexion in three hip abduction positions." *Manual Therapy* 18(4): 303–307.

13. Suehiro, T., Mizutani, M., Okamoto, M., Ishida, H., Kobara, K., Fujita, D., & Watanabe, S. (2014). "Influence of hip joint position on muscle activity during prone hip extension with knee flexion." *Journal of Physical Therapy Science* 26(12): 1895.

14. Queiroz, B. C., Cagliari, M. F., Amorim, C. F., & Sacco, I. C. (2010). "Muscle activation during four Pilates core stability exercises in quadruped position." *Archives of Physical Medicine and Rehabilitation* 91(1): 86–92.

15. Sakamoto, A. C. L., Teixeira-Salmela, L. F., de Paula-Goulart, F. R., de Morais Faria, C. D. C., & Guimaraes, C. Q. (2009). "Muscular activation patterns during active prone hip extension exercises." *Journal of Electromyography and Kinesiology* 19(1): 105–112.

16. Park, S. Y., & Yoo, W. G. (2014). "Effects of hand and knee positions on muscular activity during trunk extension exercise with the Roman chair." *Journal of Electrophysiology and Kinesiology* 24(6): 972–976.

17. Kim, S. M., & Yoo, W. G. (2015). "Comparison of trunk and hip muscle activity during different degrees of lumbar and hip extension." *Journal of Physical Therapy Science* 27(9): 2717.

18. 見注 15

「看看科學怎麼說：髖關節外旋」

19. 見注 1。

20. 見注 3。

21. Stecco, A., Gilliar, W., Hill, R., Fullerton, B., & Stecco, C. (2013). "The anatomical and functional relation between gluteus

maximus and fascia lata." *Journal of Bodywork and Movement Therapies* 17(4): 512.

22. 見注 4。

23. Delp, S. L., Hess, W. E., Hungerford, D. S., & Jones, L. C. (1999). "Variation of rotation moment arms with hip flexion." *Journal of Biomechanics* 32(5): 493–501.

24. Macadam, P., Cronin, J., & Contreras, B. (2015). "An examination of the gluteal muscle activity associated with dynamic hip abduction and hip external rotation exercise: a systematic review." *International Journal of Sports Physical Therapy* 10(5): 573.

〈第七章：基因的角色〉

「看看科學怎麼說：基因影響肌肥大之機制」

1. Petrella, J. K., Kim, J. S., Mayhew, D. L., Cross, J. M., & Bamman, M. M. (2008). "Potent myofiber hypertrophy during resistance training in humans is associated with satellite cell-mediated myonuclear addition: a cluster analysis." *Journal of Applied Physiology* 104: 1736–42.

2. Bamman, M. M., Petrella, J. K., Kim, J. S., Mayhew, D. L., & Cross, J. M. (2007). "Cluster analysis tests the importance of myogenic gene expression during myofiber hypertrophy in humans." *Journal of Applied Physiology* 102: 2232–9.

3. Puthucheary, Z., Skipworth, J. R., Rawal, J., Loosemore, M., Van Someren, K., & Montgomery, H. E. (2011). "Genetic influences in sport and physical performance." *Sports Medicine* 41(10): 845–859.

4. Seeman, E., Hopper, J. L., Young, N. R., Formica, C., Goss, P., & Tsalamandris, C. (1996). "Do genetic factors explain associations between muscle strength, lean mass, and bone density? A twin study." *The American Journal of Physiology* 270(2 Pt 1): E320.

5. Arden, N. K., & Spector, T. D. (1997). "Genetic influences on muscle strength, lean body mass, and bone mineral density: a twin study." *Journal of Bone and Mineral Research* 12(12): 2076–81.

6. Nguyen, T. V., Howard, G. M., Kelly, P. J., & Eisman, J. A. (1998). "Bone mass, lean mass, and fat mass: same genes or same environments?" *American Journal of Epidemiology* 147(1): 3–16.

7. Bray, M. S., Hagberg, J. M., Perusse, L., Rankinen, T., Roth, S. M., Wolfarth, B., & Bouchard, C. (2009). "The human gene map for performance and health-related fitness phenotypes: the 2006–2007 update." *Medicine & Science in Sports & Exercise* 41(1): 35.

8. Pescatello, L. S., Devaney, J. M., Hubal, M. J., Thompson, P. D., & Hoffman, E. P. (2013). "Highlights from the functional single nucleotide polymorphisms associated with human muscle size and strength or FAMuSS Study." *BioMed Research International*, 2013.

〈第八章：肌肉如何生長〉

「看看科學怎麼說：肌肉纖維」

1. Scott, W., Stevens, J., & Binder–Macleod, S. A. (2001). "Human skeletal muscle fiber type classifications." *Physical Therapy* 81(11): 1810–16.

2. Ogborn, D., & Schoenfeld, B. J. (2014). " The role of fiber types in muscle hypertrophy: implications for loading strategies." *Strength & Conditioning Journal* 36(2): 20–25.

3. Mitchell, C. J., Churchward-Venne, T. A., West, D. W., Burd, N. A., Breen, L., Baker, S. K., & Phillips, S. M. (2012). "Resistance exercise load does not determine training mediated hypertrophic gains in young men." *Journal of Applied Physiology* 113(1): 71–77.

4. Campos, G. E., Luecke, T. J., Wendeln, H. K., Toma, K., Hagerman, F. C., Murray, T. F., & Staron, R. S. (2002). "Muscular adaptations in response to three different resistance-training regimens: specificity of repetition maximum training zones." *European Journal of Applied Physiology* 88(1–2): 50–60.

5. Johnson, M., Polgar, J., Weightman, D., & Appleton, D. (1973). "Data on the distribution of fibre types in thirty-six human muscles: an autopsy study." *Journal of the Neurological Sciences* 18(1): 111–129.

6. Širca, A., & Sušec-Michieli, M. (1980). "Selective type II fibre muscular atrophy in patients with osteoarthritis of the hip." *Journal of the Neurological Sciences* 44(2): 149–159.

〈第十章：健身運動分類〉

「看看科學怎麼說：運動分類學」

1. Loturco, I., Tricoli, V., Roschel, H., Nakamura, F. Y., Abad, C. C. C., Kobal, R., & Gonzalez-Badillo, J. J. (2014). "Transference of traditional versus complex strength and power training to sprint performance." *Journal of Human Kinetics* 41(1): 265–273.

2. Siff, Mel. *Supertraining*. 5th Ed. Supertraining Institute, 2003: 201.

3. Siff, 240.

「看看科學怎麼說：力臂與動作平面」

4. Dostal, W. F., Soderberg, G. L., & Andrews, J. G. (1986). Actions of hip muscles." *Physical Therapy* 66(3): 351.

「看看科學怎麼說：膝關節活動」

5. Sakamoto, A. C. L., Teixeira-Salmela, L. F., de Paula-Goulart, F. R., de Morais Faria, C. D. C., & Guimaraes, C. Q. (2009). "Muscular activation patterns during active prone hip extension exercises." *Journal of Electromyography and Kinesiology* 19(1): 105–112.

6. Kwon, Y. J., & Lee, H. O. (2013). "How different knee flexion angles influence the hip extensor in the prone position." *Journal of Physical Therapy Science* 25(10): 1295.

譯名對照

45-degree hip sled (leg presse)	45 度腿推舉機
45-degree hyper	45 度背伸展
ab mat crunch	捲腹
ab wheel rollout	健腹輪
accentuated eccentrics	離心強調
accessory work(traning)	輔助訓練
accommodating resistance	變動阻力訓練法
acetabulum (hip socket)	髖臼
active recovery	動態恢復
adjustable bench	可調式訓練凳
aerobic step	有氧踏板
agility drill	敏捷性訓練
alternating dumbbell curl	交替二頭肌彎舉
American hip thrust	美式臀推
American-style kettlebell swing	美式盪壺
ankle weight standing hip flexion	腳踝沙包站姿髖屈曲
anterior cruciate ligament	前十字韌帶
anthropometry	人體測量學
anti-rotation press	抗旋轉推舉
Arnold press	阿諾推舉
athletic trainer	運動傷害防護員
attentional focus	注意力焦點
back extension	背伸展
balance pad	平衡墊
ballistics	彈震式（訓練）
band supine transverse hip abduction	彈力帶仰臥橫狀面髖外展
banded quadruped hip extension	彈力帶四足跪姿髖伸
banded side-lying clam	彈力帶側臥蛤蜊式
barbell glute bridge	槓鈴臀橋
barbell hip thrust	槓鈴臀推
barbell incline press	槓鈴上斜臥推
barbell military press	槓鈴軍式推舉
bent-hip bent-knee raise	屈髖屈膝抬臀
between-bench squat	椅間深蹲
big lift	大型重訓運動
bird dog	鳥狗式
block pull	箱上硬舉
block	訓練磚
bodyweight and knee-banded side-lying hip raise	徒手與彈力帶繞膝髖舉
Booty Builder	翹臀機
bosu ball	半圓平衡球
bottom position	最低點
box pause squat	暫停法箱上深蹲
box squat	箱上深蹲
braced single-leg RDL	核心繃緊單腿羅馬尼亞硬舉
Buffalo bar	水牛槓
bumper plate	包膠槓片
burnouts	燃燒組
cable column	滑輪訓練機
cable hip flexion	滑輪髖屈曲
cable kickback	滑輪後踢
cable kneeling kickback	滑輪跪姿屈膝後踢
cable lateral raise	滑輪側平舉
cable pull-through	滑輪髖屈伸
calf raise machine	提踵機
caloric deficit	熱量赤字
cambered bar	蜘蛛槓
cardio	心肺運動
Cha-Cha	恰恰（作者發明的健身運動）
chest-supported row	胸部支撐划船
chin-up	反握的引體向上
circuit training	循環訓練
close-grip bench press	窄握距臥推
cluster set	集組訓練法
conjugation(periodization)	共軛週期化
constant tension rep	恆定張力

contrast shower	冷熱交替淋浴	extra-range side-lying hip abductions	外增範圍側臥髖外展
Cook bar	庫克槓	extra-range side-lying hip raise	外增範圍的側臥抬髖
cool-down	緩和運動	face pull	臉拉
counterbalance dumbbell pistol	啞鈴抗衡槍式深蹲	farmer's walk	農夫走路
crunch	捲腹	feet-elevated glute bridge	腳墊高的臀橋
cuff/dip belt cable hip rotation	負重腰帶滑輪髖旋	feet-elevated push-up	腳墊高的伏地挺身
curtsy lunge	交叉跨步蹲	finish position	終止姿勢
daily undulated periodization, DUP	日波動週期化	fire hydrant	消防栓式
deadlift platform	硬舉平台	flat bench	訓練凳
deadlift	硬舉	force plate	測力板
deep external hip rotators	深部髖外旋肌群	forced rep negatives	強迫次數的退讓性訓練
deep lunge stretch	跨步蹲伸展	forced reps	強迫次數訓練法
deep squat	全深蹲	form	動作形式
deficit curtsy lunge	赤字屈膝禮跨步蹲	forntal plan	額狀面
deficit reverse lunge	赤字反向跨步蹲	forward/backward band walk (monster, zigzagging)	向前／向後彈力帶走路（怪獸走路、之字走）
deficit split squat	赤字分腿蹲	four-way hip machine hip extension	四向器械髖伸展
dip	雙槓撐體		
dip belt	負重腰帶	frog pump	蛙式泵浦
donkey kick	驢子踢腿	frog reverse hyper	蛙姿俯臥髖超伸
double hip abduction	雙重力矩髖外展	frog stance barbell glute bridge	蛙姿槓鈴臀橋
double overhand grip	雙手正握	frog thrust	蛙式臀推
double standing hip abduction	雙重力矩站姿髖外展	front rack position	前架式
dropset	遞減（訓練）法／組	front raise	前平舉
dumbbell carry	啞鈴握提	front squat	前蹲舉
dumbbell carry squat	啞鈴握提深蹲	full hip extension	全範圍髖伸展
dumbbell incline press	啞鈴上斜臥推	full squat	全深蹲
dumbbell lateral raise	啞鈴側平舉	functional overreaching	功能性過度訓練
dynamic deep lunge stretch	動態低姿跨步蹲伸展	gliding leg curl	滑翔腿彎舉
dynamic effort	動態訓練法	gliding reverse lunge	滑行反向跨步蹲
easy bar	彎曲槓	gliding/hanging leg curl	滑翔／懸吊腿彎舉
easy bar curl	彎曲槓彎舉	Glute Builder	臀部訓練機
eccentric chin-up	反握離心引體向上	glute ham developer, GHD	臀腿升體訓練器
eccentric-neutral grip pull-up	對握離心引體向上	glute ham glider	臀腿滑板
elastic loop	彈力繩	glute ham raise, GHR	臀腿升體
enhanced eccentric	離心加強	glute ham roller	臀腿訓練輪
excess post-exercise oxygen consumption	運動後過量耗氧	glute kickback machine	臀部後踢腿機
extra-range bent-hip straight-leg raises (off bench)	外加動作範圍之屈髖直腿抬臀（抬離訓練椅）	glute march	臀橋行軍
		glute/ham raise	臀腿升體
extra-range side-lying hip abduction (off bench)	外增範圍側臥髖外展（使用訓練凳）	goblet squat	高腳杯深蹲
		good morning	早安式體前屈

Hack squat	哈克蹲		lateral band squat walk	彈力帶深蹲側走
hammer curl	錘式彎舉		lateral band/sumo/x walk	側向彈力帶／相撲／彈力帶 X 型繞腳走路
Hampton bar pad	漢普頓槓鈴護墊			
handle push-up	握把伏地挺身		lateral lunge	側向跨步蹲
handstand push-up	倒立撐體		lateral sled drag	側向雪橇拖曳
hang squat	懸掛深蹲		leg extension	腿伸展
hanging leg raise	懸吊抬腿		leg swing	腿部擺動（一種熱身運動）
heavy partial reps	大重量半程動作訓練法		lever squat	槓桿深蹲
Henneman's size principle	亨內曼尺寸原則		lifting strap	拉力帶
hex bar jump squat	六角槓深蹲跳		linoleum	亞麻地板
high bar	高揹槓		loading pin	槓片負重桿
high step-up	高登階		long band standing hip abduction	長條彈力帶站姿髖外展
high-bar full squat	高槓蹲舉			
hip divots or hip dips	髖部凹陷		low bar	低揹槓
hip external rotation stretch	髖外旋拉伸		low-bar parallel box squat	低槓箱上平行蹲
Hip Thruster	臀推機		lunge	跨步蹲
hollow body hold	懸體支撐		lying horizontal leg press machine	臥姿水平腿推舉機
hook grip	勾握			
horizontal back extension	水平背伸展		lying leg curl	俯臥腿彎舉
hyperextension	超伸展		machine seated hip abduction	坐姿機械髖外展
hyperextension bench	超伸展訓練椅		manual resistance	手動式阻力
IGF-IEa	類胰島生長因子 -IEa		mechanogrowth factor, MGF	機械力成長因子
incline quadruped hip extension	上斜跪姿四足髖伸		medium step-up	中等高度登階
inverse curl	反向腿彎舉		mid-thigh pulling force	大腿中段拉力
inverted row	反向划船		military press	軍式肩推
isohold	等長維持		mind-muscle connection	大腦肌肉連結
isolation exercise	單一肌肉運動		mini band	迷你彈力帶
jump squat	跳躍深蹲		monster walk	怪獸走路
jumping lunge	跨步跳躍		motor unit	運動單位
Kaatsu training	血流阻斷訓練法		movement pattern	動作模式
kettlebell swing	壺鈴擺盪		myogenin	肌細胞生成素
king deadlift	國王硬舉		narrow neutral grip pull-down	窄握距對握滑輪下拉
knee valgus	膝蓋外翻		Nautilus Glute Drive	諾德士臀舉機
knee-banded side-lying clam	彈力帶繞膝側臥蛤蜊式		negative chin-up	離心反握引體向上
knee-banded spread eagle variation	外展鷹姿變化式		neutral grip pull-up	對握引體向上
			non-exercise activity thermogenesis, NEAT	非運動活動產熱
knee-banded supine bent-leg hip abduction	彈力帶繞膝仰臥屈腿髖外展			
			Nordic ham curl	北歐腿彎舉
laminate	耐磨地板		Olympic lifts	奧林匹克舉重
landmine rotation	地雷管旋轉		one-arm power snatch	單臂瞬發抓舉
landmine squat	地雷管深蹲		over/under (mixed) grip	正反握
lat pull-down	滑輪下拉		overhead press	過頭推舉

Pallof press	核心抗旋轉	rest pause	休息—暫停法
parallel box squat	箱上平行蹲	reverse hack squat	反向哈克蹲
partial reps	半程動作	reverse hyper	俯臥髖超伸
partner rows	搭擋划船	reverse hyper machine	俯臥髖超伸機
patellofemoral pain syndrome	髕骨股骨疼痛症候群	reverse lunge	反向跨步蹲
pause reps	暫停訓練法	reverse pec deck	反向蝴蝶機
pendulum quadruped hip extension	擺錘四足跪姿髖伸	ring-supported pistol	吊環輔助槍式深蹲
pendulum reverse hyper	擺錘俯臥髖超伸	rip trainer	彈力棍
pendulum single- and double-leg reverse hyper	單雙腿擺錘俯臥髖超伸	riser	加高墊
pennation angle	羽狀角	RKC plank	RKC 平板撐體
physique training	形體訓練	rocking box squat	搖擺箱上深蹲
pistol squat	槍式深蹲	rolling leg curl	滾動腿彎舉
Pit Shark	鯊魚牢籠機	rope triceps extension	訓練繩三頭肌伸展
plank	平板式	rounded back extension	圓背的背伸展
plyometric box	增強式訓練跳箱	russian leg curl	俄式腿彎舉
plyometrics	增強式訓練	sacral slope	薦椎傾角
posterior chain	後側鏈	safety squat bar	安全深蹲槓
posterior element（spine）	後部元件	seated calf raise machine	坐姿提踵機
power clean	瞬發上膊	seated face pull	坐姿臉拉
power rack	槓鈴架	seated hip abduction machine	坐姿髖外展機
power wheel	健腹輪	seated shoulder press	坐姿肩推
prisoner single-leg 45-degree hyper	囚徒單腳 45 度背伸展	semi-sumo deadlift	半程相撲硬舉
progressive distance training	漸進性距離訓練	side crunch	側捲腹
prone bent-leg hip extension	俯臥屈腿髖伸	side plank	側平板
prone rear delt raise	俯臥三角肌後舉	side-lying banded hip abduction	側臥彈力帶髖外展
pull-up	正握的引體向上	side-lying hip raise	側臥抬髖
pulse squat	律動深蹲	side-lying hip raises with top leg abduction	側臥抬髖加上方腿外展
pyramid	金字塔訓練法	sideways leg press	側身腿推舉
quadruped band and cable kickbacks	彈力帶與滑輪四足跪姿後踢	single-leg squat stand	單腳蹲架
quadruped hip extension	四足跪姿髖伸	sit-to-box squat	坐上箱深蹲
rack pull	架上拉	skater squat	滑冰者深蹲
range of motion	動作範圍	sled push	雪橇訓練
recomp	身體重組	slide board	滑步器
rectus femoris stretch	股直肌伸展	sliding leg curl	滑步腿彎舉
relaxin	鬆弛素	Smith machine reverse lunge	史密斯機反向跨步蹲
reset knee-banded barbell hip thrust	重置法彈力帶繞膝槓鈴臀推	snatch grip deadlift	抓舉式硬舉
resistance training	阻力訓練	split squat	分腿蹲
		spread-eagle reverse hyper	外展鷹姿俯臥髖超伸
		squat bar	深蹲槓
		squat box	深蹲跳箱

squat sponge	槓鈴護套		top position	最高點
standing band external rotation	站姿彈力帶外旋		torque doubling	雙重力矩法
standing cable external rotation	站姿滑輪外旋		traditional deadlift	傳統硬舉
standing cable hip abduction	站姿滑輪髖外展		transeverse plan	橫狀面
standing glute squeeze	站姿臀肌緊縮		trap bar	六角槓
standing hip abduction	站姿髖外展		triceps extension	三頭肌伸展
standing single-arm dumbbell overhead press	站姿啞鈴單臂過頭推舉		triceps rope	三頭肌訓練繩
			two up/one down	雙腿上 / 單腿下
standing/kneeling banded hip hinge	站姿 / 跪姿彈力帶髖鉸鏈		underhand grip lat pull-down	反握滑輪下拉
			upright hip thrust	直立式臀推
start position	起始姿勢		Valslide	滑盤
static deep lunge stretch	靜態跨步蹲拉伸		Valslide Leg Curl	滑盤腿彎舉
static hold	靜態維持		V-Bar	V 槓
step-down machine	下踏機		V-Bar triceps extension	V 槓三頭肌伸展
step-up	登階		velocity-based training	速度依循訓練法
sticking region	膠著區域		V-handle	V 字把手
stiff-leg deadlift	直腿硬舉		wagon wheel plate	包膠槓片
straddle lift	跨式硬舉		walking high knee	高抬腿行走
straight set	直落組		walking lunge	行走跨步蹲
straight-arm pull-down	直臂闊背肌下拉		weight releaser	重量釋放器
strength curve	力量曲線		weight sleeve	重量套管
sumo deadlift	相撲硬舉		weight stack	配重片
supinated pull-down	反握滑輪下拉		weighted back extension	負重背伸展
Tae Bo	拳擊有氧		wide-grip lat pull-down	寬握距滑輪下拉
T-bar row	T 槓划船		woodchop	砍柴
T-bell	T 型壺鈴		yoke bar	牛軛槓
tensor fasciae latae	闊筋膜張肌		YTWL	YTWL 字母運動
thruster plate	臀推槓片		Zercher squat	澤奇深蹲
thruster sponge	臀推護墊			

better 76

臀肌研究所：鍛鍊人體最大發力引擎，舉更重、跳更高、衝更快，預防傷害、打造翹臀的訓練全書
Glute Lab: The Art and Science of Strength and Physique Training

作者	布瑞特·康崔拉斯（Bret Contreras）、格倫·科多扎（Glen Cordoza）
譯者	柯品瑄、周傳易
美術設計	林宜賢
責任編輯	賴淑玲、賴書亞
行銷企畫	陳詩韻
總編輯	賴淑玲
社長	郭重興
發行人兼出版總監	曾大福
出版者	大家／遠足文化事業股份有限公司
發行	遠足文化事業股份有限公司
地址	231 新北市新店區民權路 108-2 號 9 樓
客服專線	0800-221-029
傳真	02-2218-8057
郵撥帳號	19504465
戶名	遠足文化事業股份有限公司
法律顧問	華洋國際專利商標事務所 蘇文生律師
定價	1850 元
紙本初版一刷	2022 年 6 月
紙本初版三刷	2022 年 11 月
電子書初版	2022 年 6 月

ISBN：978-986-5562-62-5(精裝)
ISBN：9789865562632（PDF）
ISBN：9789865562649（EPUB）

有著作權·侵犯必究
本書僅代表作者言論，不代表本公司 / 出版集團之立場與意見
本書如有缺頁、破損、裝訂錯誤，請寄回更換

此書是為了教育目的而撰寫。如果因為此一指南所提供的資訊而直接或間接導致負面影響，出版社與作者並不會負任何責任。如果不多加注意、安全執行，就算是普通的訓練也可能危害自己或他人。記得於開始訓練之前，先諮詢專業肌力與體能教練。此外，由於本書的技巧較為劇烈費力，請於訓練前諮詢醫師。

This book is for educational purposes. The publisher and authors of this instructional book are not responsible in any manner whatsoever for any adverse effects arising directly or indirectly as a result of the information provided in this book. If not practiced safely and with caution, working out can be dangerous to you and to others. It is important to consult with a professional fitness instructor before beginning training. It is also very important to consult with a physician prior to training due to the intense and strenuous nature of the techniques in this book.

Complex Chinese Translation copyright © 2022 of first publication by Common Master Press, an imprint of Walkers Cultural Enterprise Ltd .
Glute Lab: The Art and Science of Strength and Physique Training
Original English Language edition Copyright © 2019 by Bret Contreras and Glen Gordoza
All Rights Reserved.
Published by arrangement with the original publisher, Victory Belt Publishing, Inc. c/o Simon & Schuster, Inc.

臀肌研究所：鍛鍊人體最大發力引擎，舉更重、跳更高、衝更快，預防傷害、打造翹臀的訓練全書 / 布瑞特·康崔拉斯 (Bret Contreras), 格倫·科多扎 (Glen Cordoza) 作；柯品瑄，周傳易譯 .-- 初版 .-- 新北市：大家出版：遠足文化事業股份有限公司發行, 2022.06
　　面；　公分 . -- (better；76)
譯自：Glute lab : the art and science of strength and physique training.
ISBN 978-986-5562-62-5(精裝)

1.CST: 健身運動 2.CST: 運動訓練

411.711　　　　　　　　　　　　　　　　　　　　　　　　111006606